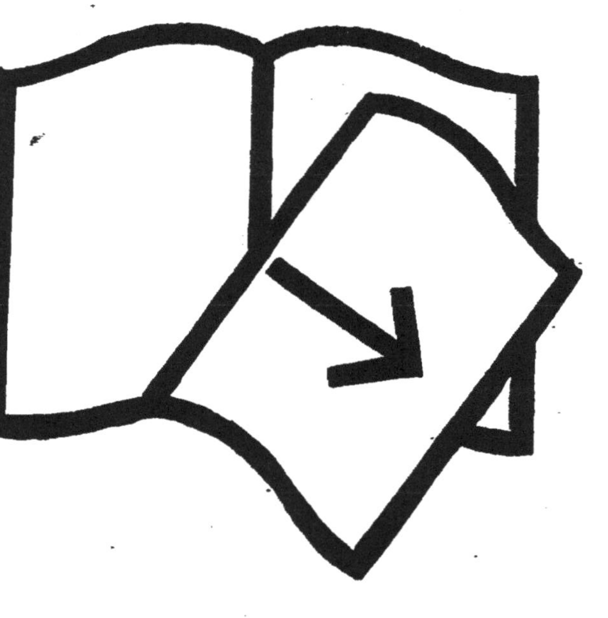

Couverture supérieure manquante

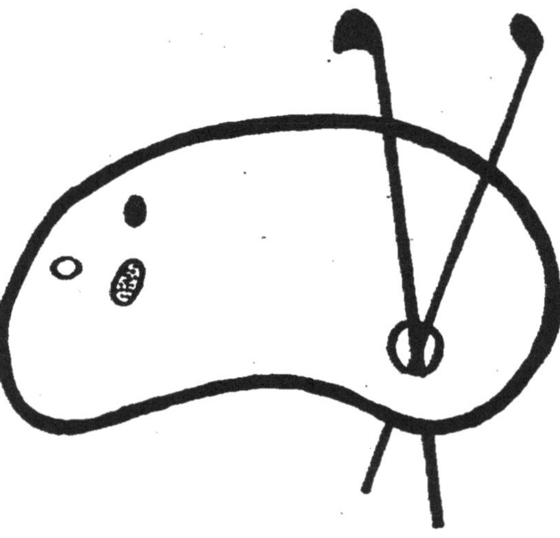

ORIGINAL EN COULEUR
NF Z 43-120-3

TRAITÉ PRATIQUE COMPLET

DES

MALADIES DES FEMMES

TRAITÉ PRATIQUE COMPLET

DES

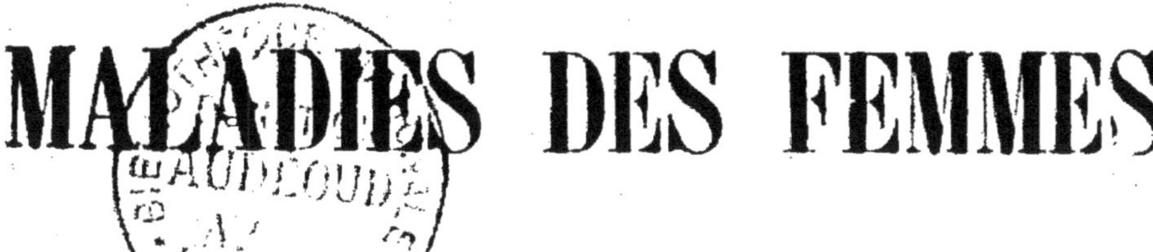

MALADIES DES FEMMES

PAR

LE DOCTEUR EM. JOZAN

Professeur spécial de Pathologie génito-urinaire,
Auteur : du Traité des maladies des voies urinaires
et des organes générateurs de l'homme,
et du Traité des pertes séminales insensibles
(cause fréquente et peu connue d'épuisement prématuré).

Ante omnia, cura
Avant tout, la guérison
HIPPOCRATE.

Spécialement destiné aux gens du monde

DOUZIÈME ÉDITION

ILLUSTRÉE DE 205 FIGURES D'ANATOMIE

INTERCALÉES DANS LE TEXTE

PARIS

L'AUTEUR Dr JOZAN	GARNIER FRÈRES, ÉDITEURS
182, RUE DE RIVOLI	RUE DES SAINTS-PÈRES, 6

1890

DEUXIÈME ÉDITION

Deux ans à peine se sont écoulés depuis la publication de ce livre, et, bien que tirée à un nombre considérable d'exemplaires, la première édition est épuisée.

Ce résultat, si on le rapproche du succès de mes deux autres ouvrages, n'a rien d'étonnant; mais je pouvais craindre que la faveur du public spécial auquel je m'adressais fût moins prompte à se manifester pour le *Traité des maladies des femmes* que pour le *Traité des maladies des voies urinaires* et le *Traité des pertes séminales (Épuisement prématuré.)*

J'ai donc la satisfaction bien légitime d'en conclure que ce nouvel ouvrage, spécialement destiné, comme les deux autres, aux *gens du monde*, comblait une lacune et avait sa raison d'être dans ce désir impérieux de chacun de se renseigner personnellement sur ses souffrances intimes et de pouvoir, par une hygiène bien entendue, faire cesser de légers malaises, prévenir des maladies graves, et pallier celles qui sont restées jusqu'ici au-dessus des ressources de l'art.

Les questions sociales qui se rattachent au principal sujet de mes études sont toujours d'un intérêt aussi vif qu'il y a trois ans.

Ainsi l'effroyable mortalité des enfants soumis à l'allaitement mercenaire et la nécessité de recourir le plus souvent possible à l'allaitement maternel viennent de ressortir, plus saisissantes que jamais, de la brillante discussion qui a eu lieu récemment à l'Académie de médecine.

La diminution de l'accroissement de la population en France, comparée surtout à l'augmentation de la population en Angleterre et en Allemagne, a éveillé la sollicitude du gouvernement; mais tant que la majeure partie de la population virile sera immobilisée pour la reproduction, par suite de son séjour sous les drapeaux pendant la meilleure partie de l'activité génitale et tant que l'on recherchera plutôt les conditions de fortune que les conditions d'âge et de santé, il ne faut pas s'attendre à voir cesser notre infériorité numérique dans les résultats du mariage.

Je n'ai pas à m'étendre ici plus longtemps sur ce sujet, si digne cependant d'intérêt, et je dois me borner à recommander aux mères et aux jeunes femmes de veiller avec grand soin aux plus légères souffrances qu'elles pourront ressentir du côté de l'appareil utérin, dans le but de prévenir, par une bonne hygiène et des soins opportuns, le développement d'affections qui, insidieuses au début, prennent peu à peu de la gravité et troublent si fréquemment la santé des femmes pendant la période la plus importante de leur existence.

INTRODUCTION.

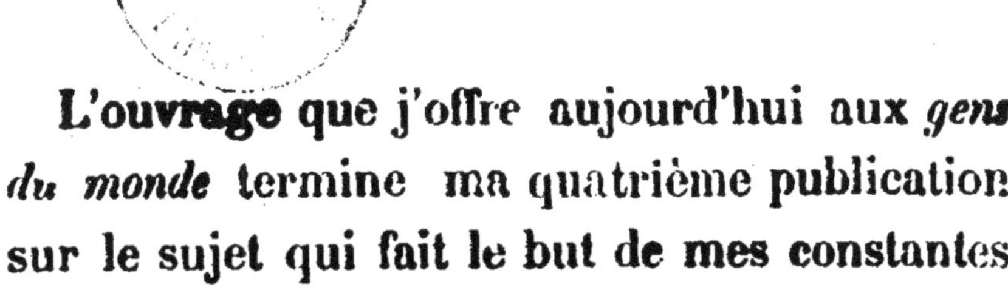

L'ouvrage que j'offre aujourd'hui aux *gens
du monde* termine ma quatrième publication
sur le sujet qui fait le but de mes constantes
études depuis trente ans.

Mon premier livre est consacré aux maladies
des voies urinaires et de *l'appareil générateur chez
l'homme*.

Dans mon second ouvrage, j'ai traité des
causes spéciales d'épuisement qui, chez l'homme
comme chez la femme, sont la source ignorée
d'une foule de maladies de langueur.

Dans celui-ci je m'occupe de toutes les affections qui peuvent atteindre *la femme*, *aux
différents âges de la vie*.

Ce nouvel ouvrage forme deux grandes divisions.

Dans la première, je donne la *description*

anatomique des organes génito-urinaires de la femme, ainsi que des *notions physiologiques* sur ces mêmes organes, telles que la sécrétion de l'urine, la fonction de la génération, de la grossesse et de l'accouchement.

Dans la deuxième division, je m'occupe de ces mêmes organes à *l'état morbide.*

Avant d'aborder le détail des maladies si nombreuses de ces appareils, je parle des divers *moyens d'exploration* par lesquels on arrive à préciser le diagnostic d'une façon rigoureuse, pour que le traitement soit conduit avec une prompte efficacité.

Je traite alors des *maladies des organes génitaux externes*, puis des *organes génitaux internes* ou profonds.

J'ai joint, comme dans mes autres publications, un très grand nombre de figures anatomiques accompagnées de légendes, pour faciliter l'intelligence des descriptions aux personnes les moins familiarisées avec les connaissances médicales.

Bien que destiné plus spécialement aux gens du monde, cet ouvrage sera consulté avec le plus grand intérêt par les médecins, qui y trouveront résumées, d'une façon complète, toutes les maladies qui peuvent atteindre la femme.

Dans le moment où les grands problèmes de la diminution du chiffre de la population en France et de la mortalité des enfants nouveau-nés agitent, à si juste titre, le monde politique et social, j'ai pensé que la publication de ce livre éclairerait d'une façon très-importante un des éléments de la question.

La femme, en effet, dans le sein de laquelle sont déposés tous les germes de l'avenir, a besoin :

1° De connaître les conditions propices à l'entretien de sa santé;

2° D'éviter toutes les causes qui pourraient la rendre inapte à sa fonction essentielle;

3° De se débarrasser de tous les éléments de perturbation qui viennent si fréquemment attaquer son organisme, aux divers âges de la vie.

Dès sa naissance, l'enfant devra être surveillée avec la plus vive sollicitude par sa mère, pour prévenir tous les abus qui viennent si souvent assaillir la petite fille, et forment le principe des maladies dont elle aura à souffrir plus tard.

Au moment où s'opère la mutation de l'enfant en jeune fille, la mère doit redoubler d'attention pour que cette phase, si délicate et si importante dans la vie de la femme, s'opère sans de trop brusques secousses. C'est à ce moment que l'intervention du médecin est presque toujours indispensable pour régulariser la fonction menstruelle et combattre une foule d'affections telles que la chlorose et les troubles névralgiques si insidieux et si fréquents à cette période de transformation.

La jeune fille se marie. Le médecin a fréquemment alors à intervenir pour régulariser l'hygiène des époux, puis guider la jeune mère dans la nouvelle fonction qui lui est dévolue. C'est dans cette nouvelle situation que, s'inspirant des lois naturelles, les parents, loin de chercher à s'occuper, avant et par-dessus tout, de la position de fortune des conjoints, devraient tenir un très-grand compte de l'âge, de la santé et des conditions de longévité des époux.

Il est certain, comme je l'ai dit ailleurs (*Traité d'Épuisement prématuré*, page 113), que le nombre des enfants, dans un ménage, sera d'autant plus grand que les époux seront plus jeunes, et j'ajoute que ces enfants, plus nombreux, seront aussi mieux portants.

Malheureusement il se passera encore longtemps avant que les mœurs aient pu être modifiées dans ce sens si désirable, et on verra encore souvent des jeunes filles unies, dans un but intéressé, à un homme âgé et riche ; de même qu'un ménage, dans lequel il n'y aura qu'une fortune modeste, tiendra à limiter le nombre de ses enfants.

Tant que l'armée sera très-nombreuse et que la portion la plus virile de la population sera forcée au célibat pendant la période la plus importante de l'activité génitale, on n'aura qu'une population incomplète et fournie surtout par la partie défectueuse que la conscription aura jugée impropre au service militaire.

Les diverses conditions que je viens d'énumérer ont augmenté d'une façon déplorable le nombre des célibataires des deux sexes, et il est grand temps, puisque malheureusement la loi ne peut rien dans cette situation sociale, que l'enseignement, sous toutes ses formes si attrayantes, modifie peu à peu un état de choses, qui, s'il se perpétuait, mettrait la France dans un état d'infériorité numérique très-fâcheux.

Il faut aussi que les jeunes mères, revenant à la loi de la nature, et s'assujettissant moins aux nécessités factices de la société, se dévouent à l'allaitement de leurs enfants.

Leur santé, la consolidation du lien de la famille, et l'affection des enfants les dédommageront au centuple des quelques soucis qu'elles se seront imposés.

L'allaitement, en effet, est le complément normal de la grossesse, et tant qu'une mère n'a pas nourri son enfant, elle n'a pas rempli sa tâche. De plus, la fonction de l'allaitement préserve des maladies de matrice, en détournant vers les seins tous les sucs qui viendraient congestionner l'utérus.

La mère nourrice retient inévitablement le mari dans son intérieur; car quel est l'homme qui peu à peu ne sera pas retenu chez lui soit par la mère, soit par son jeune enfant? et c'est ainsi que se resserrerait le lien conjugal qui tend à se relâcher de jour en jour.

L'enfant, nourri par sa mère, la connaît bien mieux, et la mère est d'autant plus attachée à son enfant qu'elle s'est donné plus de mal pour lui.

Enfin, l'allaitement maternel rendrait plus rare cet allaitement mercenaire dont les statistiques les plus authentiques viennent de dévoiler l'effrayante mortalité.

Quand la femme perd la possibilité de devenir mère, il se fait en elle une transformation importante qu'on a nommée avec juste raison *âge critique;* ce moment exige, pour le traverser sans dommage, les plus grands soins et la fréquente intervention du médecin. A cette époque, les plus petites indispositions doivent être combattues sans retard, car le manque de précautions peut faire dégénérer en maladies à terminaisons funestes des affections que des soins spéciaux auraient fait promptement disparaître.

Une fois qu'elle a franchi ce passage redoutable, la femme, n'ayant plus à ressentir les secousses périodiques du mouvement menstruel, devient bien mieux portante, et renaît à une nouvelle vie.

On voit par cette rapide esquisse combien les femmes et les mères ont besoin d'être renseignées sur leur santé et sur les précautions à prendre pour éviter les maladies auxquelles elles sont exposées pendant les diverses phases de leur existence.

Les troubles les plus extraordinaires de l'organisation et les plus éloignés en apparence de leur source originelle, peuvent venir compliquer les maladies de matrice et donner le change sur la cause réelle du mal. C'est ce retentissement sympathique des affections utérines qui avait fait dire aux anciens

« Propter uterum, mulier tota morbus. »
: Toutes les souffrances de la femme proviennent de la matrice. »

Ainsi, malgré sa grande expérience, un praticien peut être souvent fourvoyé dans son diagnostic, s'il tient un trop grand compte de l'énumération des symptômes ressentis par la malade, et s'il ne sait pas que la plus légère affection de la matrice, dont la malade elle-même n'a souvent pas conscience, peut provoquer des *migraines*, des *gastralgies*, des *palpitations*, des *étouffements* et tout le cortége des perturbations du système nerveux.

Une des preuves les plus importantes de ce retentissement sympathique, c'est ce qui se passe chez la plupart des femmes au début d'une grossesse, c'est-à-dire de la fonction normale de la matrice. On voit alors survenir les troubles nerveux les plus variés, et quelquefois les plus graves, comme dans le cas de vomissements incoërcibles.

Les femmes devront donc s'observer avec la plus grande vigilance, mettre en pratique, avec le plus grand soin, l'hygiène conseillée par le médecin, et à la plus légère indisposition ne pas craindre de se mettre en traitement, puisque, prises au début, la plupart des affections utérines guérissent promptement, tandis que, si on les néglige, elles peuvent dégénérer en affections rebelles et incurables.

Les malades pourront, dans la plupart des cas. en se conformant aux instructions tracées à la fin de chaque affection, se guérir elles-mêmes, ou du moins apporter un grand soulagement à leurs souffrances : mais si la maladie résiste, il ne faut pas différer de se confier à son médecin.

Les personnes qui désirent consulter par correspondance sont priées d'indiquer :

1° *Leur âge, leur constitution, leur genre de vie habituelle ;*

2° *Leurs maladies antérieures ;*

3° *Le début de l'affection pour laquelle elles consultent ;*

4° *Les divers traitements déjà suivis ;*

5° *L'état actuel de la maladie, dans ses plus grands détails.*

Tous les pharmaciens peuvent préparer les médicaments formulés soit dans le courant de cet ouvrage, soit dans les ordonnances des consultations.

PREMIÈRE PARTIE.

CONSIDÉRATIONS ANATOMIQUES

ET PHYSIOLOGIQUES.

PREMIÈRE SECTION.

ANATOMIE.

NOTIONS LOCALES PRÉLIMINAIRES.

Cet ouvrage étant spécialement destiné aux *gens du monde*, j'ai jugé convenable, avant d'aborder le détail de l'anatomie intérieure des voies urinaires et de l'appareil générateur, de donner un aperçu sommaire de la situation respective des divers organes contenus dans le ventre.

Si, comme dans la figure 1, on partage la surface du ventre par deux lignes perpendiculaires coupées elles-mêmes par deux autres lignes transversales, on obtiendra neuf divisions correspondant intérieurement à certains organes, divisions qui, dans le langage anatomique, portent les noms suivants :

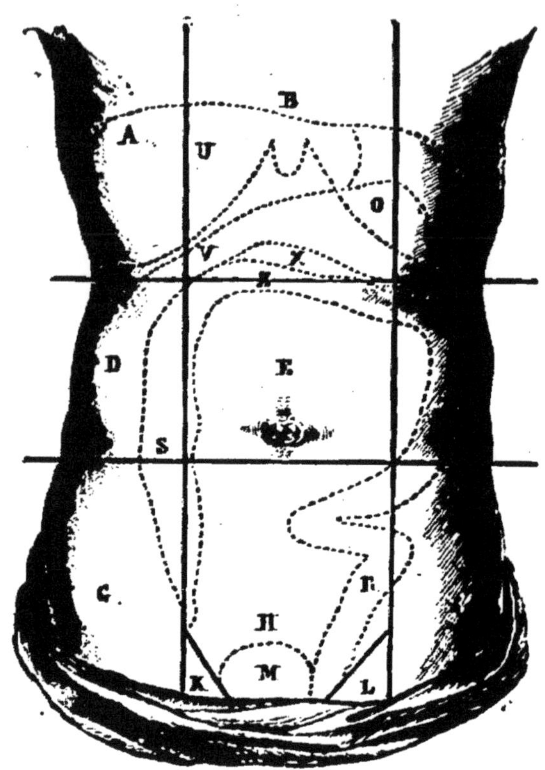

FIGURE 1

Représentant les diverses régions du ventre ou abdomen

A, hypocondre droit.
C, hypocondre gauche.
B, épigastre, ou région épigastrique.
D, région lombaire droite, ou flanc droit.
F, région lombaire gauche, ou flanc gauch
E, ombilic, ou région ombilicale.
G, région iliaque droite.
I, région iliaque gauche.
H, région hypogastrique ou du bas ventre.
K, pli de l'aine droit.
L, pli de l'aine gauche.
M (pointillé), le foie.
N (id.), la rate.
OV (id.), l'estomac

X (pointillé), le pancréas.
S (id.), le côlon ascendant.
Z (id.), le côlon transverse.
(id.), le côlon descendant.
R (id.), l'intestin rectum.
M (id.), la vessie.

Des trois compartiments supérieurs, les deux latéraux (A et C) portent le nom d'*hypocondres*; celui du milieu s'appelle *épigastre,* ou *région épigastrique.*

Des trois compartiments moyens, les deux latéraux (D et F) portent le nom de *région lombaire,* ou *des flancs;* celui du milieu E se nomme *région ombilicale.*

Enfin, des trois divisions inférieures, les deux latérales (G et I) se nomment *fosses iliaques,* et celle du milieu (H) est l'*hypogastre, région hypogastrique,* ou *du bas-ventre.*

Chacun de ces compartiments correspond intérieurement à certains organes que je vais indiquer, et qui sont communs à l'homme et à la femme, à l'exception de ceux qui sont situés dans la région hypogastrique (H) et dans les fosses iliaques (G et I).

Ainsi, l'hypocondre droit (A) contient le *foie* (U); l'hypocondre gauche (C) loge la *rate* (N); dans la région épigastrique (B) se trouve l'*estomac* (OV), qui a la forme d'une poire, dont la grosse extrémité (O) proémine dans l'hypocondre gauche, et dont la petite extrémité (V), qui communique avec les intestins, se rapproche de l'hypocondre droit. Dans le fond de la région épigastrique se trouve le *pancréas* (X), organe dont la fonction, encore assez obscurément définie, est cependant de contribuer à l'acte de la digestion.

Dans le flanc droit (D) est situé le *gros intestin* ou *côlon ascendant* (S), qui, au haut de la région ombilicale (E), devient *transversal* (Z), pour devenir *côlon descendant* (P), dans le flanc gauche (F), et aboutir à l'*intestin rectum* (R) dans la région du bas-ventre ou hypogastrique.

Dans la région ombilicale (E), on aperçoit la *cicatrice*, ou *dépression ombilicale*, vulgairement *nombril*. Intérieurement cette région correspond à la masse des *petits intestins*, ou *intestin grêle*.

Dans la fosse iliaque droite (G) se trouve, *chez la femme*, le commencement du côlon ascendant (S); le *ligament large* du côté droit, attache de la matrice (voir fig. 8). La fosse iliaque gauche contient, *chez la femme*, la fin du *côlon descendant* et le *ligament large* du côté gauche. Ces ligaments larges sont les replis membraneux qui constituent les attaches de la matrice; ils renferment l'*ovaire*, la *trompe de Fallope* et le *ligament rond* (fig. 8).

Dans la région hypogastrique, ou du bas-ventre, on trouve la *vessie* (M) et la terminaison de l'*intestin rectum* (R). Outre ces organes, la même région, *chez la femme*, renferme l'*utérus* ou *matrice*, située entre la vessie placée en avant et le rectum logé tout à fait en arrière (fig. 7).

De chaque côté, et en bas de la région hypogastrique, se trouve la *région du pli de l'aine* droit et gauche (K et L).

J'ai tenu à représenter dans la figure 2 (page 15) la

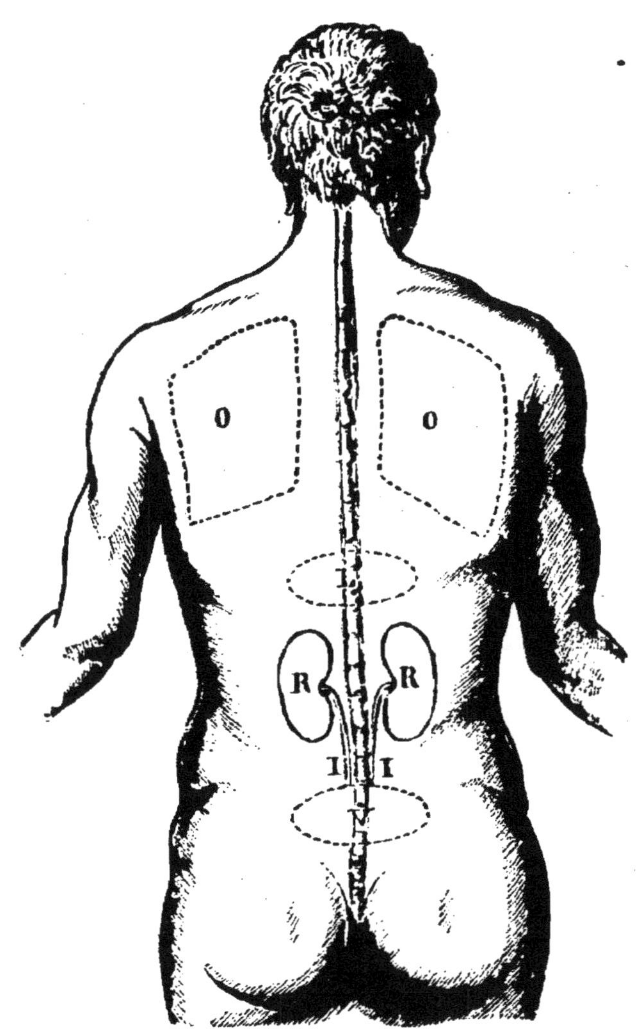

FIGURE 2

Représentant, à l'extérieur, la situation interne des voies urinaires et de l'estomac.

OO, région des omoplates, dite des épaules.
L, l'estomac.
RR, les reins ou rognons (voir fig. 4).
II, les uretères, conduits qui portent l'urine des reins dans la vessie.
V, la vessie.

place approximative à laquelle correspondent, sur le dos, les principaux organes internes, parce que, dans l'exposition de leurs douleurs, les malades indiquent le plus souvent d'une façon inexacte le siége de leurs souffrances.

Ainsi, cette figure permet de voir que les reins sont situés plus haut qu'on ne le pense généralement, lorsqu'on dit qu'on a mal aux reins. Chez les *hommes*, la cause des douleurs qu'on veut indiquer par l'expression de *mal de reins*, réside le plus fréquemment dans la vessie ou son col; chez les *femmes*, dans la matrice ou ses dépendances.

APPAREIL DE LA SÉCRÉTION URINAIRE,

OU VOIES URINAIRES.

L'appareil servant à la sécrétion urinaire est composé :

1° D'un *organe sécréteur* double, le rein (A, fig. 3);

2° D'un *réservoir provisoire*, les calices et le bassinet (B);

3° D'un *conduit* destiné à porter l'urine du bassinet dans la vessie, l'*uretère* (C);

4° D'un *réservoir définitif*, la *vessie* (D);

5° D'un *canal excréteur*, transmettant au dehors le produit de la sécrétion : ce canal, distinct, chez la femme, des organes génitaux, tandis que, chez l'homme, il est commun aux organes urinaires et à ceux de la génération, c'est le *canal de l'urètre*

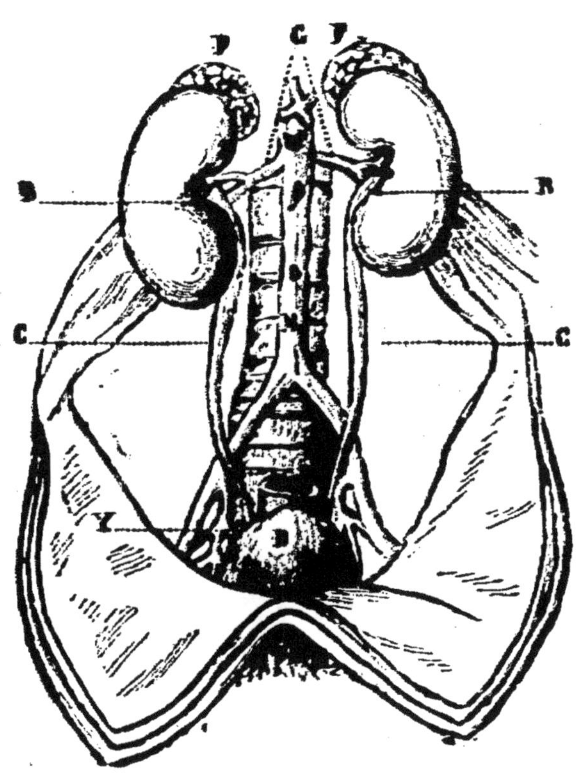

FIGURE 3

Représentant l'appareil servant à la sécrétion urinaire

A A, les reins.
B B, les calices et le bassinet.
C C, les uretères.
D, la vessie.
F F, les capsules surrénales.
G, les artères rénales, provenant de l'aorte H.
H, l'aorte.
X, les artères hypogastriques.

DES REINS.

Les reins, vulgairement nommés *rognons* sont des organes glanduleux destinés à la sécrétion de l'urine.

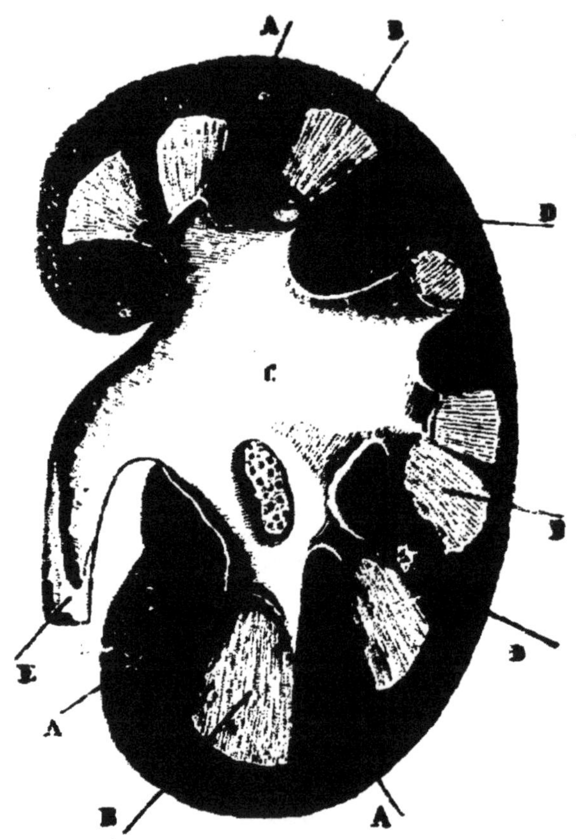

FIGURE 1

Représentant une coupe de rein gauche.

A A A, substance corticale ou glanduleuse.
B B B, substance médullaire, tubuleuse ou mamelonnée.
D D, mamelons, sommets de la substance tubuleuse, embrassés par les calices.
C, bassinet.
E, uretère.

Ils sont au nombre de deux, enveloppés dans une grande quantité de graisse, et situés profondément, de chaque côté de la colonne vertébrale, dans la région lombaire, nommée pour cette raison *région des reins* (RR, fig. 2).

On ne saurait mieux comparer leur forme qu'à celle d'un haricot, dont la scissure, ou le hile, serait tourné en dedans. Leur volume n'est pas sujet à varier comme celui de plusieurs organes glanduleux, le foie, par exemple. Les dimensions sont pour la hauteur : 10 à 12 centimètres (4 pouces); pour la largeur, 5 à 6 centimètres (2 pouces), et pour l'épaisseur, 2 à 3 centimètres (1 pouce). Le tissu des reins, assez dur et très-friable, est d'une couleur lie de vin. Ce tissu ou parenchyme, loin d'être homogène comme celui des autres glandes, est constitué par deux substances différentes : l'une extérieure (AAA, fig. 4), *substance corticale* ou *glanduleuse;* l'autre profonde, *substance médullaire* ou *tubuleuse* (BBB, fig. 4). La substance corticale forme une couche extérieure de 3 ou 4 millimètres d'épaisseur (1 ou 2 lignes), d'une couleur fauve obscure ou rougeâtre; elle fournit en dedans plusieurs prolongements en forme de cloisons, entre lesquels se trouvent placés les faisceaux de la substance médullaire.

La substance tubuleuse est formée de plusieurs faisceaux conoïdes, dont la base, entourée par la substance corticale est tournée vers la périphérie du rein, et le sommet libre (DD, fig. 4) (*mamelons*) est dirigé dans la cavité du bassinet (C), où elle proémine. Ces deux substances sont enveloppées par une membrane mince, mais très-résistante, *membrane fibreuse*, qui envoie des prolongements dans l'intérieur.

Les artères rénales (G, fig. 3), très-courtes et très-volumineuses, viennent directement de l'aorte (M, fig. 3).

Les veines, aussi d'un calibre considérable, se rendent dans la veine cave inférieure.

Les nerfs viennent du plexus solaire et du nerf tri-splanchnique.

Les *glandes* ou *capsules surrénales* (F, fig. 3) sont des corps aplatis, triangulaires, situés au-dessus des reins, qu'ils recouvrent en manière de cimier de casque, et dont les fonctions sont restées jusqu'à ce jour complétement inconnues ; leur structure les rappro-che des glandes vasculaires sanguines, telles que la rate, et semble aussi justifier le rôle que leur font jouer dans la circulation quelques physiologistes allemands.

Cruveilhier dit, en parlant des déplacements des reins, qu'il a rencontré plusieurs fois, chez les femmes qui usent de corsets fortement serrés, le rein droit re-foulé dans la fosse iliaque droite, ou au-devant de la colonne vertébrale ; ainsi déplacé, le rein devient mo-bile. Ce déplacement est produit par la pression qu'exerce le corset sur le foie et que ce dernier trans-met au rein. Ces déplacements accidentels peuvent causer des erreurs de diagnostic ; un fait curieux à noter, c'est que les capsules surrénales restent étrangères aux déplacements des reins, qu'ils soient accidentels ou congénitaux.

DES CALICES ET DU BASSINET.

Les *calices* ou *entonnoirs* sont de petits conduits membraneux qui, d'une part, embrassent la circonférence des mamelons (DD, fig. 4), et qui, de l'autre,

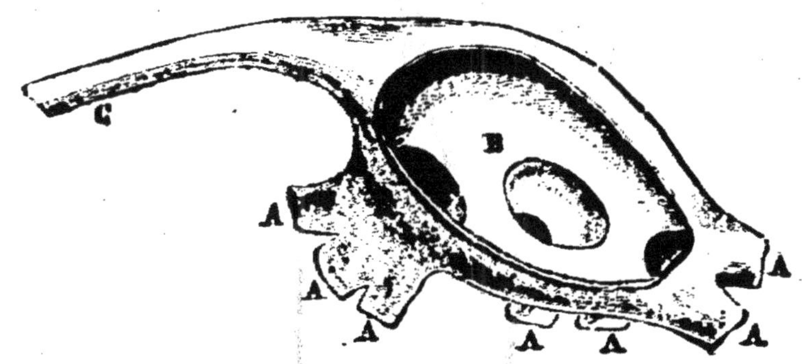

FIGURE 5

Représentant les calices, le bassinet et le commencement de l'uretère du rein gauche; on a enlevé la paroi antérieure pour en laisser voir la cavité.

AAAAAAA, les calices.
B, le bassinet.
C, la naissance de l'uretère.

s'ouvrent profondément dans le bassinet (B, fig. 5).

Leur nombre varie entre deux et six environ, parce que souvent l'un d'eux appartient à plusieurs mamelons à la fois, ainsi qu'on peut le voir dans cette même figure.

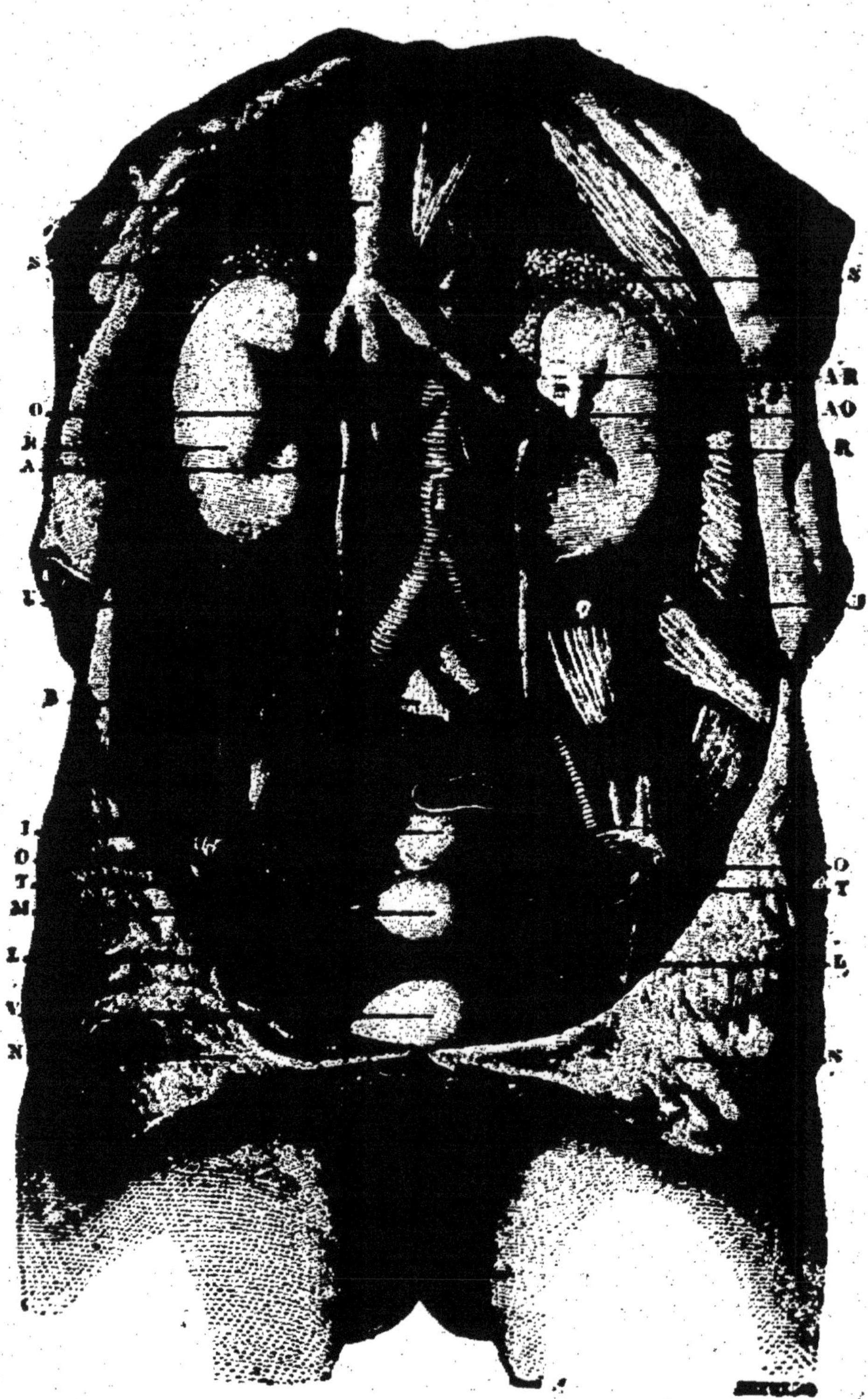

FIGURE 6

Représentant (vue de face) les apparei.. urinaire et de la génération chez la femme.

R R, les reins.
S S, capsules surrénales.
A, artère aorte.
A R, artère rénale du côté gauche.
C, veine cave inférieure.
O, A O, artères ovariques, analogues aux artères spermatiques chez
   l'homme. Comme celles-ci, elles naissent directement de l'aorte, et
   s'entrelacent avec les veines ovariques.
U U, les uretères.
I, l'intestin rectum.
O O, les ovaires (voir plus loin).
T T, les trompes de Fallope (voir plus loin), dont une extrémité (le pavillon
   frangé) vient s'insérer sur l'ovaire correspondant, tandis que l'autre
   est insérée à la matrice M.
M, la matrice, ou utérus (voir plus loin).
L L, les ligaments ronds (voir plus loin).
V, vessie.
N N, face interne des parois du ventre, renversée en dehors pour laisser voir
   les organes du bas-ventre.

Leur usage est de conduire dans le bassinet l'urine qui coule des mamelons.

On nomme *bassinet* (B, fig. 5) une petite poche membraneuse logée dans la scissure de rein. Elle reçoit l'urine des calices (A), pour la transmettre à l'uretère (C).

DE L'URETÈRE.

L'uretère (UU, fig. 6) est un long canal membraneux cylindroïde, qui porte l'urine du bassinet dans la vessie.

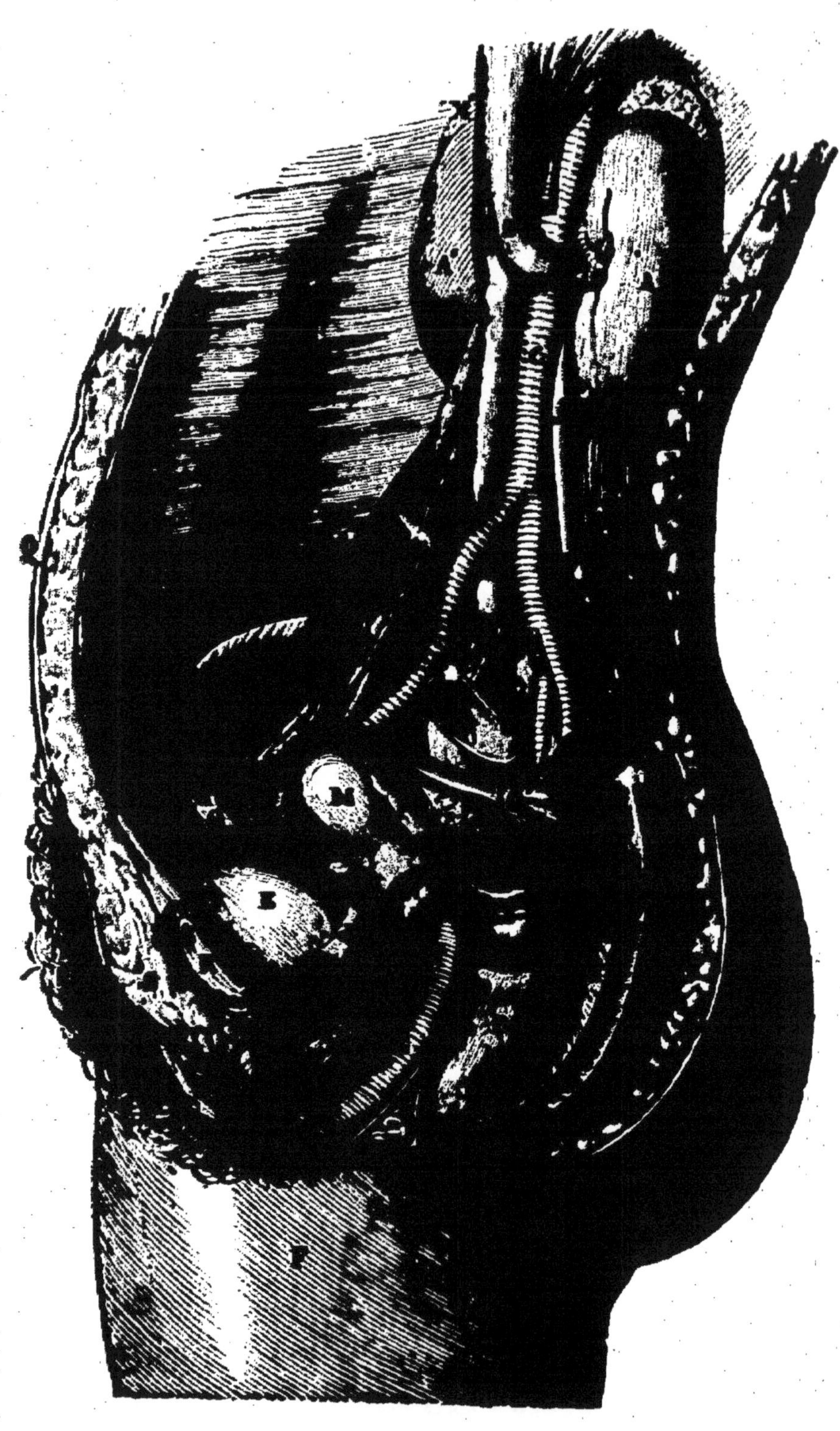

FIGURE 7

Représentant l'appareil génito-urinaire de la femme, dans ses rapports avec les organes voisins.

COUPE D'AVANT EN ARRIÈRE, SUR LA LIGNE MÉDIANE.

Q. S, paroi antérieure du ventre.

V, face interne de la fesse droite.

F, face interne de la cuisse droite.

U, surface articulaire de l'os du bassin (*Ilium*).

Y, coupe de la colonne vertébrale.

R, surface articulaire de l'os pubis.

A A', les reins.

X X', les capsules surrénales.

C, l'artère aorte.

B, la veine cave inférieure.

J J'J', les uretères.

K, vaisseaux ovariques du côté droit.

L L', les ovaires.

O O', les trompes utérines ou de Fallope.

P, section du ligament rond du côté gauche.

M, matrice ou utérus.

N, col de la matrice, au centre duquel on voit l'entrée de la matrice, ou orifice du col.

G H, conduit du vagin (voir plus loin).

I, la valve (voir plus loin).

D, l'intestin rectum.

E, la vessie.

J', insertion de l'uretère gauche sur la partie latérale et inférieure de la vessie.

T, méat urinaire, ou aboutissant du canal de l'urètre (voir plus loin) chez la femme.

Il s'étend obliquement entre le bassinet, avec lequel il se continue, et le bas-fond de la vessie (entre O et V, fig. 7), dans laquelle il s'ouvre, après un trajet oblique de 14 à 18 millimètres (6 à 8 lignes), dans l'épaisseur de ses parois. Ses dimensions sont celles d'une plume à écrire; mais ses parois, comme celles des calices et du bassinet, sont très-extensibles, ainsi qu'on en a la preuve dans quelques cas de rétention d'urine, de pierre engagée dans sa cavité, de compression par une tumeur, où il n'est pas rare de lui voir acquérir le volume de l'intestin.

Le calice, le bassinet et l'uretère sont formés de trois membranes : l'une extérieure et celluleuse, beaucoup plus mince dans le calice et dans le bassinet que dans l'uretère, où néanmoins elle est très-extensible ; l'autre, interne et muqueuse, est continue avec la membrane muqueuse de la vessie. Entre ces deux membranes, on trouve une couche de fibres musculaires entrecroisées qui constituent la troisième enveloppe qui sert à faciliter la contractilité des parois.

LA VESSIE.

La vessie est un réservoir musculo-membraneux, logé chez la femme dans l'excavation du bassin, sur la ligne médiane, entre le pubis (R, fig. 7) et le vagin (G). Elle est destinée à recevoir l'urine sécrétée par les reins et transmise au moyen des uretères, à la contenir pendant un certain temps, et à l'expulser ensuite.

La vessie est le plus grand de tous les réservoirs de sécrétion. Sa *capacité*, du reste, est sujette à varier suivant plusieurs causes qui peuvent se rapporter. 1° *aux habitudes :* les personnes qui ont l'habitude de conserver longtemps leur urine ont la vessie plus volumineuse que celles qui la rendent au premier besoin ; 2° *au sexe :* on admet généralement que la vessie de la femme présente plus de capacité que celle de l'homme, ce que l'on attribue à cette raison que la femme est plus esclave des bienséances sociales; mais ce fait est contesté par plusieurs auteurs ; 3° *à l'âge :* la vessie des vieillards est plus grande que celle des adultes, parce que, la sensibilité s'émoussant, ils sont moins vite avertis du besoin d'uriner, et laissent l'urine s'accumuler dans la vessie et la distendre; 4° *aux maladies :* nous verrons plus loin (*Rétention d'urine*) des exemples d'extensibilité de la vessie tels, qu'elle a pu contenir, sans se rompre, trois à quatre litres de liquide; tandis que, dans d'autres cas, sa capacité se rétrécit, et elle se racornit au point de ne pas admettre une cuillerée d'urine.

La vessie est maintenue dans sa position d'une manière assez lâche pour lui permettre ces variations, quelquefois très-rapides, de volume, sans trop gêner les organes voisins. La dilatation s'opère surtout aux dépens des organes du bas-ventre; et l'œil exercé du praticien reconnaît de suite cette tumeur ovoïde, circonscrite, qui, partant du pubis, remonte vers l'ombilic, et caractérise si bien la rétention d'urine dans ce réservoir.

La forme de la vessie est celle d'un ovoïde dont la grosse extrémité (E J, fig. 7, page 24) est dirigée en bas, et le sommet en haut. Cette figure peut présenter des différences relatives à l'âge, aux individus, au sexe. Ainsi, chez les femmes qui ont eu des enfants, la vessie, par suite de la compression exercée sur elle par la matrice, perd de sa hauteur et s'allonge transversalement.

Pour étudier la vessie plus en détail, nous la divisons en *a. Surface extérieure; b. Surface intérieure.*

a. Sa *surface extérieure* est en rapport, *en avant :* dans l'état de vacuité, avec l'os du pubis (R, fig. 7), derrière lequel elle disparaît; dans l'état de plénitude, avec les parois abdominales auxquelles elle répond immédiatement. Elle n'est point recouverte par le péritoine, ce qui est d'un haut intérêt pratique, puisque cette disposition permet de faire la ponction et la taille hypogastrique sans léser cette membrane. Par sa face postérieure, la vessie, accolée au péritoine, répond, chez la femme, à la matrice (M, fig. 7). Par sa région inférieure, ou base, elle est en rapport avec le vagin (G, *ibid.*) et le col de la matrice (N, *ibid.*). Les conséquences pratiques qui découlent de ces rapports sont : 1° l'exploration de la vessie par le vagin (HG, *ibid.*); 2° la ponction et la taille vésico-vaginale; 3° les fistules vésico-vaginales à la suite d'un accouchement laborieux; 4° la fréquence des maladies de vessie à la suite des déplacements, des engorgements et du cancer de la matrice (MN, *ibid.*).

Le sommet de la vessie, tapissé par le péritoine, se dirige en haut et en avant. De ce sommet part l'*ouraque* (EQ, fig. 7), cordon fibreux qui sert à cet organe de moyen de fixité, et s'étend jusqu'à l'ombilic, dans lequel il semble s'engager.

b. La *surface intérieure* de la vessie offre à considérer : 1° les plis ou rides de la surface muqueuse, qui s'effacent par la distension ; 2° les faisceaux, quelquefois très-considérables, de la tunique musculeuse, qui font relief comme des colonnes, d'où le nom de *vessie à colonnes* donné aux réservoirs urinaires présentant cette disposition. Dans l'intervalle des aréoles dessinées par ces saillies musculaires, la membrane muqueuse s'incline et forme des cavités, des cellules, d'où le nom de *vessie à cellules*. Ces excavations sont souvent la cause d'accidents formidables ou d'erreurs de diagnostic, comme nous aurons occasion de le dire aux articles *Rétention d'urine, Diagnostic des calculs vésicaux.*

La base de la vessie présente trois ouvertures : 1° les deux orifices des uretères; 2° l'ouverture du canal de l'urètre. Ces trois ouvertures occupent les angles d'un triangle équilatéral, à surface lisse, blanche, constamment dépourvue de rides ou de colonnes. C'est le trigone vésical, en arrière duquel se trouve le *bas-fond de la vessie,* partie de l'organe qu'occupent le plus souvent les pierres.

Le *col de la vessie*, ou orifice terminal du canal de l'urètre, est habituellement fermé et comme froncé. Il faut une certaine force pour vaincre la résistance qu'il présente. Cette résistance une fois franchie, l'ouverture peut admettre facilement le petit doigt. A l'article *Urètre*, nous déterminerons spécialement la forme de cet orifice.

Trois tuniques concourent à la structure de la vessie : l'extérieure, séreuse; la moyenne, musculeuse;

et l'interne, muqueuse. La première est incomplète, et ne recouvre que le sommet, les parties latérales et la paroi postérieure de l'organe ; elle est unie à la membrane musculeuse par un tissu cellulaire très-lâche qui facilite l'ampliation de la vessie.

La tunique musculeuse est formée par deux couches de fibres qui affectent, comme dans tous les organes creux entourés de muscles, deux directions différentes : la couche superficielle est formée de fibres longitudinales qui semblent partir du col de la vessie, pour envelopper tout l'organe ; la couche profonde est constituée par des fibres circulaires parallèles ou entre-croisées qui, au col de la vessie, forment un bourrelet plus épais en bas qu'en haut, et auquel on a donné le nom de *sphincter de la vessie*.

La membrane muqueuse de la vessie est extrêmement mince et blanchâtre, et continue avec la muqueuse de l'urètre. Les papilles y sont peu développées. Les follicules, très-rares, ne sont bien apparents que dans certains états pathologiques. Elle est très-extensible, mais peu rétractile, ce qui explique les rides qu'elle présente dans l'état de vacuité. Elle s'enfonce, ainsi que nous l'avons dit, entre les éraillures de la tunique musculeuse, et forme des cellules dans lesquelles peuvent se loger les calculs.

Le tissu cellulaire qui unit les membranes muqueuse et musculeuse est assez lâche, séreux, et extrêmement délié.

Les artères viennent de l'artère hypogastrique ou de ses branches (Y, fig. 3).

Les veines, qui forment un plexus remarquable autour du col de l'organe, se rendent dans la veine hypogastrique.

Les nerfs viennent à la fois des nerfs ganglionnaires et des nerfs rachidiens, d'où le caractère mixte de la vessie, qui est en partie soumise, en partie soustraite à l'action de la volonté.

DU CANAL DE L'URÈTRE.

L'urètre est le conduit excréteur définitif de l'urine. Ce canal appartient, chez la femme, exclusivement à l'appareil urinaire. C'est un canal cylindroïde, situé le long de la paroi supérieure du vagin, sur la ligne médiane ; il s'étend de la vessie à la vulve.

L'urètre chez la femme est excessivement court; sa longueur ne dépasse pas 35 millimètres, ses parois sont très-dilatables; son extrémité inférieure ou *méat urinaire* est pourtant un peu rétrécie.

La direction de ce canal affecte une courbe légère, qui se dirige obliquement de haut en bas et d'arrière en avant.

Dans son quart supérieur l'urètre a sa face postérieure unie à la paroi antérieure du vagin par un tissu cellulaire très-lâche. Plus bas, les deux canaux contractent des adhérences tellement intimes qu'il n'est pas possible de les séparer l'un de l'autre par la dissection. Ces rapports entre l'urètre et le vagin expliquent pourquoi le déplacement du vagin entraîne nécessairement celui de l'urètre.

Par sa face antérieure, le canal urétral répond à la symphyse pubienne, dont il est séparé par du tissu cellulaire traversé par de nombreuses veines, et quelques fibres musculaires; à l'angle de réunion des racines du clitoris, il est en rapport avec le bulbe et le muscle constricteur du vagin.

Son extrémité supérieure, *orifice vésical, ou col de la vessie*, est située à 2 centimètres en arrière et un peu au-dessus de l'arcade pubienne; cet orifice est essentiellement dilatable, irrégulièrement circulaire, sa coloration est plus foncée que celle des parties voisines.

Son extrémité inférieure, ou *méat urinaire*, est située dans la vulve, entre les petites lèvres, à 2 centimètres environ en arrière du clitoris, un peu en avant et au-dessus du tubercule qui termine inférieurement la colonne antérieure du vagin; cet orifice offre une forme variable, tantôt allongée, étoilée ou arrondie.

Le méat urinaire se déplace pendant la grossesse, il offre, dans la moitié inférieure de son ouverture, des villosités et de très-petits orifices en nombre variable. Pour pratiquer le *cathétérisme*, et n'être seulement guidé que par le toucher, les rapports qui viennent d'être énoncés servent à fixer un point de repère; le point le plus habituellement choisi est le petit espace qui sépare le tubercule de la colonne antérieure du vagin de l'ouverture urétrale; c'est là que le chirurgien place le bec de sa sonde, et l'introduit en poussant l'instrument légèrement de bas en haut et d'avant en arrière.

Lorsque le canal de l'urètre n'est pas distendu par le jet de l'urine, ses parois sont toujours en contact. Si l'on divise le canal de l'urètre en trois parties d'arrière en avant, on les trouvera : 1° *transversale* au voisinage de la vessie; 2° *étoilée* à la partie moyenne; 3° *verticale* au méat.

Les parois de l'urètre sont constituées par deux tuniques, l'une externe ou *musculaire*, très-épaisse, à fibres entre-croisées, se confondant avec celles des muscles du voisinage. La tunique interne, ou *muqueuse*, qui forme la surface interne de l'urètre montre, au-dessous de son épithélium, de petites papilles vasculaires, des glandes en grappes qui donnent à la surface interne une coloration d'un rouge foncé, et forment de petits plis longitudinaux, dans lesquels s'ouvrent de petites vacuoles irrégulières ; sur la ligne médiane de la paroi inférieure, on trouve une saillie longitudinale constante qui est la continuation du sommet du trigone vésical.

Les *artères* de l'urètre proviennent de la honteuse interne.

Les *veines* vont se rendre au plexus qui entoure le vagin.

La brièveté et la dilatabilité du canal de l'urètre de la femme rendent compte de la rareté des calculs et de la facilité d'extraire, le plus souvent sans opération, ceux qui s'y développent quelquefois, pourvu qu'ils ne soient pas trop volumineux.

ORGANES GÉNITAUX DE LA FEMME.

L'appareil générateur de la femme se compose : 1° d'un organe de sécrétion ; les *ovaires* (OO, fig. 6 ; LL', fig. 7, et CC, fig. 8), qui sont aux organes génitaux de la femme ce que les testicules sont aux organes générateurs de l'homme ; 2° d'un conduit : les *trompes utérines*, ou *de Fallope* (TT, fig. 6, OO', fig. 7, BBF, fig. 8), destinées à conduire dans la matrice l'*ovule* fécondé ; 3° d'un organe de gestation, la *matrice* ou *utérus* (M, fig. 6, 7 et 8), dans lequel se développe le fœtus ; 4° d'un conduit membraneux, le *vagin* (HGN, fig. 7, et VVV, fig. 8), qui est tout à la fois l'organe de copulation de la femme et le conduit servant au passage du flux menstruel et du produit de la conception ; 5° d'un organe d'excitation, comprenant la *vulve* et ses dépendances (TIH, fig. 7, et NN, fig. 8) ; et enfin, 6° des appareils de sécrétion, comme les glandes *vulvo-vaginales* (GG, G'G', fig. 24).

DES OVAIRES.

Les ovaires (CC, fig. 8, OO, fig. 6, LL, fig. 7, et LL, fig. 9), que les anciens, à cause de l'analogie que nous venons de signaler, appelaient *testes muliebres,* sont deux corps ovoïdes légèrement aplatis d'avant en arrière, d'un volume un peu moins considé-

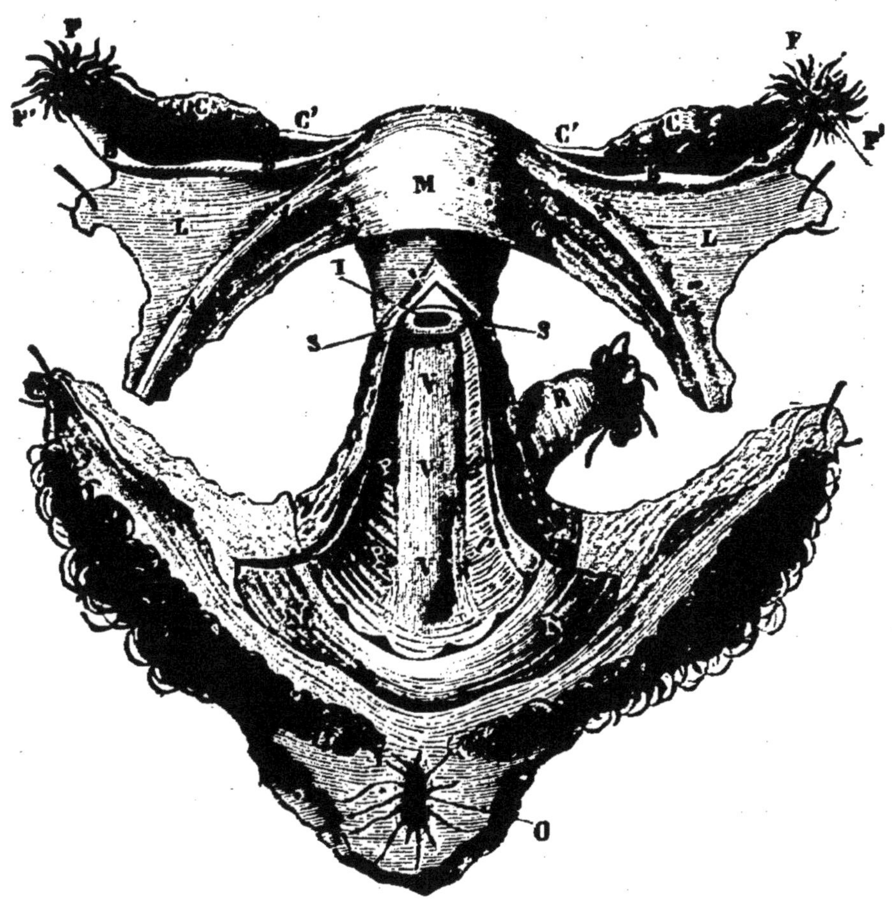

FIGURE 8

Representant l'appareil genital de la femme.

M, le corps de la matrice, ou utérus.
SS, son col.
I, entrée de la matrice.
CC, les ovaires.
C'C', le ligament qui attache ses ovaires à la matrice
BB, BB, la trompe de Fallope, qui va de F' dans la cavité de la matrice.
F F, le pavillon de la trompe de Fallope, dont on voit une languette adhérer
      à l'ovaire.
FF', orifice de la trompe.
A A, A A, section du ligament rond.

L L, ligament large, formant trois replis, autour, 1° du ligament rond A A;
2° de la trompe de Fallope BBF, et 3° de l'ovaire CC (voir aussi
figure 9).
V V V, P P, P P, le vagin, dont on a fendu la paroi antérieure.
N N, l'entrée de la vulve, sur laquelle on peut voir des découpures triangu-
laires, vestiges de la membrane hymen.
R, le rectum.
O, anus, aboutissant de l'intestin rectum.

rable que celui des testicules, et qui sont logés dans un repli du ligament large (LL, fig. 8) (voir l'article *Matrice*), en arrière des *trompes de Fallope* (TTF, fig. 6, et BBF, fig. 7). Leur couleur est d'un blanc rosé. Leur surface, lisse ou à peine bosselée chez les filles impubères, est rugueuse, fendillée et couverte de cicatricules noirâtres chez les femmes avancées en âge. Nous reviendrons, à l'article *Fécondation* (*Physiologie*), sur cette disposition très-importante. Ils sont maintenus dans leur position par une des languettes du pavillon de la trompe (FC, fig. 8, TL, fig. 9) à leur extrémité externe, et par un cordon ligamenteux, nommé *ligament de l'ovaire* (C'C', fig. 8), à leur extrémité interne, par laquelle ils adhèrent à l'angle supérieur de la matrice.

Les ovaires sont formés par une membrane fibreuse très-dense, expansion du ligament de l'ovaire, adhérant très-intimement au péritoine par sa surface extérieure, et, par sa face interne, envoyant des prolongements très-déliés, de manière à former un tissu spongieux et vasculaire auquel on a donné le nom de *strôma*, et au milieu duquel sont déposées de petites vésicules ou œufs de Graaf (LL, fig. 9).

Le nombre de ces vésicules, bien apparentes chez

une femme adulte, est de quinze à vingt; mais à l'aide
du microscope on en aperçoit un bien plus grand
nombre, qui, très-petites encore, sont destinées à se

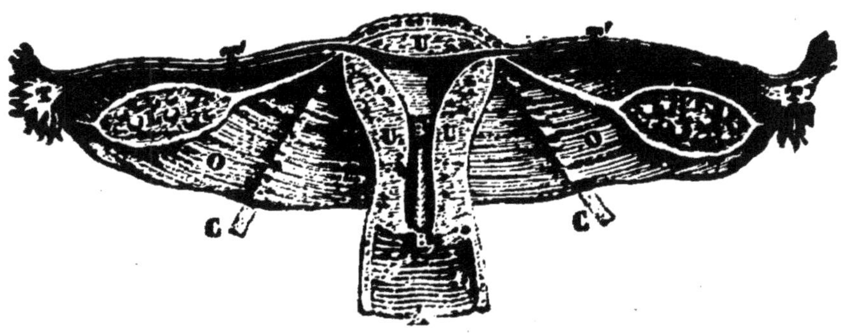

FIGURE 9

*Représentant la cavité de la matrice, de son col, des trompes de
Fallope, des ovaires et du vagin.*

U U U, épaisseur des parois de la matrice, interceptant un espace triangulaire,
    qui est la cavité de la matrice. Cette cavité présente une ouverture à
    chacun de ses angles, les deux angles supérieurs aboutissant à la
    cavité de la trompe T'T'; l'angle inférieur, au col de la matrice BB'.
T'T', la trompe de Fallope.
TT, pavillon de la trompe, ou *morceau frangé*, dont une des découpures
    adhère à l'ovaire L.
LL, ovaires, dans lesquels on voit des vésicules à divers degrés de dévelop-
    pement.
CC, section du ligament rond.
OO, ligament large, ou repli du péritoine, qui forme trois enveloppes : aux
    ovaires, à la trompe et au ligament rond.
B B', le col de la matrice, sur lequel on voit des replis de la membrane mu-
    queuse, disposés comme les barbes sur la tige d'une plume, et aux-
    quels on a donné le nom *d'arbre de vie*.
A, portion du vagin.

développer peu à peu, pendant que les autres remplissent leurs fonctions et disparaissent, en laissant, à la

surface de l'ovaire, les cicatricules noirâtres mentionnées plus haut.

Chaque vésicule se compose de deux parties : 1° la
coquille ou enveloppe ; 2° le noyau ou œuf proprement
dit. L'ovule ou œuf humain n'a pas plus d'un vingtième de millimètre d'épaisseur; aussi n'est-il que
très-difficilement perceptible à la vue simple. Vu à la
loupe, il apparaît sous la forme d'un corps arrondi,
opaque, nageant au milieu d'un liquide plein de
granulations : ce liquide a été, avec raison, comparé
au jaune des œufs d'oiseaux, c'est-à-dire qu'il sert au
premier développement de l'œuf fécondé. Chaque mois
environ (voir *Physiologie*, article *Fécondation* et
Menstruation), un ovule ou œuf, arrivé à maturité, se
détache de l'ovaire (LL, fig. 9), sur l'enveloppe duque' il laisse une cicatrice, est saisi par le pavillon (T)
de la trompe (T", *ibid.*), et porté dans la cavité de la
matrice (UUU, *ibid.*), d'où il est expulsé au dehors en
passant par le col de la matrice (BB') et le vagin (A,
ibid.), s'il n'a pas été fécondé dans son trajet.

DES TROMPES UTÉRINES OU DE FALLOPE.

Les *trompes utérines* (BBF, BBF, fig. 8 ; TT', TT",
fig. 9) sont deux conduits qui s'étendent des angles
supérieurs de l'utérus, avec lequel ils communiquent,
jusque sur les côtés de l'excavation du petit bassin.
Elles ont de 12 à 14 centimètres de longueur (4 à 5
pouces). Renfermées dans le bord supérieur du liga

ment large, les *trompes de Fallope* sont droites dans leur partie interne, flexueuses dans leur partie externe, et se terminent par une extrémité libre (OO', fig. 7; F, fig. 8. et T, fig. 9), évasée, flottante, découpée en languettes, qu'on appelle *pavillon de la trompe* ou *morceau frangé*. A l'intérieur, les trompes sont creusées d'un canal (T', fig. 9) assez étroit à sa naissance, mais qui s'élargit beaucoup vers son extrémité externe (T', *ibid.*).

Les trompes sont recouvertes par une tunique péritonéale qui ne leur adhère que faiblement; une membrane muqueuse, continue avec celle de l'utérus, revêt leur surface interne; entre ces deux tuniques est une membrane propre, de nature musculaire, qui paraît être un prolongement du tissu de la matrice.

L'usage des trompes de Fallope est de conduire l'œuf fécondé de l'ovaire dans la matrice (voir, pour plus de détails, la *Physiologie*, et l'explication de la fig. 9).

DE LA MATRICE.

La *matrice* (M, fig. 6, 7; UUU, fig. 9), qu'on désigne aussi sous le nom d'*utérus,* est destinée à loger le fœtus pendant tout le temps de la gestation.

C'est un organe creux (fig. 10), symétrique, placé au milieu du bassin, entre la vessie (voir fig. 6) et le rectum (D, fig. 7), au-dessus du vagin (BB, *ibid.*),

au-dessous de l'intestin grêle. Aplatie d'avant en arrière, et plus étendue de haut en bas que transver-

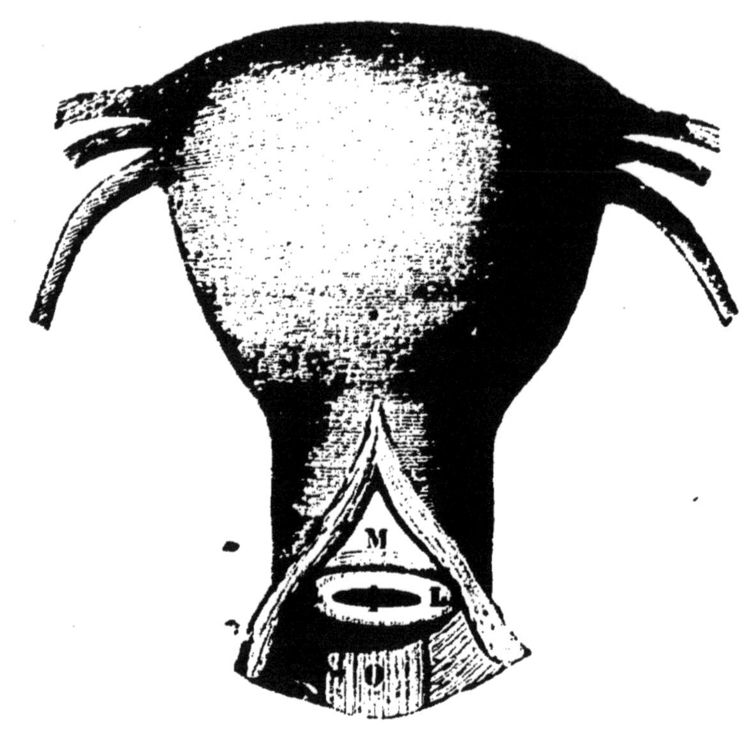

FIGURE 10

*Représentant la matrice ou utérus, et son col, demi-grandeur
naturelle.*

O, l'extrémité utérine du vagin, qui a été divisé par la paroi antérieure,
    pour laisser voir la portion du col de la matrice qui fait saillie
    dans le vagin.
L.L., le col de la matrice.
L, l'ouverture du col de la matrice.
M, la lèvre supérieure du col de la matrice.
M.L., museau de tanche.

salement, la matrice a la forme d'une petite gourde,
au poire aplatie, dont le fond serait tourné en haut,

et la portion étroite et allongée dirigée en bas. Cette dernière portion s'appelle le *col* (N, fig. 7, et M, fig. 10), pour la distinguer du reste de l'organe, que l'on nomme le *corps* (M, fig. 7).

Elle est maintenue dans sa position par les ligaments longs (LL, fig. 6) et les ligaments larges dont la laxité lui permet de flotter, pour ainsi dire, dans l'excavation du bassin, et d'y exécuter des mouvements plus ou moins étendus. Cette grande mobilité de l'utérus explique la facilité de son ampliation pendant la grossesse, et ses nombreux déplacements.

La direction de l'*axe* de la matrice est oblique de haut en bas et d'arrière en avant, et se confond avec celui du détroit supérieur du bassin.

Le *corps* de la matrice, aplati, de forme triangulaire offre deux faces : l'une antérieure, l'autre postérieure, et trois bords : deux latéraux, un bord supérieur. La face antérieure, convexe, est en rapport avec la paroi postérieure et le bas-fond de la vessie (EJ', fig. 7), ce qui explique la fréquence des maladies de vessie comme complication des déplacements ou du cancer de la matrice. La face postérieure, plus convexe que l'antérieure, est en rapport avec la paroi antérieure du rectum (D, *ibid.*), d'où la possibilité d'explorer cette région par le toucher anal. Les bords latéraux sont arrondis, et le supérieur paraît arqué. Ces trois bords forment, par leur réunion, trois angles, dont les deux supérieurs, peu saillants, aboutissent aux trompes de

Fallope , et l'inférieur forme le col de la matrice LL,
fig. 10).

Le *col* de l'utérus (voir fig. 10) se continue presque
insensiblement avec le corps. Légèrement renflé à sa
partie moyenne, il est comprimé d'avant en arrière et
cylindroïde ; il est embrassé par le vagin, qui remonte
plus loin en arrière qu'en avant. La portion du col qui
fait saillie dans le vagin (LL, fig. 10) présente à son
sommet une fente transversale (I), bornée par deux
lèvres, dont l'une, antérieure (M), est plus épaisse,
et l'autre, postérieure, est plus mince. Cette partie

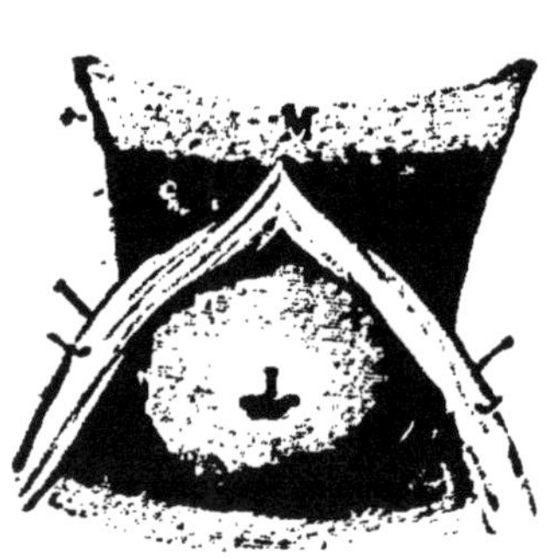
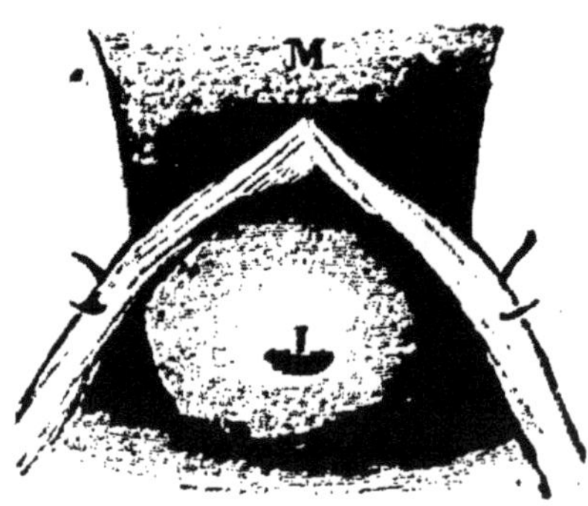

FIGURES

11   12

Représentant le col de la matrice à l'état normal,

Fig. 11, chez la jeune fille avant la puberté ;
Fig. 12, chez la fille nubile.

du col de l'utérus, qui est l'orifice de la matrice, a été
nommée *museau de tanche* (MLL, fig. 7). Chez les
vierges, les lèvres du museau de tanche sont minces,
lisses, arrondies, et si rapprochées qu'on sent à peine

la fente qui les sépare. D'autres fois, au lieu d'une fente, il existe un orifice circulaire(I, fig. 11, 12 et 13).

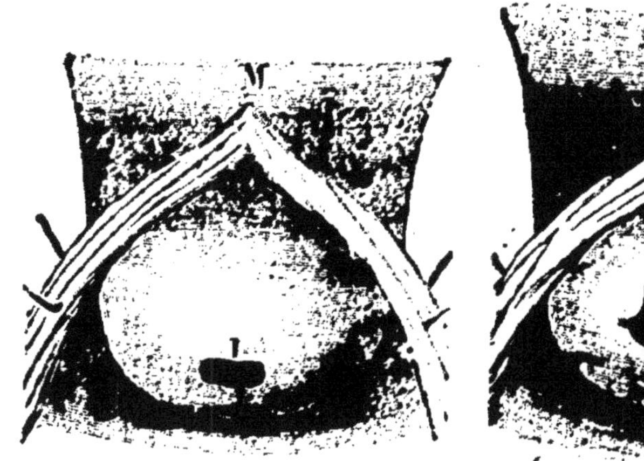
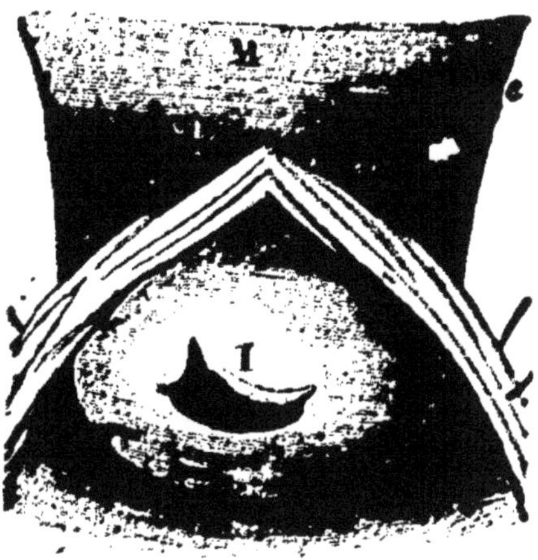

FIGURES

13   **14**

Représentant le col de la matrice à l'état normal

Fig. 13, chez la femme qui n'a pas eu d'enfants, mais dont les rapports sexuels ont développé les organes;

Fig. 14, chez la femme qui a eu un enfant.

Chez les femmes qui ont eu des enfants, au contraire, la fente du museau de tanche est beaucoup plus large, plus inégale ; les lèvres sont épaisses, plus saillantes et souvent déchirées, surtout à gauche (I, fig. 14 et 15).

L'épaisseur des parois du corps et du col, la longueur totale de la matrice, ainsi que son poids, offrent aussi des différences très-notables chez les vierges et chez les femmes qui ont eu des enfants. La raison de ce changement tient à ce qu'après l'accouchement la matrice ne revient jamais aux dimensions qu'elle présentait avant la conception.

La cavité de la matrice (fig. 16 et 17) est extrême-

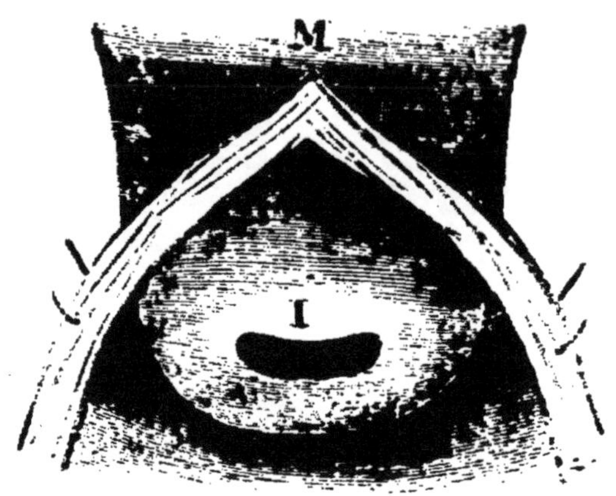

FIGURE 16

Représentant le col de la matrice à l'état normal chez la femme
qui a eu plusieurs enfants.

ment petite, proportionnellement au volume de l'organe. Cette cavité, dont les parois sont contiguës (fig. 17), lisses et enduites d'une légère couche de mucus, est de forme triangulaire (fig. 16), et parcourue ordinairement en avant et en arrière par une sorte de raphé, auquel aboutit un assez grand nombre de lignes transversales ou obliques qu'on remarque sur les deux parois.

Les angles supérieurs offrent les orifices des trompes de Fallope BB (fig. 16), avec lesquelles ils se continuent. L'angle inférieur (O', *ibid.*) communique, par une ouverture étroite, avec la cavité du col O'O,

qui est de forme ovalaire, longue de 25 à 30 millimètres (12 à 15 lignes), large de 12 à 15 millimètres

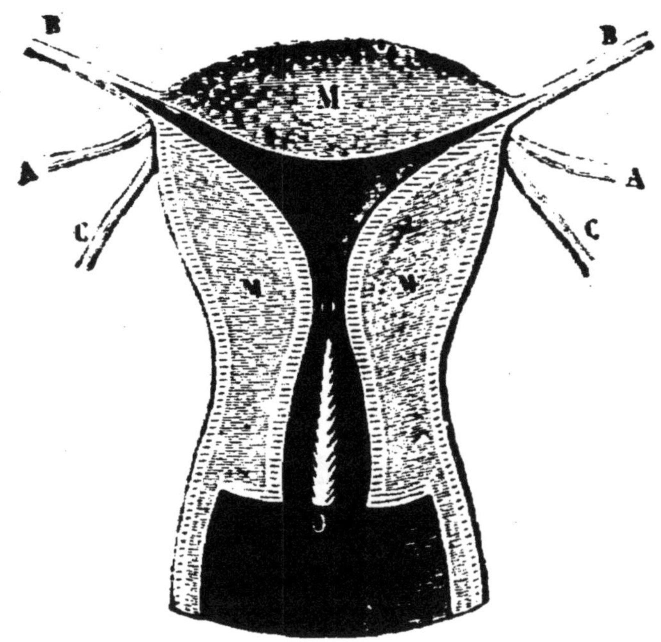

FIGURE 16

*Représentant une coupe de la matrice et de la partie supérieure
du vagin.*

MMM, épaisseur du tissu de la matrice, interceptant une cavité triangulaire L.

L, cavité de la matrice.

BB, trompes de Fallope, aboutissant aux deux angles supérieurs de cette
cavité.

O, angle inférieur de la cavité utérine, qui est en même temps le sommet
de la cavité du col O'O.

O'O, cavité du col de la matrice, sur les parois de laquelle se voit une
disposition réticulée de la membrane muqueuse, affectant l'aspect
des barbes d'une plume : c'est *l'arbre de vie.*

V, section de la paroi supérieure du vagin, qui embrasse le col de la matrice O.

A, section du ligament de l'ovaire.

C, section du ligament rond.

dans sa partie dilatée. Sur les parois de la cavité du col, on remarque en avant et en arrière la même disposition que sur la cavité du corps, mais plus prononcée ; c'est-à-dire que, sur une crête médiane très-marquée, viennent se rendre des lignes transversales ou obliques (O'O, fig. 16), rangées comme les barbes d'une plume sur leur tige commune. Ces rugosités portent le nom d'*arbre de vie*. La cavité du col utérin communique avec le vagin (V, fig. 16), par le moyen de l'orifice du museau de tanche (O, fig. 16).

La matrice est formée par un tissu propre, entourée à l'extérieur par le péritoine, et revêtue à l'intérieur d'une membrane muqueuse.

Le péritcine enveloppe complétement l'utérus et forme en avant, en passant de la vessie sur la matrice, en arrière, en abandonnant l'utérus pour tapisser le rectum, quatre replis, qu'on a décorés du nom de *ligaments antérieurs* et *postérieurs*. Parvenu aux bords latéraux de la matrice, le péritoine s'adosse à lui-même, pour donner naissance à deux larges replis transversaux dont nous avons déjà parlé, les *ligaments larges* (OO, fig. 9, et LL, fig. 8). Le péritoine est uni au tissu propre de la matrice par un tissu cellulaire assez lâche, qui lui permet, sans inconvénient, des changements de volume très-considérables.

La membrane muqueuse dont la démonstration est difficile dans l'état de vacuité, est rendue très-apparente peu après l'accouchement. Elle est continue d'une part avec la muqueuse du vagin, de l'autre avec la membrane interne des trompes utérines. Elle sécrète un mucus épais, transparent, qui lubrifie continuellement sa surface.

Le tissu propre de l'utérus, intermédiaire aux deux membranes dont nous venons de parler, présente, à

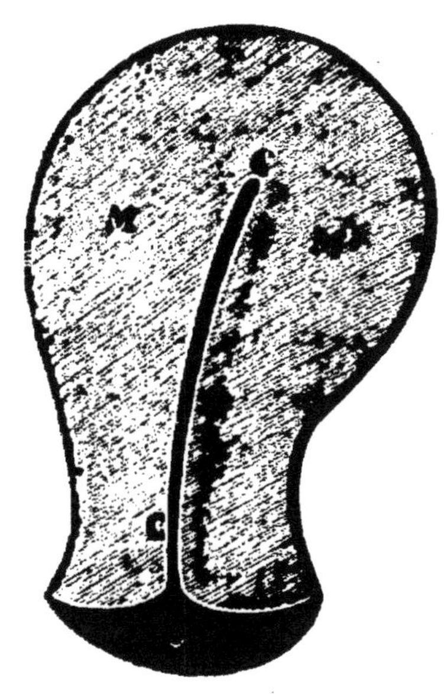

FIGURE 17

Représentant une coupe de la matrice d'avant en arrière, pour faire voir l'epnisseur des parois de cet organe proportionnellement à sa cavité.

M M, épaisseur des parois de la matrice.
CC, sa cavité.
O, son col.

l'état de vacuité, une épaisseur assez considérable (MM, fig. 17). Il est d'une texture dense et serrée, traversé par de nombreux rameaux vasculaires ; il est élastique, de couleur grisâtre, et crie sous le scalpel *Pendant la grossesse*, ce tissu devient manifestement musculaire. Les fibres, entrelacées en tous sens, n'affectent, à proprement parler, aucune direction déterminée.

Les artères de l'utérus viennent des utérines, branches des hypogastriques et des ovariques. Elles rampent principalement dans l'épaisseur du tissu propre, et s'anastomosent d'un côté à l'autre. Les veines suivent le même trajet et portent le même nom que les artères. Elles sont très-flexueuses dans l'état de vacuité de l'organe, et forment, pendant la gestation, de grandes cavités qu'on appelle *sinus utérins*.

Les nerfs viennent des plexus sacré, rénaux et hypogastriques. Les vaisseaux lymphatiques, très-abondants, vont se jeter dans les ganglions pelviens et sciatiques.

DU VAGIN.

Organe de copulation, le *vagin* (HG, fig. 7, et V, fig. 24) est un canal membraneux extensible, aplati d'avant en arrière, long de 14 à 16 centimètres (5 à 6 pouces) et large de 4 à 5 centimètres (15 à 20 lignes), situé entre la vessie (E, fig. 7) et le rectum (D, *ibid.*). Il présente une légère courbure à concavité antérieure, et descend un peu d'arrière en avant, de telle façon que sa direction correspond à l'axe du petit bassin dans lequel il est placé. Son extrémité supérieure embrasse le col de l'utérus (**F**, *ibid.*) par un cul-de-sac circulaire, plus profond derrière le museau de tanche qu'au-devant de lui ; son extrémité inférieure, plus étroite, s'ouvre dans la vulve par une fente allongée d'avant en arrière.

Ses rapports, en arrière, avec le rectum (**D**, *ibid.*), en avant avec la vessie (**E**) et le canal de l'urètre (**T**), sont fort importants à connaître, puisqu'ils expliquent comment une distension forcée de ce conduit, pendant l'accouchement, peut donner lieu à la gangrène de ces organes et à la formation consécutive des fistules vésico-utéro ou recto-vaginales.

La surface interne du vagin offre sur les deux parois, deux crêtes saillantes longitudinales (**VVV**, fig. 8) plus prononcées sur la paroi antérieure que sur la postérieure, crêtes auxquelles viennent aboutir des rides transversales très-nombreuses (**PP, PP**), surtout près de la vulve. Ces deux crêtes sont appelées *colonnes du vagin*.

Les parties latérales du vagin, près de son orifice, sont entourées par un muscle qui, partant de la symphyse pubienne, va confondre ses fibres avec celles du sphincter anal : c'est le *constricteur du vagin* (voir fig. 26).

Le vagin est formé par un tissu spongieux, érectile, enveloppé dans une membrane fibreuse, et tapissé à l'intérieur par la membrane muqueuse, dont nous venons de signaler les rugosités.

Dans la paroi supérieure du vagin est creusé, pour ainsi dire, le *canal de l'urètre* (**T**, fig. 7, et **U**, fig. 24) de la femme, conduit qui diffère considérablement de l'urètre de l'homme. C'est à tort que certains anatomistes n'ont vu dans les rides du vagin que des replis destinés à favoriser l'ampliation de ce canal pendant l'accouchement; les nombreuses papilles vasculaires et turgescentes qui surmontent les saillies qu'elles forment, montrent qu'elles servent à l'accomplissement du coït, en multipliant les frottements.

DE LA VULVE.

On comprend sous le nom de *vulve* l'ensemble des parties génitales externes de la femme, savoir : le *pénil* ou *mont de Vénus* (S, fig. 7, et P, fig. 24) ; les *grandes*, les *petites lèvres* (LL, fig. 24) ; le *clitoris* (A, A, fig. 25, et C, 24) ; le *méat urinaire* (T, fig. 7) et l'*orifice du vagin* (fig. 24), avec l'*hymen* (fig. 20, 21, 22 et 23).

a. Le *mont de Vénus*, ou *pénil* (P, fig. 18, et 24), est une éminence plus ou moins saillante, située au-dessus de la symphyse pubienne ; elle est formée par un tissu cellulaire adipeux très-dense, que revêt une couche de téguments couverts de poils dès l'époque de la puberté.

b. Les *grandes lèvres* (LL, fig. 24) sont deux replis membraneux qui forment la partie latérale de la vulve, qu'elles circonscrivent. Elles se continuent, avec le mont de Vénus (P, *ibid.*), en avant, et se terminent en arrière au périnée, par une commissure nommée la *fourchette* (F, *ibid.*, et C, fig. 25). L'excavation qui existe entre la fourchette et l'orifice du vagin est ce que l'on nomme la *fosse naviculaire.*

La face externe des grandes lèvres, contiguë à la partie supérieure et interne des cuisses, est une portion de peau assez fine, recouverte de quelques poils ; la face interne est une membrane muqueuse mince, lisse et polie, d'un rouge vermeil chez les jeunes filles, plus pâle chez les femmes adultes. Ces deux feuillets contiennent des follicules mucipares très-nombreux ; ils sont unis entre eux par du tissu cellulaire très-lâche, et contiennent de la graisse dans leur épaisseur.

c. Les *petites lèvres*, ou *nymphes*, sont deux replis muqueux étroits en arrière, où ils naissent sur la face interne des grandes lèvres. Ils s'élargissent en convergeant l'un vers l'autre en avant. Au niveau du clitoris (C *supérieur*, fig. 24), les nymphes se bifurquent. La branche inférieure de la bifurcation va s'attacher au clitoris, avec lequel elle se continue. La branche supérieure, s'unissant à celle du côté opposé, forme, au-dessus de ce corps, un repli en forme de capuchon, qu'on nomme *prépuce du clitoris.* Les petites lèvres sont formées par un adossement de la membrane muqueuse à elle-même, au moyen d'un tissu cellulaire filamenteux. Elles sont pourvues d'un appareil crypteux, qui est le siége d'une sécrétion sébacée abondante.

Le développement exagéré des petites lèvres forme

ce que l'on désigne sous le nom de *tablier*, chez les Hottentotes.

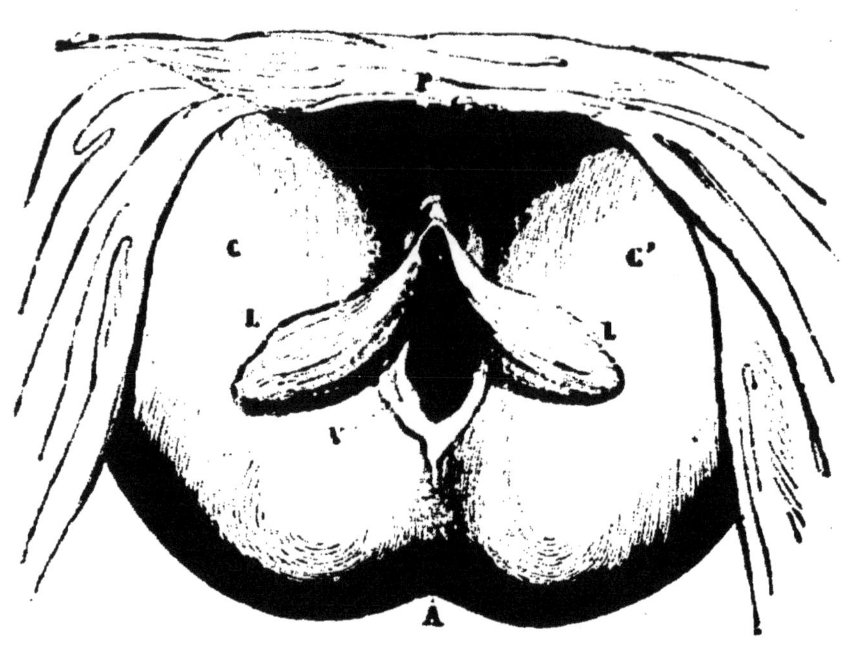

FIGURE 18

Représentant le développement exagéré des petites lèvres, connu sous le nom de tablier, chez les Hottentotes.

P, mont de Vénus.
CC, face interne et supérieure des cuisses.
A, anus.
V, entrée du vagin.
L L, petites lèvres, excessivement développées.

Chez quelques femmes, les petites lèvres, ou l'une des deux seulement, offrent un développement exagéré qui gêne les fonctions naturelles de l'appareil génital, ou entretient dans cette région une irritation maladive. La résection de la partie exubérante, qui ne présente pas le moindre danger, est une opération que j'ai fréquemment occasion de pratiquer, et dont le résultat est toujours favorable.

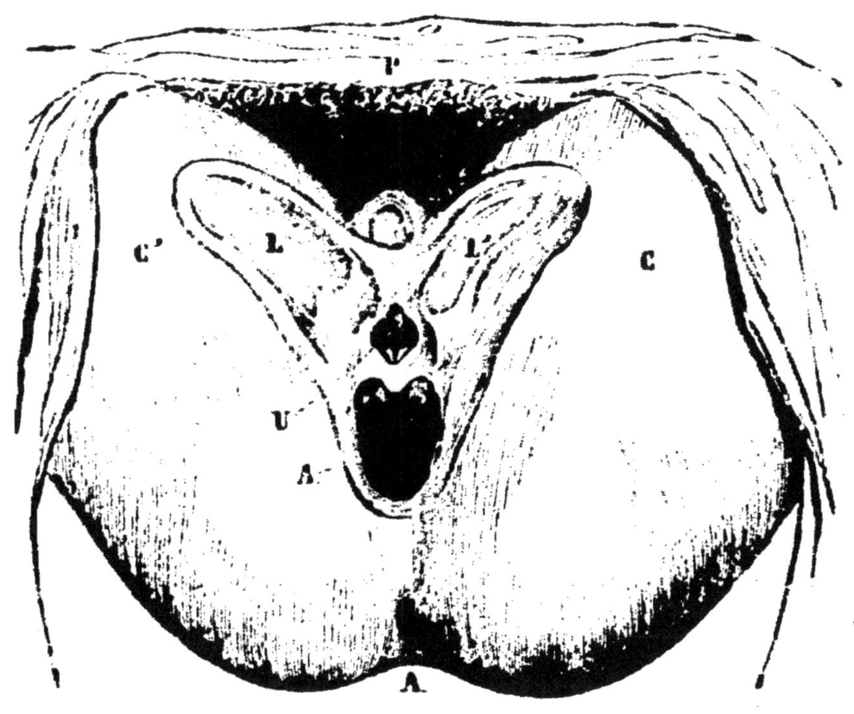

FIGURE 19

Représentant, relevée en haut, la face interne des petites lèvres des Hottentotes.

P, mont de Vénus.
C C', face interne et supérieure des cuisses.
A supérieur, entrée du vagin.
A inférieur, anus.
U, terminaison du canal de l'urètre.
L L', face interne des petites lèvres relevées en haut.

d. Le *clitoris* (A, A, fig. 25 et 26) est un organe érectile, analogue au corps caverneux de la verge chez l'homme. C'est un petit corps arrondi placé sous la symphyse du pubis, qui prend naissance par deux racines grêles, implantées à la lèvre interne des branches du pubis. Il se termine en avant par un petit renflement arrondi, imperforé, nommé *gland.*

Le *vestibule* (F, fig. 26) est l'espace triangulaire que limitent le clitoris en avant, les petites lèvres sur les côtés, et le méat urinaire en arrière.

e. Le *méat urinaire* (U, fig. 24, et B, fig. 26), ou l'orifice externe du canal de l'urètre, est situé immédiatement en avant du tubercule de la paroi antérieure du vagin.

f. L'*orifice du vagin* (D, fig. 26), placé à la partie postérieure de la vulve, est en général incomplétement fermé chez les vierges par la *membrane hymen,* et présente à sa circonférence les *caroncules myrtiformes* chez les femmes déflorées.

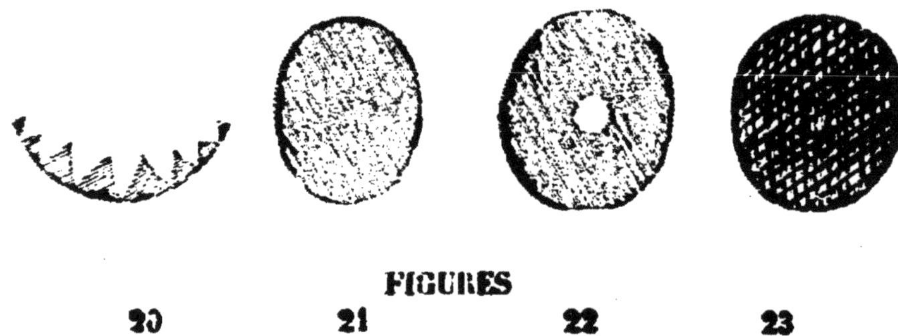

FIGURES

20   21   22   23

Représentant diverses formes de la membrane hymen (signe de la virginité chez les femmes).

L'hymen est une duplicature de la membrane muqueuse, qui n'oblitère presque jamais complétement l'orifice du vagin. Sa forme varie beaucoup : le plus souvent elle a l'aspect d'un croissant adhérent par son bord convexe à la partie postérieure de la vulve, libre par son bord concave, uni ou déchiqueté (fig. 20), qui est tourné en avant. Quelquefois, comme dans la figure 21, elle oblitère complétement l'entrée du vagin, et quand s'établit la menstruation, on est obligé d'en faire l'excision, pour permettre la sortie du sang des règles. Dans des cas semblables, la rétention du sang menstruel, outre les accidents graves qu'il détermine, accidents que fait immédiatement cesser l'excision de la membrane hymen, peut simuler la grossesse, ainsi qu'il y en a quelques exemples dans la science. D'autres fois, elle a la forme d'une membrane circulairement adhérente, percée à son centre d'une ouverture plus ou moins large (fig. 22). Enfin, je l'ai vue semblable à un crible (fig. 23), percée d'un plus ou moins grand nombre de pertuis. Cette membrane, habituellement mince, transparente, est déchirée dans les premières approches sexuelles. Mais quand elle est épaisse et charnue, elle peut résister malgré les tentatives de rapprochement. Dans le cas de disposition comme figure 21, on est obligé d'en faire l'excision. Si la membrane, au contraire, affecte la forme représentée figures 22 et 23, la fécondation peut, à la rigueur avoir lieu ; et au moment de l'accouchement il faut, pour faciliter la sortie de l'enfant, pratiquer le débridement de l'hymen.

L'hymen existe constamment chez les vierges ; mais il peut, quoique rarement, dans certains concours de circonstances dépendant et de l'homme et de la femme, persister après la défloration. Les *caroncules myrtiformes* sont de petits tubercules rougeâtres, irréguliers, plus ou moins saillants, au nombre de quatre ou cinq, qui sont les débris de l'hymen déchiré dans le coït.

DES GLANDES VULVO-VAGINALES.

On désigne, sous le nom de *glande vulvo-vaginale* (G, G, fig. 24), une glande double située dans l'épaisseur des parois de la vulve, et dont la fonction est de sécréter un liquide filant, onctueux au toucher, transparent, destiné à humecter, lubrifier les organes génitaux de la femme pendant le coït.

Cette glande (G, G) existe de chaque côté de la vulve, et a la forme d'une amande d'abricot, aplatie latéralement. Très-petites avant l'âge de la puberté, ces glandes, comme les autres organes de la génération, prennent, à cette époque de la vie des femmes, un grand développement, et s'atrophient vers l'âge de quarante-cinq à cinquante ans. Le conduit excréteur (G' G', fig. 24), qui est seul visible, vient s'ouvrir à la base et en dehors de la membrane hymen chez les vierges, et des caroncules myrtiformes chez les femmes déflorées ou qui ont eu des enfants. Une coloration d'un rouge vif sert à faire distinguer cet orifice des parties environnantes. Le liquide incolore, onctueux et filant que fournit cette glande, n'est pas toujours sécrété en égale quantité. Les rapprochements sexuels, la masturbation, les pensées, les désirs, les rêves lascifs, en accélèrent beaucoup la sécrétion;

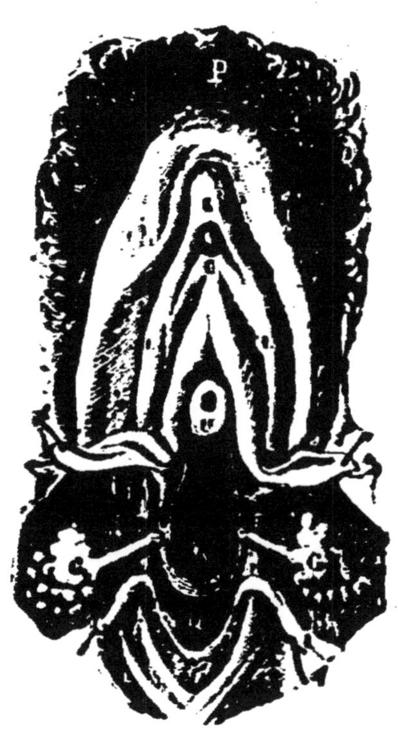

FIGURE 24

Représentant la vulve et les glandes vulvo-vaginales.

P, pénil, ou mont de Vénus.

L L, les grandes lèvres, coupées à l'union des deux tiers supérieurs avec le tiers inférieur, pour laisser voir les *glandes vulvo-vaginales*.

G G, glandes vulvo-vaginales.

G' G', conduits excréteurs de la glande vulvo-vaginale, aboutissant à l'entrée du vagin.

C *inférieur*, clitoris.

C *supérieur*, prépuce du clitoris.

U, canal de l'urètre.

V, l'ouverture du vagin.

F, la fourchette, ou commissure inférieure des grandes lèvres.

pendant l'absence de toute excitation génitale, la sécrétion est fort peu abondante.

Ce liquide a pour effet de rendre plus faciles et moins douloureuses les approches sexuelles, et de conserver aux parties leur exquise sensibilité.

Dans ces circonstances, il peut même arriver, chez certaines femmes dont la glande est très-développée, que ce liquide soit éjaculé par jets saccadés.

RÉGION DU PÉRINÉE.

On désigne sous le nom de *périnée* (περί, autour, et ναός, temple) l'espace compris entre l'anus et les parties génitales.

L'anatomie de cette région est très-importante à connaître, soit chez l'homme, soit chez la femme, non-seulement par le grand nombre de maladies dont elle est le siége, mais aussi par les opérations qu'on est fréquemment dans la nécessité de pratiquer sur cette partie du corps.

Chez la femme, quoique beaucoup moins compliquée que chez l'homme, cette partie n'est pas moins fort importante à étudier, puisqu'un chirurgien a pu dire, à propos de la période ultime de l'accouchement (voir plus loin *Accouchement*), qu'il considérait le périnée comme une toile d'araignée, à laquelle il regardait sa réputation d'accoucheur comme attachée, selon qu'après la parturition cette région était intacte ou déchirée.

Le périnée D, chez la femme (fig. 25), s'étend depuis la commissure postérieure de la vulve (C *ibid.*)

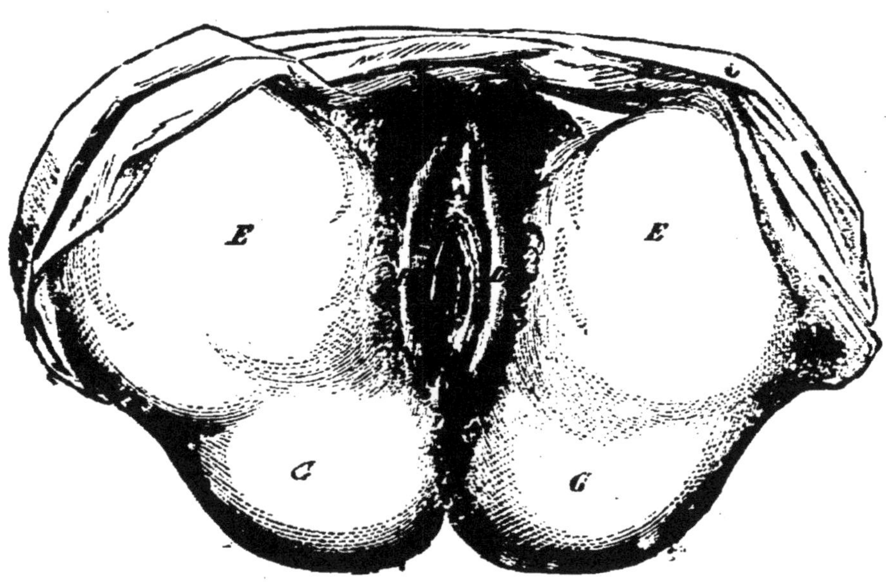

FIGURE 25

Représentant le périnée de la femme et les organes extérieurs de la génération.

E E, face interne des cuisses.
GG, les fesses.
A, le clitoris.
B B, les grandes lèvres.
C, la fourchette, ou commissure inférieure des grandes lèvres.
C D I, le périnée.
I, l'anus, ou terminaison de l'intestin rectum.
D, le raphé, ou ligne médiane froncée.

jusqu'à l'anus (I, *ibid.*) : la peau de cette région offre peu de poils ; il est divisé en deux parties latérales par un *raphé* (D, *ibid.*) situé sur la ligne médiane : en

arrière, cette peau se fronce autour de l'anus (I, *ibid.*);
en avant, elle se confond avec les grandes lèvres et la
membrane muqueuse du vagin (BB, *ibid.*).

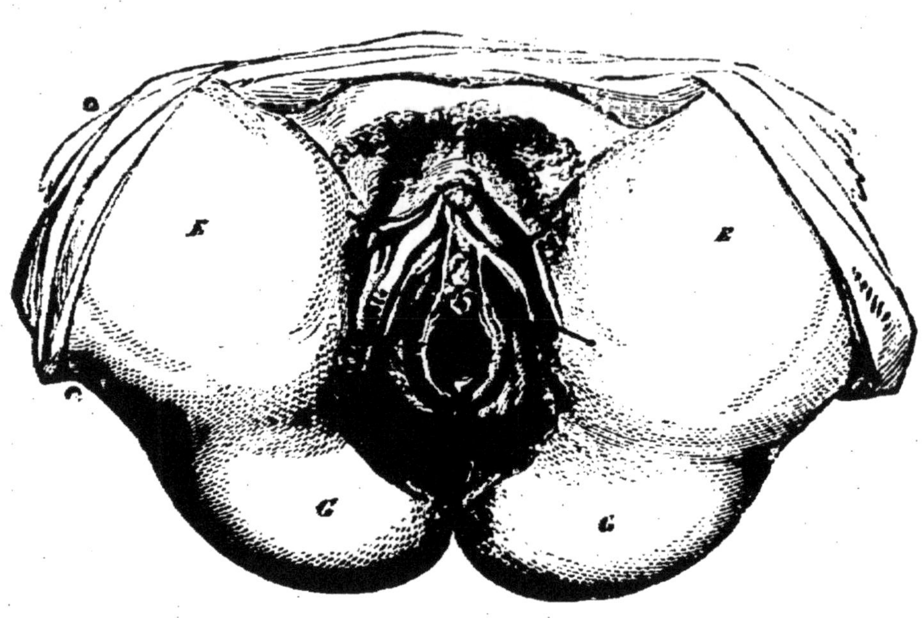

FIGURE 26

*Représentant le périnée de la femme dépouillé de la peau et des
aponévroses.*

(Les parties supérieures de la vulve sont maintenues par des érignes.)

E E, face interne des cuisses.
G G, les fesses.
I, ouverture de l'anus.
A, le clitoris (voir figures 7 et 26).
F, le vestibule (*ibid.*).
B, le méat urinaire (*ibid.*).
D, orifice du vagin (*ibid.*).
CC, muscles constricteurs de l'orifice du vagin, qui entre-croisent leurs
    fibres en 8 de chiffre avec celles du muscle sphincter de l'anus.

Comme on peut le voir figure 7, page 24, le

périnée est le plancher membraneux du bas-ventre et il a une fonction de soutien extrêmement importante à remplir. Quand on enlève la peau, les aponévroses et le tissu graisseux de cette région on trouve le muscle constricteur de l'anus (I, fig. 26) ou *sphincter*, dont les fibres s'entre-croisent en 8 de chiffre avec celles du muscle constricteur du vagin (CC, *ibid.*); plus profondément on trouve le muscle releveur de l'anus.

Quand, à la suite d'un accouchement malheureux, le périnée a été *complétement* déchiré (voir *accidents de l'accouchement, rupture du périnée*), outre la perte d'une partie des charmes physiques, la femme souffre d'une incommodité aussi affreuse que dégoûtante.

DEUXIÈME SECTION

PHYSIOLOGIE.

FONCTION DE L'APPAREIL URINAIRE.

Ainsi que je l'ai dit dans l'Introduction qui précède chacun de mes ouvrages, mon intention n'est nullement de faire, des personnes qui me liront, des médecins ou des physiologistes. Le but que je me suis proposé est de donner des notions sommaires quoique précises, qui mettent le lecteur en mesure de comprendre le mécanisme anatomique et fonctionnel des appareils de la sécrétion urinaire et de la génération. Je n'entrerai donc pas plus, en exposant la physiologie, que je ne l'ai fait pour l'anatomie, dans le détail des questions controversées ; je me contenterai d'indiquer les opinions ou les faits qui ont cours dans la science et qui sont admis par la généralité des médecins.

L'urine est sécrétée dans .es reins (AA, fig. 3).
Transmise goutte à goutte dans la vessie par les calices (DD, fig. 4), le bassinet (C, *ibid.*) et les uretères
(CC, fig. 3), elle s'accumule dans ce réservoir jusqu'à
ce qu'elle soit expulsée au dehors. Nous aurons donc
à étudier séparément le phénomène de la *sécrétion*
urinaire, le mécanisme de son *excrétion, exonération*
ou *miction ;* enfin nous examinerons l'urine dans ses
propriétés physiques, chimiques et *microscopiques.*

SÉCRÉTION ET EXCRÉTION URINAIRES.

Sécrétion. — Le sang, porté par les artères rénales
(G, fig. 3) dans les reins (AA, *ibid.*), se rend, au
moyen des divisions et subdivisions en arcades de ces
artères, dans la couche corticale, ou superficielle, de
ces organes ; là, par un travail spécial propre à ce
tissu, le sang artériel se trouve transformé : 1° en
sang veineux qui se rend dans les veines rénales,
puis dans la veine cave inférieure ; 2° en urine qui,
passant de la couche corticale (AA, fig. 4) dans les petits conduits de la substance tubuleuse (BBB, *ibid.*),
vient sourdre au sommet des mamelons par une foule
de petits pertuis qu'on aperçoit très distinctement en
comprimant ces mamelons.

Du sommet des mamelons le fluide urinaire passe
dans les calices (DD, *ibid.*), puis dans le bassinet
(C. *ibid.*), et, par son propre poids et les mouvements
du diaphragme dans la respiration, descend dans les

uretères (CC, fig. 3 ; E, fig. 4), et parvient ainsi dans la vessie (D, fig. 3), où il s'assemble jusqu'à ce que se fasse sentir le besoin de son exonération.

En raison de la grosseur des artères rénales, de leur brièveté et de leur naissance de l'aorte (M, fig. 3) à angle obtus, la totalité du sang se trouve ainsi filtrée et purifiée, en très-peu de temps, de tous les matériaux dont le séjour dans le sang serait nuisible à l'économie.

Il est donc facile de comprendre que le plus léger trouble de cette fonction, soit dans la sécrétion, soit dans l'excrétion, produise un retentissement souvent des plus fâcheux sur tout l'organisme. Dans les observations que je publie dans le cours de cet ouvrage, le lecteur aura de nombreuses occasions de vérifier cette proposition.

J'ai dit, dans la partie anatomique, la manière dont les uretères s'ouvrent dans la vessie : cette disposition est utile à rappeler pour comprendre comment, dans les circonstances ordinaires, l'urine ne reflue pas de la vessie dans les uretères. Arrivé sur les côtés du bas-fond de la vessie, l'uretère pénètre dans les parois de ce viscère, et suit un trajet oblique de 13 à 14 millimètres (6 lignes) entre les tuniques vésicales avant de s'ouvrir dans la cavité de ce réservoir. Cette disposition de l'uretère lui permet de fonctionner comme une valvule s'ouvrant de dehors en dedans, de sorte que l'urine venant des reins pénètre bien dans la vessie, mais ne peut refluer de ce réservoir dans les uretères.

S'il existe un obstacle au cours de l'urine, comme dans le cas de pierre arrêtée dans l'un des uretères, ou de rétention d'urine dans la vessie, l'urine s'accumule au-dessus de la résistance, dilate les deux uretères quand il y a rétention d'urine dans la vessie, ou un seul de ces conduits dans la première hypothèse; et cette dilatation, qui peut remonter jusqu'aux reins, est quelquefois assez considérable, ainsi que j'en ai vu plusieurs exemples, pour faire acquérir à l'uretère le volume de l'intestin.

L'urine pénètre goutte à goutte dans la vessie, s'y accumule par degrés en distendant peu à peu les parois de cet organe. Elle les écarte en les amincissant, et tous les diamètres de la vessie s'accroissent : de conique qu'elle est ordinairement, elle tend à devenir sphérique; son sommet soulève le péritoine et les circonvolutions de l'intestin. Sa face antérieure s'élève au-dessus du pubis et se porte derrière la partie supérieure des muscles de l'addomen, qu'elle touche sans l'interposition du péritoine; ce qui fait qu'on peut pratiquer la ponction de la vessie au-dessus du pubis, et ouvrir sa partie antérieure sans intéresser cette membrane séreuse. Son bas-fond distendu par l'urine proémine au sommet du vagin.

L'urine est maintenue dans son réservoir par la résistance que lui oppose le *col de la vessie*, qui remplit, par rapport à ce liquide, les fonctions de sphincter analogues à celles du sphincter anal pour le résidu de la digestion.

La limite de la distension naturelle de la vessie par

l'urine existe dans la sensation du besoin d'uriner. La nature a rendu le fluide urinaire la cause matérielle de son expulsion, en excitant le réservoir à s'en débarrasser lorsqu'il a été distendu à un certain point, et qu'il éprouve une certaine anxiété par suite de l'accumulation et de la pesanteur de l'urine.

Excrétion. — Le *mécanisme de l'excrétion de l'urine* hors de la vessie est soumis aux mêmes lois que les autres actions musculaires. La sensibilité et l'irritabilité du col de cet organe sont la base de cette fonction. Comme tous les viscères creux qui ont des fibres musculaires, la vessie jouit d'une force contractile au moyen de laquelle ses parois reviennent sur elles-mêmes, au point d'effacer quelquefois sa cavité.

Cette contractilité est mise en action par suite de l'irritabilité des nerfs qui se distribuent à toute la surface de la membrane muqueuse, et en particulier autour du col de la vessie; car lorsqu'ils sont lésés, comme dans les maladies de la moelle épinière, la vessie est paralysée et ne se contracte plus. Quoique cette action s'exerce sans l'ordre de la volonté, cependant elle n'en est pas indépendante, puisqu'on peut la suspendre, l'arrêter et la mettre de nouveau en activité après qu'elle a été interrompue.

Des diverses causes qui produisent cette action, l'urine est la plus naturelle et la plus fréquente. Lorsqu'elle est accumulée en certaine quantité, elle détermine sur les parois de la vessie une irritation analogue à celle que le sang produit sur le cœur, ou les aliments sur l'estomac et les intestins. Cette excitation est plus ou moins prompte, suivant la quantité et la qualité de l'urine. Plus ce liquide est abondant et stimulant, moins il faut de temps pour que la vessie soit irritée, ou plus le besoin d'uriner se renouvelle fréquemment.

Cette irritation est plus ou moins prompte, suivant la sensibilité de la vessie et l'habitude qu'on a de retenir longtemps l'urine, ou de la rendre aussitôt qu'on en éprouve le besoin. Chez les jeunes gens, la vessie est plus sensible que chez les adultes et les vieillards; aussi se contracte-t-elle plus promptement et avec plus d'énergie. Elle devient moins sensible chez les femmes, qui, par pudeur ou par habitude, retiennent longtemps l'urine.

Lorsque la vessie contient un corps étranger, comme une pierre, un caillot de sang, ou dans les maladies de l'urètre qui irritent son col, sa sensibilité est plus vive, elle se contracte plus souvent. Il en est de même quand elle est enflammée ou irritée par quelque substance stimulante, comme lorsqu'on fait usage de cantharides à l'intérieur, ou après l'application sur la peau d'un large vésicatoire. Dans ce cas (*cystite cantharidienne*), on est à chaque instant tourmenté du besoin d'uriner, bien qu'il n'y ait que peu ou point de liquide dans la vessie. Un principe de névralgie, de goutte ou de rhumatisme fixé sur cet organe produit à peu près le même résultat. Les affections du rectum, le ténesme, les hémorrhoïdes douloureuses et internes, un cancer, un polype ou un fongus de la matrice, en un mot toutes les maladies des parties voisines de la vessie, peuvent se communiquer à cet organe, augmenter sa sensibilité, solliciter plus promptement ses parois à la contraction, et contribuer à rendre plus fréquente l'envie d'uriner.

Mais, dans l'état naturel, la seule irritation déterminée sur la vessie par le contact de l'urine en provoque immédiatement la contraction, parce que c'est une propriété essentielle aux cavités doublées de fibres musculaires, de se contracter sous l'influence d'une cause stimulante. L'effet de cette excitation mécanique se fait surtout sentir au col de la vessie. On y éprouve une espèce de ténesme, de chatouillement, qui s'étend le long de l'urètre. C'est de cette envie, transmise au cerveau, que naît la volonté d'uriner.

Alors la vessie, qui est la puissance essentielle pour l'éjection de l'urine, entre en contraction, et son action suffit dans l'état de santé, quand il n'existe point d'obstacle à la sortie de l'urine et qu'elle s'échappe sous l'influence de la plus légère impulsion. Mais si l'on veut accélérer l'issue de l'urine, vider entièrement la vessie; si le col de cet organe ou l'urètre rétréc offrent de la résistance, il faut que les puissances auxiliaires, telles que le diaphragme et les muscles abdominaux, viennent en aide aux fibres musculaires du réservoir urinaire.

Mais tous ces moyens ne sont qu'auxiliaires et ne suffiraient pas à eux seuls pour déterminer l'excrétion de l'urine; car, autrement, on rendrait l'urine dans tous les efforts, ou bien la paralysie de la poche urinaire n'empêcherait en aucune façon l'évacuation de ce liquide, tandis que la contraction la plus vigoureuse des muscles abdominaux seule ne peut rien pour cette expulsion.

Quand la vessie entre en contraction, elle se resserre dans tous les points de son étendue; les fibres longitudinales se raccourcissent, les fibres circulaires rapprochent ses parois de l'axe; le liquide urinaire se trouve poussé de toutes parts, et comme il est incompressible, il s'écoule du côté qui offre le moins de résistance, c'est-à-dire par le col, dont le sphincter cède aux efforts de contraction du corps, et dont l'orifice se dilate par la pression de l'urine.

Ce liquide s'écoule alors hors de l'urètre sous la forme d'un jet plus ou moins rapide, plus ou moins gros, en décrivant une courbe.

La *vitesse de l'écoulement* varie beaucoup selon les différences individuelles, et surtout suivant l'âge. Chez les vieillards, la vessie, participant à l'affaiblissement général, projette l'urine avec moins de force que chez les adultes. *La grosseur du jet* varie suivant le diamètre et la liberté du canal.

A mesure que l'urine s'écoule et que la vessie se vide, le jet se ralentit et finit par s'arrêter; puis il reprend son cours, cesse et reprend de nouveau. Ces contractions ultimes de la vessie forment ce que l'on désigne sous le nom de *coup de piston*. Ce phénomène est déterminé partie par la vessie, partie par les muscles du périnée, ainsi qu'on peut s'en assurer en portant la main à cette région.

La brièveté de l'urètre chez les femmes fait que

l'urine, en sortant de la vessie, ne forme point un jet aussi long que chez l'homme. Les petites lèvres la dirigent un peu en bas, et la font même tomber en nappe. Aussi les femmes sont-elles obligées d'écarter les cuisses pour que leurs parties internes ne soient point mouillées. Le calibre du canal étant plus large que chez l'homme, il en résulte que le jet de l'urine est plus gros, et que le temps de l'émission, pour une même quantité d'urine, est en général moins considérable.

DE L'URINE ET DE SES PROPRIÉTÉS PHYSIQUES, CHIMIQUES ET MICROSCOPIQUES.

L'urine est un liquide excrémentitiel sécrété par les reins. C'est par cette voie surtout que l'organisme se débarrasse, par l'intermédiaire du sang, des matériaux devenus inutiles, et dont le séjour serait nuisible. L'étude approfondie de ce liquide est donc de la plus grande importance pour apprécier les modifications qui s'opèrent à chaque instant dans notre individu, puisque cette connaissance, comme un miroir fidèle, nous fait assister au travail incessant de l'organisation. Aussi, depuis la plus haute antiquité, les personnes qui s'occupent de l'art de guérir se sont-elles appliquées à trouver, par l'examen des changements survenus dans cette sécrétion, soit la nature des maladies, leur degré de gravité, soit les indications à remplir pour amener la guérison (*urologie*).

Hippocrate a résumé dans des aphorismes impérissables les idées que, de son temps, on attachait à certains aspects extérieurs de l'urine. Ses préceptes concernent surtout le pronostic et les crises. Galien rectifia quelques unes des erreurs du père de la médecine, et consigna, dans ses écrits, tous les progrès que l'observation avait fait faire dans l'*urologie*, depuis Hippocrate jusqu'à lui. Dans le moyen âge, l'urologie, loin de faire des progrès, rétrograda plutôt, parce qu'elle devint une des branches de cette science occulte dont l'astrologie judiciaire et la chiromancie étaient des dépendances. Tombée dans le domaine du plus grossier et plus ignorant charlatanisme, l'urologie porta la peine de sa profanation, devint l'uromancie, perdit toute créance près des gens sérieux et des savants, et resta plusieurs siècles sans faire le moindre progrès. Mais depuis que la chimie et la physique sont devenues des sciences positives, depuis surtout que la chimie organique, cette science toute moderne a fait l'analyse de tous les tissus et de tous les liquides de notre organisation, l'urologie a fait un pas immense, et est devenue une science dont la connaissance est de première nécessité pour le médecin consciencieux. Pour une classe entière de maladies, en effet, l'examen de l'urine est tout à fait indispensable ; et il est impossible de pouvoir reconnaître la cause du mal, si on ne s'est pas livré à une analyse exacte de ce liquide. Dans le cours de la plupart des maladies, l'urine éprouve des modifications dont la connaissance est souvent d'un très-grand secours pour le traitement.

Je donnerai une idée complète de l'importance du liquide urinaire, en indiquant successivement :

1° Sa composition ;

2° Ses propriétés et ses variations suivant l'âge et les différentes conditions de la vie ;

3° Les variations (augmentation ou diminution) des éléments qui le composent, au point de constituer un état morbide ;

4° La présence dans l'urine de certains éléments qui existent normalement dans l'économie, mais dont l'existence dans ce liquide constitue une maladie, *mucus, albumine, sang, bile, cystine, sucre de raisin ;*

5° La présence de produits de formation morbide, qui ne font point naturellement partie de notre organisation, *muco-pus* et *pus, kystéine ;*

6° Enfin, la présence des poisons qui peuvent être administrés comme médicament, ou dans une intention criminelle, et dont on retrouve toujours des vestiges dans l'urine, tels que le *fer*, le *cuivre*, l'*iode*, le *mercure*, l'*argent*, l'*antimoine*, la *quinine*, l'*opium*.

1° COMPOSITION DE L'URINE.

Il est assez difficile de donner, d'une manière précise, la composition d'un liquide aussi sujet à varier. Ainsi, chacun sait que, dans la même journée, l'aspect de l'urine change selon diverses causes ; et les anciens avaient établi à cet égard une distinction qui, de nos jours, est encore admise.

Il y a :

a. L'urine des boissons : c'est celle que l'on rend après avoir bu une certaine quantité de liquide, soit pendant les repas, soit dans leur intervalle; elle est claire, limpide et d'une faible densité;

b. L'urine de la digestion ou du chyle : c'est l'urine rendue deux ou trois heures après les repas. Elle est plus foncée, plus épaisse que la précédente, et sa composition est influencée par la nature des aliments ingérés;

c. Enfin l'urine du sang, de coction, ou du matin : elle est en rapport parfait avec la composition du sang, et le moins possible influencée par les boissons ou les aliments. Elle est plus dense, plus foncée et plus acide que les deux premières.

Pour avoir une juste idée de la composition du liquide urinaire, il faut donc recueillir la totalité de l'urine émise en vingt-quatre heures, renouveler plusieurs jours de suite l'expérience pour éviter toute chance d'erreurs, et la moyenne de ces diverses analyses donne le résultat suivant :

Pour 1,000 gr.

	gr.
Eau	975.520
Urée	10.660
Acide urique	0.406
Acide lactique	
Lactates	
Extrait de viande soluble dans l'alcool	
Matières extractives solubles dans l'eau.	8.033
Mucus vésical	
Chlorhydrate d'ammoniaque.	
Sulfate { de soude	
de potasse	
Phosphate { de soude	
d'ammoniaque	6.163
de chaux et de magnésie	
Chlorure de soude	
Silice	

L'*extrait de viande* qui figure dans ce tableau, contient la *créatine*, la *créatinine*, la *sarcosine*, l'*hypoxanthine*, etc.

On trouve encore dans l'urine diverses matières colorantes comme l'*urosaccine*, l'*uroglaucine*, l'*uroxanthine*, etc.

Si je passe maintenant aux caractères physiques de l'urine, il me sera facile d'en apprécier la *densité* ou *voids spécifique* à l'aide d'un petit instrument qui a reçu le nom d'*urinomètre :* cette densité varie suivant la nature de l'urine et le sexe ; elle varie encore pour le même individu de 1,015 à 1,030, la densité de l'eau 1,000, étant prise pour unité :

L'urine des boissons a une densité qui varie de..... 1,003 à 1,006
L'urine du chyle ou de la digestion varie de.......... 1,020 à 1,030
L'urine du sang a une densité intermédiaire variant de 1 015 à 1,027

Chez l'*homme* l'urine est sécrétée en plus grande abondance que chez la *femme*, qui est, du reste, moins fréquemment atteinte de maladies des voies urinaires.

La *quantité* d'urine rendue en vingt-quatre heures est en moyenne de 11 à 1,200 grammes : l'usage, l'abstinence des boissons, peuvent porter ce chiffre à 2,000 ou le réduire à 500 grammes. Les boissons, surtout celles qui sont aqueuses et contiennent beaucoup d'acide carbonique, accroissent la sécrétion urinaire ; les vins forts et les spiritueux la rendent, au contraire, moins abondante. Certaines substances, les aliments végétaux, les pommes de terre, la bière en particulier, et certains médicaments, tels que le genièvre, l'oseille, le colchique, la digitale pourprée, la térébenthine, le nitrate de potasse, le bicarbonate de soude, favorisent la sécrétion urinaire par suite de l'action spéciale qu'ils exercent sur les reins. Lorsque la *température* diminue, la proportion d'urine est augmentée, et *vice versâ*. Ainsi, l'été, les urines sont plus rares, parce que la sécrétion de la peau est augmentée. Chacun, du reste, peut constater par soi-même que plus la transpiration est abondante, moins est grande la quantité d'urine rendue dans le même temps. C'est une sorte de suppléance ou d'équilibre qui s'établit entre les reins et la peau.

Chez les *enfants*, l'urine est très-abondante, claire, limpide comme de l'eau, et sans odeur particulière.

Chez les *vieillards*, l'urine est plus rare, plus épaisse, plus chargée d'urate et de phosphate de chaux.

Dans les maladies, la sécrétion augmente, diminue, ou même se supprime entièrement, comme dans la *suette*, le *choléra*.

Les *fièvres*, les *maladies de foie, du cœur*, et en général les *hydropisies*, diminuent la sécrétion urinaire.

Elle est augmentée dans le *diabète sucré*, la *poly-dipsie*, la *phthisie pulmonaire*.

2° PROPRIÉTÉS PHYSIQUES.

a. La *couleur* de l'urine en santé varie du jaune

clair à l'orange foncé. L'urine du matin est plus colorée, plus sapide, plus odorante, plus acide que l'urine de la boisson. Cette couleur est due à des matières colorantes que j'ai déjà nommées, *uroxanthine, urosaccine, uroglaucine,* etc., matières qu'il est très-difficile d'isoler. L'urine est en général plus claire chez la femme que chez l'homme.

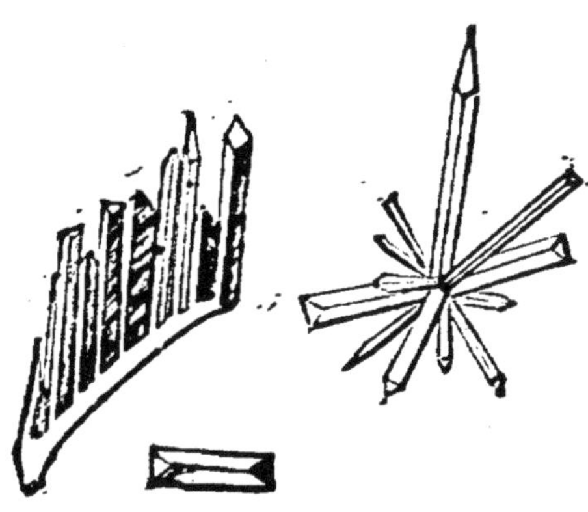

FIGURE 27

Cette figure représente l'urosaccine ou acide de Marcet, principe colorant de l'urine connu sous le nom de purpurine.

Dans certaines maladies, l'urine prend une couleur très-foncée, quelquefois d'un brun rougeâtre, en même temps que son acidité augmente. Cette coloration plus foncée est due à la combinaison de l'*urosaccine* (*acide rosacique*) avec d'autres principes de l'urine. Elle existe normalement dans l'urine et augmente de quantité sous l'influence des affections fébriles et surtout des affections du foie. C'est cette matière colorante qui a été appelée *purpurine.*

Dans les *affections nerveuses*, comme la *névralgie*, l'*hystérie*, la *migraine*, l'urine est ordinairement décolorée et peu acide.

L'urine peut prendre différentes colorations, dues soit à des maladies, soit à des aliments particuliers. Dans l'*hématurie* ou *pissement de sang*, l'urine a une teinte rouge plus ou moins foncée, selon la quantité du sang.

Dans l'*ictère*, ou *jaunisse*, la sécrétion urinaire devient jaune, jaune brunâtre ou vert foncé, par suite de la présence de la *biliverdine*.

L'usage des betteraves en grande quantité, les fruits du *cactus opuntia*, du bois de Campêche, de la garance, communiquent à la sécrétion urinaire une *teinte rouge* plus ou moins foncée.

L'emploi de la rhubarbe donne à l'urine une couleur *jaune*, qui vire au rouge sous l'action d'une solution de potasse.

L'emploi de l'indigo et du bleu de Prusse donne à l'urine une teinte verdâtre et bleue.

La présence du pus, du lait, ou de matières grasses, donne à l'urine un aspect *blanchâtre* on *laiteux*.

b. La *transparence* naturelle de l'urine peut être altérée. Le défaut de transparence, qui varie depuis un léger nuage jusqu'à une complète opacité, peut exister au moment de l'émission, ou n'apparaître que plus tard par le refroidissement ou la putréfaction.

Une grande quantité de mucus, de matière grasse, de sang, de pus ; de l'acide urique ou de l'urate d'ammoniaque en excès ; un excès de phosphates alcalins, ia rendent trouble, et elle paraît telle au moment de l'émission.

Abandonnées à elles-mêmes et à l'air libre, toutes les urines transparentes finissent par se troubler, par suite de la réaction que j'expliquerai en parlant de l'urée (voir p. 83).

c. Au moment de son émission, l'urine exhale une *odeur* particulière *aromatique*, qui a quelque analogie avec celle de la *viande*. A mesure que ce liquide se refroidit, cette odeur disparaît et fait place à une autre *sui generis*, qu'on désigne sous le nom d'*urineuse*.

Plus tard, suivant sa tendance plus ou moins grande à la décomposition, elle devient *aigre*, et ensuite fortement *ammoniacale* ou fétide.

Dans l'*hystérie*, les *crises nerveuses*, l'urine n'a pas d'odeur ; dans le *rhumatisme*, elle est fortement prononcée. Dans l'*hydropisie causée par l'albuminurie*, l'urine a l'odeur du bouillon de bœuf ou du petit-lait. Dans le *diabète sucré*, l'urine, fade au moment de l'émission, prend par la fermentation une odeur alcoolique très-marquée. Dans le *catarrhe de vessie* et la *rétention d'urine*, l'urine a souvent une odeur d'une fétidité insupportable au sortir de son réservoir.

Certains *aliments* ou *médicaments* font varier l'odeur de ce liquide ; les *asperges*, les *choux*, les *choux-fleurs*, lui communiquent une odeur désagréable due aux grandes quantités de soufre contenues dans ces légumes et qui produisent l'acide sulfhydrique dont l'odeur se communique aux gaz et aux liquides exonérés par l'économie.

La *térébenthine*, la *résine*, les *baumes*, lui donnent une odeur analogue à celle de la violette. C'est une remarque qu'ont pu faire les peintres et les personnes qui habitent un appartement nouvellement décoré. L'usage du genièvre, de la valériane, de l'ail, du castoréum, et surtout celui du baume de copahu donne à l'urine une odeur qui rappelle celle de ces substances.

Dans les crises de névralgie, la densité de l'urine diminue considérablement, et se rapproche beaucoup de celle de l'eau. Dans les fièvres, les maladies du cœur, du foie, la densité est très-notablement augmentée; mais c'est dans le diabète sucré que l'urine acquiert le plus haut degré de pesanteur spécifique (1,040 à 1,050).

3° CHANGEMENTS QUI PEUVENT SURVENIR DANS LES DIFFÉRENTS ÉLÉMENTS QUI COMPOSENT L'URINE AU POINT DE CONSTITUER UN ÉTAT MORBIDE.

J'ai déjà eu occasion de dire que, pour chacun des éléments qui entrent dans la composition de l'urine, il y avait au-delà et en deçà du chiffre normal des variations qui, à un certain degré, restaient dans la limite physiologique, parce qu'elles avaient une raison d'être, par un accident ou par une habitude de la vie. Ainsi, qu'une personne, à la suite d'un violent exercice, ait beaucoup transpiré, son urine contiendra beaucoup plus de principes salins. Le lendemain, si cette même personne boit une bouteille d'eau de Vichy ou de Contrexéville, l'urine émise contiendra bien plus d'eau qu'à l'état normal.

A. *Eau.*

Dans l'étude des *variations morbides* des éléments de l'urine, il convient de commencer par celle de l'*eau*.

La moyenne de la quantité d'eau rendue en vingt-quatre heures par les voies urinaires peut être représentée par :

1,337 gr. 489 chez les femmes.

La moyenne générale pour les deux sexes est de 1,284 gr. 234 ; pour qu'il y ait altération morbide, il faut que la quantité d'eau rendue en vingt-quatre heures soit inférieure à 800 grammes ou dépasse 1,500 grammes.

1° Causes d'*augmentation* de la proportion d'eau :

a. La *polydipsie* (πολύ, beaucoup, δίψα, soif). Dans cette affection, les malades boivent beaucoup, et la quantité d'urine rendue dans l'espace de vingt-quatre heures peut s'élever, en moyenne, à quatre ou cinq litres, comme j'en ai vu des exemples.

b. Le *diabète,* ou *glycosurie,* est une maladie caractérisée par la présence du *sucre de raisin,* ou *glycose,* dans l'urine. Les malades atteints de cette maladie si rebelle mangent considérablement, surtout une nourriture végétale et féculente, ont une soif inextinguible, et dépérissent de jour en jour. La quantité d'urine rendue en vingt-quatre heures est toujours extrêmement grande, et peut s'élever jusqu'à six, huit et dix litres. Cette urine, outre une énorme proportion d'eau, contient du sucre de raisin qu'on reconnaît aux caractères indiqués à l'article *Glucose* (voir page 98).

c. Un *accès d'hystérie* ou des *crises nerveuses.* La quantité d'urine peut s'élever à trois litres. Mais, dans ce cas, l'effet est passager comme la cause ; tandis que, dans les deux précédents, l'augmentation est permanente tant que la maladie persiste.

2° Les maladies qui amènent la *diminution* de l'eau dans l'urine sont :

a. La *fièvre,* les *diverses inflammations,* et toutes les affections dans lesquelles il existe des transpirations abondantes, comme dans les accès de *fièvre intermittente* et le troisième degré de la *phthisie pulmonaire.*

b. Les *excès vénériens* et les libations trop copieuses des *vins du Midi* ou de *liqueurs spiritueuses.*

c. L'*approche de la mort,* l'*agonie,* suppriment quelquefois complétement les urines. J'ai déjà eu occasion de mentionner la *suppression totale* d'urine *dans le choléra* et la *suette miliaire.*

d. Les *affections cancéreuses,* et en général les maladies chroniques à leur *dernière période.*

En général, les urines *contenant beaucoup d'eau*

sont pâles, peu colorées, peu denses, peu acides et assez abondantes; tandis que celles qui en *contiennent peu* sont foncées en couleur, très-denses, très-acides, souvent spontanément sédimenteuses et toujours diminuées de quantité.

B. *Urée.*

L'*urée* est un des principes constituants de l'urine dont la proportion est le plus considérable; elle est un des éléments indispensables à la constitution de ce liquide, et, par les transformations diverses qu'elle peut éprouver, on se rend facilement compte des changements qui se produisent dans l'urine, quand elle se décompose, soit dans l'intérieur des voies urinaires, soit au dehors (voir fig. 28).

Cette substance existe dans l'urine dans la proportion de 30 millièmes. On se sert, pour l'extraire de ce liquide, de la propriété qu'elle possède de se combiner avec l'acide nitrique, et de former de beaux cristaux blancs aiguillés de nitrate d'urée. Soluble dans l'alcool, sa proportion est sujette à varier. Très-rarement elle dépasse ce chiffre de trente millièmes, tandis que son abaissement au-dessous de cette dose est un fait très-commun dans la plupart des maladies, autant par l'influence de la *diète* ou d'un *régime débilitant* que par celle de la *maladie* elle-même. C'est surtout dans les *affections nerveuses* et dans les *maladies du foie* que se fait remarquer cette *diminution* dans la proportion de l'urée. Une alimentation fortement azotée et l'ingestion du chlorure de sodium semblent en augmenter la proportion.

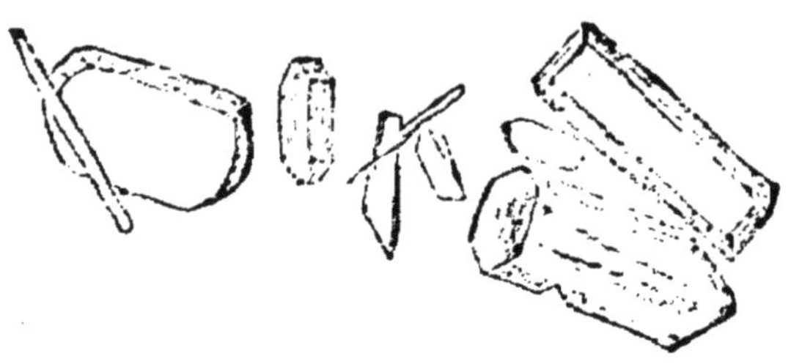

FIGURE 28

Représentant les diverses formes de cristaux d'urée libre vus au microscope.

L'urée est un poison violent, et un obstacle à son élimination produit les redoutables accidents connus sous le nom d'*urémie* qui résultent de la décomposition à l'intérieur de ce principe urinaire. Ce phénomène se produit :

Dans les affections catarrhales des voies urinaires, l'urée diminue ou même disparaît complétement ; mais son absence ne doit pas faire penser que ce principe n'est point sécrété ; dans ce cas il se trouve décomposé, ainsi que je vais le dire.

L'urée, dans sa composition élémentaire, peut être représentée comme l'équivalent du cyanate d'ammoniaque. Ce sel lui-même ne diffère du carbonate d'ammoniaque que par deux atomes d'eau. Or, en présence des matières animales, mucus et pus, et avec le concours d'une douce chaleur, l'urée absorbe facilement les éléments de deux atomes d'eau, et se trouve transformée en carbonate ammoniacal. Ce phénomène, qui se passe toujours dans l'urine, un temps plus ou moins long après qu'elle a été abandonnée à elle-même au contact de l'air, peut s'effectuer dans l'intérieur des voies urinaires, quand celles-ci sécrètent du pus ou du mucus en grande quantité.

Une fois ce carbonate d'ammoniaque produit aux dépens de l'urée, l'urine perd son acidité, et devient neutre, puis alcaline. Du carbonate de chaux se produit et se précipite. Le phosphate de chaux, n'étant plus retenu en dissolution par l'acidité de l'urine, se dépose également. L'ammoniaque, abandonnée par l'acide carbonique qui s'est porté sur la chaux, se combine au phosphate acide de magnésie, et le transforme en phosphate double ammoniaco-magnésien neutre ou bibasique, qui cristallise (voir fig. 29). La matière colorante pâlit, et se trouve en partie détruite. Tels sont les phénomènes qui se produisent quand l'urine se décompose spontanément.

C. *Acide urique et urates alcalins* **d'ammoniaque de** *potasse, de soude, de chaux, de magnésie.*

L'acide urique, bien que sa proportion dans l'urine ne soit pas très-considérable (un millième), est cependant un de ses éléments les plus essentiels, et qui varie le plus dans les maladies. L'acide urique n'est pas à l'état de liberté dans l'urine, il est presque toujours combiné à une base (l'ammoniaque, et plus souvent à la soude), ce qui augmente sa solubilité; mais cette proportion d'alcali n'est pas assez forte pour l'empêcher de donner à l'urine sa réaction acide (voir fig. 30).

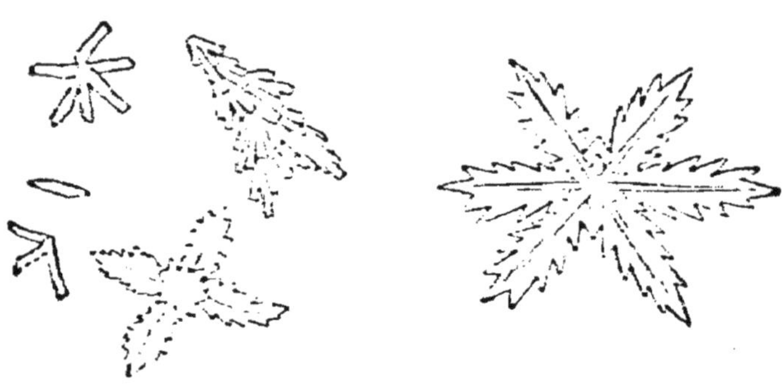

FIGURE 29

Représentant, vus au microscope, des cristaux de phosphate ammoniaco-magnésien bi-basique.

L'acide urique et les urates forment la base de presque tous les dépôts qui se font spontanément dans les *urines acides*. Comme, dans l'immense majorité des cas, la matière colorante est en proportion de l'acide urique et de ses sels, il en résulte qu'on peut juger approximativement la quantité de cet élément par la coloration plus ou moins foncée de l'urine.

Quand l'acide urique ne se dépose pas spontanément sur les parois ou au fond du vase qui sert de récipient à l'urine, l'addition de quelques gouttes d'acide nitrique ou chlorhydrique suffit pour amener sa précipitation en petits cristaux légèrement jaunâtres, affectant la forme de prismes rhomboïdaux ou de petites tablettes quadrilatères (voir fig. 31).

Le dépôt spontané de l'acide urique a presque toujours lieu sous la forme d'une poussière d'un blanc grisâtre ou rougeâtre plus ou moins foncé. Dans ce

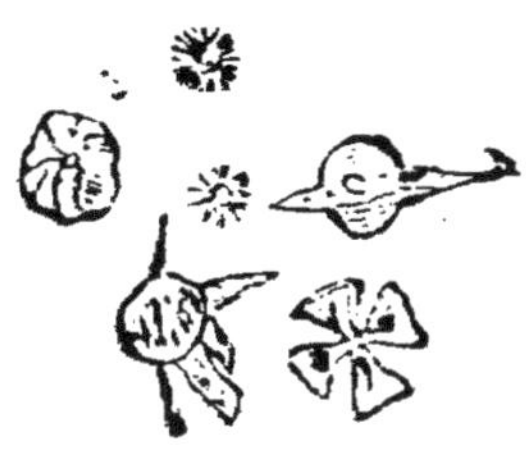

FIGURE 30

Représentant les différents aspects des cristaux d'urate d'ammoniaque vus au microscope.

cas, il est combiné à une petite proportion d'ammoniaque. Cet acide, lorsqu'on le rencontre à l'état libre dans l'urine et en quantité appréciable, décèle toujours un état morbide. Ceci peut encore être dit de l'acide *hippurique.*

La proportion de cet élément *diminue* dans la *chlorose,* l'*anémie* et les *maladies nerveuses,* telles que l'*hystérie,* les *névralgies.*

Elle est, au contraire, *augmentée* dans les *fièvres,* les *inflammations,* le *rhumatisme,* les *affections goutteuses,* et surtout la *gravelle.* Dans la goutte, même pendant l'intervalle des accès, le dépôt de l'urine est souvent composé d'acide urique cristallisé, circonstance qui explique la fréquence de la gravelle urique chez les goutteux.

Une circonstance très-importante à noter, c'est que certains médicaments ont la puissance de faire évacuer par l'urine les proportions considérables d'acide urique qui *envahissent les goutteux* et forment, combinés avec la soude et la chaux, les *concrétions tophacées* qui encroûtent les articulations et font si douloureusement souffrir les malades. Au nombre de ces médicaments, les semences de colchique d'automne occupent le premier rang.

Ce que j'ai dit, dans ce chapitre, sur l'acide urique concerne aussi les urates.

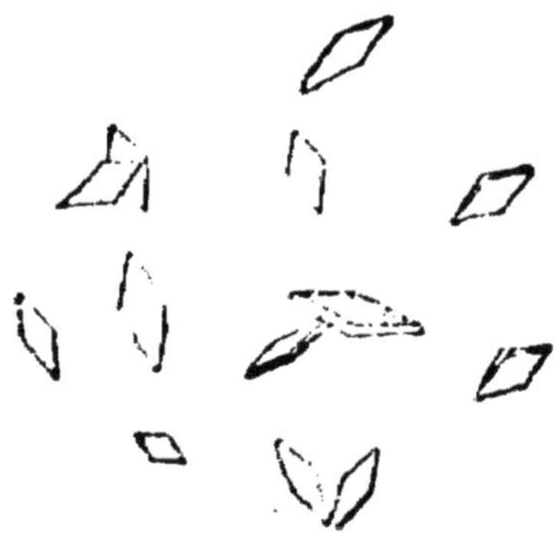

FIGURE 31

Représentant la forme la plus habituelle des cristaux d'acide urique, grossis par le microscope.

On trouve encore dans l'urine, à l'état normal, chez l'enfant, du *carbonate de potasse*, du *phosphate acide de soude* qui donne à l'urine la propriété de faire virer le papier de tournesol au rouge, sans décomposer les carbonates alcalins. Le *phosphate basique*, au lieu de rendre l'urine acide, la rend alcaline à certaines heures de la journée. Le phosphate *ammoniaco-magné-sien* se trouve dans l'urine neutre, sa proportion se trouve augmentée par l'usage de la magnésie ou de l'eau de Vichy ; ce dernier dépôt entre dans la composition des calculs urinaires.

Quelquefois l'urine bleuit le papier de tournesol et atteste ainsi son alcalinité, qui est alors due à la présence du *carbonate d'ammoniaque*, dont l'existence indique la décomposition putride et l'état de suppuration d'une des parties de l'appareil urinaire, reins, calices, uretères, vessie, etc.

De même que le *carbonate d'ammoniaque*, les *oxalates alcalins* sont toujours accidentels dans l'urine et servent à la formation de calculs très-durs (voir fig. 32 et 33).

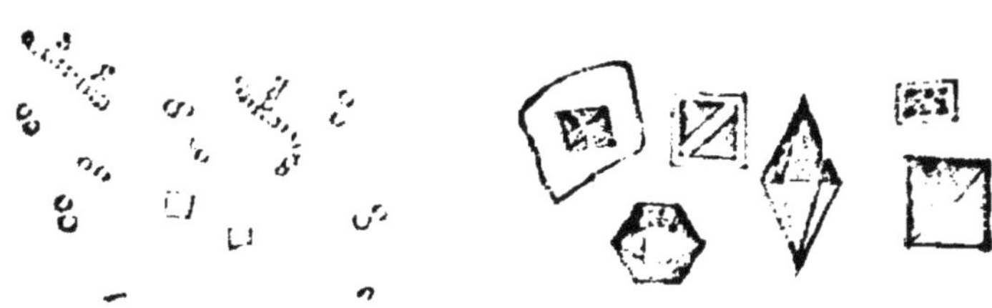

FIGURES

32	33
Représentant l'apparence la plus habituelle de l'oxalate de chaux dans l'urine.	*Représentant les formes cristallines variées que peut prendre l'oxalate de chaux dans l'urine.*

Quelques observateurs ont encore signalé la présence de *lactates alcalins* dans l'urine ; mais jusqu'à présent l'existence de ces éléments n'a pas été démontrée.

On trouve encore dans l'urine divers chlorures, entre autres le *chlorure de sodium,* ou *sel marin,* qui existe toujours dans l'urine normale ; la proportion de cette substance dans l'urine est sujette à de grandes variations, dues à ce que ce sel provient toujours des

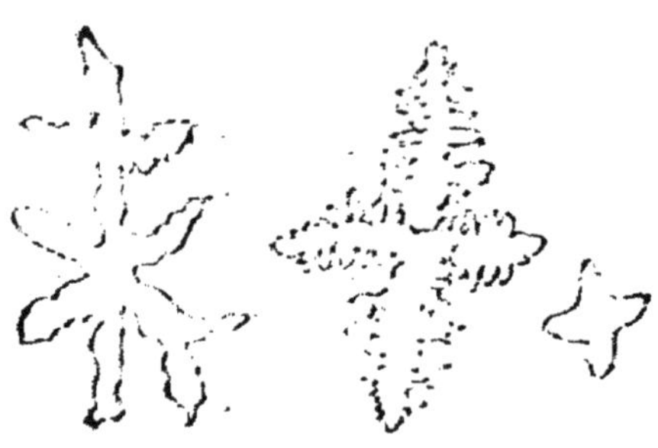

FIGURE 34

Représentant les formes de cristallisation du chlorure de sodium dans l'urine.

aliments ingérés (voir fig. 34). Outre ce dernier chlorure, on trouve aussi dans l'urine du *chlorure de potassium.*

4° PRÉSENCE, DANS L'URINE, DE CERTAINS ÉLÉMENTS QUI EXISTENT NORMALEMENT DANS L'ÉCONOMIE, MAIS DONT LA PRÉSENCE DANS CE LIQUIDE CONSTITUE UNE MALADIE : ÉPITHÉLIUM, MUCUS, ALBUMINE, SANG, BILE, CYSTINE, SUCRE DE RAISIN, LAIT.

A. *Épithélium, Mucus.*

Toutes les membranes muqueuses sont recouvertes d'une pellicule mince, l'analogue de l'épiderme pour la peau, et qui porte le nom d'*épithélium*. De même que l'épiderme, cette pellicule se renouvelle incessamment et se détache sous forme de lamelles, qui sont entraînées par l'urine. Ces lamelles sont bien visibles au microscope. Elles sont très-ténues, tout à fait transparentes et de grandeur variable. Dans les *inflammations de la membrane muqueuse* qui tapisse les voies urinaires, cette desquammation est très-active, et la proportion qu'on observe dans l'urine est en rapport avec la phlogose. On juge de l'amélioration et du retour à la santé par la diminution de ce produit. On retrouve encore des dépouilles épithéliales des reins dans l'urine des malades atteints d'affections toxiques du sang (voir fig. 35).

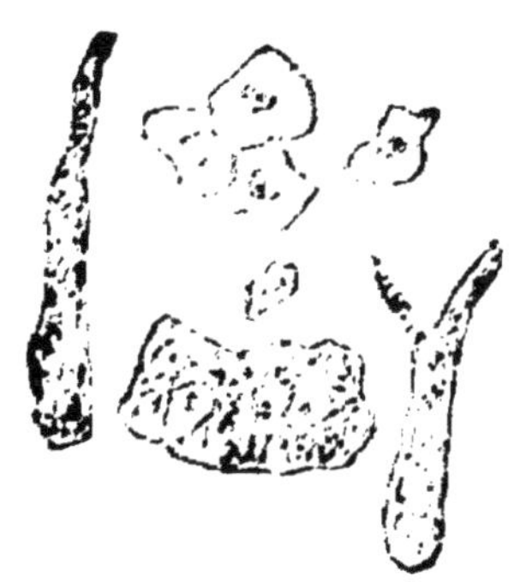

FIGURE 35

Représentant l'épithélium de la muqueuse des reins vu au microscope.

La membrane muqueuse des voies urinaires sécrète, dans l'état sain, une certaine quantité d'un liquide épais, transparent, désigné sous le nom de *mucus,* qui se trouve mêlé à l'urine, même lorsque celle-ci paraît être parfaitement transparente au moment de son émission. C'est à ce mucus que l'urine doit la propriété de mousser ; mais cette mousse n'est pas persistante, comme dans le cas où l'urine contient de l'albumine.

A l'état sain, ce mucus n'est presque pas perceptible ; mais dans une foule de maladies, et surtout dans les inflammations aiguës et chroniques peu intenses des voies urinaires, cette sécrétion est augmentée au point de troubler la transparence de l'urine. Le mucus se rassemble à la partie supérieure et moyenne du vase sous forme de flocons légers, lanugineux, demi-transparents, qui, au bout d'un certain temps, viennent se déposer dans le fond, entraînant avec eux une certaine quantité d'acide urique et d'urate d'ammoniaque, quand l'urine est acide ; de phosphate ammoniaco-magnésien ou de phosphate de chaux, quand elle est alcaline. Quand l'inflammation est très-intense, la sécrétion se transforme et passe à l'état de *pus*, par l'intermédiaire d'une substance qu'on désigne sous le nom de *muco-pus*. A l'article *Pus* (p. 103), j'indique les caractères distinctifs de ces deux produits.

B. *Albumine.*

Quand une urine contient de l'albumine, on en constate l'existence par les agents suivants :

a. *L'acide nitrique,*
b. *La chaleur,*
c. *Le microscope,*
d. *Le polarimètre de Becquerel.*

En prenant pour type d'*urine albumineuse* celle des malades affectés de la maladie de Bright, ou hydropisie par néphrite albumineuse, on a un liquide *peu coloré*, d'une *odeur de bouillon de bœuf légèrement aigri, moussant fortement par l'agitation*, et dont *la mousse est persistante;* formant un *magma caillebotté quand on la fait bouillir;* donnant par l'acide nitrique un *dépôt blanc, épais, insoluble dans un excès d'acide, soluble dans un excès d'urine*, ne se troublant pas par l'acide acétique froid, qui redissout le précipité quand il est employé chaud et concentré, et présentant, à l'*examen microscopique*, des lamelles d'apparence membraneuse, festonnées à leur circonférence, et dont la surface est grenue, réticulée, aréolaire, ponctuée.

Il y a cependant, dans l'emploi de la chaleur et de l'acide nitrique, pour constater la présence de l'albumine dans l'urine, des écueils à éviter. Souvent il arrive à des personnes inexpérimentées de croire qu'une urine contient de l'albumine quand elle n'en renferme pas, ou de ne pas reconnaître ce produit, bien qu'il existe réellement.

Ainsi, quand une urine est alcaline, elle peut, sous l'influence de la chaleur, ne pas se coaguler, bien que renfermant de l'albumine, et, par contre, se troubler, quoique ne contenant pas cette substance. En effet, dans le premier cas, l'alcali empêche l'albumine de se coaguler; et si on vient à le saturer par un acide , la précipitation de l'albumine a lieu instantanément. Dans le second cas, le trouble et le dépôt sont dus à ia précipitation des phosphates et sous-carbonates, et l'addition de l'acide nitrique, au lieu de l'augmenter, fait disparaître ce dépôt.

Si l'emploi de la chaleur comme moyen de diagnostic est parfois infidèle, l'usage de l'acide nitrique a besoin à son tour d'être contrôlé. Ainsi, certaines urines, d'un rouge très-foncé, rendues par des malades atteints d'hydropisie, donnent, par l'acide nitrique, un précipité considérable. Mais ce dépôt est constitué par l'acide urique et l'urate d'ammoniaque, et si on ajoute un excès d'acide nitrique ou qu'on la soumette à l'action de la chaleur, la liqueur reprend sa transparence et se colore en rouge ou rouge pourpre.

On voit, par conséquent, que ces deux agents se servent mutuellement de contrôle, et qu'on ne peut affirmer la présence de l'albumine dans une urine, ou son absence, qu'autant qu'elle a été soumise à l'action de ces deux réactifs ; soumise à l'action de la lumière à l'aide du *polarimètre de Becquerel*, l'albumine dévie le plan de polarisation à gauche.

Quand l'albumine existe dans l'urine, elle est le *signe* d'une *lésion de l'appareil urinaire ou de ses fonctions*, ou d'une *altération profonde du sang*. Ainsi, il a été constaté que *tous* les malades qui étaient attaqués du *choléra* avaient passagèrement l'urine albumineuse.

C. *Sang*.

Le *sang* rendu dans l'urine peut venir des reins, des uretères, de la vessie, de l'urètre, et il est le *signe* d'une plaie, d'une déchirure ou d'une violente inflammation de ces parties.

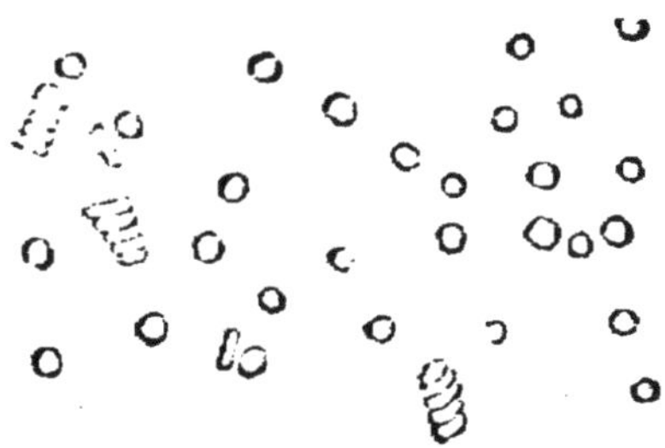

FIGURE 36

représentant les globules sanguins dans l'urine.

Le sang rendu avec l'urine est dans divers états. Tantôt il est délayé dans ce fluide, qui prend une teinte rouge plus ou moins foncée : quand l'hémorrhagie est abondante, il se forme de véritables caillots de la forme d'un ver ou d'une sangsue quand ils se sont produits dans les uretères, et dont l'aspect est irrégulier quand le sang s'est coagulé dans la vessie.

Abandonnées à elles-mêmes, qu'elles soient acides ou alcalines, ces urines donnent un sédiment rougeâtre, composé de globules sanguins et de fibrine. Pour n analyser, on les filtre; la partie claire, qui contient de l'albumine provenant du *sérum* qui accompagne toujours le sang, précipite par l'acide nitrique et la chaleur; le dépôt du filtre, examiné au microscope, permet de constater la présence des globules sanguins, avec tous leurs caractères. Cependant il arrive souvent que leur circonférence est déchiquetée, crénelée, et plus ou moins déformée. Leur dimension est parfois diminuée, et leur tache centrale, ou noyau, peut disparaître (voir fig. 36).

D. *Bile,* ou *biliverdine.*

Dans plusieurs maladies du foie, et dans toutes celles où il existe un obstacle mécanique au cours de la bile, la matière colorante de la bile, ou *biliverdine,* passe dans l'urine; alors il y a *ictère,* ou *jaunisse.*

Dans ce cas, l'urine tache en jaune le linge sur lequel on la fait sécher. Si l'on y mêle un volume, égal au sien, d'acide nitrique, le mélange devient verdâtre, puis d'un vert foncé, ensuite d'un rouge sale, et, au bout de quelque temps, brun. Ces colorations successives sont caractéristiques de la présence de la biliverdine et ont mérité à cette réaction le nom de *caméléon biliaire.*

E. *Cystine.*

La *cystine* est une substance qui a été découverte par Wollaston, dans un calcul. Elle n'existe pas comme élément constituant de l'urine normale, et se présente rarement même comme élément de sécrétion morbide.

Elle contient, dans sa composition, une grande quantité de soufre (26 p. 100). Cette composition doit lui faire attribuer l'odeur d'hydrogène sulfuré que dégagent certaines urines en se décomposant.

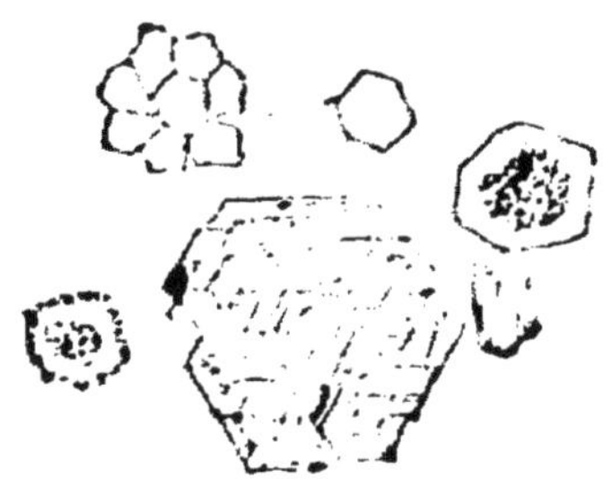

FIGURE 37.

Représentant les granulations de cystine, vues au microscope.

Cette substance forme dans l'urine un dépôt pulvérulent d'un blanc fauve pâle. Ce dépôt est soluble dans les acides minéraux et l'ammoniaque ; brûlé, il exhale une odeur sulfureuse désagréable.

Lorsque la cystine se présente comme sédiment, elle n'est jamais amorphe, elle est toujours cristalline. (Voir la fig. 37.)

Cette substance se montre dans l'urine des gens atteints d'affection du foie ou affaiblis ; elle entre aussi dans la composition des calculs.

F. *Sucre de raisin,* ou *glycose.*

La présence du *sucre de raisin,* ou *glycose,* dans l'urine est le *signe pathognomonique* d'une maladie très-grave, le *diabète sucré* ou *glycosurie.*

Le sucre existe naturellement dans le sang à l'état de sucre de raisin, ainsi que cela résulte des expériences récentes d'un célèbre physiologiste, le docteur Cl. Bernard. Seulement, de même que l'albumine dans la maladie de Bright, il n'est jamais filtré à travers les reins et mêlé à l'urine que par suite d'une perturbation dans la composition du liquide nourricier, ou d'un trouble profond de la sécrétion rénale.

Quoi qu'il en soit, *l'urine des diabétiques* est remarquable par plusieurs caractères. Elle est d'une *pesanteur spécifique considérable,* qui va parfois jusqu'à 1,040 ou 1,050 et même 1,080. Elle a une saveur *sucrée* plus ou moins prononcée.

Abandonnée à elle-même pendant plusieurs jours, au lieu de se putréfier et d'acquérir une odeur ammoniacale, *elle fermente,* prend une *odeur vineuse* ou *alcoolique* très-prononcée, et laisse déposer une matière blanche formée par les *globules du ferment.*

Outre les caractères que je viens d'indiquer, il y a trois *moyens* de constater la présence du glycose dans l'urine des diabétiques :

a. *La fermentation ,*
b. *La réduction de l'oxyde de cuivre,*
c. *L'appareil de M. Biot, ou saccharimètre.*

a. *Fermentation.* On délaye de la levûre de bière dans l'urine, on expose le mélange à une douce température, et on voit bientôt le mouvement intestin de la fermentation s'établir ; des vésicules de gaz se développent ; si on le recueille, on peut constater que c'est du gaz acide carbonique. Il se produit en même temps du ferment, sous forme d'une poudre blanchâtre, en bien plus grande quantité que celui qu'on y a mis ; et si l'on distille ce mélange à une certaine époque de la fermentation, on recueille de l'alcool ou esprit-de-vin.

b. *La réduction de l'oxyde de cuivre.* Ce procédé est d'une exécution facile. On verse dans l'urine soupçonnée de contenir du sucre une solution aqueuse de potasse à l'alcool, et on y ajoute une solution de bisulfate de cuivre. En élevant la température à 100 degrés, on voit se former instantanément un précipité jaune de protoxyde de cuivre hydraté, qui ne tarde pas à se convertir en une poudre rouge de protoxyde de cuivre anhydre. Ce procédé n'est pas d'une rigoureuse exactitude puisque d'autres substances que le sucre réduisent l'oxyde de cuivre ; ce premier procédé est dû à *Trommer.* Si au bi-sulfate de cuivre on substitue une solution de *tartrate-cupro-potassique,* le réactif s'appelle liqueur de *Barreswill;* si la solution est faite avec du *tartrate* *cupro-sodique*, la liqueur s'appelle liqueur de *Felhing*. Ces divers réactifs ne démontrent d'une manière certaine que l'absence du sucre, quand la réaction ne s'opère pas; mais si la réduction a lieu, ils ne donnent en faveur de l'existence du sucre dans l'urine que des présomptions, ce qui réduit les réactifs du sucre dans l'urine à deux procédés qui sont infaillibles : la *fermentation* et le *polarimètre*.

c. C'est à l'aide du polarimètre de M. Biot que l'on opère. Cet instrument a reçu, à cause de cet usage, le nom de *Saccharimètre*. On constate, par son emploi, que le *glycose,* ou *sucre de raisin,* jouit de la propriété de faire dévier à droite le plan de polarisation de la lumière; cette déviation est d'autant plus prononcée que la quantité de sucre est plus considérable ; aussi peut-on, en se reportant à des tables construites à cet effet, connaître instantanément et avec précision la quantité de sucre contenue dans l'urine, et constater les progrès journaliers du traitement auquel on soumet le malade.

G. *Lait.*

Existe-t-il quelquefois du lait dans l'urine, ou bien les exemples qui sont cités dans les auteurs comme urines laiteuses n'en ont-ils que l'apparence, de telle sorte qu'on peut les classer dans une des quatre catégories suivantes :

a. Urines d'apparence laiteuse, coagulables par la chaleur et les acides, mais dans lesquelles les auteurs n'ont pas signalé l'existence des *globules graisseux*, ni :elle du *caséum*, substances caractéristiques de la omposition du lait;

b. Urines chyleuses;

c. Urines purulentes (voir p. 103);

d. Urines chargées d'une grande quantité de mucus, et tenant en suspension de l'acide urique , :des urates ou des phosphates, et qui :estent par conséquent toujours louches.

C'est là une question controversée et qui a longtemps divisé les urologistes, faute de faits précis et rigoureusement analysés. Les cas d'urine réellement laiteuse sont très-rares, mais il en existe; et on ne saurait trop se mettre en garde, dans la constatation de semblables faits, contre la supercherie de quelques malades, amateurs du merveilleux, tenant à se faire passer pour des phénomènes, et qui, dans ce but, ne craignent pas d'ajouter frauduleusement du lait dans le produit de la sécrétion urinaire.

L'exemple suivant, recueilli dans un de nos hôpitaux, en même temps qu'il donne la marche à suivre pour reconnaître les éléments du lait, est une preuve de la possibilité de l'existence de ce liquide dans l'urine. Il s'agit d'un enfant âgé de 22 mois, allaité par sa mère; les urines ont été recueillies *directement* dans un verre à pied très-propre; on faisait uriner l'enfant deux ou trois fois par jour, à des heures où l'on n'était pas attendu dans la salle. Au moment de l'émission, l'urine est d'un blanc laiteux légèrement jaunâtre : abandonnée à elle-même, il se rassemble à sa surface une couche d'une matière blanche crémeuse, due à la réunion de la matière grasse; au fond du vase, on trouve un dépôt blanc formé par un peu de mucus, du caséum et quelques globules butyreux.

L'éther rend ces urines transparentes, et la chaleur les coagule. Voici comment on y a constaté la présence des *globules de beurre*, de l'*albumine*, du *caséum* et du *sucre de lait*.

a. *Globules butyreux*. Une goutte d'urine étant soumise au foyer du microscope, on aperçoit une multitude de globules graisseux, parfaitement arrondis, d'un diamètre variable; traités par l'éther, ces globules dissous ont disparu.

b. *Albumine*. L'urine filtrée est transparente; coagulée par la chaleur, elle fournit un abondant dépôt.

c. *Caséum*. Après avoir été ainsi chauffée, l'urine a été filtrée de nouveau et soumise à l'ébullition pendant une minute avec quelques gouttes d'acide acétique. Le trouble a été peu considérable, et par le refroidissement il s'est déposé une matière blanche qui est du *caséum*.

d. *Sucre*. La présence du sucre a été constatée par le deuxième moyen indiqué à l'article *Glycose* (p. 98), c'est-à-dire la réduction du peroxyde de cuivre à l'état de protoxyde, ou oxyde cuivreux, par le mélange de tartrate de potasse et de cuivre avec l'urine à la température de 100 degrés.

Maintenant, comment expliquer la présence du lait dans les urines? Le lait a-t-il été sécrété par les reins, qui, dans ce cas, auraient rempli la fonction de la glande mammaire ? Ou bien, ce qui me paraît plus plausible, par une déviation de fonctions, les reins auraient-ils, par absorption, laissé passer les éléments du lait que leur présentait le sang à l'extrémité des vaisseaux capillaires ?

H. *Urines chyleuses.*

Dans les pays chauds, à l'île Bourbon principalement, règne une affection qui frappe surtout les enfants, et qui consiste dans l'excrétion d'une urine laiteuse ; cette maladie s'appelle l'*hématurie des pays chauds.*

5° PRÉSENCE DANS L'URINE DE PRODUITS DE FORMATION MORBIDE, QUI NE FONT POINT NATURELLEMENT PARTIE DE NOTRE ORGANISATION. MUCO-PUS, PUS, KYÉSTEINE.

A. *Muco-pus et pus.*

Comme ces deux substances ne diffèrent pas beaucoup entre elles par les caractères intrinsèques , et qu'elles ont la même signification pathologique, sauf les variations du plus au moins, je les étudierai simultanément.

La présence du *pus* dans l'urine est un signe très-grave, qui annonce la *suppuration des reins*, une *violente inflammation de la membrane muqueuse des voies urinaires,* ou un *abcès* formé dans *le voisinage des conduits excréteurs de l'urine et de la vessie.*

Au moment de l'émission, une urine purulente est trouble, blanchâtre ou lactescente. Recueillie dans un vase transparent et abandonnée à elle-même, elle se sépare bientôt en deux couches : l'une supérieure, transparente ou légèrement trouble, ayant la teinte du petit-lait ou de l'urine peu foncée en couleur ; l'autre, inférieure, formée par un dépôt opaque, ordinairement d'une couleur blanche mate, laiteuse ou légèrement jaunâtre, qui est le pus. Cette urine *peut être acide,* et n'est pas nécessairement alcaline par son mélange avec le pus. Mais la réaction change bientôt, si, au moment de l'émission, elle était acide. Le plus souvent les conditions morbides dans lesquelles le pus prend naissance altèrent la composition de l'urine, et celle-ci est fréquemment *alcaline* au moment de son émission.

La *partie supérieure* de l'urine contient une petite quantité d'albumine, due à la présence du pus.

Le *dépôt* blanc mat, d'aspect laiteux, traité par l'éther, donne une grande quantité de matière grasse.

Mis en contact avec l'ammoniaque, il se transforme en une *masse filante, glaireuse,* semblable aux produits de la sécrétion urinaire dans les cas de *catarrhe aigu ou chronique de la vessie.* Dans cette maladie, en effet, non-seulement il se produit du pus, mais l'urée de l'urine se transformant, *dans la vessie,* sous l'influence de la chaleur naturelle, des matières animales et quelquefois de la rétention d'urine, en carbonate d'ammoniaque et ammoniaque libre, cet alcali agit sur le pus comme dans une éprouvette, et le transforme en cette matière visqueuse, filante, et d'une

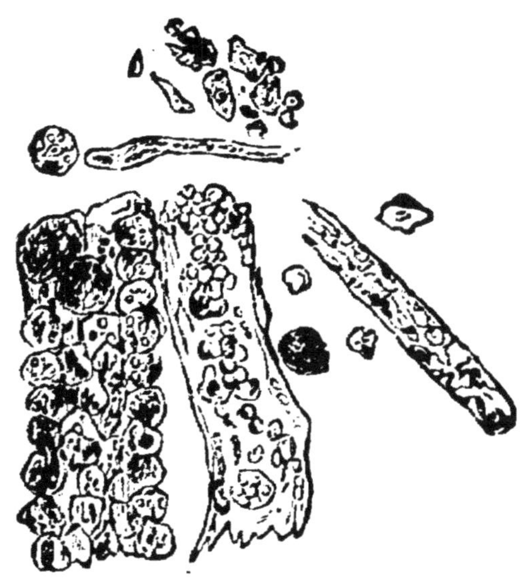

FIGURES 38

Représentant les débris d'épithélium dits moules ou tubes urinifères.

Les granulations qui recouvrent ces tubes sont formées par des cellules épithéliales, des globules purulents et des granulations de graisse.

fétidité insupportable, que rendent les personnes atteintes de cette maladie.

Après avoir recueilli ce dépôt sur un filtre et l'avoir desséché, si on l'expose à la chaleur d'une lampe à alcool, il brûlera avec une flamme assez vive.

Sur le champ du microscope il laissera apercevoir des *globules grenus, blanchâtres, irréguliers,* plus gros que les globules du sang, ayant environ un centième de millimètre de diamètre.

On distingue l'*urine purulente* de l'*urine laiteuse* par la différence de leurs éléments microscopiques : dans l'urine purulente on trouve les globules du pus muqueux et gras, ainsi que des débris épithéliaux. L'urine qui contiendrait du lait ne montrerait à l'observateur que des globules gras.

B. *Kyëstéine.*

Il y a déjà quelques années, on prétendit avoir découvert un principe mucilagineux, particulier dans l'urine des femmes enceintes ; on le proposa comme signe diagnostique de la grossesse. Ce nouveau constituant de la sécrétion rénale, qu'on appela *kyëstéine*, était indiqué comme existant dans l'urine de la femme pendant la gestation et devenait visible lorsque cette sécrétion était abandonnée au repos dans un vase cylindrique, sous forme d'un nuage cotonneux, lequel au bout d'un certain temps, variant du second au sixième jour d'abandon, se résolvait en une quantité de petits corps opaques, qui gagnaient la partie supérieure, formant une crasse graisseuse et restant permanente pendant trois ou quatre jours.

L'urine devenait alors trouble, et de petits flocons détachés eux-mêmes de la croûte, se précipitaient au fond du vase. Cette action se continuait jusqu'à ce que toute la pellicule eût disparu. Cette croûte do kyëstéine fut indiquée comme se distinguant des pellicules analogues qui se forment quelquefois à la surface de l'urine, en ce qu'elle ne se couvrait jamais de moisissures et qu'elle ne restait jamais plus de trois à quatre jours à la surface, après sa formation complète.

Lorsque cette pellicule est fort épaisse, elle exhale, dit Golding Bird, une insupportable odeur de fromage pourri.

D'après le docteur Robin, la kyëstéine n'est pas un produit morbide, mais bien le résultat de la putréfaction de la portion azotée et normale de l'urine, portion qui a reçu le nom de *Mucosine;* chez les femmes enceintes, cette portion augmente, mais cette augmentation se produisant dans d'autres conditions physiologiques, sa présence est un signe qui ne peut acquérir de valeur que s'il est joint à des signes plus sérieux.

Cazeaux, concluant comme Robin, ajoute que rien n'est moins constant que la production de cette membrane, qui est composée de matière azotée, de carbonates, et de phosphates calcaires et magnésiens : le microscope y démontre en outre l'existence des *vibrions.*

C'est cette substance que les anciens appelaient *cremor urinæ.*

On avait proposé de désigner la matière azotée de la kyëstéine par le nom de *Gravidine :* mais le terme est défectueux en ce qu'il ne désigne pas un nouveau principe organique, puisque la nature de celui qui nous occupe est fixée et qu'il est presque entièrement fourni par des globules graisseux.

6° SUBSTANCES QUI, ADMINISTRÉES INTÉRIEUREMENT, SE RETROUVENT DANS L'URINE.

Toutes les fois qu'un corps étranger a été introduit dans l'économie par voie d'absorption, soit que cette absorption ait eu lieu à la surface cutanée ou sur la membrane muqueuse digestive, il arrive que, si les éléments qui composent ce corps ne sont pas propres à l'assimilation, il sera expulsé, après un certain temps de séjour, du milieu de nos organes. C'est ce que nous voyons chaque jour se reproduire dans l'application thérapeutique des médicaments, dont il ne reste souvent aucune trace, un certain temps après leur administration.

Les voies par lesquelles se fait cette élimination sont variées, nombreuses, mais n'ont pas toutes le même degré d'importance; ce sont

1° *La surface cutanée;*
2° *Les voies respiratoires;*
3° *Les voies digestives;*
4° *Les sécrétions, parmi lesquelles l'urine tient le premier rang.*

Dans le nombre des principes vénéneux ou médicamenteux qui peuvent être introduits dans le corps humain, il en est :

a. Une certaine quantité qu'on ne peut retrouver dans les urines ;

b. D'autres qui n'y passent qu'après avoir subi un certain degré d'altération ;

c. D'autres, enfin, que la chimie permet de retrouver.

a. Les substances qui ne passent pas dans les urines sont : les *acides minéraux*, qui n'en augmentent pas l'acidité : tels sont les acides sulfurique, nitrique, hydrochlorique ; les préparations de *bismuth*, l'*éther*, le *camphre*, le *musc*, le *tournesol*, le *carmin*, l'*orcanette*.

b. Les *acétates* de potasse, de soude, de magnésie, et les *citrates* et *tartrates* de ces mêmes bases, n'arrivent dans les urines qu'à l'état de sous-carbonate. L'acide *oxalique* et les *oxalates* sont retrouvés dans ce liquide à l'état d'*oxalate de chaux* cristallisé. Quand on mange de l'*oseille* (*rumex acetosa*) ou de la *tomate* (fruit du *solanum lycopersicum*), on retrouve peu de temps après, dans l'urine, des cristaux d'oxalate de chaux ; et, à l'article *Gravelle*, on verra combien la connaissance de ce fait est importante, puisqu'elle permet aux personnes qui ont une prédisposition aux *calculs rénaux* d'éviter ou du moins de retarder beaucoup le développement de cette affection.

c. Parmi les substances qui passent dans les urines, et que la chimie permet de retrouver, nous citerons les suivantes comme les plus importantes, par les applications journalières qu'on en peut faire dans la pratique :

Iodure de potassium. On fait un mélange de chlorate de potasse et d'amidon, qu'on délaye dans l'urine supposée contenir ce sel : l'addition d'une goutte d'acide sulfurique fait prendre une teinte bleue d'iodure d'amidon à la préparation.

Sulfate de quinine. Le réactif qui sert à démasquer sa présence dans les urines est l'iodure ioduré de potassium. La combinaison de ces deux sels forme un précipité jaune rougeâtre, dont l'abondance est en rapport avec la quantité de sel quinique.

Les *carbonates alcalins* passent dans l'urine avec la plus grande facilité, et donnent même, en très-peu de temps, à l'urine une réaction alcaline. C'est sur cette propriété des carbonates alcalins qu'est basé le traitement de certaines *gravelles* et *diathèses calculeuses, goutteuses,* par les *eaux de Vichy* et les *eaux de Vals,* le *bicarbonate de soude.*

Le *nitrate de potasse* se retrouve très-vite dans l'urine.

Il en est de même du *cyanure jaune de potassium et de fer.*

Le *mercure,* l'*arsenic,* le *fer* et l'*antimoine,* le *plomb,* l'*alcool,* se retrouvent aussi dans l'urine des personnes qui ont fait usage de ces substances minérales.

Le lecteur peut juger, par les amples détails dans lesquels je viens d'entrer, de quelle haute importance il est, pour le praticien, de connaître les nombreux changements que les maladies apportent dans la sécrétion urinaire, puisque, sans cette connaissance, il lui est, dans beaucoup de cas, *impossible de reconnaître la cause de la maladie,* et que, dans d'autres, l'analyse de la composition de ce liquide peut lui *fournir les plus précieuses indications* pour le traitement et

la cure de diverses affections, surtout de celles qui dépendent de l'appareil urinaire et des organes de la
génération, soit chez l'homme, soit chez la femme.
Aussi ne saurais-je trop recommander aux médecins,
aux jeunes surtout, qui doivent être avides de progrès
de se familiariser avec l'analyse des urines. Qu'ils ne
soient pas arrêtés par ce que cette étude peut, au premier abord, présenter de répugnant : la science qu'ils
acquerront leur rendra bientôt ce travail attrayant, et
la satisfaction qu'ils retireront du soulagement de leurs
malades les récompensera largement de la peine qu'ils
auront prise.

FONCTION DE L'APPAREIL DE GÉNÉRATION.

En faisant la description des divers organes qui,
chez la femme, constituent l'appareil de la génération
et concourent au grand acte de la reproduction dans
l'espèce humaine, j'ai indiqué d'une manière sommaire l'usage de chaque partie. Je n'aurai donc pas
besoin d'entrer ici dans de grands détails sur l'acte
de la reproduction considéré en lui-même ; mais j'étudierai spécialement les éléments fournis par l'homme
et par la femme, et à ce propos je traiterai de l'*éruption des règles* ou *menstruation ;* ensuite je décrirai
comment s'opère la *fécondation.* Enfin, je parlerai
sommairement de l'*œuf fécondé,* de son séjour, de son
développement dans la matrice, et de son expulsion
au dehors, c'est-à-dire de la *gestation* ou *grossesse,*
et de l'*accouchement.*

Sans me laisser entraîner, à propos de ces importantes questions, dans les généralités banales auxquelles se sont livrés les philosophes et quelques naturalistes, je traiterai surtout chaque sujet au point de vue pratique, et j'indiquerai, en passant, des causes de *stérilité* qui seront développées plus tard dans des chapitres spéciaux. (Voir *Stérilité*.)

ORGANES QUI SERVENT A LA GÉNÉRATION.

La *génération* est la fonction par laquelle les corps organisés et vivants se reproduisent, donnent naissance à des individus nouveaux, semblables à eux, et par lesquels ils perpétuent à jamais leur espèce.

Dans l'espèce humaine, la génération se fait à l'aide de deux sexes constitués par des organes différents. Ces deux sexes sont séparés et portés par un individu distinct, l'*homme* et la *femme*. Il est évident dès lors que, pour qu'il y ait *génération*, il doit y avoir d'abord rapprochement des sexes; cet acte se nomme *coït* ou *copulation*.

Le rôle de ces deux sexes n'est pas également important dans la génération.

L'homme n'a qu'à fournir le fluide destiné à effectuer la fécondation, et à porter ce fluide dans les organes intérieurs de la femme; il ne concourt qu'à la *copulation* et à la *fécondation;* aussi son appareil génital ne se compose que de deux sortes d'organes :

1° Ceux qui sécrètent, conservent le fluide fécondant;

2° Ceux qui servent au rapprochement ou à la copulation.

Les premiers sont :

a. Les *testicules*, qui sécrètent le *sperme*;

b. Les conduits excréteurs de cette glande, appelés *canaux déférents*;

c. Les *vésicules séminales*, qui sont les réservoirs où le sperme est mis en dépôt;

d. Les *conduits éjaculateurs*, destinés à porter le sperme des vésicules séminales dans le canal de l'urètre, d'où il sera ensuite projeté au dehors.

Les seconds sont constitués par :

La *verge*, ou *pénis*, organe formé par un tissu érectile susceptible de se gonfler par l'afflux du sang, et d'acquérir une très-grande roideur. Sa fonction est de darder, par éjaculation, le sperme dans la cavité du col de la matrice (1).

La femme fournit le *germe*, ou *ovule*, et c'est dans son sein que doivent s'en opérer la fécondation et le développement. A ce double titre, elle prend part aussi à la *copulation* et à la *conception*; mais, *de plus*, elle fournit asile au fœtus, le nourrit de la plus pure substance de son sang et le porte neuf mois dans la matrice, subit l'*accouchement* ou expulsion de l'enfant au dehors, et l'*allaite* après sa naissance.

Pour remplir ces diverses fonctions, l'appareil génital de la femme est formé par :

(1) Voir, pour la description de ces organes, mon *Traité des maladies des voies urinaires chez l'homme*, 12ᵉ édition.

a. Les *ovaires* (voir *Anatomie*, page 34), qui sont l'analogue des testicules dans le sexe mâle, et qui fournissent les *ovules*, ou *germes*;

b. Les *trompes de Fallope* (page 38), conduits membraneux qui établissent la communication entre l'ovaire et la cavité de la matrice : c'est par ces conduits que l'ovule est porté de l'ovaire dans la matrice;

c. La *matrice* ou *utérus* (page 39), dans laquelle s'opère la fécondation de l'ovule, le développement de l'embryon, et qui est la cause la plus efficace de l'expulsion du fœtus au moment de l'accouchement;

d. Le *vagin* (page 48), conduits membraneux qui, pendant la copulation, reçoit l'organe excitateur mâle, ou la verge, et, pendant l'accouchement, donne passage à l'enfant;

e. Enfin, les *mamelles*, qui sécrètent le lait, nourriture essentielle du nouveau-né.

Le rapprochement des sexes, ou la copulation, est le seul acte génital qui soit laissé à la volonté. Tous les actes qui suivent s'effectuent involontairement, irrésistiblement, et sans qu'on en ait conscience.

CONCEPTION, OU FÉCONDATION.

L'histoire de la fécondation est celle de la génération tout entière; et pour l'approfondir, il faut rechercher successivement :

1° Quelles sont les matières fournies par l'un et l'autre sexe;

2° Comment ces matières sont mises en contact ;

3° Comment de leur contact résulte l'individu nouveau.

1° Substances fournies par l'un et l'autre sexe.

Les matières essentielles de la fécondation sont :

a. Pour l'homme, le *sperme ;*

b. Pour la femme. les *ovules.* ou *œufs.*

a. *Sperme.*

Le sperme est un liquide complexe, formé des sécrétions réunies du testicule, du canal déférent, des vésicules séminales, de la glande prostate, des glandes de Cowper, et même des lacunes et follicules muqueux de l'urètre.

Au sortir du canal de l'urètre, la semence prolifique se présente sous la forme d'un liquide formé de deux parties bien distinctes : l'une, plus fluide, lactescente ; l'autre, grumeleuse, transparente, plus visqueuse, et fort analogue à du blanc d'œuf. Ces deux éléments du sperme sont fort distincts au moment de l'éjaculation ; mais quand ce liquide est abandonné à lui-même au contact de l'air, ils deviennent tous deux plus fluides et se mélangent intimement.

Le sperme répand une *odeur* pénétrante, fade, *sui generis*, analogue à celle de l'*eau de javelle*, de la *limaille d'os*, ou de la *fleur de châtaignier*.

Ce liquide est *alcalin ;* son *analyse chimique* nous

le montre composé d'eau, de mucus, de matière albumineuse, de soude, de phosphate de chaux, d'un peu
de phosphore, et d'une matière animale propre, la
spermatine.

L'*examen microscopique* fait découvrir dans le
sperme des particules animées, auxquelles on a donné
le nom d'*animalcules, vers, filaments spermatiques,
zoospermes, spermatozoaires, spermatozoïdes* et *cor-
puscules mouvants.* Ces animalcules existent dans la
liqueur fécondante de tous les animaux, et ils présentent des caractères tellement tranchés, lorsqu'ils sont
arrivés à leur complet développement, qu'ils ne peuvent laisser aucun doute sur la nature du liquide dans
lequel on les rencontre.

Les animalcules spermatiques ne naissent pas par

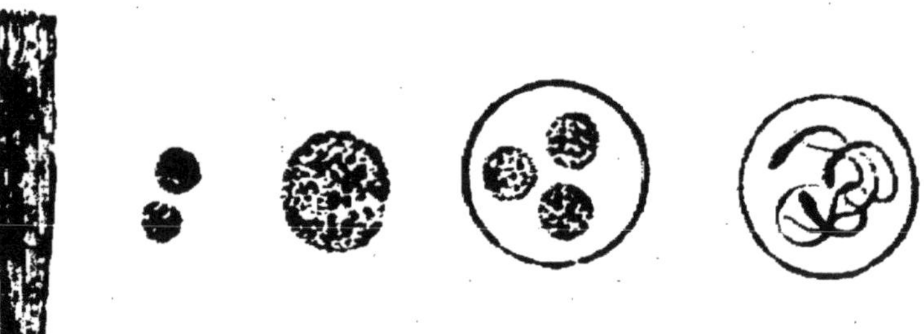

FIGURES

39   40   41   42   43

*Représentant les diverses phases du développement des animalcules
spermatiques.*

suite avec l'aspect qu'ils ont dans les figures 44 et 45,
page 118 : on voit d'abord se former une ampoule ou
vésicule (fig. 44) qui renferme un nombre plus ou
moins considérable de globules, depuis 2 jusqu'à 20.

Chacun de ces globules, d'abord très-petit (fig. 40), et dans lequel on ne distingue rien, s'accroît, et présente (fig. 41 et 42) un ou plusieurs points isolés qui sont les rudiments des animalcules spermatiques. Plus tard, les spermatozoïdes, plus ou moins roulés sur eux-mêmes (fig. 43), sont encore enveloppés dans l'ampoule primitive, qui se rompt à son tour, et dont les vestiges disparaissent sans laisser de résidu. Alors les animalcules se redressent, s'arrangent en faisceau (fig. 39) très-régulièrement, toutes les têtes tournées du même côté ; et c'est ainsi qu'ils sortent du testicule, pour gagner la tête de l'épididyme, et, de là, le canal déférent. A mesure qu'ils s'avancent dans ce conduit pour se rendre dans les vésicules séminales, les faisceaux se dissocient, et il ne reste plus qu'une masse de spermatozoïdes serrés, entrelacés, confondus les uns dans les autres, et n'ayant que des mouvements peu étendus ou insensibles, à cause de la viscosité du liquide trop peu abondant qui les baigne.

Au sortir de l'éjaculation, au contraire, quand la liqueur des vésicules séminales a été mêlée au produit des sécrétions de la glande prostate, des glandes de Cowper et des lacunes ou follicules muqueux du canal de l'urètre, les animalcules spermatiques, beaucoup plus isolés, peuvent être examinés facilement.

Leur forme, dans l'espèce humaine, a été comparée à celle du têtard de la grenouille : ils se composent, en effet, d'une partie renflée ovoïde, un peu aplatie, c'est la *tête*, et d'un prolongement filiforme qui va en s'amincissant, et qu'on appelle la queue. Leur petitesse

est telle, que 50,000 réunis ne peuvent égaler la grosseur d'un grain de sable. En effet, leur longueur totale est de $\frac{1}{30}$ de millimètre, et le grand diamètre de
la tête n'excède pas $\frac{1}{300}$ à $\frac{1}{500}$ de millimètre. Ils sont
plus grands dans d'autres espèces animales, et leur
forme, bien qu'analogue, offre de notables différences
(voir fig. 45).

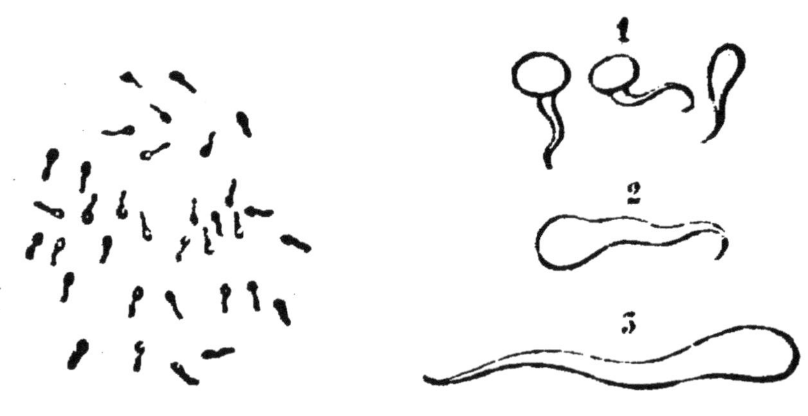

FIGURES

44	45
Représentant les animalcules spermatiques de l'homme, vus à un microscope grossissant 500 fois en diamètre.	*Grosseur comparée d'animalcules spermatiques.* 1° Spermatozoaires de l'homme; 2° id. du cheval; 3° id. du taureau.

Si l'on examine au foyer du microscope, avec un
grossissement de 4 ou 500 fois, une goutte de sperme
au moment de son émission, on voit les animalcules
se mouvoir avec une rapidité extrême; ils s'agitent en
tous sens, nagent dans le liquide à la manière des
anguilles, en faisant onduler leur queue, surmontant

ses obstacles que leur présente le courant du liquide : on distingue un point blanc très-brillant à l'union de la tête avec la queue. Peu à peu leurs mouvements se ralentissent, et la vie les abandonne. La durée de la vie des zoospermes, après qu'ils sont sortis des vésicules séminales, dépend de la vigueur de l'individu d'où ils sortent et des organes dans lesquels ils sont déposés. S'ils sont exposés à l'air libre, leurs mouvements se prolongent peu de temps, quatre, six, huit et même douze heures. Mais s'ils ont pénétré dans la matrice, dans les trompes de Fallope et sur les ovaires, leur vie, c'est-à-dire leurs mouvements, peuvent persister pendant huit et dix jours. Leur nombre est aussi en rapport avec le pouvoir fécondant du sperme ; et enfin, comme j'aurai occasion de l'indiquer tout à l'heure, la nature du liquide avec lequel ils sont en contact hors des vésicules peut prolonger ou abréger leur existence. Quand le sperme ne contient pas d'animalcules spermatiques, ou que ceux-ci sont morts ou malades, il perd sa propriété fécondante (voir *Stérilité*).

b. *Ovules, ou œufs.*

Les ovaires (LL, fig. 9, p. 37) sont dans le sexe femelle, les analogues des testicules dans le sexe mâle, d'où le nom de *testes muliebres* que leur donnaient les anciens. Leur ablation, ou leur destruction par la maladie, rend les femmes stériles ; de même, pour les hommes, l'ablation des testicules.

Si petits, avant la puberté, que leur poids égale à peine 50 centigrammes, ils prennent tout à coup à cette époque, un tel accroissement, qu'ils pèsent 8 et 10 grammes. A leur surface apparaissent de petites vésicules, qu'on n'y voyait pas auparavant; ils se flétrissent à l'âge critique, et disparaissent presque. Quand arrive la puberté ou l'époque des règles, voici les transformations qui s'effectuent dans l'ovaire. Ainsi que je l'ai dit dans l'article *Anatomie*, l'ovaire est formé par une agglomération de vésicules. Or *chaque époque menstruelle n'est que le résultat de la fluxion sanguine qui s'opère autour d'un ovule arrivé à maturité*. Chaque vésicule est une petite coque fibreuse (A, F, F, F, fig. 46) qui, à l'approche des règles, *se gonfle, rougit, se ramollit, s'amincit, se rompt, et donne passage* à l'ovule ou œuf (A, *ibid.*), qui est saisi par le pavillon de la trompe de Fallope (T, fig. 9), et porté par ce conduit (T', *ibid.*) dans la matrice (UUU, *ibid.*), d'où il est expulsé au dehors avec le sang des règles. Après la sortie de l'ovule (I, fig. 46), la plaie de la vésicule se cicatrise et présente une tache jaunâtre, connue sous le nom de *corps jaune*. Autrefois, qu'on ne connaissait pas aussi bien la physiologie des organes génitaux, on prétendait que ce corps jaune indiquait une fécondation antérieure; mais on a constaté la présence de ce corps jaune, ou cicatrice, sur des vierges.

Chaque mois donc, *indépendamment de tout rapprochement sexuel*, une des vésicules arrive à maturité, et suit le trajet que je viens d'indiquer. *De sorte*

que chaque époque menstruelle est un véritable accouchement, ou ponte spontanée, d'un œuf, ou ovule, qui
n'a pas été fécondé. Les phénomènes matériels qu'on a
pu constater sur les ovaires de la femme et sur ceux des

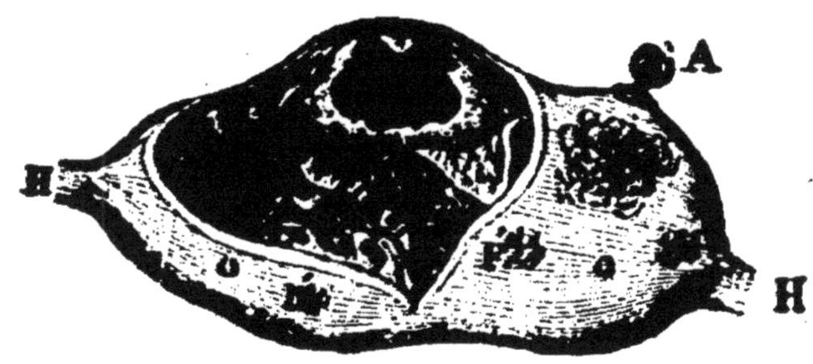

FIGURE 46

*Représentant l'ovaire incisé pour montrer des vésicules de Graaf,
et des œufs à différents degrés de développement (voir aussi
figure 9).*

HH, attaches de l'ovaire dans le ligament large.

OO, enveloppe extérieure de l'ovaire.

F, F', P', bosselures qui font saillie sur la surface de l'ovaire, et indiquent
divers degrés de développement des œufs.

A, rupture d'un œuf et sortie de l'ovule (voir figure 47).

I, vésicule de Graaf, ouverte au moment de son plus grand degré de
maturation. On peut voir les différentes enveloppes, ou feuillets, qui
le constituent. Le centre noir, ou intérieur de la vésicule, est rempli
par un liquide au milieu duquel est l'œuf (figure 47). La surface
incisée fait voir les cicatricules résultant de pontes antérieures.

femelles d'animaux, prouvent l'identité parfaite de
l'*évolution ovarienne* et de la *menstruation* avec les
phénomènes du *rut* chez les animaux. Seulement,
chez ceux-ci, la périodicité du retour du rut n'est pas
si fréquente.

Avant de pénétrer plus intimement dans l'étude de

la fécondation, je dois décrire avec détail le phénomène le plus apparent de la maturation de l'ovule, c'est-à-dire *l'éruption des règles.*

Menstruation, ou époque des règles.

On désigne sous le nom de *menstrues, règles, mois, ordinaires, flueurs, purgations, lunes, affaires, époques,* l'évacuation du sang qui a lieu, tous les mois, par la matrice.

Cette excrétion mensuelle existe chez toutes les femmes, à quelque race qu'elles appartiennent. Son apparition indique la nubilité des jeunes filles, et, sauf le cas où les femmes sont enceintes ou nourrices, cette fonction s'exécute périodiquement, dans l'état de santé, tant que persiste l'aptitude à la fécondation.

Époque de la première apparition des règles. Cette époque n'est pas la même dans les différents climats, ni pour toutes les femmes dans le même pays. Les différences de température, l'alimentation, les occupations de la ville, sont, en général, les causes des nombreuses variétés qu'on remarque à cet égard. Les femmes des pays chauds, tels que l'Éthiopie, l'Égypte, l'Inde et les pays les plus méridionaux de l'Europe, sont réglées dès l'âge de dix ans et même plus tôt, comme le prouvent plusieurs exemples remarquables. Ainsi Mahomet épousa Cadisja à cinq ans, et l'admit dans son lit à huit. Dans les climats du Nord, tels que la Suède, le Danemark, la Norwége, une grande partie de la Russie, la menstruation n'a lieu qu'à un âge beaucoup plus reculé. En France, c'est le plus communément vers la quatorzième année que les jeunes filles sont réglées pour la première fois. En général, la menstruation est moins précoce dans les campagnes que dans les villes ; chez les jeunes filles fortes, vigoureuses, assujetties à des travaux fatigants, que chez celles d'un tempérament sanguin et lymphatique, vivant dans l'indolence et la paresse. La lecture des romans, la vue répétée des spectacles, la danse, les plaisirs du monde, l'abondance de la nourriture, la succulence des mets, l'habitude de l'onanisme, hâtent aussi la première apparition des règles.

Certains *symptômes généraux* précèdent et annoncent l'éruption de la première époque menstruelle. Avant l'établissement de cette fonction, qui doit amener une si grande perturbation dans toute l'économie de la jeune fille, sa conformation générale paraît à peine ébauchée. Les membres sont grêles et allongés, la poitrine n'a point de développement, la taille manque de souplesse, le bassin est étroit, les hanches peu développées. Quand les règles sont pour apparaître, le corps prend à l'instant même un accroissement considérable ; les formes extérieures sont plus arrondies, plus gracieuses ; la peau se colore d'une teinte plus animée ; la poitrine s'élargit, et les seins se développent ; le bassin augmente de dimension dans tous les sens ; les hanches sont mieux accusées. La voix prend un timbre plus doux. Il s'opère aussi de notables changements dans le moral de la jeune fille : ses regards sont plus timides, elle devient plus réservée; habituellement pensive, elle rougit et soupire facilement.

Les *symptômes locaux* précurseurs consistent dans un sentiment de pesanteur, de gonflement, de chaleur au bas-ventre, aux reins; une légère démangeaison aux parties sexuelles, des lassitudes générales. Il survient un écoulement muqueux, blanchâtre, plus ou moins promptement suivi de l'écoulement du sang, dont l'apparition fait cesser tous les malaises. Cette première évacuation sanguine, ordinairement peu abondante, dure deux, trois ou quatre jours, puis cesse, pour reparaître après un temps plus ou moins long; et, après quelques intervalles inégaux, elle prend la périodicité régulière qu'elle doit conserver jusqu'à l'époque où elle cessera naturellement d'avoir lieu. Il est des femmes chez lesquelles chaque retour des règles est, pendant toute la durée de la menstruation, marqué par des malaises généraux, la migraine, des douleurs de reins, de bas-ventre, et une extrême irritabilité nerveuse.

Assez souvent la menstruation s'effectue sans avoir été précédée d'aucune souffrance. C'est pendant le jeu, la danse ou le sommeil qu'apparaît la première éruption sanguine. Certaines jeunes filles, qui n'ont pas été prévenues du futur développement de cette fonction en elles, sont parfois très-effrayées de l'écoulement du sang par les parties sexuelles; aussi recommandé-je toujours formellement aux mères de les avertir et de les rassurer d'avance.

La *durée de l'écoulement sanguin* à chaque période

menstruelle est, en général, invariable chez une femme bien portante ; mais elle diffère d'individu à individu. Elle est le plus ordinairement de quatre à cinq jours ; elle peut varier de trois à huit.

La *quantité* de sang est toujours à peu près égale chez la même femme, mais varie beaucoup suivant les différents individus. Certaines femmes voient à peine quelques taches pendant quelques heures ou une journée ; elles *marquent* à peine, comme on dit ; d'autres ont de véritables pertes pendant huit à dix jours. On a essayé d'évaluer approximativement la quantité de sang que perdent les femmes à chaque évacuation menstruelle. Hippocrate l'estimait être de deux cotyles, ce qui, d'après Galien, équivaudrait à 550 grammes (18 onces). Cette estimation pouvait être vraie pour le climat de la Grèce, mais elle est beaucoup trop élevée pour le nôtre. Il est admis que la généralité des femmes perdent, en moyenne, 100 à 150 grammes de sang à chaque époque. Très-peu perdent 200 à 250 grammes de sang : au-delà de ce chiffre, il est à peu près certain qu'il y a maladie de matrice.

En général, les femmes du Midi ont des règles moins abondantes que celles du Nord. Les femmes déjà un peu avancées en âge et qui ont eu plusieurs grossesses perdent moins de sang que celles qui sont plus jeunes et qui n'ont pas encore eu d'enfants.

Le mariage cependant et la grossesse amènent souvent une crise favorable ; et telle jeune fille, d'ailleurs bien portante, chez qui la menstruation avait été jusqu'alors irrégulière et très-douloureuse, acquiert en se mariant, ou après une première grossesse, la faculté d'être parfaitement réglée par la suite.

Les femmes qui ont beaucoup d'embonpoint sont en général peu réglées : celles, au contraire, qui sont douées d'un tempérament sec et nerveux le sont davantage. Les femmes des campagnes sont moins abondamment menstruées que celles des villes. Celles qui mènent une vie active, qui se nourrissent d'aliments communs, dont l'imagination est peu vive et les sens grossiers, ont, en général, des règles moins abondantes que les femmes qui usent d'aliments succulents, qui mènent la vie tourmentée des salon   et dont les sens sont dans un état continuel d'ex   on.

Du reste, une foule de circonstances influent pendant la durée de cet écoulement sur sa quantité. La moindre émotion morale, chez certaines femmes, l'arrête et le supprime ; parfois, après le repas, le sang s'arrête pendant quelques heures.

L'action du froid, à l'extérieur ou en boissons, exerce une influence analogue. Combien de jeunes filles ou de femmes ont mis leur vie en danger en arrêtant les règles par un bain de pieds froid, pour pouvoir figurer à un bal, à une soirée ! Je connais cependant quelques dames dont les règles ne coulent abondamment qu'autant qu'elles ont les pieds humides. Habituellement l'exercice à pied active l'excrétion menstruelle. Le repos au lit, qui arrête l'écoulement sanguin chez quelques personnes, l'excite beaucoup chez d'autres.

Certaines femmes rendent, à l'époque des règles,

une espèce de sac membraneux dont la forme semble moulée sur la cavité de la matrice : c'est une portion de la membrane muqueuse utérine qui s'est détachée. Mais cette exfoliation partielle n'a lieu que chez les femmes dont les règles sont difficiles, très-abondantes, accompagnées de coliques violentes, ou encore chez celles qui ont éprouvé un retard (voir *Dysménorrhée*). Ce phénomène ne se montre habituellement que chez les femmes qui abusent du coït ou se livrent à l'onanisme.

Quelle que soit la quantité de sang que les femmes perdent à chaque période menstruelle, cette quantité n'est pas également répartie entre les jours pendant lesquels l'écoulement a lieu. Le plus ordinairement, le flux est peu abondant le premier jour; il l'est davantage pendant les deux jours suivants; il va ensuite en diminuant. Chez quelques femmes, après un ou deux jours de durée, il est interrompu pendant le même espace de temps pour reparaître ensuite. Le flux sanguin est souvent précédé et suivi d'un léger écoulement de mucosités blanchâtres, plus ou moins glaireuses.

On a eu, à diverses époques, des idées différentes *sur la nature et les qualités* du sang menstruel. Hippocrate et Aristote disent que le sang menstruel est semblable à celui d'un animal récemment tué. Malgré de si graves autorités, on vit s'établir le préjugé populaire que ce sang est fétide, vénéneux, et que ses exhalaisons même produisent les effets les plus délétères. Des voyageurs sérieux, Sonnini, entre autres, affirment que les femmes de l'Égypte moderne mêlent le produit de leurs évacuations menstruelles aux mets qu'elles servent à leurs époux dans un but coupable. On a trouvé au sang des règles plus de viscosité qu'au même liquide sortant de ses vaisseaux. Ce fait s'explique très-bien par la présence du mucus, qui s'y trouve mélangé en plus ou moins grande quantité.

La couleur foncée de ce sang, et le peu d'affaiblissement qui résulte d'un écoulement, même considérable, des règles, font généralement penser que c'est du sang veineux, et non du sang artériel.

Le nom de *mois* donné aux règles indique assez qu'elles reviennent tous les mois ; mais les uns prétendent que la durée de la période menstruelle est celle du mois lunaire, les autres que c'est le mois solaire qu'elle suit (on sait que le mois lunaire est de deux jours plus court que l'autre). Beaucoup de dames pointent avec une épingle sur l'almanach chaque apparition de leurs règles, et ces retours coïncident avec les mêmes quantièmes des mois solaires. Chez bon nombre de personnes, ces époques anticipent de deux ou trois jours sur le terme du mois solaire, ce qui revient à peu près à la période lunaire. D'autres femmes ont leurs règles tous les vingt-quatre, vingt, quinze jours même, et, dans ce dernier cas, peuvent être abondamment menstruées pendant huit jours chaque fois. Quand il en est ainsi, les femmes sont habituellement maigres, et douées d'un système nerveux très-irritable.

Une fois la menstruation établie, elle continue de se produire régulièrement, sans autre interruption

, que celle qui a lieu pendant la grossesse, l'allaitement et les maladies, jusqu'à l'âge de quarante-cinq à cinquante ans. De même que pour la quantité de sang perdue, la durée des règles, leur périodicité et leur époque, la *cessation des menstrues* varie suivant les différentes femmes. Ainsi, sauf les cas extraordinaires de femmes qui *perdent* à vingt-trois, à trente ans, il n'est pas rare de rencontrer des personnes dont les règles cessent à trente-huit et surtout à quarante ans. Par contre, la menstruation peut se prolonger jusqu'à cinquante-cinq, soixante ans et plus. La faculté d'engendrer se conserve en même temps. En général les femmes qui sont réglées de bonne heure sont aussi celles qui cessent plus tôt de l'être. Cependant on rencontre des personnes douées d'une grande puissance de reproduction, chez lesquelles les menstrues apparaissent vers neuf à dix ans, et se prolongent jusqu'à cinquante et cinquante-cinq ans. J'ai eu quelquefois occasion de constater ce fait, ainsi que les diverses particularités que j'ai mentionnées dans ce chapitre.

La *cessation des règles*, ou *ménopause*, a lieu quelquefois brusquement, ou bien il arrive qu'après une suppression accidentelle, les menstrues ne reparaissent plus, et les femmes n'en sont pas autrement incommodées. Malheureusement il est loin d'en être toujours ainsi, et le grand nombre d'accidents qui peuvent se manifester à cette occasion a depuis longtemps fait donner à cette période de la vie des femmes le nom de *temps*, d'*âge critique*. La disparition des règles est ordinairement annoncée, plusieurs années à l'avance, par des dérangements plus ou moins remarquables. Souvent il y a une diminution progressive dans la quantité de sang évacuée à chaque menstruation et le temps pendant lequel il coule; d'autres fois, au contraire, cette quantité devient de plus en plus abondante, et les époques se prolongent tellement qu'elles semblent se confondre, et ne sont différenciées que par l'augmentation du flux sanguin. Parfois le retour des règles s'éloigne de plus en plus, et elles ne reparaissent plus qu'à des intervalles très-irréguliers et fort longs. Souvent un écoulement de flueurs blanches, continu ou périodique, s'établit avant la cessation complète de la menstruation, et persiste quelque temps après.

Un malaise général, des engourdissements dans tous les membres, des douleurs dans les reins, des bouffées de chaleurs montant de la poitrine au visage, des douleurs de tête, des migraines, un agacement général du système nerveux, sont le cortége habituel des symptômes qui surviennent aux femmes à cette époque. Souvent des maladies, jusque-là restées latentes, se manifestent subitement; d'autres affections, particulièrement celles de la matrice et des seins, jusque-là stationnaires, prennent tout à coup une marche rapide. Aussi j'insiste toujours, près des dames atteintes de ce genre de maladies, pour qu'elles se fassent traiter et guérir avant ce moment périlleux de leur existence.

Les femmes sont presque toujours dans une grande appréhension pour cette période de leur vie : elles s'alarment parfois de phénomènes tout naturel. Par opposition, quelques autres vivent dans une sécurité trompeuse, et rattachent volontiers à la cessation des menstrues des symptômes fort inquiétants. Je ne saurais assez prémunir les femmes contre ces frayeurs et cette confiance exagérées. L'une et l'autre de ces situations sont, du reste, le plus fréquemment entretenues par l'entourage de femmes trop souvent incompétentes dans ces questions. Dans cette circonstance, le mieux est de réclamer les soins éclairés du médecin.

Certaines femmes qui, pendant tout le temps de la menstruation, avaient été sujettes à des souffrances continues, voient, leurs règles passées, une nouvelle ère s'ouvrir pour leur santé. Elles acquièrent alors un fonds inépuisable de vie; le temps des périls est passé. Un embonpoint remarquable et un vif coloris du visage succèdent à la maigreur et à l'altération continuelle des traits. Le changement du système nerveux, qui en est la conséquence, est aussi facilement remarqué par les personnes qui avaient eu à souffrir de l'inégalité d'humeur de la malade.

Le *siége* et surtout la *cause* des règles avaient été à peu près méconnus jusqu'à ces dernières années. La solution de ces deux questions est maintenant, grâce aux belles recherches de M. Coste, hors de toute contestation. Le sang des règles provient de la cavité de la matrice; il suinte manifestement à travers les gerçures microscopiques que présente la membrane muqueuse utérine. Ce fait a été mis hors de doute par les nombreuses autopsies de femmes mortes accidentellement pendant leurs règles.

Quant à la cause de la menstruation, elle doit être rapportée au développement, à la maturation, à l'évolution d'un œuf dans l'ovaire. En effet, il est bien constaté que l'absence d'ovaire entraîne nécessairement l'absence de menstruation, et qu'il existe une analogie complète entre les phénomènes du rut chez les femelles d'animaux et les symptômes qui accompagnent la menstruation chez les femmes. Chez les femmes mortes pendant ou après l'époque des règles, l'autopsie a toujours permis de constater dans l'ovaire les modifications suivantes :

A l'époque de la puberté, l'ovaire, qui jusque-là était resté très-petit, prend un accroissement notable; une vie nouvelle s'y développe. Une des nombreuses vésicules dont cet organe est composé (voir *Ovaires* et fig. 46, p. 121) prend tout à coup un volume tellement considérable, qu'elle soulève l'enveloppe de l'ovaire, qui bientôt, par trop distendue, se déchire et laisse échapper l'ovule, qui est saisi par le pavillon de la trompe, et porté dans la cavité de la matrice, d'où il est expulsé au dehors avec le sang menstruel. C'est là ce qui constitue la *ponte spontanée*. La congestion sanguine dont l'ovaire est le siége à cette époque s'étend à la matrice, et c'est là ce qui cause l'hémorrhagie menstruelle ou les règles. A chaque fois qu'un ovule arrive à maturité, les mêmes phénomènes se reproduisent, et voilà pourquoi certaines femmes sont réglées plus tôt, plus fréquemment ou plus tard que d'autres. Quand la série des ovules qui devaient se développer est épuisée, l'ovaire s'atrophie, les règles se suppriment, et la femme n'est plus apte à la fécondation.

Il reste à savoir pourquoi, dans l'espèce humaine, l'évolution d'un ovule a lieu chaque mois. C'est là un des mystères impénétrables de la nature, que nous ignorerons probablement toujours, de même que nous ne savons pas pourquoi tel animal est apte à la fécondation tous les deux ou trois mois, tandis que tel autre n'entre en rut qu'une fois par an. Savons-nous par quelle raison certaines plantes produisent chaque mois des fleurs nouvelles, tandis que d'autres végétaux ne fleurissent que chaque année?

2° Où et comment le sperme et l'ovule sont-ils mis en contact?

Avant de dire *où et comment* le sperme est mis en contact avec l'ovule, qu'on me permette de citer les exemples de fécondations artificielles auxquelles se sont livrés Spallanzani et MM. Prévost et Dumas sur les grenouilles.

Spallanzani examine comparativement, dans de l'eau très-limpide, et hors de l'eau, des grenouilles pendant qu'elles sont accouplées. Il voit qu'au moment où la femelle pond ses œufs, le mâle lance sur eux une liqueur transparente, qui les arrose et les féconde. Pour avoir la certitude que c'est bien la liqueur projetée par le mâle sur les œufs qui a effectué la fécondation, il habille le mâle avec une culotte de taffetas ciré, et il observe 1° que les œufs ne sont plus fécondés ; 2° que la culotte est remplie d'assez de sperme pour qu'il en puisse recueillir. Il imprégne un pinceau de ce sperme, et tous les œufs qu'il touche avec ce pinceau sont fécondés.

MM. Prévost et Dumas ont répété et modifié la même expérience, toujours avec le même succès : quand il y a des animalcules spermatiques dans le sperme et que ces animalcules sont vivants, la fécondation a lieu, *pourvu qu'il y ait contact,* ce qui détruit l'hypothèse de l'*aura seminalis.*

En effet, ces illustres physiologistes ont prouvé, de la manière suivante, que le *contact matériel* était nécessaire : 1° On a pris deux verres de montre susceptibles de s'adapter l'un à l'autre : dans l'inférieur on a mis cinquante centigrammes de semence, dans l'autre une vingtaine d'œufs. Après quelques heures, la semence s'était évaporée ; la vapeur avait imprégné les œufs, et cependant ils n'étaient pas fécondés ; ils le furent, au contraire, dès qu'on les eut touchés avec le résidu de la semence ; 2° on a distillé, à la chaleur des rayons solaires, de la semence dont on a fait passer la vapeur sur les œufs : la fécondation n'a pas eu lieu, quoique les œufs aient été bien imbibés de la vapeur ; et ces mêmes œufs se sont développés dès qu'on les eut plongés dans la liqueur restée dans la cornue ; 3° enfin ils ont filtré du sperme de grenouille, et lavé à plusieurs reprises, avec de l'eau pure, les animalcules restés sur le filtre ; puis, avec un pinceau imprégné du liquide qui avait passé à travers le papier et se trouvait, par conséquent, dépourvu de zoospermes, ils ont touché des œufs qui n'ont pas été fécondés, tandis que ceux qui ont été mis en rapport avec les spermatozoïdes restés sur le filtre se sont parfaitement développés.

De plus, il est constaté, dans toute l'échelle animale, que les métis, dont le sperme ne contient pas d'animalcules, sont inaptes à la fécondation.

Si, par une cause quelconque, les zoospermes *sont morts,* la fécondation n'a pas lieu. Elle ne s'effectue pas non plus *s'ils sont malades.* C'est une observation importante, dont il faut tenir un grand compte dans l'étude des causes si diverses de la stérilité *dépendant de l'homme.*

Où et comment le sperme est-il mis en contact avec l'ovule? D'après ce que je viens de dire, il est facile de conclure que, comme il faut un contact direct, ce contact ne peut avoir lieu que dans la matrice, les trompes, ou sur les ovaires.

Les anciens expliquaient ainsi la fécondation : Le sperme est dardé à l'entrée de la matrice, et l'*aura seminalis,* pénétrant dans la cavité de cet organe, remonte le long de la trompe jusqu'à l'ovaire, où il va féconder un ovule. Cet ovule fécondé descend par la trompe dans la matrice, où se fait son développement. Cette explication était fort ingénieuse ; il ne lui manquait que d'être vraie. Or il n'y a point d'*aura seminalis,* et il faut un contact direct. Il faut donc chercher une autre explication concordant avec les faits.

Chez certaines femelles d'animaux, les chiennes, les lapines, par exemple, le contact et la fécondation consécutive n'ont lieu que dans l'ovaire. Certains physiologistes pensent qu'il en est de même chez la femme ; mais le plus grand nombre admettent que l'ovule,

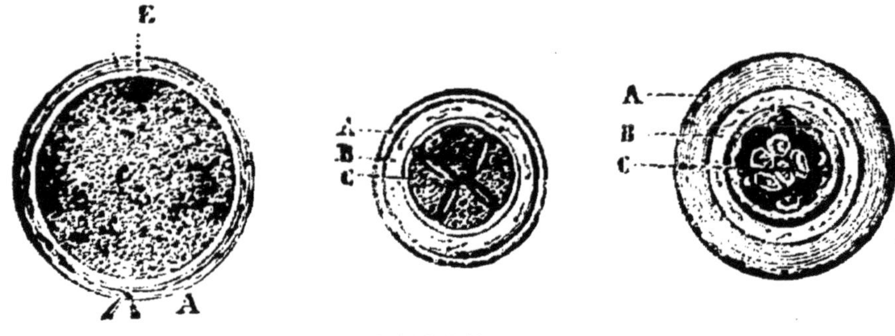

FIGURES

47   48   49

Représentant les premières modifications de l'œuf humain fécondé.

La figure 47 représente la coupe d'une vésicule de Graaf grossie, au moment de la sortie de l'ovaire (voir aussi figure 46).

A, feuillet externe.

B, feuillet interne.

C, cavité intérieure, pleine d'un liquide transparent, de nature albumineuse, analogue au jaune de l'œuf des oiseaux.

E, ovule.

Les figures 48 et 49 représentent les premières segmentations du jaune.

A, couche d'albumen, dont l'épaisseur augmente à mesure que l'ovule se développe.

B, espace dans lequel se mettent les animalcules spermatiques en contact avec l'ovule.

C, segmentation du jaune, dont le fractionnement augmente (voir figures 50, 51) à mesure que l'œuf grossit.

même détaché de l'ovaire, peut être fécondé dans les différentes parties de son trajet et jusqu'au col de la matrice, c'est-à-dire à sa sortie de l'ovaire, dans la cavité des trompes de Fallope et dans celle de la matrice.

Donc la fécondation s'opère à la suite des rapports sexuels, quand il se rencontre, avec le sperme, dans la cavité de la matrice, des trompes, ou sur l'ovaire, un ovule arrivé à maturité : or, comme j'ai dit que la sortie

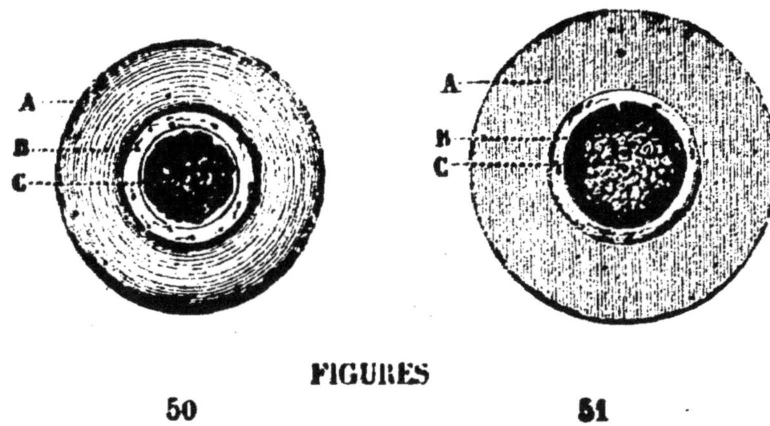

FIGURES

50   51

Représentant un degré plus avancé de développement de l'œuf.

Mêmes explications que pour les figures 48 et 49.

naturelle de cet ovule avait toujours lieu en même temps que la menstruation, il en résulte (ce que les observateurs avaient constaté de tout temps) que c'est à l'approche des règles qu'ont lieu le plus souvent les rapports fécondants. En effet, quand les trompes sont oblitérées, il y a stérilité ; quand le col utérin est bouché par une membrane ou par un mucus tellement alcalin qu'il tue les zoospermes, ou tellement compacte qu'il les empêche de pénétrer ; quand ce même col est dévié et qu'il y a antéversion, comme dans tous ces cas le sperme ne pourra pas arriver dans la matrice, il n'y aura pas contact, et, par conséquent, pas de

8.

fécondation possible, tant qu'on n'aura pas levé ces obstacles.

Ainsi, il est bien établi que, du rapprochement immédiat du sperme et de l'ovule dans la cavité utérine, dans celle des trompes ou sur l'ovaire, résulte un nouvel individu.

3° *Comment, du contact du sperme et de l'ovule, résulte l'individu nouveau.*

Maintenant, quelle est la part d'action afférente à chacune de ces deux substances dans l'acte de la fécondation?

On a imaginé à cet égard une foule d'hypothèses, dont voici les principales :

Relativement au *sperme*, on l'a dit tour à tour : un fluide composé des éléments de chacune des parties du corps humain, et destiné conséquemment à former chacune de ces parties; le véhicule d'animalcules devenant, à la suite de plusieurs métamorphoses, l'individu nouveau, ou en constituant l'élément principal, le système nerveux; enfin, un fluide d'avivement destiné à imprimer au germe le mouvement de vie et de développement.

Relativement à la matière fournie par l'*ovaire*, mêmes dissidences : c'est une vésicule pleine d'un sperme formé, comme celui du mâle, des éléments de chacune des parties du corps; c'est une vésicule destinée à servir de nid à l'animalcule spermatique, ou à lui fournir de la matière nutritive; c'est une substance amorphe, mais ayant cette nature gélatineuse qui la rend apte à recevoir la cause de la vie, le mouvement vital; c'est un germe, un œuf préexistant dans la femelle, et ayant l'aptitude à former, sous l'influence fécondante du sperme, un individu semblable à celui qui l'a fourni.

Telles sont les opinions qui se sont successivement produites sur le rôle du liquide spermatique et de l'ovule. Deux systèmes, sur l'action mutuelle et relative de ces deux éléments, ont pendant longtemps joui d'une immense faveur, grâce à l'autorité de leurs auteurs. Je ne les consigne ici qu'à titre de souvenir historique.

Hippocrate *supposa* que les deux sexes possèdent chacun deux semences, l'une forte, l'autre faible, dont ils tirent la source de toutes les parties de leur corps, et surtout des centres nerveux; que le mélange de ces liqueurs dans la matrice, à la suite du coït, sous l'influence de la chaleur propre à cet organe, donne naissance à l'embryon; enfin que, de ces deux semences, la plus forte engendre les mâles, et la plus faible les femelles.

Aristote se faisait de la génération une idée toute différente : d'après *son hypothèse*, le fluide séminal, dont il ne reconnaît l'existence que chez le mâle, renferme quelque chose d'éthéré et d'immatériel, l'*aura seminalis*, qui contient surtout l'élément des autres parties, et fournit la forme de l'embryon, avec le principe de son mouvement, chez la femme, il n'y a pas de semence, mais le sang des règles en tient lieu ; ce sang est épaissi par le principe éthéré de la semence de l'homme, et enfin l'embryon naît de cette coagulation. En un mot, d'après les expressions d'Aristote lui-même, *le sang menstruel est le marbre, le sperme le sculpteur, le fœtus la statue.*

De même que, quand les rapports sexuels sont complets, l'homme et la femme ne peuvent pas faire, selon leur caprice, qu'il y ait ou qu'il n'y ait pas fécondation, de même la volonté ne peut rien sur les produits, *sur le sexe de l'enfant*, par exemple, ni sur les qualités physiques et morales futures. A la vérité, quelques philosophes et médecins anciens, Anaxagore, Aristote et Hippocrate, avaient cru que *le testicule et l'ovaire droits* fournissaient les rudiments des *garçons*, et que ces parties du *côté gauche* fournissaient ceux des *filles*. Mais d'abord, en supposant vrai le fait sur lequel repose ce système, il faudrait pouvoir influencer ou faire agir de préférence tel ovaire ou tel testicule ; et on ne voit pas comment, sérieusement, on pourrait y parvenir. Ensuite il est faux que de l'ovaire ou testicule droit proviennent les garçons, et de l'ovaire et du testicule gauche les filles : des hommes privés de l'un des testicules ont engendré à la fois filles et garçons ; il en a été de même des femmes qui avaient un des ovaires détruit par la maladie. Dans des expériences, on a extirpé l'un des ovaires à des lapines, et ces femelles, couvertes ensuite, ont mis bas des animaux de l'un et de l'autre sexe. Enfin, ayant ouvert une lapine pleine, j'ai trouvé dans la même corne de la matrice, des fœtus mâles et des fœtus femelles, bien que tous provinssent de l'ovaire correspondant.

Il en est de même du *nombre des produits de la conception*. Bien que l'espèce humaine soit le plus souvent unipare, on observe quelquefois des grossesses doubles, triples et même quadruples. Personne n'admet plus maintenant la *superfétation*. Quand la matrice est remplie par le produit de la conception, la femme ne peut plus être fécondée, à moins que la cavité utérine ne soit divisée par le milieu, au moyen d'une cloison charnue, en deux parties distinctes; mais une semblable disposition est rare. On a encore expliqué les *superfétations*, en rapportant ces cas à des grossesses doubles dans lesquelles l'un des fœtus mort longtemps avant le terme s'est conservé dans les membranes qui forment l'œuf jusqu'au moment de la naissance de celui qui avait continué de vivre, ou bien encore à des grossesses de jumeaux inégalement développés et nés à des termes différents; enfin à des grossesses extra-utérines qui n'auraient pas empêché la gestation naturelle. Une grossesse double, triple, quadruple, ne peut avoir lieu que lorsque deux, trois ou quatre œufs sont fécondés dans le même coït, ou dans deux, trois ou quatre rapprochements qui auraient lieu dans la même journée. Au-delà de ce temps, la matrice s'organise pour le développement de l'embryon, et les ouvertures s'oblitèrent.

On appelle grossesses *extra-utérines* les cas excessivement rares où l'ovule suit les différentes évolutions que j'ai décrites dans une région autre que l'*utérus*, ou *matrice.* La science conserve dans ses annales ces grossesses qui ont suivi toutes leurs phases dans les trompes ou bien dans les ovaires.

Enfin, on ne peut rien non plus sur les *qualités morales et physiques* futures de l'enfant. C'est irrésistiblement qu'il a tel tempérament, telle constitution, qu'il est bien fait ou difforme, etc. Cependant ici nous avons plus de pouvoir que sur le *sexe* et le *nombre.* Si nous ne pouvons exercer une influence instantanée, au moins nous pouvons déterminer à la longue quelques modifications. D'abord, il est possible que l'*état moral* des deux individus au moment du rapprochement, que le degré d'activité avec lequel ils accomplissent cette fonction, aient une influence sur son résultat, et par conséquent sur les qualités de l'individu nouveau. Sans admettre, avec Aristote, que la plus grande fréquence des difformités de l'espèce humaine tient à l'*insouciance* avec laquelle cette espèce accomplit la génération, il n'est pas déraisonnable de croire que l'individu nouveau sera plus ou moins vivace, selon que la création originelle aura été effectuée avec plus ou moins d'*énergie* ou de *faiblesse.* En second lieu, en abandonnant comme non suffisamment démontrée cette première influence, il en est une autre incontestable, dépendante des *qualités des père et mère.* Ces père et mère, en effet, transmettent souvent, à leurs enfants, *leur constitution, leurs qualités morales, leurs maladies,* et jusqu'à leurs *formes extérieures,* puisqu'on voit souvent entre eux les plus *fortes ressemblances.* Or n'est-il pas possible d'influer par là sur les qualités des enfants, en réglant les *conditions du rap-prochement,* en présidant au *choix des individus* qui s'associent?

Aussi, bien que nous ayons relégué parmi les chimères *l'art de procréer des sexes à volonté,* nous jugerons moins sévèrement celui de la *mégalanthropogénésie,* c'est-à-dire d'avoir des enfants beaux et des enfants d'esprit. Étant admise la possibilité d'une influence exercée par l'état moral des époux au moment du coît, et surtout celle d'une *transmission héréditaire* des parents aux enfants, on conçoit qu'on peut régir un peu tout ce qui a trait à ces deux choses. Peut-on douter que l'*abus des plaisirs de l'amour* n'imprime aux fœtus engendrés une *faiblesse originelle,* et qu'au contraire un *exercice modéré* de la génération ne fasse procréer des *enfants robustes?* Pour perpétuer nos animaux domestiques et en améliorer constamment les espèces, nous faisons un choix des mâles et des femelles, que nous accouplons; nous les prenons dans l'âge de la force, et nous en croisons diversement les races, selon le genre de qualités que nous voulons imprimer aux produits. Qui oserait dire que tout ceci, théoriquement du moins, ne soit applicable à l'homme? Loin de moi, sans doute, la pensée de méconnaître ce que la haute dignité de notre espèce réclame de liberté pour les individus mis en état social! Mais la législation n'enfreint-elle pas les lois les plus élémentaires de la physiologie, et par conséquent de la nature, quand elle permet, par exemple, des **mariages** entre des personnes d'un âge extrêmement disproportionné, ou entre des personnes saines et d'autres affectées de maladies héréditaires? Unions monstrueuses, dont les produits sont fréquemment atteints des vices héréditaires de leurs ascendants, ou bien sont en proie aux scrofules, au rachitisme, à la tuberculose. Avouons que, loin de chercher à *améliorer*, on ne travaille pas même à *prévenir* les détériorations et la dégénérescence croissante de l'espèce humaine.

Comme complément indispensable de ce chapitre, voir celui qui traite de la *Stérilité*.

DE LA GROSSESSE,

OU DÉVELOPPEMENT, DANS LA MATRICE, DU PRODUIT DE LA FÉCONDATION.

On ne doit pas s'attendre à trouver dans ce chapitre, ni dans le suivant, où il est question de la parturition, un cours complet d'accouchements, mais seulement des notions sommaires et exactes sur les phénomènes principaux de la reproduction de l'espèce humaine. J'ai pensé qu'il était utile de vulgariser ces connaissances pour rassurer les jeunes femmes, qui s'alarment souvent à tort de leur position ; pour les détourner de suivre certaines pratiques vicieuses qui pourraient nuire à leur santé et à celle de leur enfant ; et enfin pour leur indiquer les écueils à éviter pour ne pas devenir la proie et trop souvent la victime de *maladies des seins, de matrice* ou d'*affections nerveuses*, que les malades elles-mêmes rattachent si justement à une grossesse antérieure.

La *grossesse* ou *gestation* est l'état de la femme qui a conçu, et qui porte dans son sein le produit de la conception.

Cet état commence dès le moment de la fécondation, et se termine à l'accouchement. Il dure deux cent soixante-dix jours ou neuf mois solaires. (Voir *Accouchement*.)

Aussitôt que la fécondation, ou imprégnation de l'œuf humain par le sperme, est effectuée, il se passe, du côté de la mère et dans l'ovule, des modifications qui doivent être séparément étudiées.

CHANGEMENTS QUI SURVIENNENT DU CÔTÉ DE LA MÈRE.

Sans suivre, jour par jour, les changements qui surviennent dans la matrice et les organes environnants, tels que les troubles de la digestion, de la circulation, des sécrétions et du système nerveux, j'indiquerai les altérations particulières qu'entraîne la grossesse confirmée dans chaque système organique, et, autant que faire se pourra, je donnerai la raison de chaque signe.

Signes de la grossesse.

a. Suppression des règles. Mettant de côté cette sensation particulière par laquelle certaines femmes, déjà mères, savent distinguer le coït fécondant des autres, je dirai que le principal symptôme qui fait soupçonner la grossesse est *la suppression des règles.*

Ce fait est tellement général, que quand il survient à une femme en bonne santé, habituellement bien réglée, sans cause connue et sans être suivi d'aucun symptôme morbide, il est regardé avec raison comme un signe certain de grossesse.

Cependant il y a des exceptions : ainsi 1° certaines femmes peuvent voir leurs règles supprimées sans être enceintes ; 2° d'autres femmes enceintes sont menstruées pendant les premiers temps de la grossesse ; et enfin, exception très-rare, il existe dans l'histoire de la médecine le fait très-curieux de femmes qui, n'étant jamais réglées, n'ont vu leurs menstrues que pendant le temps de la gestation, et cela à chaque grossesse.

1° Il n'est pas rare, surtout cnez les jeunes femmes nouvellement mariées, de voir les règles se supprimer tout à coup, et sans autre motif que le trouble produit par les premières relations sexuelles. Dans ce cas, on peut voir aussi le ventre se gonfler, et quelques malaises généraux venir confirmer les désirs ou les espérances du jeune ménage. Cependant il n'y a pas gestation, et deux, trois ou quatre mois ensuite, les règles reprennent leur cours régulier. Mais lorsque, ensuite, chez ces mêmes personnes, les menstrues cessent, il est à peu près certain qu'il y a grossesse.

2° Par opposition, quelques femmes ont leurs règles pendant les premiers mois de la grossesse ; mais, le plus souvent, si l'on y veut bien faire attention, on verra que les règles n'ont pas la périodicité habituelle,

qu elles avancent ou retardent, et que la quantité de
sang évacué est moins grande ou beaucoup plus considérable qu'à l'ordinaire. La qualité du sang est aussi
modifiée : au lieu d'avoir sa couleur rouge vif, c'est
une eau rougeâtre, qui tache à peine le linge. Cette
apparition extra-normale du sang pendant la grossesse ne dure que les deux ou trois premiers mois au
plus, et jusqu'à la fin de la gestation le sang ne reparaît plus.

Cela est dû probablement a ce que, dans les premiers temps, l'enfant n'absorbe pas tout le sang qui
lui est destiné, tandis que plus tard cette même quantité n'est plus surabondante.

b. Gonflement du ventre. Ce signe, qui est capi-
tal chez un grand nombre de femmes, peut souvent
induire en erreur au début de la grossesse.

Ainsi, certaines personnes sont enceintes depuis
trois mois, et ne voient pas le volume du ventre augmenter d'une manière appréciable : cela tient à ce que
la matrice n'est encore développée que dans le petit
bassin ; mais, à mesure que son augmentation de volume la force à s'élever dans le ventre, on voit celui-
ci se gonfler, et devenir dur dans la partie inférieure
et sur le milieu. Progressivement cette tuméfaction
s'élève, gagne le nombril ou ombilic, le dépasse. Cet
accroissement en hauteur a lieu jusque vers le milieu
du huitième mois ; à cette époque, le ventre *tombe,*
comme on dit, et les femmes paraissent beaucoup
moins grosses au moment d'accoucher qu'elles ne l'é-
taient vers le huitième mois.

D'autres femmes, dès les premiers temps de la grossesse, ont un très-gros ventre; un mois et même deux mois plus tard, cet organe est moins volumineux, ce qui souvent leur fait abandonner l'idée qu'elles sont enceintes. Quelques-unes, tous les soirs, ont le ventre très-développé, tandis que le matin il est plat. Ces variations sont causées par la présence des gaz dans les intestins; cet état est appelé *tympanite*, et sa présence est un signe de grossesse.

c. Le *nombril* ou *ombilic*, qui est plus enfoncé dans les premiers mois de la grossesse, paraît, au quatrième mois, moins creux qu'avant la conception, et, à partir de cette époque, il fait même saillie au-dessus du ventre, comme on le voit en T', fig. 53.

d. Chez les femmes qui n'ont pas encore eu d'enfants, la première grossesse fait apparaître sur le milieu du ventre, *depuis le nombril jusqu'au pubis, une ligne brune plus ou moins foncée.* Chez les femmes qui sont déjà mères, ou dont la peau est très-brune, ce signe a moins d'importance.

e. A mesure que la peau du ventre se distend, elle s'éraille, et il se fait des *vergettures* ou déchirures d'une couleur brune ou bleuâtre, qui forment des lignes courbes parallèles, dont la convexité regarde les aines et le bas-ventre. Ces vergettures, très-nombreuses chez certaines femmes, existent à peine chez d'autres; et j'ai vu des femmes qui avaient eu jusqu'à douze enfants et qui n'en avaient pas de trace. Après l'accouchement, ces éraillures pâlissent, mais ne disparaissent pas et laissent des *cicatrices blanches* caractéristiques.

f. Envies fréquentes d'uriner. Ce symptôme est un des plus importants. Il est vrai qu'il peut être déterminé par d'autres causes; mais dès qu'une femme devient enceinte, c'est un des premiers signes. Il persiste pendant trois à quatre mois. Comme ces besoins sont causés par la pression qu'exerce la matrice sur la vessie (H, fig. 53), ils sont moins fréquents à mesure que la matrice s'élève dans le ventre; mais ils deviennent de nouveau très-incommodes pendant le neuvième mois, quand la tumeur formée par la matrice s'abaisse, comme je l'ai dit plus haut.

g. Présence dans l'urine de la kyēstéine. L'apparition de ce nouveau corps dans l'urine des femmes enceintes peut être utile à constater dans les cas douteux. Voir, à cet égard (page 106), ce que j'ai dit de la valeur de ce signe et des moyens de le reconnaître par l'analyse de l'urine.

h. Les *seins,* qui sont une dépendance des organes générateurs, subissent pendant la grossesse des modifications qui les préparent à la fonction de l'allaitement, et qu'il est très-nécessaire de connaître à fond.

Dès le début de la grossesse, les seins se tendent, se gonflent. C'est un signe tellement constant pour quelques femmes, que, dès qu'il existe, elles n'hésitent pas à se croire enceintes. A mesure que la glande mammaire se tuméfie, il se passe dans le mamelon (fig. 52) des changements qui sont surtout caractéristiques chez les femmes qui n'ont pas encore été mères.

Ainsi, vers la fin du second mois, le mamelon se

gonfle, devient plus saillant. et sa couleur est beaucoup plus foncée. L'aréole qui l'entoure, habituellement rosée, prend une teinte d'abord jaunâtre, puis brune, plus foncée par place, qui s'étend quelquefois à une surface plus ou moins considérable du sein, et forme ce que l'on désigne sous le nom de *masque*.

Sur l'aréole on voit apparaître, au nombre de dix à quinze, de petites glandules qui font une saillie de

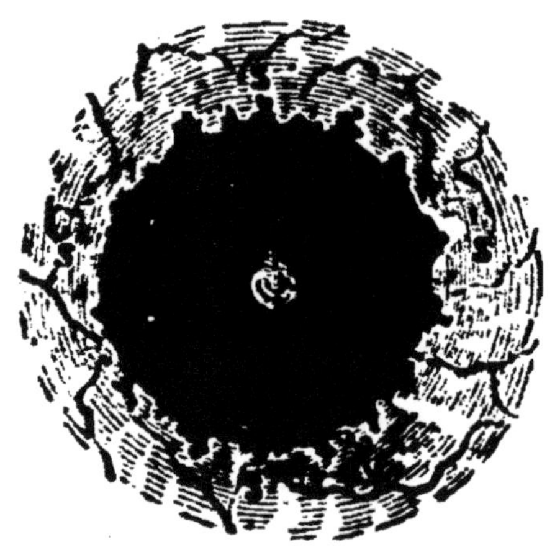

FIGURE 52

Représentant le bout du sein d'une femme primipare.

SSSS, la peau du sein, sur laquelle se voient des traînées bleuâtres qui sont les sillons des vaisseaux sanguins hypertrophiés.

OO, l'aréole du sein, beaucoup plus foncée qu'avant la grossesse, et sur laquelle se voient des *granulations* caractéristiques, en nombre variable.

A, le bout du sein ou mamelon, beaucoup plus saillant.

deux à trois millimètres, comme si l'on avait glissé plusieurs grains d'orge sous la peau.

La glande mammaire elle-même se tuméfie, les vaisseaux sanguins y sont bien plus apparents, et on les voit ramper (SSSS, fig. 52), en convergeant vers l'aréole. Les conduits galactophores, gorgés de lait, sont souvent douloureusement distendus, et il n'est pas rare, quelque temps avant l'accouchement, de voir la sécrétion lactée s'accomplir.

Une observation très-importante à noter, c'est que les femmes chez lesquelles les seins, après s'être légèrement gonflés au début de la grossesse, s'affaissent pour rester flasques et mous jusqu'après l'accouchement, seront de très-mauvaises nourrices, tant à cause de la mauvaise qualité du lait que de son peu d'abondance.

i. Les femmes, pendant tout le temps de la grossesse, sont habituellement constipées. Outre la tendance ordinaire à la *constipation*, ce symptôme est augmenté mécaniquement par l'obstacle que la matrice, distendue par le produit de la conception, apporte à la circulation des aliments dans l'intestin, surtout dans sa partie inférieure. Cependant, par une exception singulière, on voit chez quelques femmes l'évacuation alvine s'opérer régulièrement pendant la grossesse, quand, hors de cette position, la constipation est l'état naturel.

j. Flueurs blanches. Le système circulatoire de la matrice et du vagin se développe considérablement par le fait de la grossesse, autant par l'alimentation de l'enfant que pour fournir à l'amplification de la matrice. Il en résulte que les parties voisines, et le vagin en particulier, sont très-congestionnés ; aussi, à partir du troisième mois, voit-on apparaître quelques flueurs blanches, qui chez certaines femmes sont très-abondantes, et contribuent, avec d'autres causes que j'indiquerai plus loin, à les épuiser. Une croyance généralement répandue, et contre laquelle je ne saurais trop prémunir les femmes, est que ces *flueurs blanches sont du lait.* C'est une grave erreur, qui a pour conséquence de laisser les femmes s'affaiblir par un écoulement qu'on peut au moins modérer, sinon tarir complétement (voir plus loin *Vaginite des femmes enceintes*). Les flueurs blanches ont, du reste, l'avantage de lubrifier les parties extérieures, de les ramollir, et de les préparer ainsi peu à peu à l'énorme distension qu'elles doivent subir au moment de la parturition.

k. Une autre conséquence du développement prodigieux du système circulatoire chez la femme grosse consiste dans les *varices aux jambes,* les *hémorrhoïdes à l'anus,* le *gonflement veineux des grandes lèvres (thrombus),* et l'*enflure des jambes.* Chez certaines femmes, ces symptômes sont peu développés ; mais chez d'autres ils sont portés au plus haut degré, au point de les empêcher de marcher, et de les forcer de rester au lit ou sur une chaise longue pendant six semaines, deux et même trois mois avant le terme.

Après l'accouchement, ces symptômes disparaissent le plus souvent ; mais quelquefois aussi, à partir de ce moment, les hémorrhoïdes à l'anus et les varices font souffrir la femme de temps à autre.

1. Vomissement. Troubles de la digestion. Quelques femmes habituellement souffrantes ont l'heureux privilége de n'être bien portantes que pendant le temps de leur grossesse; mais pour le plus grand nombre il est loin d'en être ainsi, et c'est surtout sur les voies digestives que se manifeste sympathiquement l'influence de la grossesse. Outre la constipation dont j'ai parlé plus haut, il survient des vomissements, des dérangements dans l'appétit, des dégoûts, des désirs bizarres qui sont pour les femmes un indice à peu près certain de grossesse. Ces troubles de la digestion commencent assez souvent dès les premiers jours, durent quinze jours à un mois environ. Certaines personnes ont des vomissements opiniâtres qui ne permettent la digestion d'aucun aliment ou boisson, persistent tout le temps de la grossesse, et mettent leur vie en danger. D'autres souffrent d'aigreurs, de rapports acides, de crampes d'estomac.

Il y a, du reste, de grandes variations dans la manière dont ces vomissements se présentent. Ainsi quelques femmes vomissent seulement le matin, eu s'éveillant ou en sortant du lit. Le reste de la journée, elles sont tranquilles de ce côté. D'autres vomissent après avoir mangé, tantôt après un des repas, quelquefois à chaque aliment qu'elles prennent. Quelques femmes, étant à table, sont prises d'envies de vomir, satisfont ce besoin, et reviennent prendre de nouveaux aliments qu'elles gardent cette fois. Les unes vomissent avec la plus grande facilité; ce n'est qu'avec les plus grands efforts que d'autres rendent à peine quel ques mucosités glaireuses, teintes de bile ou de filets de sang.

Le *traitement* le plus convenable à opposer à cet accident est très-variable ; quelquefois, en effet, il est calmé par une infusion légère de thé, tilleul, feuilles d'oranger, de camomille, de menthe poivrée ; de l'eau de Seltz, de Vichy, ou d'autres boissons gazeuses ; d'autres fois il est très-rebelle et résiste aux médications les plus énergiques. Le plus souvent, cependant, l'éther, la glace, ou l'eau glacée, les boissons froides et gazeuses prises par petites gorgées, quelques cuillerées de kirschwasser, d'eau-de-vie, de vin d'Espagne, d'eau de mélisse des carmes, étendues d'eau sucrée après chaque repas, le sous-nitrate de bismuth mêlé au potage à la dose d'un demi-gramme, triomphent de ces vomissements. On a beaucoup vanté dans ces derniers temps l'écorce de *colombo* et de *quassia amara*. J'ai été souvent dans la nécessité d'opposer à ces vomissements de grands bains prolongés, des cataplasmes laudanisés, ou des quarts de lavement contenant cinq à six gouttes de laudanum de Sydenham ; de poser sur le creux de l'estomac des vésicatoires volants, sur lesquels on appliquait ensuite de la poudre de morphine. Le sulfate de quinine, associé à l'opium en pilules, m'a parfaitement réussi dans un cas très-grave qui avait mis en danger, par son intensité, les jours de la mère.

m. Éblouissements. Syncopes. Défaillances. Les femmes nerveuses, délicates, sont exposées à tomber en syncope pour la plus légère cause, lorsqu'elles sont enceintes; une affection morale vive, la joie, la colère, les mouvements de l'enfant, peuvent produire ces évanouissements. Les calmants les plus convenables à employer pour faire reprendre ses sens à la femme sont : l'eau froide, l'éther, le vinaigre, l'eau de Cologne sur le front, les tempes, les narines.

La signification de ces symptômes varie selon le moment de la grossesse où ils se produisent.

Si c'est au début, c'est une action sympathique du fait de la conception sur le système nerveux central. Vers le cinquième ou sixième mois, c'est le plus souvent un indice de congestion sanguine vers le cerveau ou d'appauvrissement du sang; il existe en même temps de la pesanteur dans les membres, une grande difficulté dans la marche. La saignée enlève souvent ces symptômes comme par enchantement, et bon nombre de femmes sont dans l'habitude de la réclamer à une époque qui varie du quatrième mois au septième mois. Mais, dans plusieurs circonstances, c'est précisément l'opposé qu'il faut conseiller aux femmes; car la saignée les affaiblit beaucoup, aggrave leur position et les dispose très-mal pour l'accouchement. Un régime tonique, au contraire, des viandes rôties de bœuf, de mouton, des pilules ou des boissons ferrugineuses, du vin de Bordeaux, font disparaître ces accidents, et les femmes ont des suites de couches très-heureuses.

Tels sont les principaux indices auxquels une femme reconnaît qu'elle est enceinte, et les changements qu'apporte la grossesse dans toute son organisation.

Dans les cas ordinaires, une jeune femme, aidée des conseils de sa mère ou de parentes expérimentées, peut très-bien parer aux accidents les plus simples; mais je ne saurais trop recommander, dans les cas opiniâtres, de ne se confier qu'aux soins expérimentés du praticien qui devra l'assister dans son accouchement; car, en admettant même que des remèdes vulgaires ne fassent pas de mal, ils font au moins perdre un temps précieux.

La femme, ainsi que je viens de le dire, reconnaît ou soupçonne une grossesse aux symptômes ci-dessus mentionnés; mais ces indices sont loin d'avoir une signification univoque, et les praticiens, bien qu'attachant à ces renseignements une notable importance, surtout quand ils sont tous réunis sur la même femme, ne les admettent cependant qu'à titre de *signes rationnels*. Il n'est pas, en effet, un seul de ces indices qui, isolément ou même au nombre de deux ou trois, ne se retrouve dans des cas où la grossesse n'existe pas. Le praticien expérimenté n'est certain de la réalité de la grossesse que quand il en a constaté les *signes* dits *sensibles*, par les moyens suivants :

1° *La palpation et la percussion abdominales;*
2° *Le toucher par le vagin;*
3° *L'auscultation du cœur du fœtus.*

1° Pour que la *palpation* puisse être pratiquée, il faut que la femme soit couchée sur le dos, la tête légèrement soulevée par un oreiller, et les genoux relevés. Dans cette position, suivant l'époque de la grossesse à laquelle la femme est parvenue, les mains, appliquées sur les parois du ventre, rencontrent une tumeur dure, située sur le milieu de l'abdomen, et qui va remontant depuis le pubis jusqu'au dessus de l'ombilic. Cette tumeur peut commencer à être perçue au deuxième mois de la grossesse. A la percussion, elle rend un son mat. Il est bien entendu qu'on ne la confondra pas avec la vessie distendue par l'urine, qui est une tumeur fluctuante que le cathétérisme fait disparaître, ni avec une tumeur étrangère à la matrice. Du reste, le *toucher*, pratiqué simultanément avec la palpation ou isolément, lève les doutes.

2° Le *toucher* se pratique à l'aide du doigt indicateur de la main droite ou gauche introduit dans le vagin. La femme, pendant cette opération, doit, selon l'occurrence, se tenir debout ou être couchée. Le praticien constate, par ce moyen, l'état du corps et surtout du col de la matrice, et, suivant la mollesse, la longueur ou l'évasement de ce dernier, peut indiquer la période de la grossesse et la position de l'enfant dans la matrice. On peut aussi par ce moyen sentir les *mouvements de l'enfant*, ou ceux qu'on lui communique.

3° A partir du quatrième et surtout du cinquième mois de la grossesse, *l'oreille appliquée sur le ventre* perçoit deux bruits parfaitement distincts : l'un de ces bruits, analogue pour l'intensité au tic-tac d'une montre, est produit par les *battements du cœur de l'enfant*, et se renouvelle de 130, 140 à 150 fois par minute; le second, dit *bruit de soufflet*, est dû à la compression, par la matrice, des gros vaisseaux situés dans cette région. Ce second signe est moins certain que le premier.

Ce n'est que la constatation de ces signes sensibles, joints à l'existence des signes rationnels, qui peut, dans des cas obscurs, comme il s'en rencontre parfois dans la pratique, permettre au médecin d'affirmer l'existence de la grossesse.

DU FŒTUS, OU ENFANT DANS LA MATRICE.

Le produit de la conception porte le nom d'*embryon* tant qu'il n'est pas parvenu à un certain degré de développement, c'est-à-dire environ jusqu'au quatrième mois de la grossesse : à partir de cette époque jusqu'à la naissance, on l'appelle *fœtus*. Il est aussi désigné sous le nom d'*œuf humain*. Depuis le moment de la fécondation, en effet, jusqu'à l'accouchement, il y a la plus grande analogie dans sa structure et son développement avec les œufs des animaux, et en particulier du poulet.

Dans les premiers jours qui suivent la fécondation, on voit se développer dans l'œuf deux vésicules, *allantoïde* et *ombilicale*, qui servent aux premiers développements de l'embryon. Plus tard, il est enveloppé en entier par une membrane sans ouverture, l'*amnios*, qui forme ce que l'on désigne sous le nom de *poche des eaux*, au moment de l'accouchement. Alors l'en-

fant communique avec la mère par le *cordon ombilical* et le *placenta, délivre,* ou *arrière-faix.*

Vers la *troisième semaine,* l'embryon commence à
être bien distinct, et a la forme d'un petit ver blanc
grisâtre, demi-opaque, sans consistance, gélatineux,
long de cinq à six millimètres, et du poids de dix à
quinze centigrammes.

A *cinq semaines,* on distingue la *tête,* qui est proportionnellement beaucoup plus grosse que le reste du
corps ; les *yeux* sont indiqués par deux points noirs
situés de chaque côté de la tête : les *bras* et les *jambes*
n'existent pas ; on ne distingue leur place future que
par quatre petits mamelons, situés deux au-dessous
de la tête, et les deux autres à l'extrémité du tronc. La
longueur totale de l'embryon est alors de quinze millimètres ; son poids, d'un gramme.

A *deux mois,* on peut distinguer les bras et les
jambes, les pieds et les mains ; les organes intérieurs,
le cœur, les poumons, les intestins, la colonne vertébrale, deviennent très-apparents : la tête est toujours
bien plus grosse que le reste du corps. Le sexe n'est
pas encore bien accusé. La longueur de l'embryon est
de trois à quatre centimètres · son poids, de quinze à
vingt grammes.

Au commencement du *quatrième mois,* le poids du
fœtus est de cent à cent vingt-cinq grammes ; sa longueur, de quinze centimètres environ. Les yeux, le
front, le nez, les lèvres, le cou, sont bien distincts.
Les ongles se montrent aux pieds et aux mains. Le
sexe est distinct. La peau commence à se recouvrir de

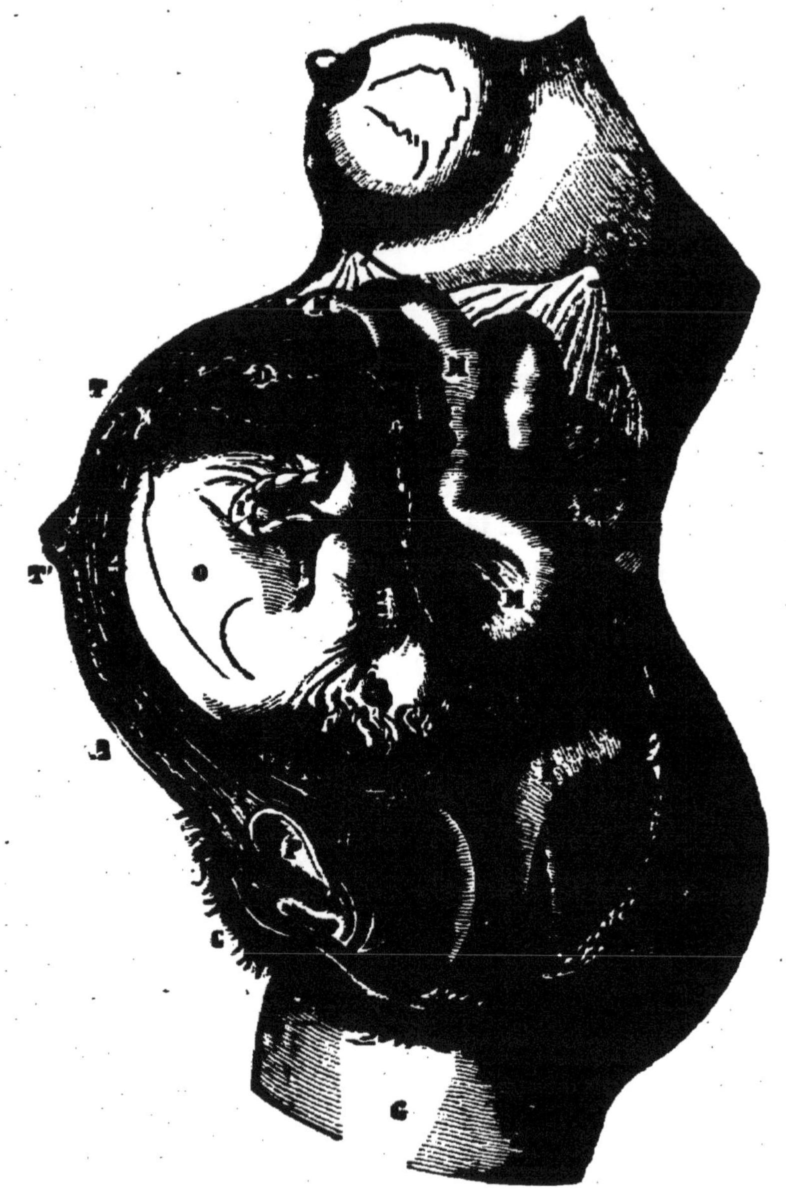

FIGURE 53

*Représentant la position la plus habituelle de l'enfant à terme
dans la matrice.*

O, le fœtus.

EEEE, les parois de la matrice, considérablement amplifiées ; on remarquera
sur ces parois les déchirures de la membrane amnios, qui forme

une enveloppe totale à l'enfant, et qu'on a été obligé d'enlever en
partie, pour laisser voir le fœtus.

D, le placenta, délivre, ou arrière-faix.

II', le cordon ombilical, contourné sur lui-même, venant en I de la
face interne du placenta, et allant s'insérer à l'ombilic ou nombril du
fœtus.

B, le col de la matrice, ouverture que devra franchir le fœtus pendant
l'accouchement.

A A, le vagin, conduit par lequel l'enfant sera expulsé au dehors.

F, la grande lèvre du côté droit.

G, face interne de la cuisse droite.

H, la vessie comprimée et aplatie par la tête de l'enfant.

P, l'os pubis.

C, le pénil ou mont de Vénus.

T T', les parois du ventre.

T, le nombril, faisant saillie sur les parois du ventre.

M M M M, la masse des intestins, refoulée en arrière et en haut par la matrice
développée.

K, le rectum, ouvert à sa partie inférieure ; c'est la terminaison de l'intestin.

S S S, l'os sacrum, qui, avec l'os pubis P, forme l'enceinte ou cavité osseuse
que devra franchir l'enfant pour arriver au dehors.

duvet qui plus tard, à six mois, forme les cheveux. A
cinq mois, il a vingt à vingt-six centimètres de longueur, et pèse deux cent trente à deux cent soixante
grammes.

A *six mois,* la longueur est de trente à trente-trois
centimètres, son poids est d'environ cinq cents grammes ou une livre. Toutes les parties extérieures et intérieures sont assez développées pour que le fœtus
puisse vivre hors du sein de la mère ; mais il est rare
que la vie persiste au-delà de quelques heures ou d'un
jour ou deux. Ce n'est que dans des cas très-heureux,
avec des soins extrêmes et de toutes les secondes, que
la vie a pu persister.

Une particularité fort remarquable, c'est que, dans
ces circonstances, l'enfant ne prend aucun accroisse-

ment, et que le volume de son corps reste stationnaire jusqu'à ce qu'il ait atteint le terme de neuf mois. Il subit, au contraire, à partir de cette époque, un développement très-remarquable. Cette observation est aussi applicable aux enfants qui viennent au monde à sept ou huit mois.

Enfin, *à terme*, l'enfant a de cinquante à soixante centimètres de longueur environ, et pèse, en moyenne, de trois kilogrammes à trois mille cinq cents grammes (six à sept livres).

L'enfant, ainsi que je l'ai dit plus haut, tire, dans les premiers jours de sa formation, sa *nourriture* principale des deux vésicules allantoïde et ombilicale. Les rapports avec la mère au moyen du *cordon ombilical* et du *placenta*, en lui fournissant une alimentation plus abondante et substantielle, permettent plus tard un développement beaucoup plus rapide.

Le *cordon ombilical* ou *cordon* (I I', fig. 53) est une tige formée de trois vaisseaux, contournés les uns sur les autres, comme les brins d'osier qui forment l'anse d'un panier. Ces vaisseaux, enveloppés par la membrane amnios, sont unis entre eux par une substance gélatineuse dite *gélatine de Warton*, dont la quantité plus ou moins considérable fait les *cordons gras* ou *maigres*. De ces trois vaisseaux, l'un, *veine ombilicale*, apporte le sang de la mère au fœtus; par les deux autres, *artères ombilicales*, le cœur de l'enfant renvoie à la mère le sang dont il s'est servi, et qui est dès lors impropre à sa nutrition.

La *longueur du cordon* est très-variable, ordinairement de cinquante à soixante centimètres (juste la longueur de l'enfant). On a vu des cordons n'avoir que seize centimètres, d'autres s'allonger jusqu'à un mètre cinquante centimètres : dans ces cas, il s'enroule souvent autour du cou, et peut contribuer, dans les accouchements difficiles, à asphyxier l'enfant en l'étranglant.

Des deux extrémités du cordon, l'une s'insère à l'ombilic de l'enfant ; l'autre est fixée au placenta, avec les ramifications vasculaires duquel il se continue.

Le *placenta*, *délivre*, *arrière-faix* (D, fig. 53), est une masse molle, spongieuse, qui établit les rapports les plus essentiels entre la mère et l'enfant. C'est un corps aplati, circulaire, ayant de seize à vingt centimètres de diamètre, et d'une épaisseur de quinze à vingt millimètres. Il présente deux faces : l'une, interne ou fœtale, correspond à l'enfant ; elle est lisse, recouverte par l'amnios, et présente à considérer, dans sa partie moyenne, l'insertion du cordon ombilical ; l'autre face, externe ou utérine, est adhérente à une portion de la cavité de la matrice (E, fig. 53). Quand elle est séparée du corps, on la voit partagée en un nombre variable de *lobes* ou *cotylédons*, irrégulièrement arrondis, et réunis entre eux par un tissu très-mou, facile à déchirer.

Cette masse spongieuse n'est formée que par un immense lacis de vaisseaux entre-croisés, appartenant à la mère et à l'enfant, et venant les uns et les autres s'aboucher dans le tissu de la matrice, où se fait, par le moyen d'un doubie courant en sens opposé, l'échange du sang qui, ayant servi à la nutrition de l'enfant, retourne à la mère, tandis que le nouveau liquide vivifiant va de la mère au fœtus.

S'il y a deux, trois ou un plus grand nombre d'enfants dans la matrice, chacun a son cordon et son placenta distincts : les placentas sont seulement accolés, mais n'ont ensemble aucune communication. Quand le fœtus est arrivé au terme de son développement complet, il affecte dans le sein de la mère la position qui est représentée figure 53, page 161.

Je vais maintenant indiquer sommairement de quelle manière l'enfant ou fœtus à terme se sépare de sa mère, pour vivre d'une vie personnelle et plus indépendante.

DE L'ACCOUCHEMENT, OU PARTURITION.

On désigne sous le nom d'*accouchement*, d'*enfantement*, de *parturition*, l'expulsion spontanée ou artificielle d'un *fœtus viable* (O, fig. 53) *et de ses dépendances* (D, *ibid.*) à travers les parties naturelles de la génération (EEEE, B, AA et F, *ibid.*).

L'accouchement *naturel* a lieu habituellement au *deux-cent-soixante-dixième jour* à partir de la conception. Cette date correspond à la fin du neuvième mois solaire. Dans ce cas, l'accouchement est dit *à terme, légitime* ou *tempestif.* S'il s'opère huit jours avant ou huit jours après la fin du neuvième mois, l'accouchement reste encore dans les limites normales. Mais il peut s'accomplir à partir du septième mois ; il est dit alors *prématuré* ou *précoce*. S'il arrive plus tard, à neuf mois et demi, dix mois, ou au trois-centième jour, comme il en existe quelques exemples dans la science, il porte le nom d'accouchement *tardif* ou *retardé*. Je dois dire que l'accouchement *avant le terme naturel* est beaucoup plus commun que les *naissances tardives*.

Cette question des naissances tardives ou précoces a soulevé, dans le siècle dernier, de bien vives discussions, tant en Angleterre qu'en France ; et, pour trancher les contestations que certains cas peuvent produire, la loi ne regarde comme *légitimes* que les enfants nés après le cent-quatre-vingtième jour (sixième mois), ou avant le trois-centième jour (dixième mois) du mariage. Le texte légal ajoute que la légitimité de l'enfant né *trois cents jours* (dix mois après la dissolution du mariage) *pourra être contestée*.

La parturition est dite *naturelle, spontanée*, quand elle s'opère sous l'influence des seuls efforts de la nature ; et *artificielle*, ou *laborieuse*, quand l'art est obligé d'intervenir.

Des causes de l'accouchement à terme. Pendant très-longtemps on a fait jouer à l'enfant un rôle actif dans la cause de l'accouchement. On le supposait doué d'une sorte de besoin instinctif de vivre au dehors de sa vie propre, et, semblable au poulet qui brise sa coquille à coups de bec, l'enfant déchirait l'enveloppe membraneuse qui l'environne, et, par ses efforts répétés, dilatait peu à peu les ouvertures et le canal qui doivent lui donner passage.

Il est généralement admis maintenant que la cause prochaine de l'accouchement réside dans les conditions particulières que présente la matrice vers la fin du neuvième mois. C'est, en effet, seulement à cette époque que s'opère la dilatation de l'orifice interne du col de la matrice (B, fig. 53). Par suite de cet évasement, la tête de l'enfant est mise en contact presque immédiat avec les fibres les plus sensibles du col, et remplit alors, par rapport à la matrice, un rôle analogue à celui de l'urine sur le col de la vessie, ou des matières fécales accumulées à la partie inférieure de l'intestin rectum.

L'expulsion de l'enfant hors de la matrice est due aux contractions de cet organe, aidées de l'action des muscles abdominaux et du diaphragme. Les fibres musculaires, qui sont peu apparentes dans la matrice à l'état de vacuité, le deviennent très-manifestement pendant la grossesse, et la matrice, au moment de la parturition, peut être assimilée à un muscle concentrique d'une très-grande énergie. Comme toute contraction musculaire, celle de la matrice s'épuiserait bientôt par un *exercice continu ;* aussi se prolonge-t-elle rarement au-delà de trente secondes à une minute ; il survient un intervalle de repos, puis une contraction nouvelle suivie d'un nouveau repos, et on remarque qu'à mesure qu'on se rapproche de la terminaison de l'accouchement, les contractions sont plus longues et plus énergiques, et les intervalles de repos plus courts.

Chaque *contraction* de la matrice est accompagnée d'une *douleur* dont l'intensité est en rapport avec la force de la contraction. Aussi, dans la pratique des accouchements, emploie-t-on indifféremment le mot *douleur* ou *contraction*. Au début de l'accouchement, les contractions utérines sont légères, et ne se reproduisent qu'après un assez long repos. Les douleurs alors portent le nom de *mouches* ou de *douleurs préparantes*. Quand les contractions deviennent plus violentes et plus rapprochées, elles sont annoncées par un frémissement général, et portent le nom de *douleurs expulsives* ou *expultrices*; enfin, à la terminaison de l'accouchement, lorsque la tête du fœtus franchit l'orifice de la vulve, les douleurs, portées à leur plus haut degré de violence, portent le nom de *douleurs conquassantes*.

La réunion des phénomènes qui se passent pendant la parturition porte le nom de *travail*, et, pour les étudier convenablement, on a divisé le *travail de l'accouchement* en trois périodes :

1° *Période de préparation ou de dilatation,*
2° *Période d'expulsion;*
3° *Période de délivrance.*

1° *Période de préparation ou de dilatation.* L'œuvre considérable qui va s'accomplir dans le sein de la mère ne s'établit pas brusquement; elle est annoncée plusieurs jours, chez quelques femmes plusieurs semaines, auparavant, par des malaises généraux, une plus grande difficulté dans la station et dans la marche ; la sécrétion plus abondante de flueurs blanches, qui lubrifient, ramollissent et préparent à l'énorme distension qu'ils doivent subir, le col de la matrice, le vagin et les parties externes de la génération. Enfin le travail commence, et les *mouches,* ou *douleurs préparantes,* dilatent et effacent le col de la matrice (B, fig. 53) ; de sorte que la matrice (EEEE, *ibid.*) et le vagin (AA, *ibid.*) ne forment plus qu'une seule cavité, sans aucune trace de séparation.

Pendant ce temps, le visage de la femme se colore, la chaleur augmente, la langue se dessèche ; souvent il y a des nausées, des vomissements. Dans l'intervalle des douleurs, elle est calme ; mais la reprise des contractions la désespère. Elle devient très-irritable.

2° *Période d'expulsion.* Quand la dilatation du col est complète, le résultat des contractions utérines ou des *douleurs* est l'expulsion du fœtus et du placenta.

L'enfant, ainsi que j'ai eu occasion de le dire à l'article *Grossesse* (page 144), peut être comparé, dans la matrice, à l'œuf des oiseaux ; il est, en effet, complétement enveloppé par une membrane sans ouverture, qu'on nomme l'*amnios,* et nage au milieu d'un liquide que contient cette sorte de vessie. Pendant les contractions utérines, cette membrane et ce liquide forment hernie à travers l'ouverture du col de la matrice ; c'est ce que l'on désigne sous le nom de *poche des eaux.* Mais les efforts continus et progressivement plus intenses de la matrice distendent outre mesure cette membrane, et finissent par amener sa déchirure.

Aussitôt un flot de liquide inonde les parties de la femme et s'écoule au dehors ; c'est le phénomène connu sous le nom de *rupture de la poche des eaux.* En général, à partir de ce moment, l'accouchement marche vite à la terminaison.

En supposant l'enfant dans la position qu'il occupe figure 53 (position la plus favorable et heureusement la plus habituelle), le sommet de la tête s'engage alors dans l'orifice dilaté (B, *ibid.*), puis dans la partie supérieure du vagin (AA, *ibid.*), dont les rides transversales s'effacent alors complétement. Il continue, sous l'influence des contractions de la matrice, des muscles des parois du centre et du diaphragme, à descendre le long de l'excavation du sacrum (SSS, *ibid.*), en comprimant l'intestin rectum K (*ibid.*), qui, dans cet instant, est complétement vidé, ainsi que la vessie (H, *ibid.*), et bientôt le sommet de la tête apparaît à travers l'ouverture de la vulve. Les *douleurs conquassantes*, atroces à ce moment, lui font franchir cet orifice, la nuque dirigée en avant et la face en arrière, comme on le voit dans la figure 54 ; c'est la *position* la plus habituelle : cependant elle est loin d'être constante, et les accoucheurs ont admis un grand nombre d'autres *positions accidentelles,* ou de *présentations,* non-seulement suivant la partie du corps, mais aussi suivant la partie de la tête qui répond à l'orifice de la matrice. Une présentation de la tête assez fréquente est celle que présente la figure 55 ; elle est l'inverse de la position de la figure 54 : dans ce cas, c'est la face qui apparaît la première en avant sous l'arcade du pubis (L, fig. 55), tandis que

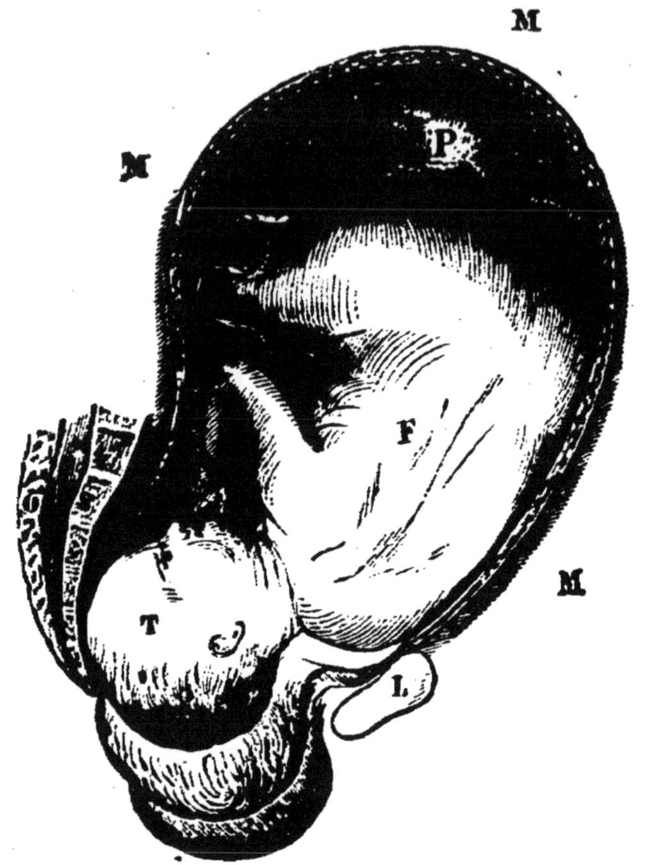

FIGURE 54

Représentant la sortie de la tête de l'enfant dans la position la plus habituelle (occiput en avant).

F, l'enfant contenu dans la matrice, dont le col est complétement effacé.

T, sa tête, à trois degrés différents de progression hors des parties naturelles de la mère ; la *nuque, occiput,* ou partie postérieure de la tête, est dirigée *en avant* sous l'arcade de l'os pubis, P. tandis que la face correspond en arrière à l'excavation de l'os sacrum, OS.

P, le *placenta,* ou délivre, adhérant au fond de la matrice, et dont le cordon vient s'insérer à l'ombilic, ou nombril de l'enfant.

OS, l'os sacrum, correspondant au dos de la mère.

L, l'os pubis, correspondant à la partie antérieure du corps.

l'occiput, ou partie postérieure de la tête correspond à

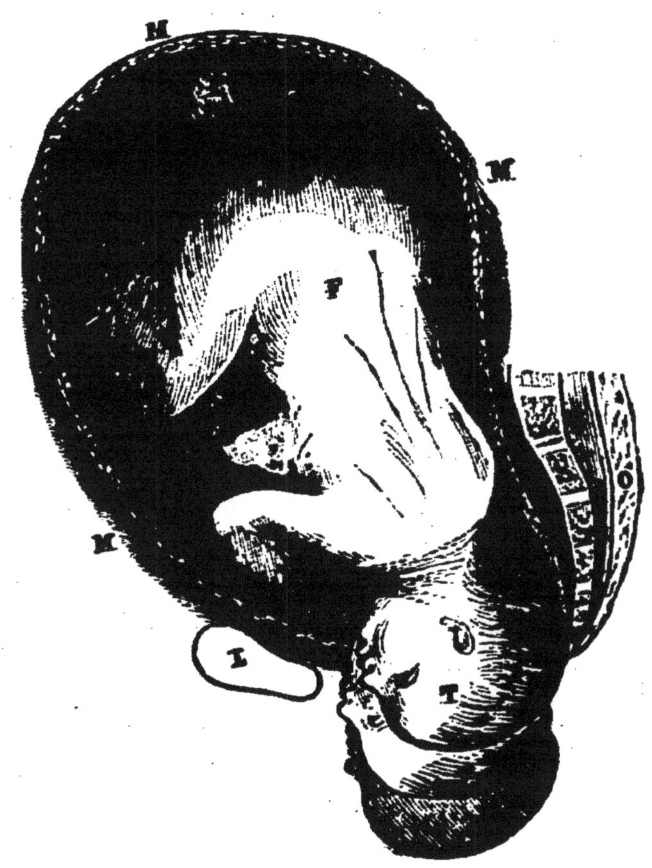

FIGURE 55

*Représentant la sortie de la tête de l'enfant dans une présentation
assez fréquente (face en avant).*

F, le corps de l'enfant.
T, sa tête, à trois degrés divers d'expulsion hors des parties génitales : sa
    face dirigée en avant, sous l'arcade de l'os pubis, L; la nuque, ou
    occiput, correspondant à l'excavation de l'os sacrum, SO.
P, le placenta, ou délivre.
M M M, les bords de la matrice, dont on a enlevé la paroi latérale pour laisser
    voir l'enfant et le délivre.
M L, paroi antérieure du corps correspondant au ventre.
M SO, paroi postérieure, correspondant au dos de la mère.

l'excavation de l'os sacrum. Suivent aussitôt les épaules et le reste du corps, et l'enfant ne tient plus à la mère que par le cordon ombilical (II' *ibid.*), qu'on coupe avec des ciseaux, à six ou huit centimètres de son insertion au nombril de l'enfant. Il faut avoir soin, jusqu'à ce qu'il soit lié à peu près vers la moitié de sa longueur, au moyen d'un fil double ou de cordonnet de soie, de pincer avec les doigts le bout qu'on vient de couper. Quelques personnes lient aussi le bout qui tient à la mère jusqu'à ce que la *délivrance* soit effectuée ; mais c'est une précaution inutile.

L'enfant, au moment de son expulsion, est quelquefois enveloppé par une portion de la membrane amnios : on dit alors qu'il est *né coiffé.*

3° *Période de la délivrance.* L'expulsion du placenta, délivre, ou arrière-faix (D, fig. 53, et P, fig. 54 et 55), suit de près la sortie de l'enfant. Au bout de dix minutes, un quart d'heure, une demi-heure au plus, cet organe, détaché, vient à l'orifice de la matrice, qui, se contractant légèrement, le pousse dans le vagin, d'où on le tire par l'intermédiaire du cordon. En même temps que le délivre, il sort habituellement une assez grande quantité de sang, mais qui s'arrête de suite, sans quoi l'hémorrhagie est à redouter. Dès que l'accouchement est terminé, on doit s'occuper immédiatement des *soins à donner à la mère et à l'enfant.*

Soins à donner à la mère. Après avoir examiné si le délivre est entier, on laisse quelques instants encore la femme sur le *lit de misère,* et pendant ce temps

on s'occupe de l'enfant (voir plus loin). La femme,
pendant ce temps de repos, doit rester couchée, les
cuisses rapprochées et allongées, peu couverte, dans
le silence et le repos le plus absolu du corps et de l'esprit. Elle est prise alors d'un tremblement général,
avec claquement de dents, qui est de très-bon augure ;
car, en indiquant le retrait de la matrice sur elle-
même, il éloigne les craintes d'hémorrhagie. Après
un quart d'heure, une demi-heure au plus de repos,
on lave doucement les organes extérieurs et la partie
interne des cuisses, avec de l'eau tiède légèrement
teintée de vin, pour raffermir les chairs. On essuie
avec des linges secs et chauffés. On débarrasse l'accouchée de tous ses vêtements, et on les remplace par
d'autres bien secs et chauds, qui seront lâchement
attachés. La poitrine et les bras doivent être particulièrement bien recouverts. On entoure le ventre d'une
serviette médiocrement serrée ; on garnit de linges
également secs et chauds les parties génitales, et on
porte l'accouchée avec beaucoup de précaution sur le
lit où elle doit rester pendant ses couches : ce lit doit
être au préalable convenablement garni vers le siége,
pour n'avoir pas à le changer en entier avant trois
jours révolus.

Quelques femmes, aussitôt l'accouchement terminé,
prennent un bouillon léger, d'autres une infusion de
tilleul et de feuilles d'oranger. En tout cas, il est im-
prudent de charger l'estomac par une alimentation
trop substantielle.

Soins à donner à l'enfant. La première indication

à remplir est de couper le cordon ombilical et d'y appliquer une ligature (voir plus haut). On examine ensuite si l'enfant ne présente aucune difformité, et si les ouvertures naturelles ne sont pas oblitérées ; on le place alors sur les genoux de la garde, qui doit le veiller ; on détache de son corps, au moyen de linges enduits de beurre ou d'huile, les matières grasses quelquefois très-abondantes qui le couvrent. On l'essuie avec des linges secs, et on l'habille, en commençant par vêtir les bras et la poitrine. La portion libre du cordon lié est entourée d'un linge fin, sec et propre, et placée sur le côté gauche du ventre. On entoure ensuite le ventre d'une bande médiocrement serrée et cousue de fil. Il faut autant que possible éviter l'emploi des épingles autour des enfants nouveau-nés.

Pendant un jour ou deux, jusqu'à ce qu'il tette, la nourriture de l'enfant ne doit être constituée que par quelques gouttes d'eau sucrée. On doit veiller avec soin à ce que l'expulsion des urines et du méconium se fasse régulièrement. Si les évacuations naturelles n'avaient pas lieu, on les sollicite par l'administration de sirops de fleurs de pêcher, de violettes ou de chicorée composé, associé par parties égales à l'huile d'amandes douces.

Si, au sortir de la matrice, l'enfant ne respirait pas, ou qu'il présentât quelque phénomène d'asphyxie, comme la teinte bleuâtre de tout le buste ou de la tête, il faut faire des frictions douces sur le corps, les membres, avec de l'eau froide, légèrement aiguisée de vinaigre ou d'eau-de-vie. Quand des mucosités remplissent la bouche, il ne faut pas craindre d'introduire le petit doigt jusqu'au fond de la gorge et de les détacher ; à mesure qu'ils apparaissent entre les lèvres, on les attire avec un linge sec et on les essuie.

Je ne donne ici que les indications les plus habituelles : le cadre de cet ouvrage et le but que je me suis proposé ne comportent nullement les instructions pour les cas difficiles. Dans ces circonstances, la seule chose à faire consiste à ne pas perdre de temps, et à réclamer au plus tôt les soins d'un praticien expérimenté.

DEUXIÈME PARTIE.

PREMIÈRE SECTION

CONSIDÉRATIONS GÉNÉRALES

SUR LES MALADIES

DES ORGANES GÉNÉRATEURS DE LA FEMME.

DU DIAGNOSTIC.

Avant d'entreprendre la description des maladies des organes génitaux et urinaires de la femme, je vais passer en revue, d'une manière sommaire, les divers moyens explorateurs qui servent à établir le diagnostic de ces affections.

Les maladies des organes génitaux ne sont bien connues des médecins que depuis la fin du dernier siècle; dans l'antiquité et au moyen âge elles étaient entièrement abandonnées aux pratiques empiriques des matrones.

Ces maladies ne sortirent des limbes scientifiques qu'à l'époque où les hommes se substituèrent aux femmes dans la pratique des accouchements. Aussi les auteurs qui ont traité de ces maladies écrivaient non d'après leur propre observation, mais d'après les livres de leurs prédécesseurs, remontant de cette manière jusqu'aux traditions hippocratiques et les répétant, sans éliminer aucune des erreurs produites par l'ignorance anatomique et physiologique de la médecine antique. Il nous faut arriver au dix-huitième siècle pour voir paraître, avec Mauriceau et Astruc, des travaux de quelque valeur scientifique. La connaissance de ces maladies n'a été complète que lorsque les progrès de l'anatomie pathologique et l'introduction de nouveaux moyens d'exploration ont permis aux médecins de pénétrer la nature de ces maladies cachées aux yeux.

Cet état d'ignorance où l'on se trouvait à l'égard des affections qui m'occupent a causé un préjugé contre lequel Lisfranc s'élevait : « On répète sans cesse dans le monde, disait-il, que les maladies de l'utérus sont infiniment plus communes aujourd'hui qu'autrefois. C'est une erreur, et il est facile de se rendre compte des motifs qui peuvent l'accréditer. Les anciens observaient moins souvent ces maladies, parce qu'ils les connaissaient beaucoup moins que les modernes; parce que, se payant quelquefois de mots, ils attribuaient à d'autres causes les accidents graves et même mortels qui en provenaient; parce qu'en traitant les états morbides symptomatiques qui les masquaient, ils guérissaient parfois la maladie de matrice sans s'en douter; parce qu'enfin i l est un certain nombre de maladies utérines qui disparaissent sous l'influence de simples moyens hygiéniques. »

La connaissance des maladies utérines des femmes a été soumise aux lois de progression qui régissent le développement de toutes nos connaissances : d'abord l'obscurité, puis la confusion, enfin de la demi-ignorance est sortie leur étude à un point de vue systématique; des auteurs ont voulu, les uns, ne voir dans les affections les plus diverses que les manifestations de l'*inflammation ;* pour les autres la *leucorrhée* jouait le principal rôle ; d'autres enfin attribuaient tout à l'*ulcération,* à l'*engorgement,* aux *granulations,* etc. Ces divers systèmes entraînaient avec eux des méthodes de traitement exclusives : de là l'abus d'agents utiles comme le fer rouge, les caustiques, la saignée, etc.

Aujourd'hui nos connaissances en *Gynécologie* sont assez avancées pour me permettre de poser dans ce livre les principes d'un diagnostic rigoureux et fécond en indications thérapeutiques.

Les maladies de la matrice sont fréquemment ignorées par les femmes qui en sont atteintes ; dans les premiers temps d'une affection utérine, l'attention des malades et fréquemment celle du médecin traitant s'attache tout entière aux manifestations sympathiques et symptomatiques qui caractérisent la classe entière des maladies utérines.

Ces manifestations, comme les lecteurs le verront

plus bas, sont essentiellement variables et fugaces : aussi ont-elles causé de nombreuses erreurs de diagnostic; il y a dans l'ouvrage de Lisfranc soixante-quatorze pages qui ont été consacrées à ces sortes d'erreurs : on y voit une malade accusée d'avoir eu précédemment une grossesse, alors que son utérus portait les traces d'une évidente stérilité; une autre femme atteinte de leucorrhée, accusée par un spécialiste en renom d'avoir une blennorrhagie ; c'est de cette façon que la paix des ménages peut être empoisonnée par une erreur de diagnostic.

Ceci montre aux malades, comme aux médecins, la nécessité d'une exploration attentive et directe des organes supposés malades. Lorsque, par l'analyse des symptômes généraux que j'énumérerai plus bas, un médecin est conduit à croire à l'existence d'une affection des organes générateurs, il est de son devoir d'exiger l'exploration directe des organes génitaux internes et externes.

Quelque pénible que soit cet examen pour la pudeur des femmes, un médecin habile ne tardera pas à triompher de la résistance opposée à cette exploration par ce sentiment bien légitime, en faisant comprendre à la malade que tous les symptômes qu'elle éprouve prennent naissance dans l'utérus. Ce dernier point est d'autant plus important, que les décisions prises à cet égard par les femmes diffèrent du tout au tout, suivant qu'elles conservent des doutes ou qu'elles ont la conviction d'être atteintes d'une maladie utérine. Elles redoutent si fort le développement des polypes, des ulcères, etc., dans lesquels se résument pour elles la plupart des maladies de matrice dont elles entendent parler, que la juste crainte inspirée par ces terribles affections ne leur ôte pas seulement la répugnance, mais leur inspire souvent le désir de se faire examiner. Même chez les moins raisonnables, l'instinct de la conservation semble étouffer le cri de la pudeur; et il peut être dit que pas une seule femme, mariée ou non, ait refusé l'examen lorsqu'elle avait acquis la certitude que la matrice était le siége du mal.

La conviction de l'existence d'une maladie utérine naîtra dans l'esprit du médecin et de là dans celui de la malade, par la manifestation des nombreux phénomènes symptomatiques et sympathiques produits par cette affection.

Les affections utérines sont excessivement variées; chaque âge subit l'influence de causes différentes qui, durant un laps de temps qui s'étend en moyenne de 15 à 45 ans, justifient presque l'adage ancien :

Propter uterum mulier tota morbus.
(Toutes les souffrances de la femme proviennent de la matrice.)

En effet, à partir de la puberté, la matrice s'éveille, et son aptitude à remplir les importantes fonctions qui lui sont dévolues semble être cause de ses souffrances. Aussi, est-ce à partir de cet âge qu'on voit survenir les *troubles de la menstruation : règles immodérées ou douteuses, retard ou suppression.* Pendant la grossesse (voir p. 144), les changements que doit subir l'utérus dans son volume, sa position, sa texture, la circulation du sang dans ses parois, l'exposent à un grand nombre de maladies, telles que les *pertes*, les *déplacements*, etc. Le travail de l'accouchement, les manœuvres nécessaires avec la main ou le forceps, quand la parturition est difficile, et surtout les suites de couches, sont des causes fréquentes d'affections plus ou moins graves, telles qu'*engorgement, relâchement, chute, antéversion, rétroversion, plaies, ulcères* et souvent *cancer*. Il n'est presque aucune femme venant réclamer des conseils pour une maladie de matrice qui n'attribue son mal à un accouchement antérieur.

Enfin l'acte du *coït* et toutes les conditions qui s'y rattachent, *l'abus comme la privation des plaisirs sexuels, la masturbation et les maladies vénériennes* sont, pour l'utérus, d'actives causes de souffrances.

Une si grande variété de maladies donne nécessairement lieu à des *symptômes* très-divers, que je vais passer sommairement en revue. Un symptôme commun à presque toutes est une *douleur locale* plus ou moins intense, continue ou intermittente, et qui retentit dans les reins, le siége, le bas-ventre, le pli de l'aine et la partie supérieure des cuisses. Tantôt légère, superficielle ou obscure, elle semble quelquefois pénétrer dans la profondeur des os du bassin. D'autres fois la douleur est tout à fait absente, ou n'est provoquée que par la palpation, et il m'arrive assez fréquemment de constater de graves désordres et une désorganisation avancée de ce viscère, sans que la douleur ait particulièrement attiré l'attention des malades.

La douleur peut être aussi remplacée par une *démangeaison insupportable,* pour laquelle seule souvent les malades viennent réclamer des soins.

Les autres symptômes qui indiquent les maladies de matrice sont les *dérangements dans les règles,* qui sont difficiles, douloureuses, éprouvent des retards, se suppriment ou coulent assez abondamment pour constituer des hémorrhagies.

Parfois encore ce sont des *pertes de sang* dans l'intervalle des époques, qui en imposent quelquefois aux malades pour des retours de leurs règles, mais dont l'abondance et la répétition, à des intervalles tout à fait irréguliers, dénotent le caractère morbide. Dans ces derniers cas, surtout, le sang est assez peu coloré et mêlé à d'autres liquides.

Ailleurs, soit dans l'intervalle de ces pertes, soit indépendamment d'elles, il apparaît des *écoulements* glaireux transparents ou puriformes. Ces derniers sont tantôt blancs, jaunes, verdâtres ; tantôt rougeâtres et sanieux.

Leur *odeur* est quelquefois nulle, et parfois d'une fétidité repoussante.

La manière dont ces écoulements *tachent le linge* peut aussi fournir d'utiles renseignements sur la nature de la maladie, et quand des malades éloignées me consultent, je ne manque jamais de me faire envoyer une portion de tissu imprégné de ces liquides, afin de constater, par l'analyse physique, chimique et microscopique, le genre et le degré de gravité de la maladie.

A ces symptômes locaux, à ces signes physiques fournis par l'organe malade lui-même, se joignent souvent d'autres phénomènes morbides dans les organes voisins, *la vessie*, E, *et le rectum* D (fig. 7). Tels sont les besoins fréquents d'uriner, les douleurs en urinant, et même la rétention d'urine ou son incontinence ; la constipation et les pesanteurs si incommodes que les malades affectées de descente de matrice éprouvent sur le fondement. Mais ce n'est pas seulement sur les organes voisins que réagissent les maladies de la matrice. Ainsi ces affections amènent un trouble général, nerveux surtout, tellement intense, que souvent l'affection principale et primitive disparaît, et que les malades ne viennent accuser au médecin, comme je l'ai déjà dit, que des souffrances qui semblent n'avoir aucun rapport avec les maladies de la matrice. Ainsi on peut voir, dans les annales de la science, des observations de femmes qui présentaient tous les symptômes de la folie, et dont les idées reprirent leur cours régulier dès qu'elles furent guéries d'affections utérines, affections qui avaient été méconnues pendant dix ans.

C'est surtout par les *troubles du système nerveux et des fonctions de l'estomac* que les maladies utérines manifestent leurs sympathies.

Ainsi une femme n'a pas, pendant quelque temps, des flueurs blanches un peu abondantes, sans qu'il se manifeste des *tiraillements*, des *douleurs au creux de l'estomac*, des *digestions difficiles*, et *quelquefois des vomissements*. On voit aussi, dans ce cas, survenir des *douleurs nerveuses dans tous les membres*, des *élancements dans les seins*, des *douleurs dans les flancs*, des *défaillances*, des *éblouissements*, surtout quand les malades sont debout, ou marchent quelque temps. Un phénomène très-remarquable, c'est que la plupart de ces souffrances se dissipent comme par enchantement dès que la malade est couchée.

Ajoutez à ces phénomènes les *palpitations*, les *étouffements*, les *bouffées de chaleur* qui de l'estomac montent à la tête, le *refroidissement habituel* des pieds et des mains, la *langueur*, l'*abattement physique et moral*, une *impressionnabilité extrême* de tout le système nerveux, une *mobilité de caractère* très-peu agréable pour les personnes qui vivent avec les malades, le *passage rapide et le plus souvent non motivé de l'extrême joie à une profonde tristesse*; enfin la *physionomie des malades* est tout à fait changée et prend des caractères frappants, auxquels ne se trompe jamais un praticien qui a l'habitude de soigner spécialement ce genre de maladies. *Le visage est pâle, jaune ; les traits tirés, amaigris ; les yeux entourés d'un cercle bleuâtre et sans expression.*

L'existence d'une affection des organes générateurs féminins étant rendue presque certaine par la présence de tout ou partie des symptômes qui viennent d'être énoncés, le médecin réclamera l'exploration des organes génitaux, en faisant comprendre à la malade, comme il a été dit plus haut, l'absolue nécessité d'un pareil examen.

Cet examen doit être entouré de toutes les précautions que prescrit la bienséance, et ne peut être pratiqué que de l'entier consentement des malades. Qu'il me soit permis de faire remarquer à ces dernières que la pudeur la plus farouche ne saurait en souffrir, ce sentiment ne pouvant être blessé que lorsque le libre arbitre est violenté par des actes ou des pensées qui ne peuvent souiller l'imagination d'un médecin qui ne procède à ces sortes d'examens que pénétré des devoirs sacrés de sa profession. Aussi la résistance opposée par les malades prend-elle le plus souvent naissance dans des sentiments auxiliaires de la pudeur.

Les moyens d'exploration des organes génitaux externes et internes consistent dans l'emploi, direct ou aidé, d'instruments explorateurs, des sens de la *vue* et *du toucher*.

Le *toucher* sert directement au diagnostic par la *palpation*, le *toucher vaginal* et *rectal.*

La *vue* sert directement pour l'examen des organes génitaux externes, et aidée du *spéculum* pour celui des organes profonds.

Un dernier mode d'exploration est celui qui consiste dans la *mensuration* et le *toucher*, aidé de *tiges métalliques* ou *autres;* ce dernier mode constitue *le cathétérisme utérin.*

J'ai donc à décrire six procédés d'exploration, qui sont :

A. *Examen direct par la vue des organes génitaux externes.*

B. *Palpation abdominale.*

C. *Toucher vaginal.*
D. *Toucher rectal.*
E. *Examen au spéculum.*
F. *Cathétérisme utérin.*

A. *Examen direct des organes génitaux.*

Ce premier mode d'exploration consiste à placer la malade sur un lit ou sur un canapé, en face d'une fenêtre ; la malade est couchée sur le dos, le bassin un peu élevé ; les cuisses très-écartées et les jambes fléchies sur les cuisses ; le jour doit éclairer parfaitement les parties génitales. Une fois cette position prise par la malade, le médecin peut explorer le périnée ; puis, en déplissant et écartant avec précaution les grandes et petites lèvres, il étale à sa vue les parties constituantes de la vulve et peut examiner le clitoris, le méat urinaire, l'orifice vulvo-vaginal ; en pressant doucement ces deux orifices, il peut faire sourdre la matière *des écoulements* dont ils peuvent être le siége et en reconnaître la nature. En pressant les grandes et les petites lèvres, il peut reconnaître les *abcès* et les diverses *tumeurs* qui siégent dans ces parties ; il constatera, en procédant à ces divers examens, la *sensibilité*, la *coloration* de la muqueuse qui tapisse la vulve et la nature des *ulcérations* qui peuvent y siéger.

Cet examen, fait attentivement, sert à reconnaître toutes les affections de la vulve, la *blennorrhagie urétrale* et la syphilis chez la femme.

B. *Palpation abdominale.*

C'est un moyen simple de s'assurer s'il y a dans l'abdomen ou dans l'excavation pelvienne quelque altération de température, de volume, de consistance, de souplesse, de sensibilité. C'est une sorte de *toucher médiat*, que l'on pratique avec la main à travers les parois de l'abdomen.

Il faut pratiquer la palpation de deux manières, la femme étant couchée, puis debout. Ces deux modes de palpation se contrôlent l'un par l'autre, et leur association est absolument nécessaire et facilite singulièrement la constatation de certains symptômes qui ne pourraient être suffisamment analysés par l'une ou par l'autre seulement.

Pour pratiquer la *palpation verticale*, la femme est debout, adossée à un obstacle ou soutenue par le bras gauche du médecin, qui porte la main droite sur l'abdomen, explorant méthodiquement l'épigastre, l'hypogastre ; la main ainsi promenée, apprécie, chemin faisant, la température de la paroi abdominale dans ses diverses régions, sa sensibilité, son degré de tension, son volume et la présence des saillies anormales constituées par l'existence des tumeurs qui peuvent siéger dans l'excavation pelvienne. En faisant légèrement incliner la femme en avant pour relâcher les muscles abdominaux, et en déprimant avec la pulpe des doigts la paroi ainsi rendue plus souple, on produira de la douleur s'il existe quelque inflammation des organes profonds, qui seront de cette manière plus complétement explorés.

Dans la situation verticale, on constatera encore le degré de soulagement que produira la main appliquée à plat sur la région pubienne, en repoussant en haut les viscères abdominaux, ce qui fournira à l'examinateur l'indication d'une *ceinture hypogastrique.*

Pour pratiquer la *palpation horizontale,* la femme sera couchée sur un lit, la tête légèrement relevée par des oreillers, les genoux relevés par le fléchissement des jambes sur les cuisses, et des cuisses sur le bassin pour mettre les muscles abdominaux dans un entier relâchement : le ventre devra quelquefois être découvert, pour que l'action de la vue complète l'exploration pratiquée par les mains, comme dans la situation verticale ; le relâchement des muscles abdominaux facilitera la dépression des parois abdominales et permettra à l'observateur d'explorer les parties profondes du bassin et de voir si les tumeurs, révélées par la première exploration, dépendent des organes générateurs ou des reins, ou des intestins. Pendant la durée de ces recherches, l'œil appréciera *la pigmentation, les vergettures* que laissent les grossesses antérieures, la *dépression de l'ombilic,* etc.

Les moyens auxiliaires de la palpation sont l'*auscultation,* dans les cas où l'on croit à l'existence d'une grossesse ; la *percussion,* qui fournit, par la différence de matité et de sonorité, les indices certains du volume occupé par une tumeur dans l'abdomen ; la recherche de la *fluctuation*, qui apprend si une tumeur est solide ou liquide.

C. *Toucher vaginal.*

Le toucher est le plus facile des moyens d'exploration, et c'est, de tous, celui qui donne les indications les plus sûres. Il peut être exercé dans la position verticale ou dans la position horizontale. Comme pour la palpation, il n'est pas indifférent de pratiquer cette exploration dans l'une ou l'autre des situations; l'une et l'autre révèlent des symptômes particuliers et fournissent des indications spéciales.

Le *toucher vaginal vertical* peut se pratiquer sans qu'il soit nécessaire de découvrir la malade. Pour ce faire, on placera la femme debout, adossée à un meuble qui la soutienne, le corps légèrement incliné en avant. Le médecin, un genou à terre, ou assis sur un siége peu élevé, se placera devant la malade; il introduit alors la main droite sous les vêtements, après avoir enduit préalablement le doigt indicateur d'un corps gras, qui sert à en faciliter l'introduction et à le préserver des liquides virulents qui peuvent être secrétés par les parties génitales. Il remonte le long de la cuisse droite et essaye d'arriver à la commissure postérieure de la vulve pour trouver l'orifice vaginal, en évitant l'anus en arrière, le clitoris en avant, dont l'attouchement impressionne toujours les femmes d'une manière pénible ou choquante.

Le doigt introduit dans le vagin se dirige lentement le long de la paroi postérieure du vagin jusqu'au col de la matrice, constatant, pendant le trajet, l'état de la muqueuse vaginale, sa température, sa sécheresse, son humidité, ses rugosités et les accidents de sa surface, etc. Arrivé au col, il en explore le pourtour, le volume, les deux lèvres, et constate l'état des culs-de-sac vaginaux qui l'entourent. Enfin il revient vers la vulve en suivant la paroi antérieure du vagin, qui se trouve, de cette manière, exploré comme l'avait été la paroi postérieure.

Le toucher dans la situation verticale est souvent le seul moyen d'atteindre le col utérin chez les femmes qui l'ont habituellement très-élevé ; il en est de même chez les femmes de haute taille ou très-grasses. Lui seul peut donner des renseignements certains sur les déviations de la matrice et sur les débuts de la grossesse.

Après le toucher vaginal pratiqué dans la situation verticale, vient le *toucher vaginal dans la situation horizontale*. Il peut se pratiquer sans découvrir la malade et être combiné avec la palpation, ce qui donne une plus grande valeur à l'examen.

Les règles du toucher vaginal horizontal sont les mêmes que celles du toucher vertical que je viens de décrire, seulement la malade est couchée comme pour la palpation horizontale.

Certains auteurs ont proposé de remplacer le toucher vaginal chez les vierges par le *toucher rectal*, voulant par là ménager la pudeur et la délicatesse des filles non déflorées. Cette proposition ne me semble remplir aucun des buts qu'elle a en vue ; l'exploration rectale est plus pénible, sinon plus révoltante que l'exploration vaginale.

Cette exploration, du reste, ne doit être réclamée qu'en cas de nécessité absolue et urgente.

On fera comprendre à la fille vierge l'impérieux besoin de recourir au toucher vaginal, et il est toujours facile de le pratiquer sans porter atteinte à l'intégrité de la membrane *hymen*, signe physique de virginité, qu'il est de la plus haute importance de ne pas détruire. Il suffit des précautions suivantes. On prie la malade de rapprocher les cuisses au lieu de les écarter; le rapprochement des cuisses rend cette membrane dépressible : le doigt, après avoir constaté la dépression de cette membrane, pénètre dans le vagin par un mouvement analogue à celui qui a été décrit, mais avec une excessive lenteur. Le toucher pratiqué dans ces conditions ne fait ni souffrir, ni saigner la malade et ne déchire pas l'hymen, qui d'ailleurs, par le fait de la leucorrhée concomitante des maladies utérines chez les vierges, se trouve plus souple chez ces jeunes filles que chez les autres.

D. *Toucher rectal.*

Ce mode d'exploration, comme je l'ai déjà fait remarquer, ne peut jamais remplacer le toucher vaginal; bien plus que ce dernier mode d'examen, il blesse la pudeur et donne moins de renseignements. C'est un moyen souvent nécessaire, indispensable même, mais que le médecin n'emploie que comme une mesure extrême, pour éclairer ou contrôler un diagnostic douteux.

Pour le pratiquer, on placera la femme dans les positions du toucher vaginal, et on y procédera, après avoir recommandé à la malade de prendre un lavement, une heure ou deux avant l'examen.

Le doigt, après avoir franchi les sphincters de l'anus, est introduit dans le rectum, où il constatera l'existence des tumeurs du cul - de - sac postérieur du vagin, les déviations utérines, les fistules de la paroi vagino-rectale, etc.

E. *Examen au spéculum.*

Spéculum est un mot latin qui signifie *miroir.* Aussi les instruments d'exploration que je vais décrire sont-ils de véritables miroirs, portant la lumière sur le col de l'utérus et les parties profondes du vagin, tandis qu'ils maintiennent la vulve et le reste des parois vaginales écartées par leur présence même.

Sous les noms de *dioptres* ou *spéculums,* les médecins de l'antiquité et du moyen âge décrivaient divers dilatateurs vaginaux éclairant et dilatant les parois de ce canal ; la première mention en est faite par Paul d'Égine ; la figure du vrai spéculum a été laissée par Albucasis en 1104.

Le spéculum n'est devenu d'un usage vulgaire et

facile que depuis que Récamier l'a, on peut le dire inventé à nouveau, et popularisé comme moyen d'ex ploration et de traitement. Cet ingénieux praticien ayant à reconnaître et à cautériser une ulcération du col utérin, fit construire d'abord une canule en ferblanc, qu'il changea en un cylindre creux d'étain, à paroi réfléchissante, taillé en bec de flûte, largement évasé à l'extrémité externe, formant une espèce d'entonnoir.

Cet instrument primitif, quoique très-utile, avait de grands inconvénients, il dilatait par trop l'orifice vulvaire ; aussi a-t-il été depuis modifié de nombreuses façons.

Cet instrument n'a pas été seulement modifié, mais il a encore donné naissance à un grand nombre d'autres dilatateurs qui, bien qu'employés rarement, ont tous leur utilité.

Des modifications de peu de valeur portent :

1° Sur la *nature de la matière* dont le spéculum est construit (on en fabrique en métal, en cristal, en ivoire, en buis, en bois, en caoutchouc, etc.);

2° Sur l'*existence d'un manche*, que l'on a supprimé, raccourci ou rendu mobile ;

3° Sur *des ouvertures* que l'on peut pratiquer *sur les parois* du cylindre : telle est la fenêtre à glissement du spéculum dû à Mme Boivin. Dans toutes ces modifications, l'instrument est resté ce que Récamier l'avait fait : un cylindre métallique creux, légèrement évasé à son extrémité externe, variant de dimensions en longueur et en grosseur ; muni d'un

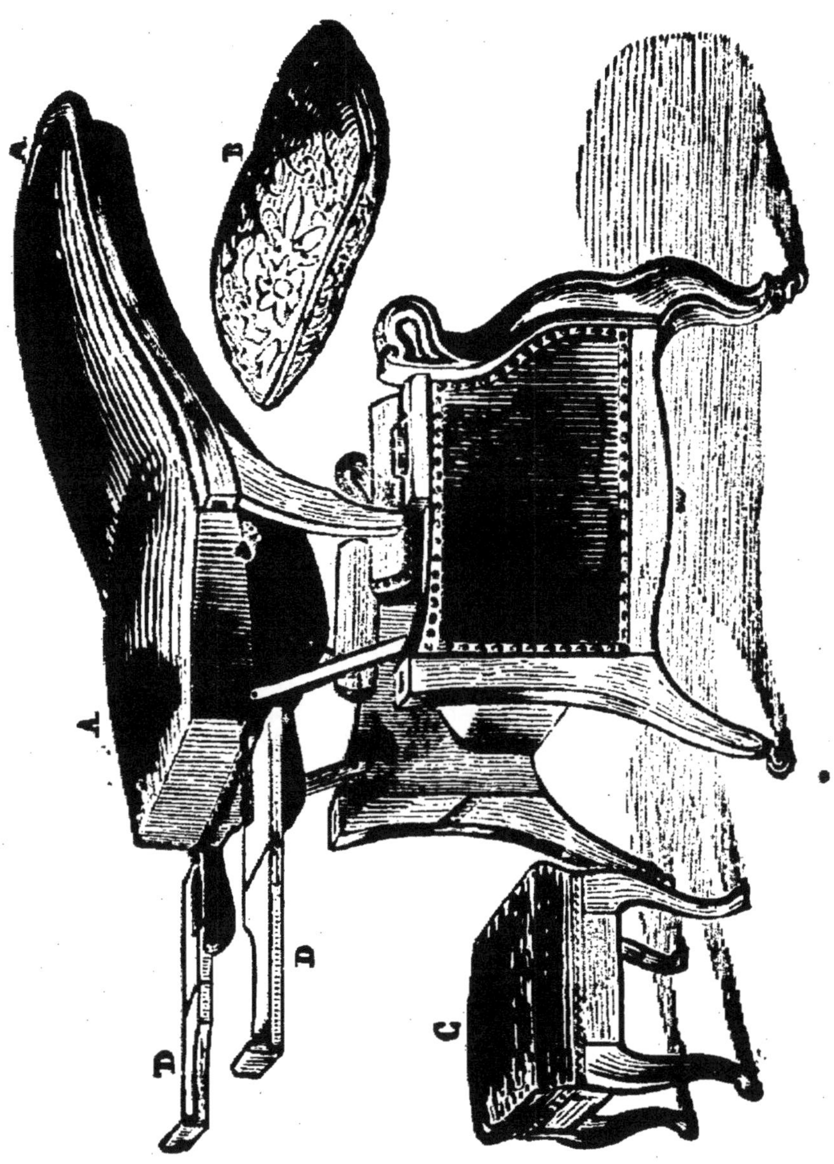

FIGURES 56, 57, 58.

Représentant le fauteuil mécanique qui me sert à examiner les
femmes au spéculum.

A A, le dossier.

B, le coussin qui sert à relever la tête.

DD, pédales sur lesquelles reposent les pieds de la malade.

C, tabouret qui sert de marchepied à la malade et de siège à l'opérateur.

embout, espèce de tige mobile, terminée par un renflement de la forme du gland, pour faciliter l'introduction du spéculum, en déplissant le vagin. (Voir les figures.)

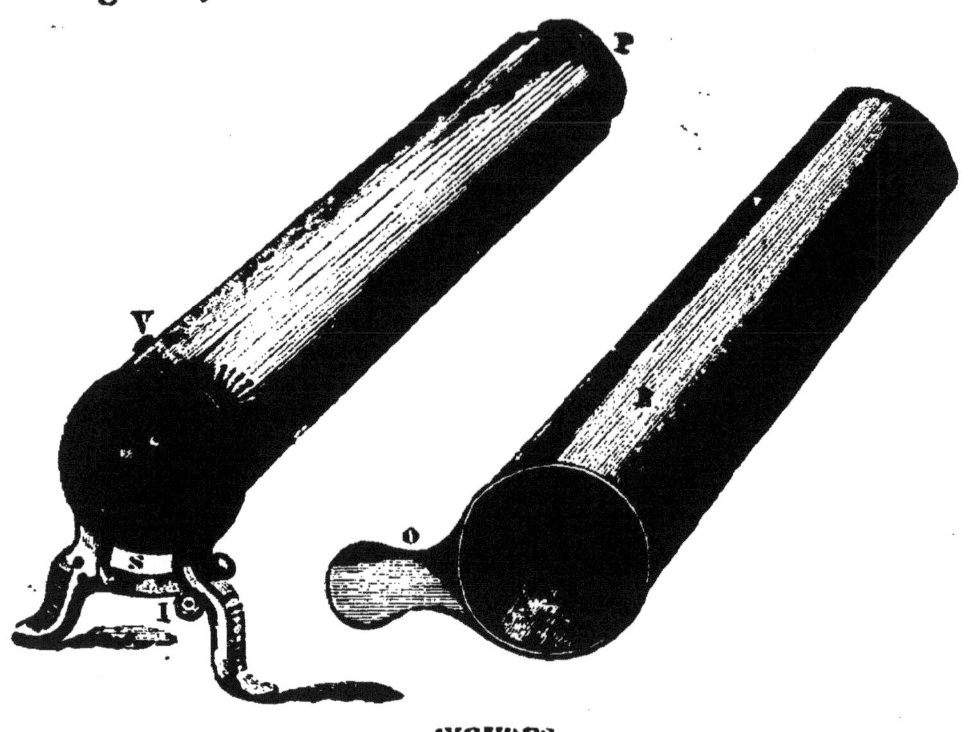

FIGURES

59   **60**

La figure 59 représente un spéculum à trois valves, fermé comme pour s'en servir.

(Pour compléter l'explication, voir les figures 61, 62, 63).

P, l'extrémité de l'embout.

V, bouton sur lequel on presse afin de séparer la valve mobile. (V. fig. 63.)

S, crémaillère le long de laquelle glissent les deux pieds du manche.

I, vis de pression destinée à maintenir fixe l'écartement qu'on veut donner
    l'instrument.

La figure 60 représente un spéculum plein.

S, le corps de l'instrument.

A, sa surface intérieure, dont le poli fait office de miroir.

O, son manche, ou queue.

Après les spéculums ordinaires en étain, vient le spéculum de Fergusson, qui est cylindrique, en glace étamée recouvert d'une couche de gutta-percha, taillé en bec de flûte à son extrémité utérine : ce

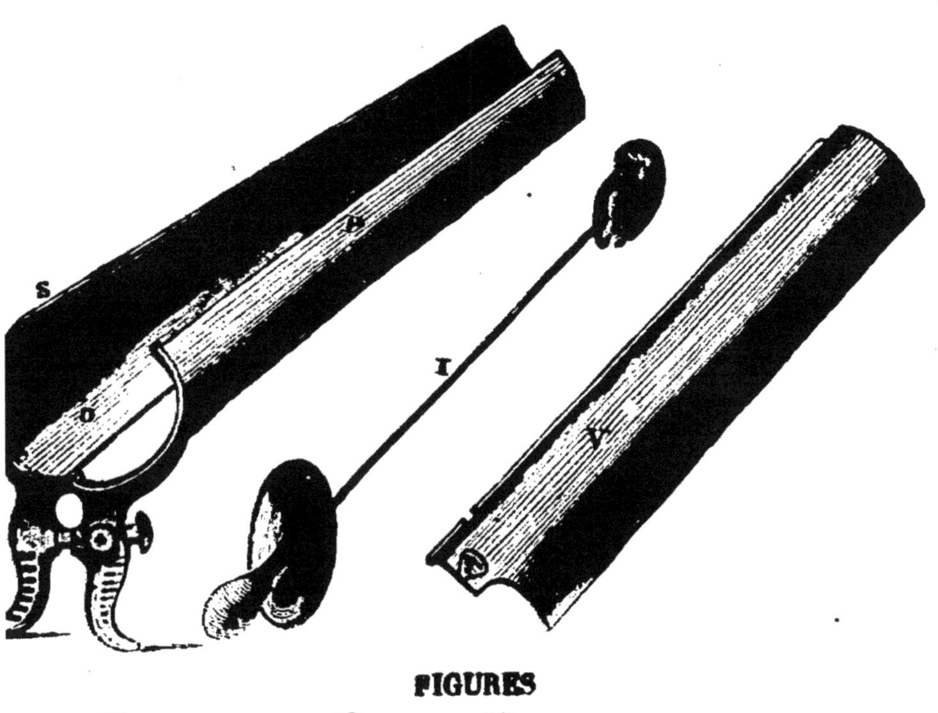

FIGURES

61   62   63

Représentant les trois parties dont se compose un spéculum à trois valves démonté

Dans la figure 61, on voit en S la valve qui porte à son bord libre une rainure destinée à recevoir la valve mobile V.

V', seconde valve, articulée en O avec la valve S.

La figure 63 fait voir la valve mobile V.

La figure 62 fait voir l'embout I qui, dans le spéculum fermé, bouche l'extrémité et facilite l'introduction.

spéculum est facile à introduire dans les vagins étroits, et il atteint facilement le col utérin lorsque celui-ci

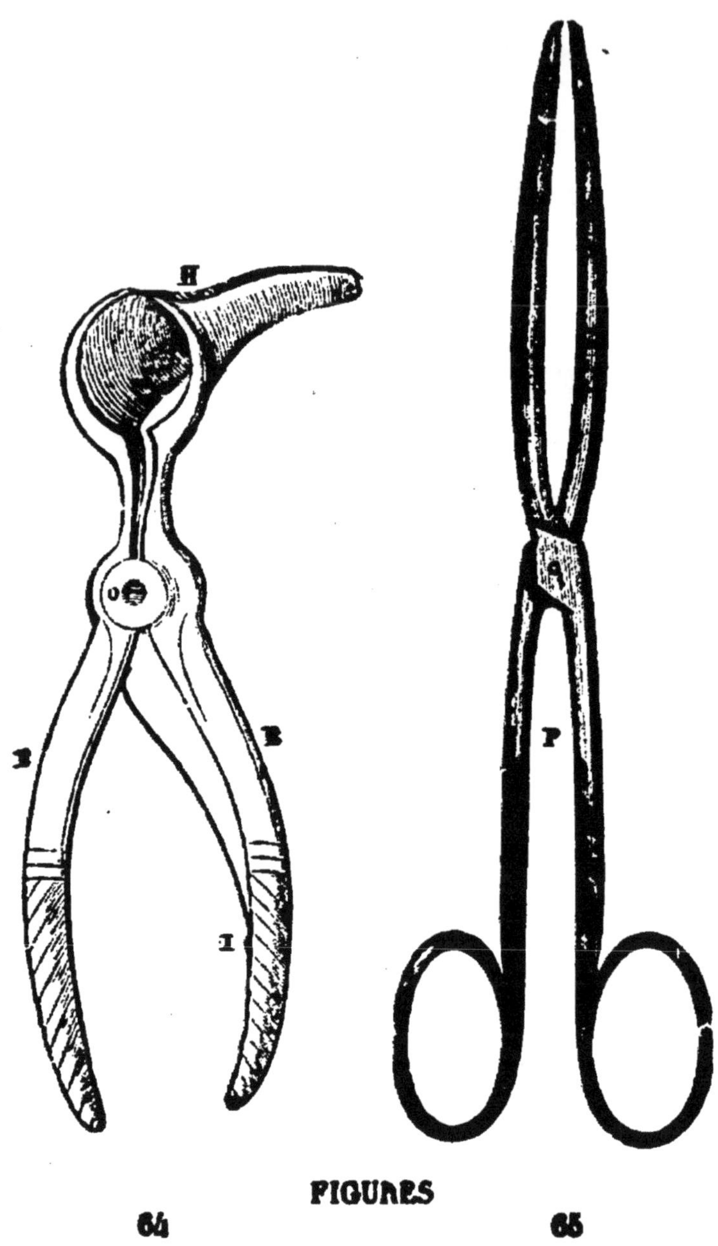

FIGURES

64   65

La figure 64 represente le spéculum du canal de l'urètre à deux valves.

O, articulation des deux valves rapprochées.
I, ressort d'acier qui maintient les deux valves rapprochées.

B B, les deux branches qu'on rapproche pour écarter les deux valves ll.

(Cet instrument sert surtout à constater les maladies de la partie profonde du canal de l'urètre chez les femmes.)

La figure 65, P, *représente une pince* dont les branches très-longues portent, entre leurs mors, des bourdonnets de charpie ou de coton cardé, destinés à détacher de la surface du col la sanie ou les glaires qui dérobent le mal aux regards, et à porter sur cette même région les divers caustiques liquides dont on a fait choix.

est fortement tiré en arrière; le seul inconvénient de ce spéculum, c'est son excessive fragilité.

Ce spéculum avec ceux de Mayer de Berlin, en *verre*, en *cristal*, en *porcelaine opaque*, servent lorsqu'il est nécessaire de pratiquer des cautérisations sur le col utérin; on doit comprendre que, pour une semblable opération, il est nécessaire d'avoir des spéculums dont les caustiques ne sauraient altérer la substance, et qui soient assez mauvais conducteurs de la chaleur, pour isoler les parois vaginales, au cas où l'on emploierait le fer rouge.

Le plus simple de tous les spéculums construits à cet effet est un spéculum de buis, ayant la forme du spéculum d'étain.

Je vais maintenant décrire quelques spéculums, qui s'éloignent plus de l'idée primitive, et qui remplissent par leurs modifications des indications auxquelles ne peuvent servir les spéculums pleins et cylindriques.

Je prendrai tout d'abord les *spéculums valvaires*, qui consistent en des portions de cylindres réunies sur un pivot et auxquelles ont été soudés des manches, qui par leur rapprochement produisent l'écartement des valves. (Voir figures 59, 6ᶠ, 67.)

Les spéculums valvaires les plus usités sont le *spéculum bivalve*, le *trivalve à recouvrement* et enfin *le spéculum quadrivalve*.

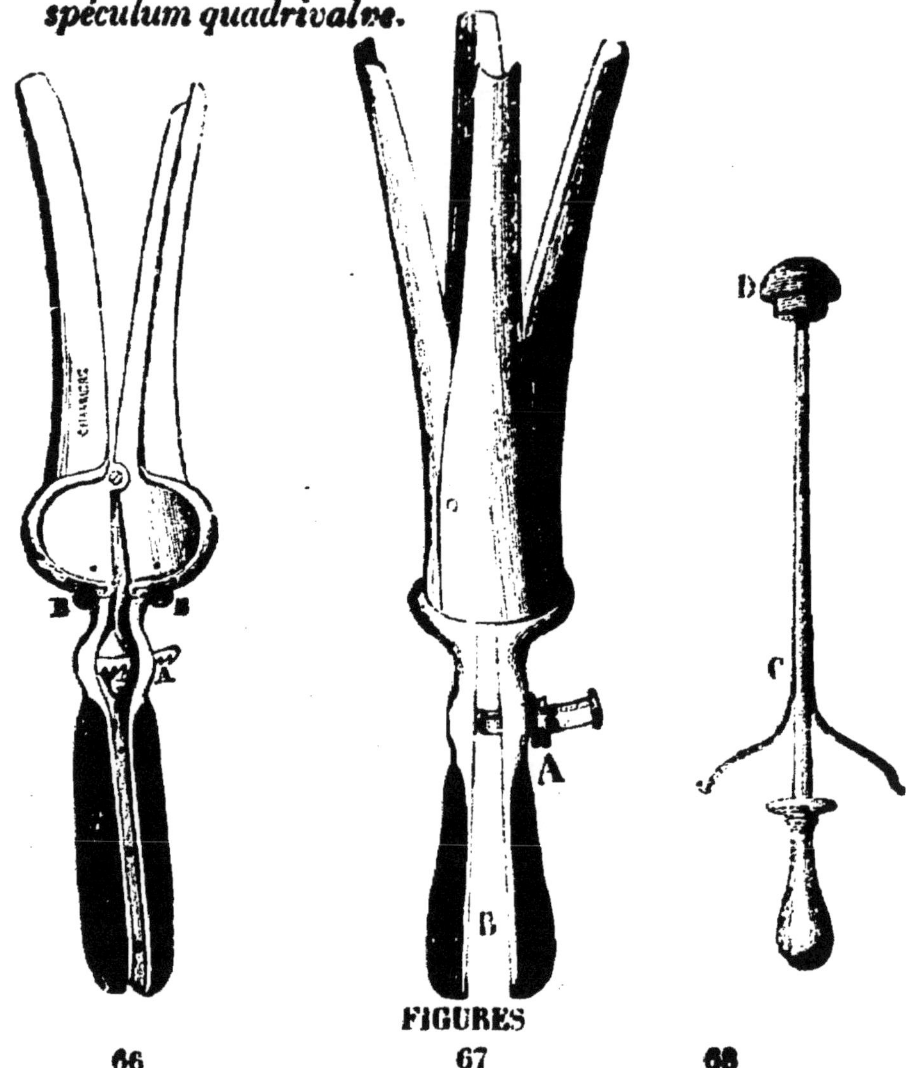

La figure 66 représente le spéculum bivalve.

A, est la crémaillère qui fixe l'ouverture donnée à cet instrument.
B B, sont des charnières qui servent à une articulation qui permet de replier le manche de l'instrument pour en diminuer le volume.

La figure 67 représente le spéculum quadrivalve

Mêmes explications qu'à la fig. 66.

La figure 68 représente A, C, l'embout du spéculum quadrivalve.

Le spéculum bivalve a été inventé, en 1833, par Jobert. Ensuite il fut perfectionné et il en est résulté un instrument composé de deux demi-cylindres réunis entre eux par une charnière à pivot, qui les laisse s'écarter par un mouvement de bascule. En portant la charnière des deux valves au niveau de l'anneau vulvaire, on a réussi à faire de ce point celui dans lequel, au moment de l'écartement des valves, la dimension de l'instrument reste la plus petite possible, ce qui prévient les déchirures de l'orifice vaginal.

Une tige d'acier disposée en forme de segment de cercle et graduée, passe d'une branche à l'autre à l'extrémité extérieure de l'instrument, ce qui permet, au moyen d'une vis de pression, de fixer l'écartement d'une manière invariable au point nécessaire. En pressant sur les branches extérieures, qui constituent le manche de l'instrument, lorsque celui-ci est introduit, on les rapproche et par l'effet de ce rapprochement leur extrémité utérine s'écarte et dilate le vagin. Ce spéculum a l'avantage de permettre l'exploration des parois vaginales qui viennent faire saillie entre les valves: mais aussi ces chairs peuvent être pincées par un opérateur peu expérimenté.

Les spéculums à valves multiples, que j'ai signalés plus haut, ne diffèrent de celui à deux valves, que par le nombre des lames qui peut aller jusqu'à huit.

Le *spéculum trivalve de Charrière,* qui est universellement répandu dans la pratique, est remarquable parce que, quand l'instrument est fermé, la troisième valve recouvre les deux autres; ee qui donne au spéculum une forme aplatie qui facilite son introduction ; quand on l'ouvre, le cylindre devient complet, et la troisième valve, *assemblée à coulisse*, peut se séparer des deux autres, ce qui permet de mettre à découvert une partie du vagin, de sorte qu'en faisant faire un tour de rotation à l'appareil, on a pu visiter toute la circonférence du vagin (voir fig. 59, 64, 63).

Je terminerai l'examen des divers spéculums, en signalant ceux qui se réduisent à une valve. Ces instruments sont indispensables pour l'exploration des parois vaginales, et pour les opérations que nécessitent les diverses fistules, qui peuvent siéger sur ses parois. Ces valves en gouttière et à courbures spéciales, *spéculums* dits en *bec de canne*, ont été imaginées par les Américains. (Voir *Fistules vaginales*.)

L'introdution du spéculum, surtout des spéculums à valves, est singulièrement facilitée par l'*embout* que j'ai décrit plus haut ; il sert surtout à éviter les pincements de la muqueuse vaginale, dans le déplissement que produit l'introduction d'un instrument rigide dans le vagin ; il évite aussi la douleur au passage de l'anneau vulvaire.

Quel que soit celui des divers spéculums que l'on choisisse, on devra toujours faire précéder son introduction du *toucher*, qui enseignera la direction du col de l'utérus, son degré d'abaissement.

Certaines précautions sont nécessaires pour cette exploration : l'instrument doit être chauffé, afin d'éviter à la malade la pénible sensation du froid qui produit quelquefois une contraction qui s'oppose à l'introduction de l'instrument ; cette précaution étant prise, le spéculum, garni de son *embout*, est entièrement enduit d'un corps gras.

La malade est alors placée dans la position convenable pour l'examen ; j'ai dans mon cabinet un fauteuil spécial dont voici la description (voir fig. 56, 57, 58). Ce fauteuil, construit sur mes indications, facilite singulièrement l'introduction du spéculum. La femme doit être couchée sur le dos, les cuisses fortement fléchies et écartées, les pieds appuyés sur un plan moins élevé que le bassin, qui est relevé et avancé autant que possible sur le bord d'un lit ou d'un canapé. L'opérateur se place entre les jambes de la malade ; il écarte alors les grandes et petites lèvres de la vulve avec l'index et le médius de la main gauche, et tenant le spéculum dans sa main droite, comme une plume à écrire, il l'introduit lentement en lui faisant subir un léger mouvement de rotation ; quand il le croi' suffisamment enfoncé, il écarte les valves de l'instrument et retire l'embout. Ensuite par de très-petits mouvements, il essaye de placer le col utérin entre les valves : on maintient alors l'écartement par la vis de pression dont il a été question.

Cet examen se fera au jour d'une fenêtre bien éclairée, ou à la lueur d'une bougie munie d'un réflecteur. Les liquides qui peuvent baigner l'intérieur des organes seront étanchés à l'aide d'une pince munie de bourdonnet de charpie. Pour retirer l'instrument, on le ferme préalablement et on l'enlève avec précaution.

Pour des femmes extrêmement timides, certains praticiens disent avoir employé un grand drap, portant dans son milieu une fente de la dimension du spéculum. La femme applique l'ouverture du drap sur l'orifice de la vulve, et, les parties ainsi protégées contre la vue, le médecin procède à l'examen. J'avoue que ces précautions excessives me paraissent plus indécentes que l'examen d'une malade portant un simple pantalon.

Je répéterai, à propos du spéculum, ce que j'ai déjà dit du toucher chez les jeunes filles et les vierges : ce mode d'exploration peut être pratiqué, sans aucun danger pour l'hymen ou pour la consistance des organes générateurs. Dans ce cas, il me suffit de choisir un très-petit spéculum, et d'appliquer à son introduction les règles que j'ai énoncées en parlant du *toucher*.

Le spéculum n'est pas seulement un moyen de diagnostic, c'est encore un moyen de traitement. Mais si je rappelle qu'il est indispensable qu'une malade s'y soumette, je noterai que cet examen ne peut être pratiqué sans danger que par un praticien exercé.

F. Cathétérisme utérin.

Le mode d'exploration consiste dans l'introduction d'une tige quelconque dans la cavité utérine.

Il est infiniment probable que cette idée d'introduire une sonde dans la cavité utérine, pour en *mesurer la profondeur* et pour en *explorer la surface*,

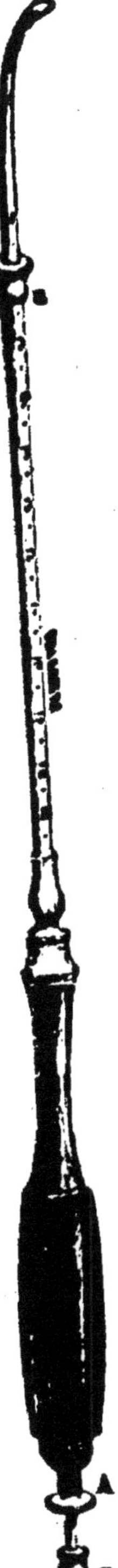

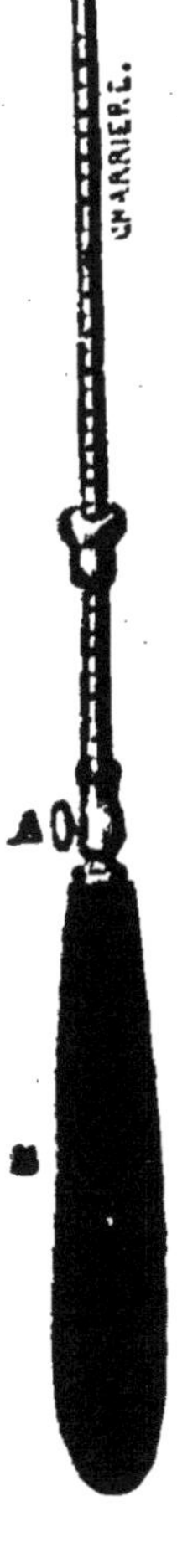
CHARRIÈRE.

FIGURES 69, 70

La figure 69 *représente la sonde intra-utérine de Huguier*

B, curseur rendu mobile par la tige C.

A, vis qui sert à fixer le curseur.

La figure 70 représente la sonde intra-utérine de Valleix.

n'est pas nouvelle. Cependant, quels que puissent être les essais antérieurs, c'est au médecin anglais *Simpson* que l'on doit d'avoir fait entrer le *cathétérisme utérin* dans le domaine de la pratique chirurgicale, comme moyen de diagnostic et de traitement.

Les cathéters utérins les plus employés en France sont l'*hystéromètre* du docteur Huguier, et la sonde utérine de Valleix (voir fig. 69, 70).

L'hystéromètre de Huguier est une tige de 15 à 16 centimètres, graduée, munie d'un curseur qu'on peut faire mouvoir à l'aide d'une tige, dont l'extrémité sert de manche.

La sonde utérine de Valleix ne diffère que par le curseur qui est libre sur la tige qu'il embrasse, et n'y étant retenu que par son élasticité, il s'arrête sur le point où il a été porté par la pénétration de la sonde au fond de l'utérus. Il faut, pour qu'ils puissent pénétrer dans la cavité utérine, que le diamètre de ces instruments ne dépasse pas deux millimètres et demi.

Pour pratiquer le cathétérisme utérin, il faut s'aider du spéculum ou du toucher ; si on emploie le spéculum, il est très-facile de trouver l'orifice du museau de tanche, ou col utérin, à travers lequel le cathéter sera conduit avec une excessive précaution. Lorsque le cathétérisme se pratique avec l'aide du toucher, la face palmaire du doigt sert de conducteur jusqu'à l'orifice précité.

Ce moyen, qui sert à l'exploration et au traitement des déviations, n'est pas sans danger lorsqu'il est pratiqué imprudemment par une main inhabile ; il s'accompagne assez généralement d'une douleur peu aiguë et d'une sensation de *mal de cœur*. Cette sensation bizarre n'est pas particulière à l'exploration dont il est question ; elle semble compliquer tous les contacts et toutes les affections qui ont la matrice pour siége ; on sait que les débuts de *la grossesse* sont caractérisés très-souvent par des maux de cœur.

Moyens auxiliaires des explorations.

Pour terminer la description des divers modes d'investigation qui peuvent être employés pour arriver à la connaissance des maladies utérines, il ne me reste plus qu'à parler des instruments auxiliaires, tels que les longues *pinces à pansements* (voir la fig. 65), les *spéculums intra-utérins* : parmi lesquels je signalerai l'*hystéroscope* du docteur Désormeaux, construit de façon à ce que les rayons d'une petite lampe adaptée à l'appareil soient projetés jusque dans la cavité utérine, et permettent à l'observateur d'en apprécier les divers états.

L'emploi de l'hystéroscope comme celui de l'hystéromètre n'est pas sans danger, et ne doit être pratiqué que par un chirurgien très-expérimenté.

Les autres spéculums *intra-utérins* sont des petits spéculums bivalves, à valves séparables, montées sur un long manche, dont l'axe est sur un autre plan, pour ne pas gêner la vue ; ces petits spéculums s'introduisent dans la cavité utérine, comme les spéculums bivalves s'introduisent dans la cavité vaginale.

A tous ces moyens déjà décrits viennent s'ajouter les divers procédés mis en usage pour dilater le col de l'utérus (voir fig. 70, 73, 76, 77, 80). Ces moyens sont les dilatateurs utérins mécaniques, les pessaires à tiges, enfin des cônes d'éponges préparés, ou de substances agissant comme cette dernière matière, c'est-à-dire se gonflant par l'humidité naturelle qu'elles rencontrent dans les cavités où on les a introduites ; telle est surtout la *racine de gentiane*.

Je devrais parler ici de quelques généralités sur les diverses méthodes de traitement employées contre les affections utérines, mais j'ai pensé qu'elles seraient mieux placées après la description particulière de ces maladies.

Pourtant, avant de m'engager dans cette étude, je crois sage de réunir, dans les pages qui vont suivre et pour n'avoir plus à y revenir, des notions sur les méthodes médicamenteuses ordinairement abandonnées à l'administration des malades.

C'est par l'ignorance dans laquelle se trouvent les malades du mode d'emploi de divers petits moyens usuels, que les praticiens voient souvent manquer l'efficacité de leurs prescriptions. Il ne faut pas que les malades oublient que les médicaments les plus simples,

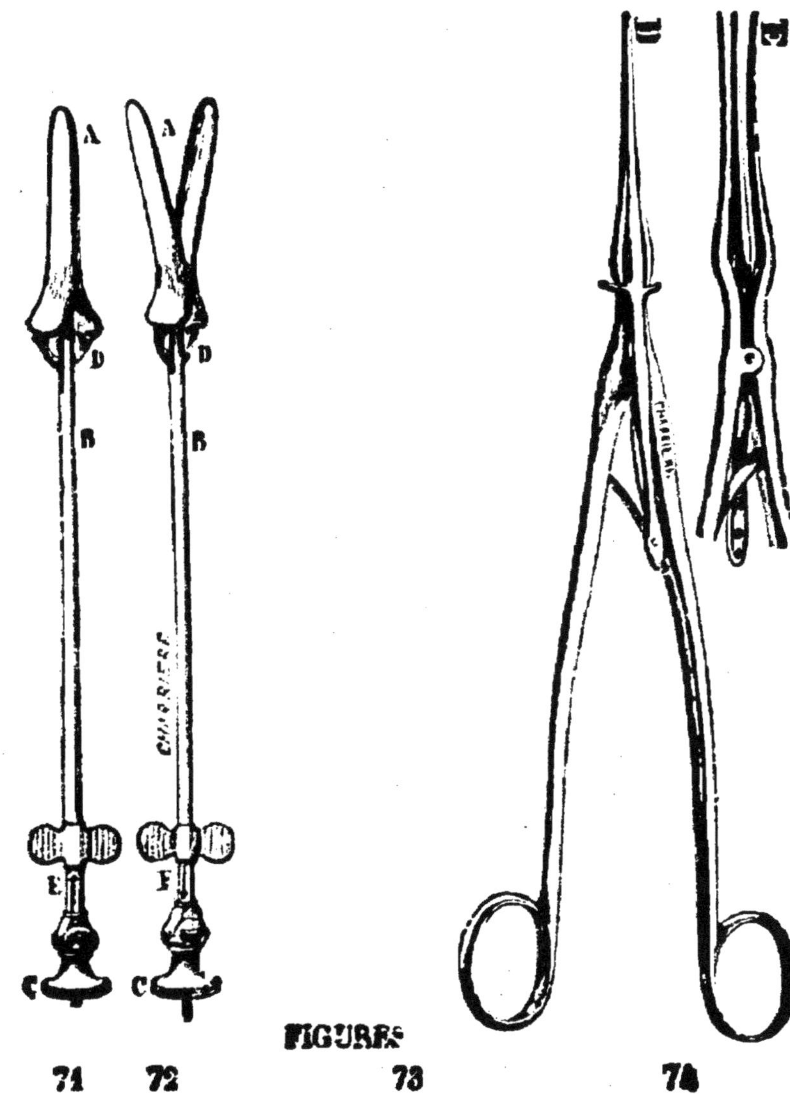

FIGURES

71   72   73   74

La figure 71 représente un dilatateur utérin à deux valves fermées.

A D, les valves fermées.

BD, tube creux qui les supporte.

E, curseur indiquant le degré d'ouverture des valves.

C, petite vis qui sert à ouvrir les valves.

La figure 72 représente le même dilatateur ouvert.

Mêmes explications que pour la figure 71.

La figure 73 représente le dilatateur utérin de Buch, fermé.

La figure 74 représente le même instrument ouvert.

12.

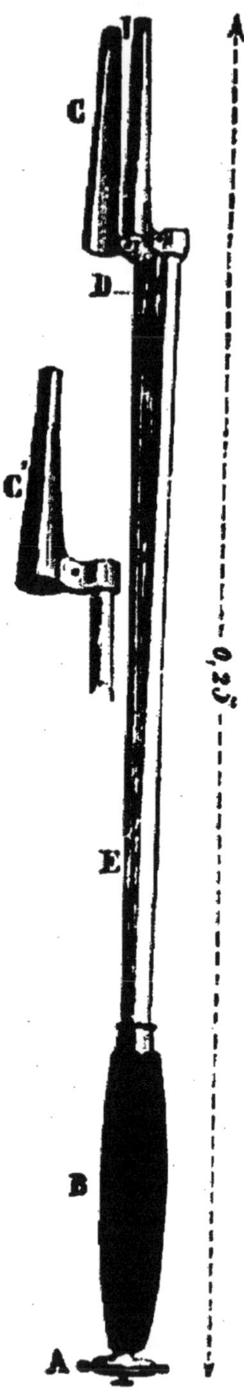

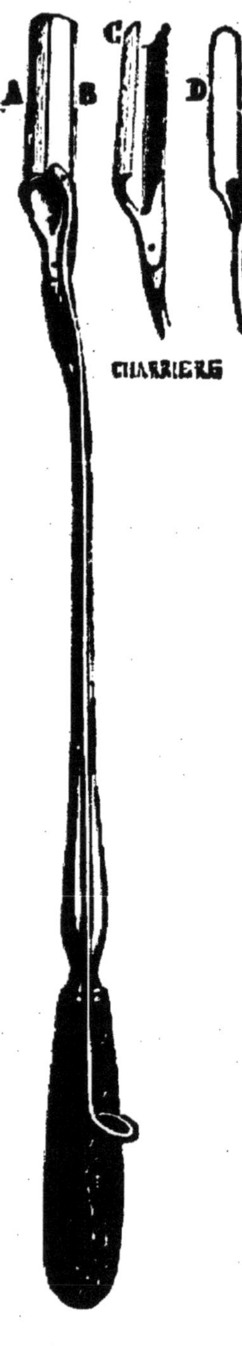

FIGURES

Les figures 75, 76, représentent un dilatateur du col utérin à deux valves.

La figure AB EDCI représente le dilatateur dont les deux valves sont écartées.

L'instrument est introduit fermé (figure C) dans la cavité du col utérin; puis, au moyen du petit tourillor. L, on écarte les valves C et I à un degré qui augmente graduellement à chaque séance de dilatation.

On voit en D un ressort destiné à maintenir l'écartement des valves.

Les figures 77, 78, 79, représentent un autre dilatateur et spéculum intra-utérin à valves mobiles.

A B, spéculum complet.

C, spéculum transformé en gouttière.

D, valve mobile qui transforme A B en C.

sagement administrés, produisent d'heureux résultats, et guérissent, sans l'intervention du médecin, beaucoup de petits malaises, qui, négligés, deviennent parfois des maladies sérieuses.

Beaucoup de femmes, en effet, ne savent comment faire les injections, et, n'osant ou ne voulant demander conseil à des parentes, contrarient, sans s'en douter, les effets du traitement, et retardent ainsi leur guérison.

DES INJECTIONS

ET DES IRRIGATIONS, OU DOUCHES ; DE LEUR COMPOSITION,

ET DE LA MANIÈRE DE LES ADMINISTRER.

Les injections, irrigations et douches ont pour but : 1° de nettoyer et de débarrasser le col de la matrice et le vagin de la sécrétion glaireuse ou mucoso-purulente, qui, en séjournant sur ces parties, entretient et aggrave la maladie. Ces injections, ou irrigations, sont l'accompagnement obligé du traitement des affections utérines, autant pour entretenir de grands soins de propreté dans le conduit vulvo-utérin que pour y faire pénétrer des agents médicamenteux.

FIGURES

80   81   82   83

Représentant le dilatateur utérin à vis d'Aussandon.

B, dilatateur monté avec sa vis.
CCC, vis de rechange graduées.

La *composition* des liquides qu'on introduit dans ce conduit est extrêmement variable, suivant le but qu'on se propose d'atteindre; et par conséquent il varie selon la maladie, et, pour une même malade, selon les diverses phases du traitement. Beaucoup de femmes, sans être malades et par une hygiène très-bien entendue, ont l'habitude de faire de temps à autre, souvent même chaque jour une fois, des injections avec de l'eau simple, ou aiguisée d'un peu de vinaigre de toilette ou d'eau de Cologne, à la température ordinaire.

Mais le plus fréquemment les injections, irrigations, se donnent dans un but thérapeutique, et alors *leur composition* varie suivant l'indication à remplir : elles sont *émollientes, calmantes, détersives, astringentes.*

Les injections *émollientes* se font avec la décoction de racine de guimauve, de graine de lin; l'eau de son, l'eau légèrement amidonnée, jouissent aussi de propriétés fort adoucissantes : elles s'emploient dans tous les cas d'*irritation*, d'*ulcération*, de *flueurs blanches abondantes*, de *chaleur* ou de *cuisson*, etc.

Les injections *calmantes* sont composées de solution d'extrait d'opium, de laudanum, de décoction de tête de pavot, de feuilles de morelle, de jusquiame, d'aconit, de belladone, etc. Souvent on associe l'un à l'autre ces deux genres d'injections, qui s'emploient soit à la suite de cautérisations, soit quand il y a de vives douleurs dans le bas-ventre, suite d'inflammation plus ou moins aiguë du vagin, de la matrice et de ses dépendances.

Les injections *détersives* s'emploient surtout pour débarrasser la surface des ulcérations utérines de certains produits qui y sont trop adhérents. On les prépare avec l'eau d'orge aiguisée de miel rosat, de sirop de mûres; avec les décoctions de feuilles de ronces, d'écorce de quinquina. On ne doit pas avoir recours à ces injections quand la partie malade est le siége de vives douleurs.

Les injections *astringentes* sont surtout recommandées lorsqu'il y a relâchement, atonie de la membrane muqueuse ou des ligaments. On les prépare avec l'infusion de roses de Provins, ou la décoction de ces mêmes fleurs dans du gros vin rouge du Midi; la décoction d'écorce de chêne, ou tan, de feuilles de noyer, de noix de galle, en mêlant à l'eau du vinaigre rosat, de l'alun, de l'extrait de Saturne, du sulfate de zinc ou de cuivre, le perchlorure de fer, ou même du nitrate d'argent.

A quelle température doivent être faites les injections? Quand il y a de la douleur, de l'irritation, une vive sensibilité des organes, il est convenable que le liquide soit à une température douce, mais peu élevée. En été, il est rarement besoin d'élever la température du liquide qui doit servir aux injections; cependant, si ces injections provoquaient des coliques, il serait bon d'en augmenter la température. Quand il n'y a pas de douleurs locales, ou que les malades supportent, sans en être incommodées, les liquides à la température ordinaire, il est plus convenable de ne pas chauffer le liquide; les injections en sont par là plus toniques, plus rafraîchissantes.

Il y a, entre les injections et les douches ou irrigations, cette différence, que, dans les injections, le liquide est lancé en petite quantité à la fois et d'une façon intermittente, tandis qu'au moyen d'un irrigateur on peut faire passer sans interruption sur le col de la matrice et le vagin un à deux litres de liquide. Une seconde différence très-importante, c'est qu'au moyen d'un irrigateur on peut lancer le liquide avec une force plus ou moins intense : ce jet rapide est nuisible dans le cas d'inflammation aiguë, mais devient un auxiliaire du traitement dans le cas d'atonie, de relâchement des ligaments.

Les *injections* se donnent avec une seringue en étain ou en verre, avec un clyso-pompe ou tout autre instrument analogue. Les *irrigations* se font avec un appareil spécial constitué par un corps de pompe d'une capacité d'un, deux ou trois litres, et dans lequel se meut un piston poussé par un ressort, de façon que la malade n'a aucun mouvement à faire pour que le liquide pénètre d'une façon régulière et continue (fig. 84, 85, 86, page 216). Soit qu'on emploie une seringue, un clysopompe ou un irrigateur, la canule qui pénètre dans le vagin doit être en gomme élastique, plus douce et plus flexible que les substances métalliques. Elle frotte moins durement sur les parties et se prête plus aisément aux divers mouvements qu'on est obligé de lui imprimer pour arroser tout le canal vulvaire et faire parvenir l'injection jusque sur le col de l'utérus.

L'extrémité terminale de la canule est formée par un renflement olivaire percé de cinq ou six trous, de sorte que le liquide sort en arrosoir (fig. 84, 85, 86, page 216).

Il est de la plus haute importance, pour le bon effet des injections, que *la canule pénètre jusqu'au fond du vagin;* sans quoi le liquide n'arrive pas sur la région qui, précisément, a le plus besoin d'être baignée. En effet, par suite de la disposition du conduit vulvo-vaginal (voir *Anatomie,* page 48), les parois

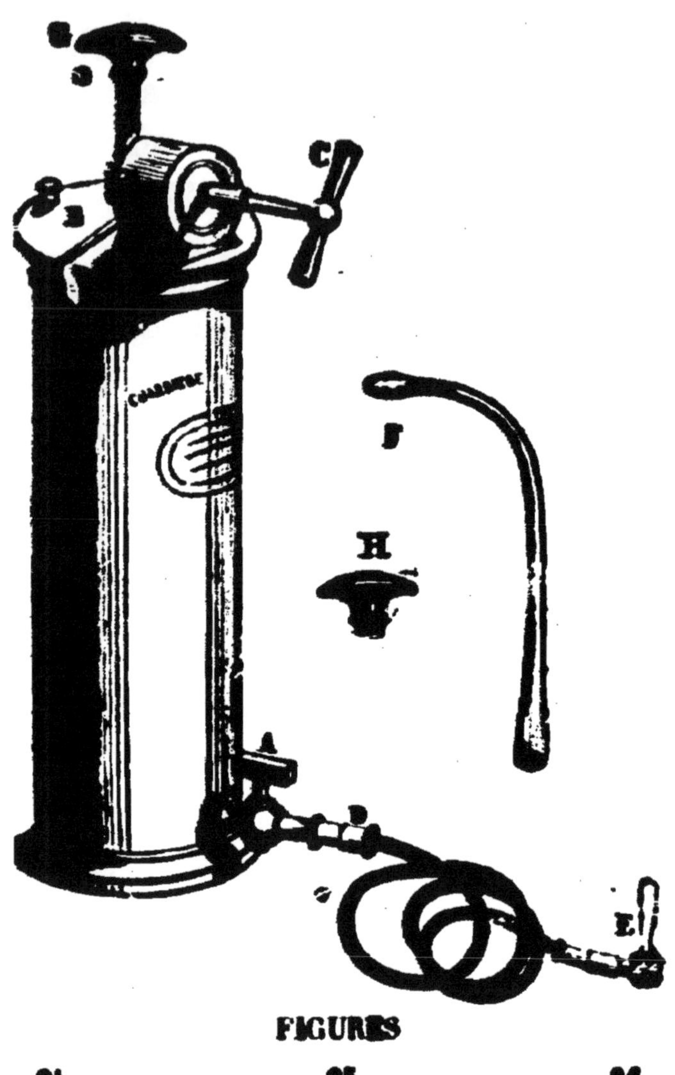

FIGURES

84   85   86

Les figures 84, 85, 86, représentent un irrigateur Éguisier.

A, robinet pour suspendre la communication entre le tube D E et le corps
de l'instrument.

B, couvercle mobile qui sert à remplir l'instrument.

C, clef qui sert à remonter le piston.

G, tige à dents du piston.

H, bouton mobile qui sert d'arrêt au piston.

D, E, tube mobile et souple ordinairement en tresse ou en caoutchouc.

E, canule à lavements.

F, canule ou algalie à injections vaginales.

partout appliquées les unes contre les autres, sous
forme de bourrelets circulaires superposés, ne laissent
entre elles qu'un pertuis sinueux que le jet du liquide
ne peut franchir. La malade devra donc avoir soin de
faire pénétrer la canule de gomme élastique d'environ
10 à 12 centimètres. Pour faciliter l'introduction de
la canule, on aura soin de l'enduire d'un corps gras,
huile d'olive, beurre frais, cérat, pommade aux con-
combres, cold-cream.

La *position* la plus convenable pour prendre ou recevoir une injection est la position horizontale. Beaucoup de dames font aussi très-bien leurs injections en
se plaçant sur un bidet, ou se tenant accroupies au-
dessus d'une cuvette. Après avoir pris une injection,
il est convenable de rester couchée ou étendue sur
une chaise longue une bonne demi-heure. Dans cette
position, en effet, le liquide s'accumule autour du col
de la matrice, région la plus déclive, et forme là un
bain local qui rafraîchit l'organe et facilite la résolution
de l'engorgement.

DES CATAPLASMES INTERNES.

Quelques praticiens, pensant que le liquide poussé
par les injections ou irrigations restait trop peu de
temps en contact avec le col de la matrice, ont eu
l'idée d'introduire dans le vagin des cataplasmes presque liquides, qu'on maintenait avec des compresses
de linge appliquées sur la vulve. Suivant l'état de la

partie malade et le résultat qu'on voulait obtenir, on faisait ces *cataplasmes internes* avec de la farine de graine de lin ou des feuilles hachées de morelle et de ciguë, ou de la pulpe de carottes, de pommes de terre, de la fécule de riz, etc. Outre la difficulté de leur introduction, qui devait toujours être opérée par le médecin, ces cataplasmes avaient l'inconvénient de fermenter très-promptement, et de devenir ainsi, par suite de leur décomposition, une cause d'irritation. De plus, il était assez difficile de débarrasser convenablement, par une injection, les parcelles de cataplasmes cachées dans les replis du vagin.

On a bien remédié à une partie de ces inconvénients en enfermant la substance de ces cataplasmes dans une gaze fine ; mais la difficulté de les placer et de les retirer, les a fait très-lentement admettre dans la pratique. Cependant, dans bon nombre de circonstances, ces cataplasmes internes rendent de véritables services, et les malades elles-mêmes peuvent procéder à leur introduction. On fait un petit sachet, et, après l'avoir rempli des poudres ou bouillies médicamenteuses, on le ferme avec un cordonnet de soie, dont on laisse un bout assez long pour permettre de retirer le sachet le lendemain matin, après qu'il a séjourné la nuit dans le vagin.

MALADIES

ORGANES GÉNÉRATEURS

DE LA FEMME.

———

Cet ouvrage, consacré à la pathologie des organes génito-urinaires de la femme, forme la deuxième partie et complète les travaux spéciaux que j'ai entrepris sur l'appareil reproducteur des deux sexes dans l'espèce humaine.

Depuis vingt-cinq ans, je publie un *Traité pratique des voies urinaires et des organes générateurs de l'homme et de la femme*, dans lequel sont réunies toutes les maladies des deux sexes; mais comme la partie afférente aux maladies des femmes occupait un espace trop restreint, je viens de publier une douzième édition de mon livre exclusivement consacrée aux maladies de l'homme, et j'ai réuni spécialement dans ce volume toutes les maladies spéciales à la femme.

Ainsi ce volume contiendra :

1° *Les maladies de la vulve,*

2° *Les maladies du vagin ;*

3° *Les maladies de la matrice et de ses annexes,* ovaires, trompes, etc. ;

4° *Les névroses* (*hystérie, nymphomanie,* etc.) qui jouent un si grand rôle dans l'économie des femmes ;

5° La *syphilis,* avec les formes spéciales qu'elle affecte chez la femme ;

6° Les diverses maladies des *voies urinaires* qui sont communes à l'homme et à la femme, ou *spéciales* à cette dernière.

DEUXIÈME SECTION.

MALADIES DE LA VULVE.

Avant d'entrer dans l'étude particulière des maladies qui atteignent chacun des organes qui ont été décrits dans les chapitres consacrés à l'anatomie et à la physiologie, je ferai immédiatement l'application des connaissances qui en résultent, en exposant les *faits singuliers de la conformation* et du développement de ces organes, faits qui, par leur rareté, ressortissent à la classe des *monstruosités*.

J'étudierai donc les diverses maladies de la vulve dans l'ordre suivant :

A. *Vices de conformation :*
Hermaphrodisme, imperfections et autres monstruosités.
B. *Vulvite.*
C. *Accidents du coït et de l'accouchement.*
D. *Maladies des organes sécréteurs de la vulve.*
abcès des grandes et des petites lèvres, et vulvite folliculeuse.

HERMAPHRODISME.

Rigoureusement parlant, un hermaphrodite serait un être qui porterait en lui les attributs des deux sexes, et n'aurait pas besoin du concours d'un autre individu pour se reproduire.

Ces exemples n'existent que dans le règne végétal, et chez des animaux placés très-bas dans la série zoologique, tels que certains *zoophytes* et certains *mollusques*.

Chez les animaux plus parfaits, on ne rencontre que des irrégularités de la nature, des monstruosités qui offrent les apparences de l'*hermaphrodisme* réel, sans pour cela en présenter les attributs caractéristiques complets, c'est-à-dire réunion d'une double sexualité sur le même individu, avec possibilité de se reproduire sans le concours d'aucune autre intervention.

L'observation attentive de tous les faits de cette nature montre que, toujours chez la femme comme chez l'homme, l'hermaphrodisme consiste en une réunion apparente ou réelle, dans le même individu, des organes générateurs propres aux deux sexes ; mais cette réunion n'est jamais si parfaite, quelle que soit la prédominance d'un sexe, pour que ces organes puissent exercer les fonctions qui leur incombent.

Ainsi, dans l'espèce humaine, les hermaphrodites sont des êtres disgraciés qui offrent à la fois des vestiges plus ou moins parfaits des deux sexes ; mais chez ces sujets, aucun des appareils, soit masculin, soit

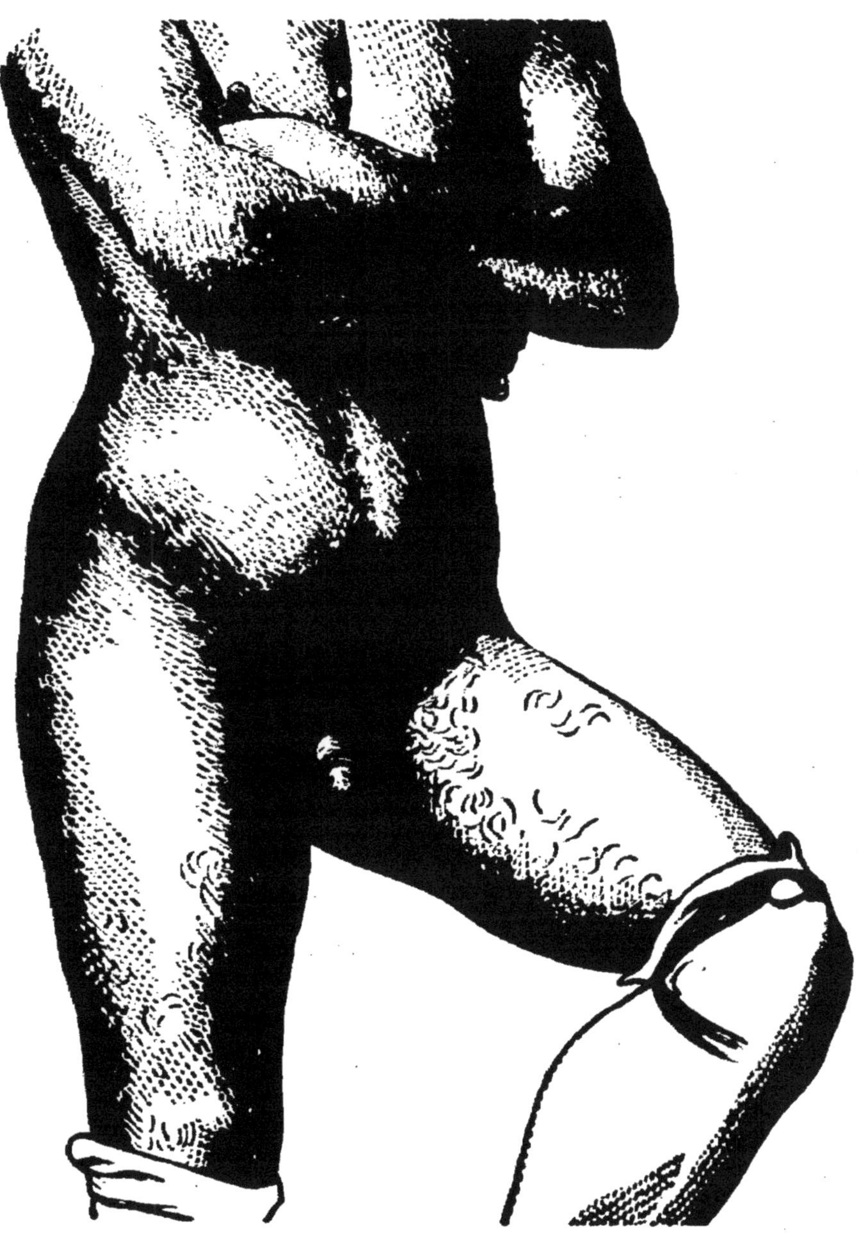

FIGURE 87

Représentant l'aspect extérieur de l'hermaphrodite, dont l'observation est rapportée page 222.

féminin, n'est aussi complet que chez un individu normal, de sorte que, sans être bons pour les deux fonctions à la fois, ils ne sont même pas aptes à remplir l'une des deux.

On doit comprendre que ces faits ont à toutes les époques surexcité l'imagination de ceux qui les observaient, aussi la tradition nous apporte-t-elle des narrations merveilleuses et des explications surnaturelles.

Dans Ovide, l'explication de l'ambiguïté sexuelle est demandée à l'intervention des dieux qui métamorphosent tour à tour *Tirésias*, *Salmacis*, le fils d'*Hermès* et d'*Aphrodite*, la jeune *Iole*, etc.

Au moyen âge, les dieux ont cédé la place aux démons: l'hermaphrodisme résulte alors des pratiques de la sorcellerie ; puis les doctes y voient, au même temps, la suite nécessaire de rapports contre nature, et Ambroise Paré lui-même nous a transmis les images de ces monstruosités.

Enfin, à notre époque, l'esprit populaire invoque encore les écarts de l'esprit chez la femme enceinte, la frayeur ou les désirs inassouvis.

Ce n'est guère qu'à partir du dix-septième siècle que l'on trouve dans les annales scientifiques des faits observés avec une certaine rigueur et que l'attention des chirurgiens est attirée non-seulement sur les vices de conformation des organes génitaux, mais aussi sur la manière dont on pouvait expliquer plus scientifiquement ces conformations vicieuses. Jusqu'à l'illustre Geoffroy Saint-Hilaire, c'est par l'*anatomie comparée* qu'on chercha à se rendre compte des faits observés dans l'espèce humaine : mais depuis ce célèbre anatomiste, grâce aux progrès réalisés par les sciences naturelles, c'est à l'*embryogénie* qu'il faut demander l'explication de ces faits singuliers.

L'hermaphrodisme ne serait, selon la science moderne, qu'une erreur de développement, car l'embryogénie nous apprend qu'à son point de départ la sexualité étant identique pour les deux sexes, l'être parvenu à son développement normal, que nous appelons être parfait, est en réalité imparfait, mais approprié à un mode d'existence déterminé par ce développement même ; car aucun d'eux n'est tout ce qu'il pourrait être et ne possède tous les organes qu'il aurait pu posséder en vertu de sa disposition embryonnaire et primitive.

Aussi Geoffroy Saint-Hilaire a-t-il été amené par l'induction à formuler les trois propositions suivantes :

1° C'est par un arrêt et non par un excès de développement qu'il faut expliquer la duplicité des organes multiples et médians.

2° Quand un appareil se développe, il réduit toujours son analogue à son minimum.

3° Quand tous les deux se développent, c'est incomplétement pour chacun d'eux que s'opère cette évolution.

Ce qui vient d'être dit est étayé,

1° Par le développement des ovaires et des testicules qui s'opèrent au même point ;

2° Par le volume excessif du clitoris chez le fœtus, qui jusqu'au quatrième mois de la grossesse prouve que

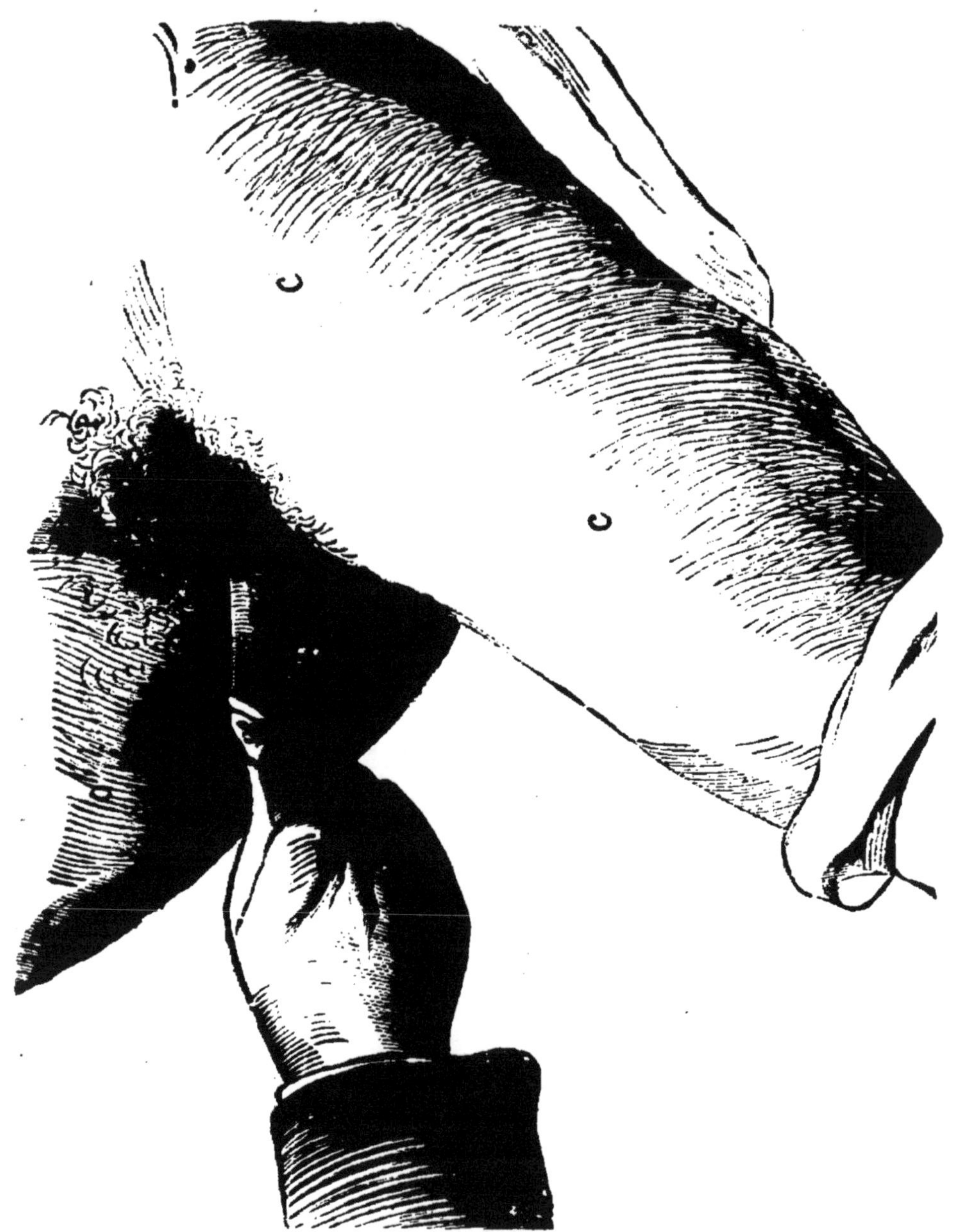

FIGURE 88

Représentant l'aspect des organes génitaux externes
chez l'hermaphrodite de la figure 87.

CC', cuisses.
11, replis cutanés simulant le scrotum.
V, clitoris volumineux ayant l'aspect d'une verge d'homme.
G, gland imperforé et découvert qui termine le clitoris V.
O, section de la cuisse.
O', abdomen.

ce dernier pourrait aussi bien devenir *pénis* que rester *clitoris*; ceci est encore confirmé par une difformité que je signalerai plus loin (*hypertrophie du clitoris et des nymphes*) qui donne naissance à des cas de
faux *hermaphrodismes*;

3° La présence des mamelles chez l'homme et
chez la femme;

4° Enfin les grandes lèvres qui réunies par un *raphé médian* peuvent constituer un *scrotum* tout aussi
bien que les petites lèvres, en encapuchonnant le
clitoris, pourraient représenter le prépuce.

Partant des prémisses qui précèdent, j'établirai
une classification qui n'est pas absolument scientifique,
mais qui répondra d'une manière suffisante aux besoins de cette œuvre. J'admettrai trois ordres d'hermaphrodisme :

1° L'*hermaphrodisme féminin*,
2° L'*hermaphrodisme masculin*,
3° L'*hermaphrodisme neutre*.

Dans la première division je comprendrai tous les
cas où, avec les apparences mâles, le sexe féminin
prédomine;

Dans la deuxième, ceux qui, avec la prédominance du sexe masculin, offrent les apparences féminines.

Pour la description détaillée et les exemples de ce genre, je renverrai le lecteur au chapitre hermaphrodisme de mon Traité sur les maladies des hommes (douzième édition).

La troisième division est composée de cas d'hermaphrodismes dans lesquels il y a absence de sexe prononcé ou conformation sexuelle mixte.

Un exemple du premier genre s'est présenté à mon cabinet, il y a quelques années ; voir figures 87, 88, 89, 90, 91, 92. Une femme, âgée de 24 ans, nommée E. G..., me dit avoir une conformation sexuelle bizarre. Je provoquai alors l'examen des parties génitales et je constatai les anomalies suivantes : le bassin est étroit, les hanches peu développées, le pénil est bien fourni de poils qui recouvrent les cuisses comme chez l'homme, et deviennent rares à la région périnéale ; les cuisses ont des saillies musculaires accusées ; la vulve disparaît au milieu des poils, et la seule portion des organes génitaux qui se décèle à la vue, c'est une verge assez considérable placée comme chez l'homme, et munie d'un prépuce plissé, recouvrant incomplétement le gland et se réunissant sous la forme d'un frein normal à une dépression du gland, qui est imperforé. Ce prépuce ne fait pas le tour entier de la verge et il vient former, de chaque côté, les bords d'une fissure qui sera décrite plus loin.

Lorsque, continuant mon examen, j'écartai les grandes lèvres, je les trouvai moins épaisses que chez les autres femmes ; elles étaient aussi moins saillantes et plus écartées ; la vulve avait l'aspect normal, seulement les deux petites lèvres ou nymphes étaient constituées par le prépuce qui recouvrait la verge que j'ai décrite : elles étaient recouvertes d'une peau brunâtre et plissée, qui se terminait au frein signalé comme formant la fissure qui sillonnait cette verge.

En déprimant les grandes lèvres, on apercevait un orifice vaginal assez étroit; et si l'on soulevait la verge, on constatait une fissure qui s'étendait du frein à la racine de la verge ; cette fissure était tapissée par une muqueuse fine et rose, présentant quelques vacuoles, formées par de petits replis valvulaires ; l'orifice urétral ou *méat urinaire* se trouvait placé très-profondément sous l'os pubis à la terminaison de cette gouttière.

La verge avait les dimensions normales de la verge d'un homme adulte ; elle était susceptible d'entrer en érection par les excitations génésiques, et dans l'érection, la verge, courbée en avant, était maintenue dans cette position par les bords de la fissure qui venaient s'insérer sur les grandes lèvres en figurant les nymphes ; dans l'érection, les grandes lèvres s'effaçaient presque complétement, et leur commissure postérieure venait obturer l'orifice vaginal.

Avant de poursuivre cet examen, j'interrogeai cette femme sur ses aptitudes physiologiques; j'appris d'elle avec étonnement qu'elle avait été réglée au même âge que les autres femmes, et que sa menstruation était régulière. Convaincu de l'existence d'une matrice,

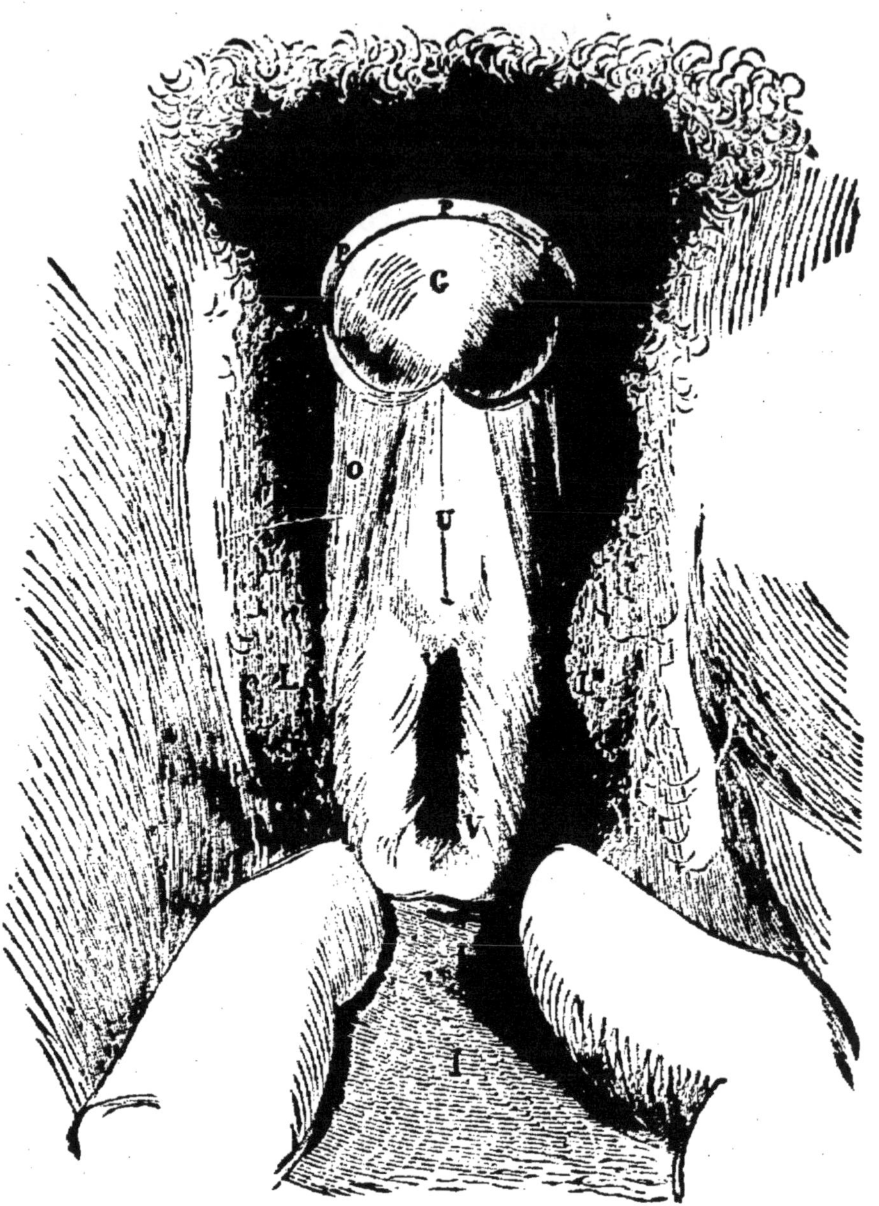

FIGURE 89

*Représentant l'orifice vaginal de l'hermaphrodite féminin
à apparences masculines.*

P P P, repli cutané qui s'insère au pourtour de G et simule un prépuce.
G, gland imperforé.

OO, replis cutanés qui se continuent avec PPP et simulent les petites lèvres.
U, ouverture de l'urètre, ou méat urinaire.
V V, orifice du conduit vulvo-utérin, ou vagin.
L L, replis cutanés simulant les grandes lèvres.
1 1, périnée.

j'introduisis dans le vagin, qui me parut un peu court, un spéculum de petite dimension, qui me fit voir, alors que les lames de l'instrument furent écartées, un col utérin, petit, rudimentaire comme celui d'une fille de quatorze ans, mais régulier, recouvert, au moment même de l'examen, d'une *glaire* leucorrhéique. (Voir fig. 92, page 239.)

Cette femme, dont les traits du visage sont communs et un peu virils, a les mamelles peu développées ; ses membres, et son corps qui est pubescent, ont plutôt les saillies musculaires masculines que la rondeur féminine ; sa voix est un peu grave ; ses cheveux brun-châtain, peu abondants, quoiqu'elle soit coiffée comme les femmes, malgré l'aspect général de son corps qui est celui d'un jeune adolescent. Interrogée sur ses penchants vénériens, elle me répondit n'avoir éprouvé de plaisir que dans les rapports qu'elle avait eus avec des hommes ; de son côté, il lui était impossible d'accomplir le rôle d'homme dans le coït à cause de la courbure de sa verge.

Les aptitudes physiologiques, la menstruation, la présence d'un utérus, rattachent incontestablement le sujet dont l'observation vient d'être rapportée au sexe féminin, quels que soient ses attributs masculins ; la verge *hypospade* (voir, pour ce mot, notre

Traité des maladies des organes génito-urinaires de l'homme) représente le clitoris, auquel est venu s'adjoindre le tissu spongieux qui se trouve habituellement dans l'épaisseur des petites lèvres.

Le nombre des hermaphrodites du sexe féminin à apparences masculines, est assez limité ; j'en rapporterai cependant un second exemple qui occupa les médecins dès 1815 et mourut à l'Hôtel-Dieu de Paris le 10 novembre 1864. Je veux parler de Marie-Madeleine Lefort, qui fut pour la première fois, le 16 février 1815, l'objet d'un rapport médical rédigé dans les termes suivants par Béclard, membre de la commission.

« Marie-Madeleine Lefort est âgée de seize ans ; sa « taille est de 1^m.50, dont la moitié tombe au pubis ; « son bassin est court et large, le cou est grêle ; le « larynx et la voix sont comme ceux d'un adolescent. « Les mamelles sont développées, d'un volume moyen, « surmontées d'un mamelon érectile, dont l'aréole, « d'une couleur brune, est garnie de quelques poils. « La lèvre supérieure, le menton et la région parotidienne sont couverts de barbe brune naissante. Les « membres inférieurs sont couverts de poils longs, « nombreux, bruns et rudes. Les cuisses sont arrondies, les genoux inclinés en dedans, les pieds petits. « La peau de la partie supérieure antérieure externe « des cuisses présente des éraillures du derme, semblables à celles que présente la peau de l'abdomen « et des mamelles des femmes qui ont eu des enfants. « L'anus est bordé de poils abondants.

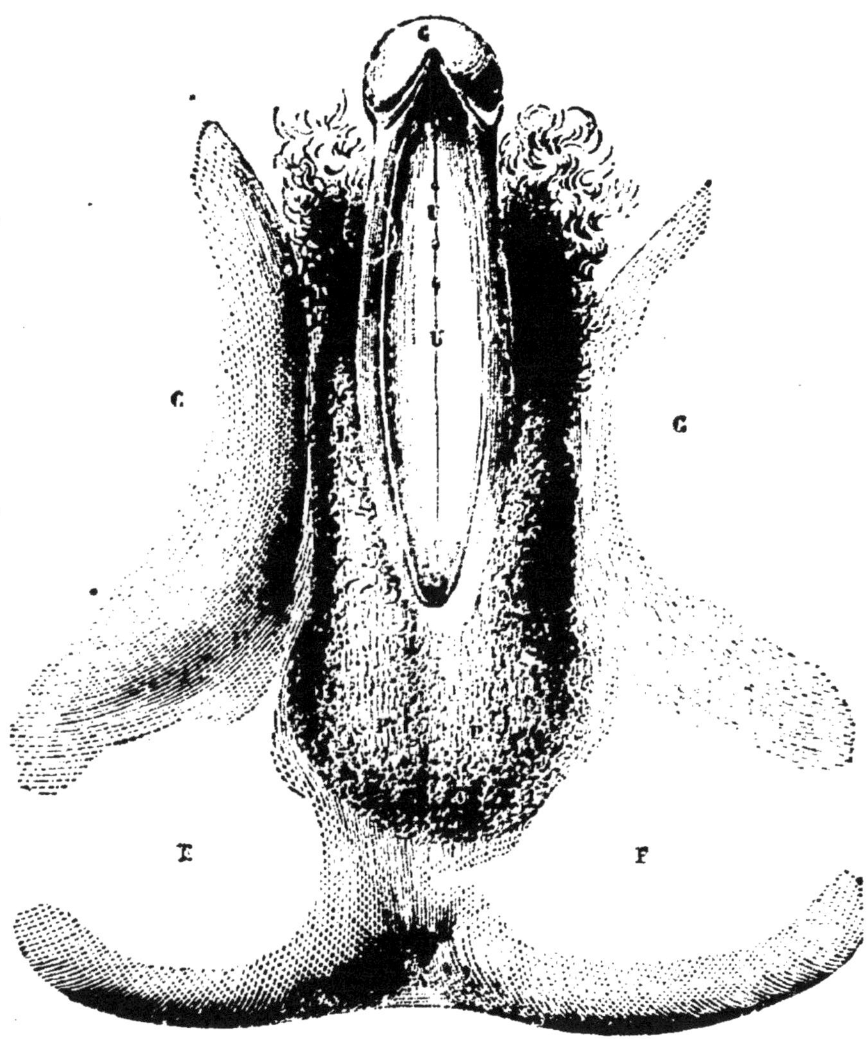

FIGURE 90

Représentant la verge de l'hermaphrodite des figures précédentes pendant l'érection.

C C, cuisses.

E E, fesses.

A, anus.

L L, grandes lèvres doublées d'un muscle qui les tend et relève P P.

P P, commissure des grandes lèvres tendue et relevée par l'érection de façon à oblitérer V.

V, orifice du vagin.

II, les replis cutanés qui simulaient les petites lèvres dans la figure 59 et qui, tendus par l'érection, forment la gaine de G V.

G V, organe qui simule la verge.

U V, rainure dont est creusée cette fausse verge; UU sont les orifices des glandules de la muqueuse qui la tapisse.

« Les organes génitaux examinés à l'extérieur pré-
« sentent :

« 1° Un pénil bien fourni de poils, ayant une sym-
« phise pubienne allongée comme celle de l'homme.

« 2° Au-dessous, un corps conoïde, long de 7 cen-
« timètres dans l'état de flaccidité, susceptible de s'al-
« longer un peu dans l'état d'érection. Ce corps est
« surmonté d'un gland imperforé, recouvert dans les
« trois quarts de sa circonférence d'un prépuce mo-
« bile; il est inférieurement creusé d'un canal dé-
« primé et ne présentant point le relief de la partie
« pubienne de l'urètre viril; ce canal est percé infé-
« rieurement de cinq petits trous, placés régulière-
« ment sur la ligne médiane et pouvant admettre un
« fin stylet.

« 3° Au-dessous et en arrière de ce corps est une
« fente ou vulve bordée de deux lèvres étroites gar-
« nies de poils à l'extérieur, étendues depuis le clito-
« ris péniforme jusqu'à neuf ou dix lignes au-devant
« de l'anus. Ces lèvres minces ne contiennent rien
« dans leur épaisseur qui ressemble aux testicules.

« 4° Dans l'intervalle des lèvres est une fente très-
« superficielle, sous laquelle la pression fait sentir va-
« guement un vide au-devant de l'anus. A la partie
« antérieure de l'intervalle des lèvres ou à la racine

« du clitoris est une ouverture arrondie qui reçoit fa-
« cilement une sonde de calibre moyen.

« 5° Les anneaux sus-pubiens sont très-étroits; rien,
« dans cet orifice, ni dans le trajet du canal qu'il ter-
« mine, ne fait soupçonner l'existence des testicules
« engagés ou près de s'engager dans le canal inguinal.

« Suivant sa déclaration, Marie Lefort est réglée
« depuis l'âge de huit ans; l'émission de l'urine a lieu
« par l'ouverture principale placée à la racine du cli-
« toris et par les trous dont l'urètre est criblé dans
« sa portion clitoridienne; mais il lui est impossible
« d'uriner devant un témoin. Une sonde introduite à
« travers l'ouverture ne rencontre point d'urine, n'en
« prend pas l'odeur et ne détermine pas l'envie d'uri-
« ner : l'instrument se dirige en arrière.

« Notre première observation se borne là, Marie
« Lefort ne voulant pas souffrir un examen plus détaillé.

« Mais le surlendemain je la revis ayant ses règles :
« son teint était pâle; les linges dont elle était enve-
« loppée étaient abondamment imprégnés de sang. Ce
« liquide sortait à demi coagulé par l'ouverture prin-
« cipale ; il sortait surtout beaucoup quand elle
« toussait ou quand on pressait au-devant de l'anus.
« Les trous de l'urètre étaient rougis et humectés par
« le sang; mais il était difficile de juger s'il sortait en
« partie de ces orifices. La sonde, introduite, fut re-
« tirée pleine de sang.

« Quelques jours après, je fis de nouvelles observa-
« tions dont voici le résultat : la sonde introduite par
« l'ouverture principale avec tous les soins convena-

« bles, ne peut être portée dans la vessie; on la dirige
« facilement du côté de l'anus, parallèlement au pé-
« rinée. De cette manière on peut soulever ou tendre
« le fond de la vulve et reconnaître que la membrane
« qui en réunit les deux lèvres est épaisse à peu près
« deux fois comme la peau et dense comme elle. Après
« avoir porté la sonde un peu en arrière, on la dirige
« facilement en haut, à la profondeur de 8 à 10 centi-
« mètres; là on rencontre un obstacle sensible à son
« contact.

« Dans ces explorations plusieurs fois répétées, la
« sonde n'amène point d'urine, elle ne paraît pas être
« dans l'urètre, mais bien plutôt dans le vagin ; on
« sent la sonde à travers une cloison tout à fait sem-
« blable à la cloison recto-vaginale. A l'endroit où la
« sonde s'arrête, on reconnaît, avec le doigt, à travers
« les parois du rectum, un corps qui *paraît être* le col
« de l'utérus.

« Les tentatives pour sonder l'urètre sont vaines :
« un stylet, assez fin pour y pénétrer, cause beaucoup
« de douleurs.

« Marie Lefort, persuadée, il est vrai, qu'elle est
« femme, éprouve du penchant pour le sexe masculin,
« et ne paraît pas éloignée de l'idée de se soumettre à
« une légère opération, nécessaire pour ouvrir le vagin.

« Il paraît, en effet, que ce canal existe, et qu'il
« suffirait, pour le rendre accessible, de pratiquer une
« incision entre les lèvres de la vulve depuis l'ouverture
« placée à la base du clitoris, jusqu'à la commissure
« postérieure. L'urètre se prolonge sous le clitoris,

« disposition qui le rapproche du pénis et qui est
« fort rare. Il paraît que parmi les ouvertures dont

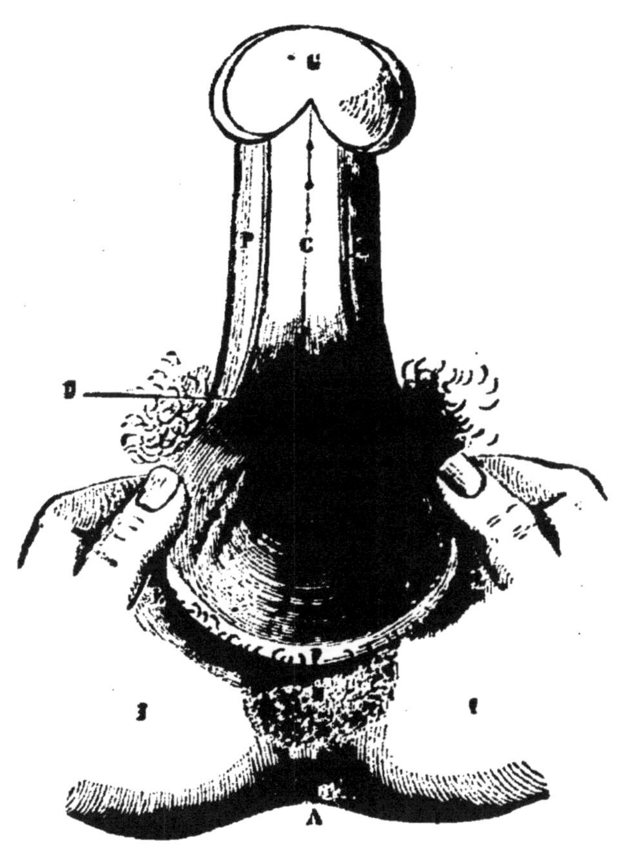

FIGURE 91

*Représentant les organes génitaux externes de l'hermaphrodite
représenté figure 87, l'orifice vaginal étant dilaté.*

G, le gland.
PP, la verge.
C, la rainure dont cette verge est creusée.
U, orifice de l'urètre, ou méat urinaire.
V, vagin.
A, anus.
PP, périnée.
E, lèvres.

« l'urètre est criblé, il y en a une ou plusieurs situées
« plus profondément que la vulve, et que, par cette
« disposition, une partie de l'urine est versée à l'entrée
« du vagin et sort ensuite par l'ouverture de la mem-
« brane qui le ferme. Il paraît aussi que le sang mens-
« truel vient par le vagin : peut-être, à son passage
« sous le clitoris, une partie de ce liquide entre-t-elle
« dans l'urètre, par des ouvertures postérieures et
« cachées du canal, pour ressortir par ses ouvertures
« apparentes.

« Il paraît enfin que la personne soumise à l'exa-
« men de la Société est une femme. On découvre, en
« effet chez elle plusieurs des organes essentiels du
« sexe féminin (un utérus, un vagin), tandis qu'elle
« n'a du sexe masculin que des caractères secon-
« daires, comme la proportion du tronc et des mem-
« bres, celle des épaules et du bassin, le volume du
« larynx, le ton de la voix, le développement des
« poils, l'urètre prolongé au-delà de la symphise
« pubienne. »

« La personne qui fait l'objet de ce rapport de
« Béclard, vient récemment de mourir à l'Hôtel-
« Dieu de Paris, où elle était entrée pour se faire
« soigner d'une pleurésie chronique; elle était née
« à Paris, en 1799, elle est par conséquent âgée
« de soixante-cinq ans, et exerçait la profession de
« saltimbanque. Elle confirme dans ses déclarations
« tout ce que Béclard a mis dans son rapport, auquel
« l'autopsie vient de donner raison dans ses conclu-
« sions, malgré l'opinion de plusieurs chirurgiens

« qui avaient cru que Marie Lefort était un homme
« *hypospade et cryptorchide* (voir ces mots dans
« notre livre *Des Maladies des voies génito-urinaires*
« *de l'homme*, 12ᵉ édition).

« Le cadavre de cette femme présentait une tête
« chauve; la face portait une barbe grise très-déve-
« loppée, ayant 35 centimètres de longueur; la partie
« antérieure de la poitrine est aussi couverte de poils
« nombreux et grisonnants. Les mamelles sont déve-
« loppées et pendantes comme celles d'une vieille
« femme, le ventre est volumineux, les membres grêles
« et pubescents, les extrémités petites.

« La peau qui recouvre le pubis est garnie de poils

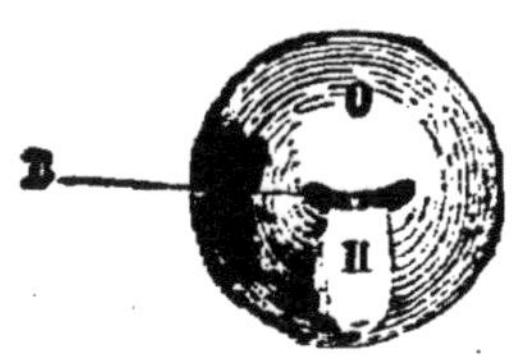

FIGURE 92

Representant le museau de tanche, ou orifice de la matrice
de l'hermaphrodite de la figure 87.

O, col de la matrice.
B, son orifice.
H, glaire leucorrhéique sortant de l'orifice utérin.

« assez nombreux, bruns et roides; au dessous on
« trouve les grandes lèvres qui mesurent 10 centi-
« mètres de longueur : elles sont volumineuses, mais
« la palpation ne fait reconnaître aucun corps étran-
« ger dans leur épaisseur. Au milieu de l'espace qui
« les sépare, est un corps volumineux, long de

« 4 centimètres et demi ; ce corps présente à sa partie
« antérieure une saillie arrondie, rappelant tout à fait
« la forme d'un pénis, et présentant une petite cou-
« ronne comme lui. Ce gland mesure 15 millimètres
« de hauteur sur 13 de largeur ; il est imperforé et
« présente une petite rigole à sa partie inférieure ;
« il est recouvert par deux petites lèvres qui se
« réunissent à sa partie supérieure et lui forment une
« enveloppe analogue au prépuce. Au-dessous de ce
« gland on voit une petite ouverture signalée dans le
« rapport de Béclard comme donnant issue à l'urine
« et aux règles. La partie supérieure présente, au
« milieu, un petit sillon qui continue celui qui se
« trouve à la partie inférieure du gland. On y
« remarque cinq petits trous, orifices de petits culs-
« de-sac, comme on en rencontre sur la muqueuse
« urétrale de l'homme. L'urine ne sortait donc pas par
« ces trous comme le prétendait Marie Lefort. Le bord
« inférieur de l'ouverture principale est mince et
« tranchant ; les deux lignes qui le circonscrivent,
« vont se continuer avec les petites lèvres qui enve-
« loppent le gland. Le reste de l'espace qui sépare les
« grandes lèvres est entièrement fermé par une mem-
« brane.

« La dissection a montré que l'ouverture princi-
« pale placée au-dessous du gland, conduit dans un
« canal membraneux long de 6 centimètres, et pré-
« sentant une circonférence de 2 centimètres. La
« muqueuse qui revêt ce canal est lisse et blanchâtre
« et ressemble à celle de l'urètre ; elle offre des stries

« et l'ouverture de quelques petites glandes muci-
« pares. A la face externe de ce conduit, on trouve
« une masse spongieuse épaisse de 4 millimètres :
« c'est le bulbe normal du vagin.

« Ce conduit que nous venons de décrire, peut être
« considéré comme une espèce de cloaque donnant
« issue en même temps à l'urine et aux règles. En
« effet, à son extrémité postérieure, on trouve deux
« orifices : l'un en haut, l'autre bas ; le supérieur con-
« duit à la vessie, l'inférieur un peu plus grand re-
« présente l'orifice externe du vagin. En arrière du
« point où le vagin s'ouvre dans le cloaque, il s'élar-
« git immédiatement pour acquérir ses dimensions
« normales ; il forme même, à ce niveau, une espèce
« de cul-de-sac en arrière et au-dessous de son orifice.
« Le vagin est long de 6 centimètres. Sa muqueuse
« offre les rides normales. Le col utérin est plat, son
« orifice est circulaire et laisse facilement pénétrer
« dans la cavité utérine une sonde de calibre moyen.
« Le corps de l'utérus est très-développé ; sa cavité a
« les dimensions normales. Les annexes de l'utérus
« sont disposés comme à l'état normal. »

Les deux observations que je viens de rapporter
forment à elles deux le type complet de l'hermaphrodisme féminin à apparences masculines ; je devrais
rapporter un exemple d'hermaphrodisme masculin à
apparences féminines ; mais je préfère renvoyer le
lecteur à l'observation du nommé *Badré*, contenue
dans mon *Traité des maladies des organes génito-
urinaires chez l'homme.*

Il ne nous reste plus qu'à donner un exemple d'hermaphrodisme neutre. Ce dernier genre comprend, comme nous l'avons dejà dit, le cas où le sexe ne peut être déterminé, et ceux qui présentent à l'examen un mélange plus ou moins parfait des organes particuliers aux deux sexes. Plusieurs cas de cette nature ont été notés dans les Annales scientifiques. Ils présentent une grande variété d'aspect; c'est à la *Revue thérapeutique médico-chirurgicale* (année 1853, n° 18, page 419) que j'emprunterai le fait que je rapporte. Le docteur Blackmann, qui a publié l'observation et le dessin ci-contre (fig. 93), a noté les faits suivants :

« L'individu, objet de son examen, était âgé de
« 36 ans lorsqu'il mourut; il était de haute stature.
« Sa conformation extérieure, sauf celle des hanches,
« était celle d'un homme; la barbe était modérée; il
« avait le pénis volumineux; le scrotum ressemblait
« extérieurement à celui de tout autre, mais il était
« vide à l'intérieur. Cet individu avait des habitudes
« solitaires et les femmes lui répugnaient; il avait
« tous les mois un écoulement de sang par le pénis, et
« cet écoulement était toujours accompagné de vives
« souffrances. Il mourut de congestion cérébrale,
« pendant une de ces évacuations menstruelles. Son
« cadavre ayant été envoyé au collége médical
« de Cléveland (Ohio), le docteur Ackley commença
« son autopsie sans se douter des étonnantes ano-
« malies qu'elle allait lui révéler : les antécédents de
« cet homme lui étaient alors inconnus (ils lui ont été

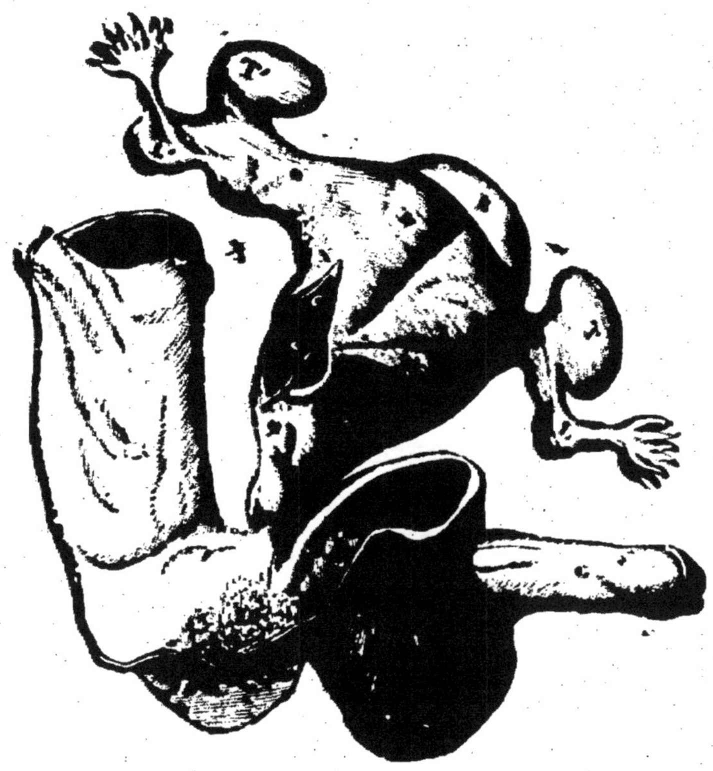

FIGURE 93

Hermaphrodite mixte ayant des organes particuliers
aux deux sexes.

C, verge.

S, scrotum vide.

D, anus.

TT', testicules.

B, vessie.

M, matrice.

N, col de la matrice vu à travers l'incision faite au vagin.

CC', canaux déférents.

1, vagin ouvert par derrière accidentellement durant l'autopsie. Ce vagin
aboutissait au col de la vessie.

Q, prostate.

R, rectum.

LL', ovaires.

OO', trompes de Fallope.

« communiqués par le docteur Mills, chez qui cet
« homme avait été domestique). La figure ci-dessus
« vaut mieux qu'une longue description.

« Le docteur Blackmann fait seulement remarquer
« que, dans l'autopsie, le vagin a été ouvert par der-
« rière.

« Le vagin, comme le montre ce dessin, s'ouvre
« dans le col de la vessie, et communique ainsi avec
« l'urètre. La surface interne était rouge, et il con-
« tenait du sang menstruel dans son intérieur. Les
« trompes de Fallope offraient un conduit dans leur
« intérieur; les conduits excréteurs des testicules
« étaient parfaitement disposés : la prostate avait son
« volume et son apparence normale. »

Ici donc nous avons un monstre offrant un testicule et un ovaire de chaque côté, une prostate et un
utérus, toutes choses dont la possibilité a été niée.
Nous y voyons aussi de vraies trompes de Fallope,
bien que Leuckardt ait avancé que la chose n'avait été
observée que sur un taureau, dont l'histoire est rapportée par Mascagni.

HYPERTROPHIE DU CLITORIS.

Le clitoris peut être le siége de diverses tumeurs,
dont la nature peut varier, tumeurs sanguines, cancéreuses ou syphilitiques. La seule affection qui m'oc-
cupera, c'est l'*hypertrophie* de cet organe, qu'elle
soit acquise ou congénitale.

L'*hypertrophie du clitoris* est une affection qui consiste dans l'augmentation de volume de cet organe, volume qui peut augmenter d'une petite quantité ou dans de très-grandes proportions. Cette affection peut être congénitale (c'est alors un vice naturel de conformation), ou bien être acquise : rarement, dans ce dernier cas, elle est due à l'abus des plaisirs génésiques, comme l'ont rapporté quelques auteurs.

Le défaut de rapport entre le clitoris et les autres parties sexuelles externes, donne lieu à une fausse apparence d'hermaphrodisme, et la proéminence de cet organe, qui peut être considérable, l'expose aux frottements, aux excitations désagréables; l'exagération de sa sensibilité est aussi une cause d'irritation, de difficulté pour la marche, d'impossibilité pour le coït, qui réclament un traitement radical.

On attribue à cette affection une influence très-marquée sur l'excitation génésique et le penchant des femmes à se livrer à leurs passions avec déréglement, ce qui les conduit à des névroses, comme l'*hystérie*, la *nymphomanie*, qui se terminent quelquefois par la mort.

J'ai eu occasion, dans ma pratique, d'en observer deux exemples très-remarquables. Le premier était une femme, de 35 ans, chez laquelle le clitoris avait le volume de la verge d'un enfant de deux ans. Cette femme, véritable nymphomane, s'adonnait avec fureur à la masturbation, et avait presque tous les attributs extérieurs de la virilité. L'autre, bien que conservant toutes les formes féminines, avait le clitoris grêle, mais quadruple de la longueur habituelle. Il gênait les rapports sexuels. J'en fis l'excision.

Il ne faut pas confondre l'hypertrophie du clitoris avec le gonflement inflammatoire de cet organe ou les tumeurs dont il peut être le siége.

Les astringents ou les caustiques ne réussissent pas dans le traitement de cette affection ; le seul moyen radical, c'est l'ablation partielle ou totale de cet organe, par le bistouri ou la ligature.

J'ai pratiqué un grand nombre de fois cette opération et elle a toujours été suivie de succès.

HYPERTROPHIE DES LÈVRES.

Les grandes et les petites lèvres peuvent, sans qu'on puisse en trouver une cause bien apparente, varier considérablement dans leurs dimensions : c'est ce qui arrive surtout avec les petites lèvres, qui chez un grand nombre de sujets, font une saillie considérable en dehors de la vulve. Mais cette conformation naturelle bien qu'anormale, peut prendre un développement tel qu'elle devient une cause de gêne pour les rapports sexuels, et qu'elle a pour les femmes des conséquences analogues à celles qui résultent chez l'homme de la vicieuse conformation du prépuce appelée *Phimosis*. (Voir mon Traité déjà cité.) En fermant le vagin, elles s'opposent à la libre sortie des sécrétions de ce canal, qui, imprégnant continuellement la vulve,

finissent par provoquer son inflammation (voir *Vulvite*) ou des démangeaisons intolérables.

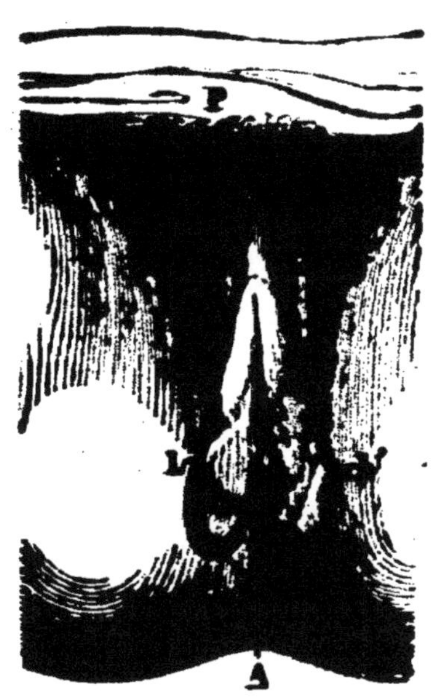

FIGURE 95

*Représentant le développement exagéré des petites lèvres, ou
nymphes.*

P, pénil, ou mont de Vénus.

A, l'anus.

L L', petites lèvres, ou nymphes, extraordinairement développées, et oblitérant l'entrée du vagin.

Les lèvres peuvent encore être le siége d'une horri-
ble maladie qui consiste dans cette monstrueuse
hypertrophie de la peau qu'on appelle *Éléphantiasis.*
Il y a des observations d'éléphantiasis dans lesquelles
les lèvres, énormément augmentées de volume, pen-
daient jusqu'aux genoux. La syphilis, en donnant
naissance à des tumeurs siégeant dans l'épaisseur des
lèvres, peut aussi causer leur hypertrophie.

Comme pour l'hypertrophie du clitoris, le seul moyen radical que l'on puisse opposer aux diverses

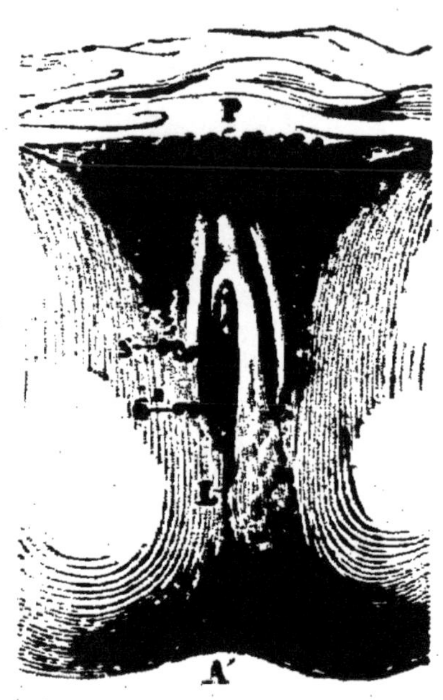

FIGURE 95

Représentant la résection de la petite lèvre du côté droit.

P, pénil ou mont de Vénus.
A, l'anus.
L, petite lèvre du côté gauche, non encore opérée.
SS', serre-fines, destinées à rapprocher les tissus après l'opération de l'excision.

hypertrophies des grandes et petites lèvres, c'est l'excision. (Voir fig. 94, 95.)

PRURIT DE LA VULVE.

On appelle ainsi une affection excessivement désagréable qui consiste dans une démangeaison intolérable que la malade ressent à la vulve.

Cette maladie atteint les femmes à toutes les périodes de la vie ; elle est cependant assez rare avant le mariage, elle se montre surtout pendant la grossesse, après l'accouchement et au moment de l'âge critique.

Cette démangeaison intolérable s'accompagne de picotements, de pincements souvent insupportables : la souffrance est extrême, elle dépasse toute autre douleur et peut aller jusqu'au délire. Quels que soient l'éducation de la malade et le milieu social où elle se trouve, elle violera tout sentiment de pudeur pour se gratter ; elle éprouve alors un soulagement momentané, mais presque toujours ce remède augmente le mal. Il y a des cas, heureusement exceptionnels, où la démangeaison ne se limite pas seulement à la vulve et à l'anus, mais envahit le vagin et même le col utérin ; c'est alors que se montrent une extrême agitation et la perte du sommeil.

Dans les cas légers où le prurit ne dépasse pas l'énervante sensation de la démangeaison, la maladie éveille chez la femme des appétits sexuels exagérés ; l'excitation génésique est telle que la satisfaction des désirs en éveille d'autres. La malade, alors entièrement envahie par les idées lascives que cause cette incessante excitation, devient insociable : la solitude l'attire et l'abandonne sans contrôle à tous les écarts de son imagination qui par degrés l'amènent à la nymphomanie (voir ce mot).

Cette affection prend assez rarement cette tournure, parce que les parties sexuelles deviennent très-douloureuses et que la douleur abolit l'excitation génésique.

Lorsque cette maladie survient pendant la grossesse, elle peut causer l'avortement.

Les causes de cette affection sont variables et obscures. Pendant la saison chaude on peut accuser l'accumulation de la matière sébacée plus abondamment sécrétée dans les divers replis de la vulve : elle est aussi due fréquemment à l'existence de quelque éruption dartreuse (*Eczéma* ou *Lichen*). Un Anglais, le docteur Delvees, attribue le prurit des femmes enceintes à une éruption aphtheuse de la vulve qui, d'après lui, serait contagieuse pour les hommes qui auraient des rapports avec les femmes qui en sont atteintes.

Le prurit vulvaire peut encore être symptomatique d'une affection de l'utérus, ou bien être dû à la présence de petits vers appelés *ascarides*, ou *oxyures vermiculaires*.

Parmi les femmes qui négligent les prescriptions élémentaires de la propreté, qui forment la base de l'hygiène des organes dont je m'occupe, le prurit vulvaire peut encore provenir de la présence, dans les poils du pubis et des grandes lèvres, d'animaux parasites ; je veux parler des poux du pubis.

Ces insectes ont le corps arrondi et large, le corselet très-court se confondant avec l'abdomen (voir la fig. 96). Ils envahissent d'abord le pubis, mais ne tardent pas à envahir les poils des aisselles et des sourcils.

Dans les premiers temps de leur invasion, il est assez difficile de les apercevoir, parce qu'ils ne forment que de très-petites taches d'un gris-brun sur l'épiderme. Mais si, avec la pointe d'une aiguille, on rompt l'épiderme autour de la tache, on peut facilement enlever l'insecte ; il est alors facile de le distinguer aux mouvements de ses pattes.

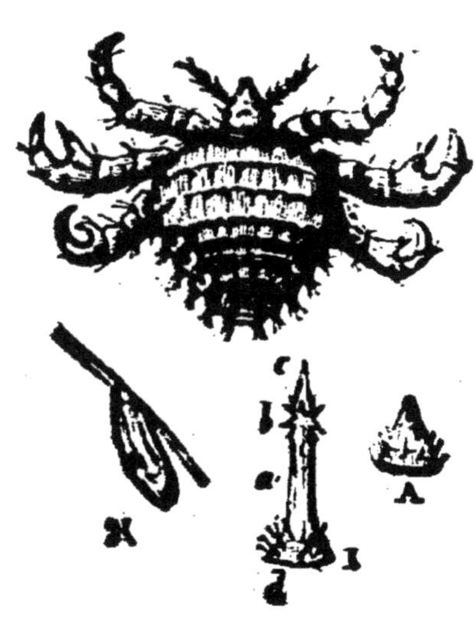

FIGURE 96

Représentant le pou du pubis (vulgairement appelé morpion)

A, mamelon buccal qui commence à faire saillie.
I, rostre, ou mamelon buccal allongé.
   a, corps, ou rostre.
   b, crochets de son extrémité.
   c, aiguillon formé par 4 soies capillaires.
II, œuf, ou lente, attaché à un poil.

Si le prurit vulvaire est dû à ces causes, on le guérira en lavant les parties avec de l'eau térébenthinée ou de l'infusion de tabac. Le moyen populaire le plus radical pour la destruction prompte de ces insectes, consiste à oindre toutes les parties envahies avec de l'*onguent mercuriel,* plus connu sous le nom d'*onguent gris.*

Si le prurit est dû à des affections eczémateuses, on se trouvera bien de l'emploi à l'intérieur de la *liqueur arsénicale de Fowler* et des lotions sur les parties avec des liquides émollients, comme le lait, au début; puis, plus tard, des lotions contenant une très-petite dose de *sublimé corrosif:* dans l'intervalle des lotions, on saupoudrera les parties avec un mélange de poudre d'amidon et de poudre de camphre dans les proportions suivantes :

Prenez : Amidon,   100 grammes.
          Camphre pulvérisé,   20 grammes.
Mêlez pour une poudre bien homogène.

On peut joindre à cette poudre l'usage d'une pommade au calomel :

Prenez : Axonge,   30 grammes.
          Calomel à la vapeur,   6 grammes.
Mêlez exactement pour une pommade.

On a encore employé contre cette affection des pommades contenant de l'*acétate de plomb,* du *nitrate d'argent,* etc., des lotions astringentes ou caustiques, alun, *sulfate de cuivre, sulfate de zinc, nitrate d'argent,* et on a même employé l'*acide sulfurique* ou l'*acide nitrique,* très-étendus d'eau.

Pendant la durée du traitement, les malades éviteront de *se gratter* et elles suivront un régime très-rafraichissant.

Quand la démangeaison, ce qui arrive dans l'immense majorité des cas, est due à des flueurs blanches âcres qui, sortant du vagin ou de la matrice, viennent baigner et irriter les parties extérieures, il est évident que le traitement, au lieu de s'adresser au symptôme démangeaison, devra être dirigé contre la cause de ces flueurs blanches.

Aussi la femme devra-t-elle se faire visiter et quelques cautérisations des parois du vagin ou du col de la matrice avec la pierre infernale ou le nitrate acide liquide de mercure, aidées d'injections astringentes avec l'alun, la décoction de roses de Provins, de tan, le vinaigre rosat, etc., auront bientôt fait justice et des flueurs blanches et des démangeaisons.

VULVITE.

On appelle *vulvite* l'inflammation partielle ou totale des différentes parties qui constituent la vulve, ou partie extérieure des organes de la génération de la femme.

Cette inflammation est provoquée par des causes variées; les plus ordinaires sont la malpropreté et l'excitation des organes génitaux, abus du coït ou de masturbation. Lorsqu'elle est due à ces causes, on observe la rougeur des organes, accompagnée de chaleur, voire même de cuisson; il y a peu ou point d'écoulement, les malades ressentent seulement une sensation cuisante, c'est alors *la vulvite simple.*

Dans le chapitre consacré à l'anatomie, j'ai noté que la membrane muqueuse qui tapisse la vulve contient de nombreuses glandules destinées à sécréter le mucus, et qui sont connues sous le nom de *glandes mucipares* (ces glandules servent à lubrifier l'entrée du vagin pendant les relations sexuelles); qu'outre ces glandules, il existe encore d'autres petites glandes, qui fournissent la matière sébacée et qu'on appelle *follicules.* Si l'un ou l'autre de ces appareils glanduleux vient à s'irriter sous l'influence des causes énoncées plus haut, on a les variétés de vulvite connues sous les noms de *vulvite folliculeuse, d'acné granuleuse des petites lèvres*, de *vulvite des glandes mucipares.*

Cette maladie peut survenir après les coïts infectieux, et dans ce cas on l'a nommée *Vulvite blennorrhagique.* Elle est aussi causée par la présence de chancres à la vulve.

Normalement, la matière sébacée est sécrétée avec abondance, surtout en été, et cette matière crémeuse, mélangée au mucus qui habituellement lubrifie les muqueuses, constitue une substance opaline blanchâtre, appelée par les anciens *smegma vulvaire*, et qui se dépose dans les divers sillons et replis de la vulve, surtout entre les petites lèvres, Cette matière, chez les femmes qui prennent des soins quotidiens de toilette, n'offre rien de caractéristique; mais il est des personnes qui, par une chasteté mal entendue, ou une négligence déplorable de toute propreté, laissent acquérir à ces sécrétions une âcreté remarquable, qui communique aux organes génitaux une odeur repoussante.

Dans ces circonstances, la moindre cause irritante produit l'affection dont je parle. Aussi voit-on la vulve se tuméfier, la muqueuse devenir plus rouge qu'à l'état ordinaire : alors la matière sébacée se dépose autour du clitoris, à la face interne des petites lèvres, sous une apparence de lame membraneuse, et si on enlève cette couche crémeuse, on trouve au dessous une rougeur vive; la malade éprouve une douleur cuisante, qui s'exagère par la marche. La matière sébacée qui enduit les muqueuses est onctueuse, grasse au toucher, elle exhale une odeur insupportable et présente l'aspect du fromage mou.

Dans cet état, qui correspond à la *vulvite sébacée*, on voit survenir, faute de soins, une sécrétion d'abord mucoso purulente, puis purulente; la muqueuse vulvaire s'excorie superficiellement et s'enlève par lambeaux laissan, à nu des ulcérations étendues et peu profondes, qui causent d'excessives douleurs et des démangeaisons insupportables.

Lorsque des soins médicaux intelligents et prompts ne sont pas apportés à cet état, l'irritation habituelle des follicules sébacés causée par la malpropreté et les excitations de toute nature, hypertrophie ces follicules qui augmentent de volume et se montrent à l'œil sous la forme de petites saillies rougeâtres, disséminées sur les petites et les grandes lèvres. Ces saillies, qui varient en grosseur du volume à'un grain de chènevis à celui d'un pois, constituent l'*acné granuleuse des lèvres*, dont la principale cause est l'existence répétée de vulvites sébacées dues, dans la grande majorité des cas, à la négligence et à la malpropreté.

La masturbation, l'abus du coït ou les violences de toute nature exercées sur les parties sexuelles, peuvent causer, comme je l'ai dit, la vulvite simple : la persistance de ces causes peut amener l'inflammation des *glandules mucipares*. On observe alors, outre la rougeur générale de toute la muqueuse vulvaire, une teinte plus foncée qui entoure les orifices de ces petites glandes, qui sont abondamment répandues sur la face interne des petites lèvres, et sur la petite surface qui existe entre l'ouverture du méat urinaire et l'ouverture du vagin. Ces orifices normalement invisibles deviennent sensibles à la vue par un piqueté rouge lie de vin, qui tranche sur la coloration du reste de la muqueuse.

L'inflammation de ces petites glandes s'accompagne d'une sécrétion abondante lactescente et quelquefois purulente qui cause de vives démangeaisons. Cette forme de vulvite complique habituellement la vulvite sébacée, mais peut exister indépendamment de cette dernière.

Lorsqu'une femme s'est exposée à la contagion du pus blennorrhagique dans un coït impur, il se produit une vulvite très intense, dans laquelle les formes que je viens de décrire se confondent; de plus, l'affection reste rarement bornée à la vulve, et successivement , ou tout à la fois, l'urètre et les glandes vulvo-vaginales et le vagin sont envahis par l'inflammation blennorrhagique. (Voir *Abcès des grandes lèvres, Urétrite, Vaginite.*)

La présence d'un chancre ou de toute autre espèce d'ulcération sur la muqueuse qui tapisse la vulve produit une vulvite partielle, qui cède facilement au traitement dirigé contre l'affection qui la cause. (Voir *Syphilis.*)

Toutes ces formes de vulvite ont des symptômes communs : elles peuvent coe-ister ou se montrer isolément ; négligées, elles peuvent s'accompagner d'*œdème des lèvres*, c'est-à-dire d'une enflure considérable , ou se compliquer d'*adénite inguinale.* (Voir *Adénite* ou *bubon.*)

La vulvite qui résulte de la contagion de la blennorrhagie est fatalement contagieuse, et communique la maladie à l'homme qui a des relations avec la femme ainsi affectée. Les autres formes de la vulvite peuvent aussi devenir pour l'homme une cause de blennorrhagie ; mais elles n'acquièrent cette contagiosité que lorsque leurs sécrétions, cessant d'être muqueuses ou sébacées, deviennent purulentes.

Une des suites les plus fréquentes des vulvites, et surtout de la vulvite blennorrhagique, c'est le développement de *végétations* au pourtour de l'urètre et à l'orifice vulvo-vaginal.

Traitement.

Le traitement de la vulvite simple consiste dans le repos absolu des organes ; les bains, les soins répétés de propreté , les lotions alcalines ou savonneuses, lorsqu'il y aura hypersécrétion sébacée.

Il est bon que je fasse remarquer à ce propos que, si toutes les femmes ont besoin des soins de propreté, toutes n'ont pas ce besoin au même degré. Il est des personnes qui ne sont propres qu'à la condition de faire leur toilette plusieurs fois par jour : ce sont celles qui ont la peau brune et comme huileuse, et celles qui sont d'une constitution lymphatique ; on remarque aussi une sécrétion très-abondante des glandules des organes génitaux externes chez les femmes qui s'adonnent aux lectures obscènes et se complaisent dans les pensées érotiques.

Si l'inflammation était considérable et que les lotions de propreté ne suffissent pas à calmer l'irritation des organes, la malade garderait le lit ; on lui ferait des lotions tièdes et émollientes avec de l'eau de sureau, de guimauve, etc.; on placerait sur les parties un cataplasme de fécule de riz et de pommes de terre. Après l'emploi des émollients, on saupoudrerait les lèvres avec des poudres inertes, comme la poudre de sous-nitrate de bismuth, la fécule de riz, etc. L'action de ces poudres est d'isoler les muqueuses en contact, et de s'opposer aux frottements qui entretiennent une perpétuelle irritation. Une fois cette irritation calmée, on aura raison de l'hypersécrétion vulvaire avec des lotions et des applications de liquides astringents, comme décoctions de feuilles de noyer, de roses de Provins, de solutions d'alun ou de sulfate de zinc, de vinaigre rosat, etc.

Pendant toute la durée du traitement, il sera nécessaire de s'opposer à la constipation par des petits lavements répétés.

Les grands bains d'eau de son, d'amidon, et additionnés de 300 à 500 grammes de sous-carbonate de soude, sont aussi très-utiles dans cette maladie.

La vulvite contagieuse ou blennorrhagique est généralement une affection complexe : il faut donc, quand on veut la traiter méthodiquement, se préoccuper de guérir l'*urétrite* et la *vaginite* qui habituellement l'accompagnent. Pour en avoir raison, il suffira d'ajouter aux moyens indiqués plus haut des badigeonnages de la muqueuse, avec un pinceau trempé dans une solution contenant de 10 centigrammes à 1 gramme de nitrate d'argent pour 30 grammes d'eau.

On a bien à tort conseillé contre les différentes formes de vulvite l'application de corps gras. Ces applications conviennent peu aux membranes muqueuses, et il est avéré aujourd'hui que sur ces membranes les pommades augmentent l'inflammation qu'elles étaient destinées à combattre.

VULVITE DES ENFANTS.

L'inflammation de la vulve s'observe très-fréquemment chez les enfants, aussi bien chez ceux qui sont à la mamelle que chez des enfants plus âgés.

Les causes de cette affection, plus connue sous le nom de *leucorrhée infantile,* ou *flueurs blanches des enfants,* peuvent reconnaître un grand nombre de causes. Chez les enfants à la mamelle elle peut provenir d'une mauvaise alimentation, de la malpropreté, d'une irritation dartreuse ou de la présence des *oxyures vermiculaires,* que j'ai déjà signalés comme cause du prurit vulvaire.

A ces diverses causes qui subsistent s'ajoutent, pour les enfants d'un âge plus avancé, les phénomènes de la dentition, le tempérament lymphatique, les irritations de toute nature, la scrofule, la masturbation, et, en dernier lieu, les manœuvres criminelles dont ces enfants peuvent devenir victimes de la part d'hommes dépravés que les lois ne punissent pas avec assez de rigueur. On a vu, sous l'influence de cette dernière cause, la blennorrhagie et la syphilis être communiquées à des enfants de l'âge le plus tendre.

Je noterai, en terminant l'étude des causes de la vulvite des enfants, que cette affection règne quelquefois *épidémiquement.*

Lorsqu'une enfant est atteinte de cette affection, on la voit pâlir, ses yeux se cernent, son humeur est chagrine; au début, elle n'éprouve aux parties génitales qu'une sensation de chaleur et de démangeaison qui bientôt devient âcre et mordicante; il n'y a pas encore d'écoulement, mais la muqueuse qui tapisse les organes génitaux est rouge, irritée. L'enfant est sollicitée par ces sensations à des attouchements qui, lorsque ceux-ci ne sont pas causes de cet état, peuvent dégénérer en de vicieuses habitudes.

Bientôt se produit un écoulement d'abord incolore et peu abondant, mais qui ne tarde pas à devenir plus jaune et plus épais ; l'inflammation envahit toute la muqueuse qui se boursoufle ; la douleur devient cuisante, la marche impossible ; l'état général de l'enfant s'altère ; elle maigrit ; c'est à ce moment qu'apparaissent de larges ulcérations superficielles qui s'étendent jusqu'aux aines, au périnée et sur le haut des cuisses : dans ces régions elles se recouvrent de croûtes.

Ces ulcérations peuvent devenir profondes, et si des soins intelligents ne viennent pas enrayer l'affection, la *gangrène* peut alors compliquer cet état et produire des désordres considérables qui entraînent avec eux des vices de conformation, comme *oblitérations, fistules, hernies*, etc. Cette maladie peut avoir quelquefois une issue fatale.

Le traitement, dans la forme légère, consistera dans des bains répétés, des applications émollientes ; si l'affection est un peu plus ancienne, après avoir fait usage des émollients, on aura recours aux lotions très-astringentes au *sulfate de cuivre* ou au *sulfate de zinc*, etc. L'enfant sera tenue au repos, on baignera la vulve chaque fois après la satisfaction des besoins naturels. Les grandes lèvres seront isolées par l'interposition d'un épais *plumasseau* de charpie, imprégné de vin aromatique ou d'une solution d'acide phénique.

DIPHTHÉRIE VULVAIRE.

Pendant les épidémies de *croup*, ou *angine couenneuse*, il arrive fréquemment chez de jeunes enfants ou chez des femmes récemmment accouchées, de voir la vulve, qui était le siége d'une légère inflammation, se recouvrir d'une couche blanchâtre et membraneuse, qui n'est autre qu'une fausse membrane entièrement analogue à celle qui recouvre le fond de la gorge : sous cette couche de *diphthérite*, la muqueuse vulvo-vaginale est épaissie et très-rouge ; cette affection peut se produire chez les femmes débilitées, qui ont une plaie de la région qui m'occupe ; elle peut aussi compliquer les diverses formes de vulvite.

Cette maladie, outre les conséquences locales qu'elle peut avoir, comme ulcérations, envahissement des régions voisines, présente chez les enfants des accidents généraux qui peuvent entraîner la mort.

On combattra cette affection par des lotions répétées avec des solutions de sel de cuisine, ou d'alun, ou avec de l'*eau créosotée* ou étendue d'*acide phénique*. Je me trouve aussi très-bien des lotions avec la solution aqueuse d'*hypochlorite de chaux* et des attouchements avec des solutions de *perchlorure de fer* et de *nitrate d'argent*.

La malade sera mise, autant que faire se pourra, à une alimentation substantielle et tonique qui relève ses forces et combatte la disposition qu'ont les fausses membranes à se reproduire.

INFLAMMATION ET ABCÈS DES GLANDES
VULVO-VAGINALES.

Les glandes vulvo-vaginales, qui ont été si bien étudiées par le docteur Huguier, sont le siége d'affections variées que ce chirurgien a décrites dans plusieurs mémoires intéressants. Je traiterai seulement de l'*hypersécrétion de ces glandes*, de leur *inflammation*, et de ses conséquences. (*Abcès et Kystes.*)

Les glandes vulvo-vaginales, comme je l'ai dit dans la partie anatomo-physiologique (voir fig. 24, p. 57), sont destinées à sécréter, sous l'influence des excitations génésiques, un fluide qui lubrifie et facilite les rapprochements sexuels; cette sécrétion peut être exagérée au point d'être morbide, c'est alors l'*hypersécrétion des glandes vulvo-vaginales.*

Hypersécrétion des glandes vulvo-vaginales.

Cette affection peut exister sans inflammation proprement dite, c'est une maladie de jeunesse due surtout aux excitations sexuelles.

L'excrétion du liquide se produit souvent d'une manière soudaine sous l'influence d'un attouchement ou de pensées voluptueuses, d'un baiser lascif ou d'un songe érotique. Ce liquide est un mucus incolore, filant, moins glaireux que celui qui s'écoule du col de l'utérus et du vagin. Les femmes se plaignent seulement d'être mouillées comme par une éjaculation.

Cette sorte de pollution s'observe surtout chez les femmes passionnées dont les désirs sont contenus depuis longtemps, aussi bien que chez les filles dont la vie est tout entière consacrée à la volupté.

Cet éréthisme des glandes amène l'hypersécrétion, qui est bientôt suivie de l'hypertrophie des glandes elles-mêmes. Alors en pressant en arrière de la petite lèvre, on sent un corps globuleux qui n'est autre chose que la glande turgescente. On peut faire sortir par son conduit excréteur une quantité plus ou moins considérable de ce liquide filant. Souvent le même phénomène se produit naturellement au moment de la menstruation, dont le résultat général est de congestionner tout l'appareil génital de la femme.

Cette sécrétion s'opère sans douleur ; on peut même comprimer la glande pour la vider quand elle est dilatée par le mucus et que ce dernier liquide ne peut plus s'écouler par l'orifice excréteur rétréci.

Dans ce dernier cas, la pression peut, s'il existe de l'inflammation, être un peu douloureuse ; mais elle est préférable au cathétérisme évacuateur qui a été conseillé et qui peut amener une vive inflammation qui entraînerait la suppuration de la glande et l'oblitération de son conduit excréteur.

Je connais des femmes chez qui les glandes vulvo-vaginales sont tellement distendues par ce liquide que l'entrée du vagin est presque fermée. Les relations sexuelles sont très gênées, et, tous les six à huit mois, je suis obligé de faire une large incision pour que tout le liquide puisse être évacué. Il faut tâcher alors de maintenir l'ouverture béante au moyen de charpie, pour qu'il s'établisse une fistule qui remplacera le conduit naturel oblitéré ; de cette façon on aura prévenu le retour de cette tumeur.

Abcès de la glande vulvo-vaginale.

L'hypersécrétion de la glande constitue l'inflammation à sa première période ; lorsque la maladie s'aggrave, ce n'est plus du mucus qui est sécrété par la glande, mais bien un liquide trouble opaque, qui bientôt se transforme en pus. La présence du pus et son accumulation constituent l'*abcès* de la glande vulvo-vaginale.

Alors les symptômes changent : à la démangeaison et au prurit que causait l'hypersécrétion, succède une douleur qu'exaspère la moindre pression ; la malade éprouve des sensations de chaleur, des élancements ; la glande, augmentée de volume, forme une petite tumeur globuleuse, rouge, chaude, douloureuse au toucher, qui fait saillie en arrière de la petite lèvre. Le liquide qu'on exprime de la glande par la pression est un mélange de pus et de mucus ; à une période plus avancée, c'est du pus sans aucun mélange qui s'écoule de la tumeur, qui peut alors atteindre le volume d'une grosse noix.

Cet abcès étant formé, si on l'abandonne à lui-même, il s'ouvrira à travers la muqueuse vulvaire, ou, le pus, suivant le canal excréteur de la glande, sortira par son orifice.

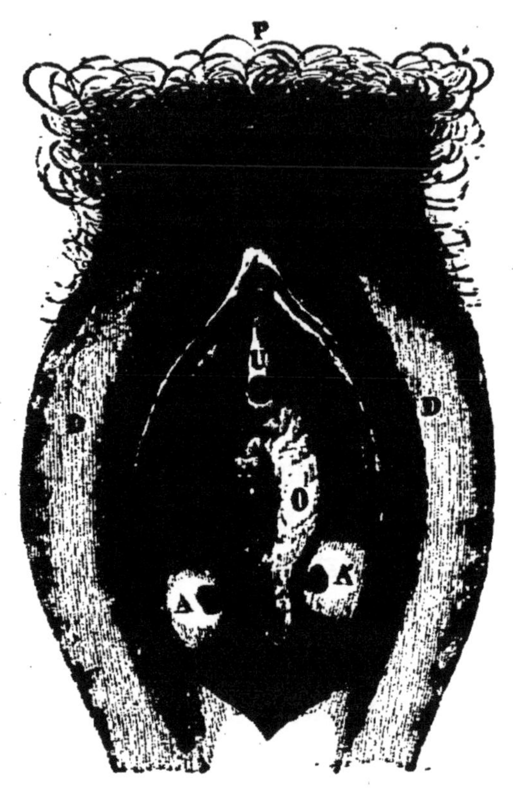

FIGURE 97

Représentant les deux glandes vulvo-vaginales devenues le siége d'abcès.

P, pénil.
A A', glandes distendues par le pus.
D, D, grandes lèvres.
B, clitoris.
U, méat urinaire.
O, ouverture du vagin.

Lorsque l'abcès s'ouvre spontanément, ce qui est le cas le plus ordinaire, il s'écoule un pus crémeux sanguinolent, les tissus s'affaissent, la tumeur revient sur elle-même, la glande ne tarde pas à reprendre son volume normal et ses fonctions.

Ces abcès ont les mêmes causes que l'hypersécrétion. J'ajouterai seulement qu'ils compliquent presque fatalement la *Vulvite blennorrhagique;* que, dans ce dernier cas, ils débutent par l'inflammation des canaux excréteurs des glandes et qu'ils atteignent les deux glandes à la fois, tandis que sous l'influence des causes ordinaires de l'hypersécrétion il n'y a habituellement qu'une seule glande qui s'abcède (voir fig. 97).

Le traitement de ces abcès est fort simple : on conseillera de grands bains prolongés : on appliquera sur la tumeur des cataplasmes faits avec des fécules ou de la mie de pain et du lait. On n'emploiera pas les cataplasmes de farine de lin à cause de l'irritation que produit sur les muqueuses la rapide fermentation de cette substance.

Si l'abcès était volumineux et que l'inflammation se propageât aux tissus voisins, on ouvrirait l'abcès par une large ponction faite avec une lancette près de l'orifice excréteur de la glande, ou dans la portion la plus amincie de la muqueuse qui recouvre la glande, là où elle paraît prête à s'ouvrir naturellement.

Il y a des femmes qui, par une prédisposition singulière, voient chaque période menstruelle être marquée par l'apparition d'un de ces abcès, ou chez lesquelles la moindre excitation ramène cette affection : dans ces deux cas le remède radical consiste dans l'excision de la glande, opération sans gravité qui ne peut entraîner avec elle aucune suite fâcheuse.

Kystes des glandes vulvo-vaginales.

C'est encore par l'excision qu'on combattra les *kystes* dont ces glandes deviennent le siége. Ces kystes doivent

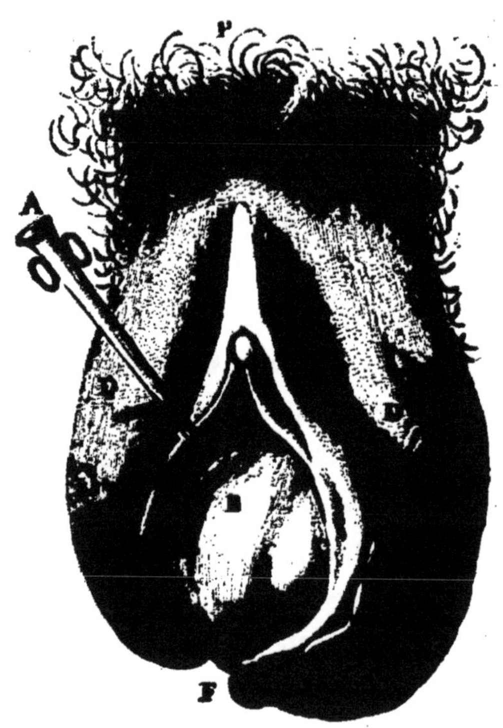

FIGURE 98

Représentant un kyste de la glande vulvo-vaginale gauche.

P, pénil.
DD', grandes lèvres.
R, kyste de la glande.
A, sonde placée dans l'urètre et qui sert à montrer la saillie que fait le kyste.
F, commissure des grandes lèvres.

leur production à l'oblitération des canaux excréteurs des glandes vulvo-vaginales ; le mucus ne cessant pas de se former à l'intérieur de la glande, et ne trouvant pas d'issue, s'accumule dans la cavité de la glande et forme alors une petite tumeur globuleuse, indolente à la pression, assez mobile entre les doigts, et donnant la sensation d'une petite poche remplie de liquide (voir fig. 98).

La cause qui amène le plus fréquemment l'inflammation des canaux excréteurs, et conséquemment leur oblitération et la transformation des glandes en *kystes*, est l'hypersécrétion que j'ai décrite.

Outre l'excision, qui est le moyen le plus simple à employer contre ces petites tumeurs, on peut, chez les personnes qui redoutent l'opération, faire une petite ouverture pour vider la tumeur, et à travers laquelle on fait pénétrer une injection de teinture d'iode

AFFECTIONS DIVERSES POUVANT SIÉGER A LA VULVE.

La vulve est encore le siége de tumeurs de diverse nature qui s'y développent comme dans toute autre région, sans y présenter de caractères particuliers et qui sont par cela même du ressort de la chirurgie générale : tels sont les *lipômes, loupes, cancers, furoncles* ou *clous*, etc. Diverses affections siégeant habituellement sur les muqueuses ou la peau peuvent se présenter aux parties génitales externes, comme l'*eczéma*, l'*herpès*. Je ne puis qu'indiquer ces affections : les décrire m'entraînerait à faire un traité qui comprendrait les affections qui peuvent atteindre toute l'organisation.

Je veux seulement faire remarquer que la science a enregistré sous le nom d'*esthiomène*, un *lupus* ou *ulcère rongeant* de la vulve, naissant, comme les ulcères qui dévorent le visage, de causes purement constitutionnelles, et qui, lorsqu'on peut arrêter sa marche envahissante, laisse toujours après lui des altérations considérables, occasionnant des infirmités dégoûtantes qui restent au-dessus des ressources de la chirurgie réparatrice.

LÉSIONS DE LA VULVE DURANT LE COÏT ET L'ACCOUCHEMENT.

La limite inférieure de la vulve forme chez les vierges une bride plus ou moins saillante, tendue au-devant du vagin, que l'on nomme la *fourchette;* derrière cette bride existe un cul-de-sac de profondeur variable, appelé *fosse naviculaire :* ce cul-de-sac sépare la fourchette de la membrane *hymen*. Le degré de résistance qu'offre cette bride est très-variable, et si elle persiste fréquemment après les premières approches sexuelles, elle est fatalement rompue au moment du premier accouchement ; cette bride détruite, la vulve semble plus largement ouverte en arrière et en bas

Il est facile, en lisant les considérations anatomiques placées en tête de ce volume, de se rendre compte de la force qui doit être mise en jeu pour rompre la membrane *hymen* (voir page 54) lors des premières approches sexuelles. La médecine légale, au chapitre qui traite du *viol*, enregistre les graves désordres qu'entraîne la défloration pratiquée dans un but criminel et sans les précautions dont s'entoure ordinairement un homme de sentiments délicats, pour consommer le premier acte conjugal.

Quelles que soient les précautions mises en usage et que dicte l'affection, la première union sexuelle ne peut être consommée sans douleur ; la membrane hymen, cédant après une ou plusieurs attaques, se déchire, et ses lambeaux, avant de constituer par leur cicatrisation les *caroncules myrtiformes*, sont saignants et meurtris; la vulve irritée par les efforts répétés qu'il a fallu faire pour arriver à ce résultat, devient le siége d'une vulvite simple qui est plus ou moins intense et nécessite des lotions et des bains émollients.

Chez les femmes à constitution molle et lymphatique qui ont habituellement des flueurs blanches abondantes, ou chez celles qui dans leur enfance se sont livrées aux pratiques pernicieuses de l'onanisme, le premier acte conjugal peut être pratiqué sans grande douleur et sans déchirure de l'hymen. Cette membrane, habituellement percée d'un orifice de dimensions variables, est assouplie par les sécrétions qui la baignent fréquemment ou par les attouchements répétés : son orifice est alors dilatable et dans les tentatives de rapprochement on la voit être refoulée par le membre viril qui dilate et pénètre son orifice, en respectant son intégrité. Après le coït, cette membrane qui persiste revient sur elle-même tout en restant élargie et flottante (voir dans le chapitre suivant les imperforations du vagin par persistance de l'hymen).

La membrane hymen chez certaines femmes est très-épaisse et traversée par des artérioles d'une dimension quelquefois assez considérable. Chez la plupart des vierges, la défloration s'accompagne d'une petite hémorrhagie, et dans certaines contrées, la mariée qui ne perdrait pas de sang dans le premier rapprochement passerait pour n'avoir pas été digne de porter la couronne de fleurs d'oranger. Dans certains cas heureusement fort rares, j'ai vu cette hémorrhagie prendre des proportions assez inquiétantes pour nécessiter l'intervention du médecin et la ligature de l'artériole.

L'accouchement peut s'accompagner d'accidents qui entraînent du côté de la vulve des désordres considérables, tels sont les *déchirures du périnée*, dont il sera question au chapitre des *fistules vulvo-rectales* (voir *Fistules consécutives à l'accouchement*).

Il est un autre accident qui vient aussi compliquer l'accouchement, c'est le *thrombus* de la vulve constitué par un épanchement sanguin qui se produit dans le tissu cellulaire sur lequel repose la muqueuse qui tapisse la vulve.

Cet accident est un des plus graves parmi ceux qui peuvent compliquer l'accouchement; il ne se

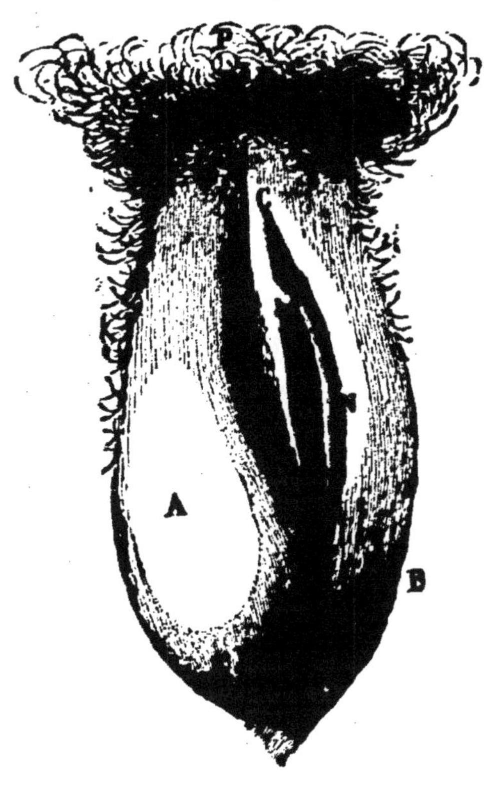

FIGURE 99

Représentant un abcès de la grande lèvre droite.

A, lèvre droite.
P, pénil.
C, clitoris.
R, petite lèvre.
B, grande lèvre.
A, tuméfaction de la grande lèvre causée par l'abcès.

produit du reste que dans les parturitions difficiles; ordinairement, l'accouchement qui s'opère dans des conditions normales, n'est suivi que d'une inflammation passagère. Il arrive fréquemment qu'après des excès de coït, ou des contusions, suites de chutes sur les parties génitales, les grandes lèvres s'enflamment et le tissu cellulaire contenu dans leur épaisseur devient le siége d'abcès désignés sous le nom d'*abcès des grandes lèvres.*

Ces abcès ne présentent aucune gravité; ils se montrent périodiquement chez certaines femmes au moment des règles, et ils cèdent facilement au traitement que j'ai indiqué à propos des abcès des *glandes vulvo-vaginales* ou des *petites lèvres.*

Il arrive cependant que ces abcès des grandes lèvres se montrent consécutivement à une inflammation de la vulve de nature blennorrhagique, ils sont alors un peu plus graves et ils s'accompagnent très-souvent de *bubons* ou *adénites sympathiques.* J'en reparlerai en traitant de l'inflammation blennorrhagique de l'urètre chez la femme. (*Voir* ce chapitre.)

MALADIES DU VAGIN.

VICES DE CONFORMATION.

J'ai dit dans le chapitre consacré aux considérations anatomiques, que le *vagin* était le canal qui s'étend de la vulve à la matrice. Ce canal peut être le siége de nombreux vices de conformation que je vais examiner dans l'ordre suivant :

1° *Absence du vagin.*
2° *Imperforations du vagin.*
3° *Cloisonnement partiel ou total du vagin.*

Pour chacune de ces malformations, j'apporterai un exemple puisé dans ceux que conservent les annales scientifiques. Je pense que lorsqu'on traite de semblables sujets, il n'y a pas, pour être compris de tous, après leur définition, de meilleure description que le récit d'un fait bien observé.

ABSENCE DU VAGIN.

L'absence du vagin peut être complète ou incomplète ; elle peut coexister avec une absence de l'utérus, aussi peut-on avec le docteur Lefort considérer cette anomalie sous trois formes principales :

1° Absence complète du vagin et de l'utérus avec existence des parties génitales externes.

2° Absence partielle ou totale du vagin avec intégrité de l'utérus.

3° Terminaison du vagin en cul-de-sac, avec absence d'utérus ou avec utérus rudimentaire ; il y a en même temps absence de la fonction menstruelle.

Dupuytren cite un exemple se rapportant à la première division : « Une jeune fille de 27 ans mourut « dans son service d'une inflammation aiguë du foie. « Ses traits, sa stature, sa conformation, le développe- « ment régulier de ses mamelles, tout en un mot rappe- « lait les attributs physiques d'une femme parvenue « à la puberté ; elle n'avait cependant jamais été mens- « truée et n'avait jamais éprouvé aucun des symptômes « qui accompagnent cette fonction. Les parties « génitales externes étaient régulièrement conformées ; « mais le vagin avait tout au plus un demi-pouce de « profondeur, au-delà duquel les recherches les plus « exactes faites par Dupuytren ne firent rencontrer « aucun corps qu'il pût attribuer à la matrice. Le tou- « cher par le rectum fournissait le même résultat. Une

« circonstance assez singulière, dont il est bon de
« faire mention, c'est que cette jeune fille était sur le
« point de se marier et vivait en concubinage depuis
« quatre ans avec la personne qu'elle allait épouser;
« elle avouait elle-même qu'elle n'était point insen-
« sible dans l'acte vénérien.....

« L'examen du cadavre montra des parties géni-
« tales externes normalement conformées; le vagin se
« terminait par un cul-de-sac peu profond, qui parut
« à Dupuytren être uniquement le résultat des efforts
« du coït; la peau s'y prolongeait uniformément dans
« toute son étendue. Derrière ce cul-de-sac, se trou-
« vait immédiatement le rectum, séparé de la vessie
« par du tissu cellulaire seulement; on voyait des
« apparences de ligaments larges, contenant, dans
« leur duplicature, des trompes plus volumineuses et
« des ovaires plus développés que dans l'état naturel;
« mais il n'existait point de matrice, ou plutôt à l'en-
« droit où les trompes tendent à se réunir, on sentait
« un renflement arrondi de la grosseur d'une noix qui
« ne présentait aucun des caractères particuliers à
« l'utérus. »

Plus loin, en m'occupant des diverses variétés d'*occlusion* ou d'*imperforation* du vagin, je traiterai de
l'absence partielle ou totale du vagin, avec intégrité
de l'utérus; et je ferai connaître les moyens dont la
chirurgie dispose, à notre époque, pour remédier à
cet état anormal.

Le fait qui va suivre montre un vagin terminé en
cul-de-sac avec absence d'utérus: cette observa-

tion offre en outre un beau cas d'*hermaphrodisme mixte.*

« Scheghelmer a observé ce fait sur le corps d'une
« femme qui mourut phthisique à l'âge de 23 ans. Les
« organes génitaux externes étaient tous conformes au
« type femelle, et généralement bien configurés ; tou-
« tefois le clitoris et les nymphes étaient peut-être plus
« petits qu'à l'état normal, et l'orifice du vagin, plus
« étroit, était à demi fermé par une membrane
« hymen. La fosse naviculaire était parfaitement
« distincte, et le vagin normalement situé, mais extrê-
« mement court et étroit. Sa surface interne présentait
« une apparence de rides transversales et longitudi-
« nales ; mais son extrémité supérieure formait un
« cul-de-sac au-delà duquel on ne trouvait pas de
« traces d'utérus, pas de vestiges quelconques des
« autres organes génitaux internes de la femme, ni
« ovaires, ni trompes de Fallope. Un examen plus mi-
« nutieux montra un testicule muni de son cordon
« spermatique dans l'une et l'autre région inguinale,
« placés en dehors de l'anneau externe et coiffés de
« leur muscle crémaster et de leur tunique vaginale.

« Ces testicules étaient flasques et petits ; mais leur
« structure et celle des épididymes étaient nor-
« males. Les canaux déférents assez minces qui en
« partaient, entraient dans l'abdomen, descendaient
« dans le bassin et s'accolaient derrière la vessie à
« deux vésicules séminales, de volume considérable.
« Leurs canaux éjaculateurs s'ouvraient dans le vagin.
« La forme du thorax, du bassin et du corps en général

« était féminine. Les mamelles et les mamelons
« étaient bien développés ; mais le larynx semblait
« former une saillie plus considérable que chez la
« femme, et la voix se rapprochait, par son timbre,
« de celle de l'homme. Il n'y avait jamais eu de pertes
« menstruelles ; mais la malade disait avoir observé
« régulièrement un malaise hémorrhagique accusa-
« teur. Quelques tumeurs hémorrhoïdaires occupaient
« le pourtour de l'anus. »

On voit que ce fait est un exemple d'*hermaphrodisme mixte*, c'est-à-dire partageant les attributs des
deux sexes, sans pouvoir être ramené au sexe féminin,
malgré la prédominance d'apparence féminine, tout
comme le cas que je rapporte au chapitre de l'hermaphrodisme (page 228) ne peut être considéré comme
mâle, malgré son apparence.

IMPERFORATIONS DU VAGIN.

Les imperforations sont les anomalies les plus communes des canaux organiques ; elles sont dues à de
nombreuses causes ; aussi l'*occlusion* peut-elle être
congéniale, c'est-à-dire exister dès la naissance ou
être *accidentelle*.

Je ne m'occuperai, dans ce chapitre, que des *imperforations congéniales*.

Elles peuvent être *complètes ou incomplètes*.

Je rapporterai des cas d'imperforations du vagin,
avec ouverture anormale de ce canal dans le rectum
ou dans la vessie, l'orifice de ces organes constituant

un orifice commun, ou *cloaque*. Ce sera la première variété ou *imperforation par ouverture anormale*.

La deuxième variété sera formée par l'absence partielle ou totale du vagin avec intégrité de l'utérus ou *imperforation par absence*.

La persistance de l'hymen, l'imperforation de cette membrane, formeront la troisième partie ou *imperforation membraneuse*. Cette dernière variété peut être complète ou incomplète, suivant qu'il existe une ouverture à la membrane hymen, ou qu'il n'en existe point.

a. *Imperforations par ouverture anormale.*

Le vagin peut s'ouvrir dans le rectum. Cette difformité ne cause alors aucune espèce d'incommodité à la malade et peut rester ignorée jusqu'au moment de la menstruation, et quelquefois aussi jusqu'au moment du mariage. Le célèbre chirurgien Louis encourut un arrêt du Parlement, pour avoir voulu soutenir, en Sorbonne, une thèse ayant pour titre : *De partium externarum generationi inservientium in mulieribus,* etc., dans laquelle il rapportait qu'une jeune fille avait les organes cachés par une imperforation qui ne permettait aucune introduction. Cette femme fut réglée par l'anus. Son amant devenu très-pressant, la supplia de consentir à ce qu'il s'unît à elle par la seule voie qui fût praticable. Bientôt elle devint mère. L'accouchement à terme d'un enfant bien conformé eut lieu par l'anus.

L'arrêt qu'avait encouru Louis se basait sur la

question qu'il adressait aux casuistes : *In uxore, sic disposita, uti fas sit, vel non, judici theologi mora-lœ ?* En 1754, le pape leva l'interdiction parlemen-aire et la thèse de Louis fut imprimée.

Le fait qui vient d'être rapporté n'est pas unique, la science en compte de nombreux, dont un des plus curieux est celui qui va suivre. Il a été observé par le professeur Rossi, qui crut avoir affaire à une rétention menstruelle, tandis qu'il s'agissait d'une grossesse. La femme qu'il était appelé à examiner, ressentait des douleurs de ventre très-intenses, qui avaient été prises pour des coliques, attendu que cette femme ne présentant pas de traces des organes extérieurs de la génération, on ne pouvait croire à une grossesse à terme, quoiqu'elle fût mariée. Le pubis était complète-ment dépourvu de poils. M. Rossi crut à une rétention de règles, et se décida à pratiquer une incision de trois travers de doigt de longueur dans la direction natu-relle de la vulve et du vagin ; le toucher lui fit sentir la poche des eaux, qui bientôt se rompit, et l'accou-chement eut lieu naturellement par le nouveau pas-sage. Il y eut une métrite légère et un abcès dans le voisinage de l'incision. Un boyau distendu en place par insufflation, servit à donner à l'ouverture un ca-libre suffisant ; ce qui eut lieu, puisque cette femme accoucha de nouveau deux ans plus tard.

La conception avait eu lieu par le moyen d'un ori-fice étroit existant au pourtour de l'anus.

Il existe aussi une forme singulière de *cloaque*, dont je rapporterai un curieux exemple : je veux parler de l'*imperforation congéniale du rectum* avec ouverture de cet intestin dans le vagin.

« Le docteur Ricord a observé une jeune femme
« de vingt-deux ans, qui ne présentait rien d'anormal
« dans les parties génitales externes ; l'introduction du
« spéculum fut très-facile, les parties qu'il déplisse
« sont parfaitement saines. Cependant la profondeur
« à laquelle on parvenait sans rencontrer le col utérin
« étonnait M. Ricord, lorsque tout à coup il met à
« découvert un bol de matières fécales qui simulait
« au toucher le museau de tanche. Avant d'avoir
« bien examiné, il avait pris des pépins de raisins
« pour des végétations. Un examen plus approfondi
« fit constater entre la commissure postérieure des
« grandes lèvres et la saillie du coccix, l'absence de
« tout anus ; à la place que devait occuper cet orifice,
« se trouvait une tache brunâtre, de la grandeur d'une
« pièce d'un franc, irrégulièrement radiée, et dépour-
« vue de poils. L'anneau vulvaire était situé à la
« profondeur voulue et dépourvu de caroncules myrti-
« formes. Au-delà de cet anneau le doigt pouvait être
« introduit sans douleur dans un canal qui, par
« sa position et ses usages mérite le nom de
« *recto-vaginal*.

« Le spéculum montra une membrane muqueuse
« sur laquelle les rides transversales ordinaires du
« vagin n'existent pas, et, poussé dans toute sa
« longueur sans rencontrer la moindre courbure, ni
« aucune ligne de démarcation qui puisse indiquer
« un changement de tissu, il n'est arrêté que par des

« matières fécales. Un doigt placé dans ce canal, tan-
« dis qu'une sonde de femme est introduite dans
« l'urètre et la vessie, ne sent entre cet instrument
« et lui qu'une épaisseur de tissu comparable à la
« cloison urétro-vaginale et vésico-vaginale. Le tou-
« cher exercé sur tous les points et le spéculum in-
« troduit à la plus grande profondeur ne laissent
« apercevoir aucun vestige de matière.

« Les garde-robes se font *volontairement* par la
« vulve, grâce au sphincter de l'anneau vulvaire.
« Jamais les règles n'ont paru sous aucune forme, le
« coït a pu s'accomplir sans que le mari de cette
« femme se soit jamais, depuis trois ans, aperçu de
« son vice de conformation. »

Voici maintenant un exemple de communication du
vagin avec la vessie observé par un chirurgien de la
Nouvelle-Orléans, M. Knight : « Une jeune femme,
« d'une bonne constitution, se présente à *Sheffield*
« *general infirmary*, en octobre 1860, dans les cir-
« constances suivantes. Elle déclara que, mariée de-
« puis neuf mois, elle n'avait cohabité avec son mari
« que pendant les deux derniers ; que le mariage
« n'avait pas été consommé à proprement parler, et
« qu'il y avait en elle quelque vice de conformation.
« Elle avait toujours joui d'une bonne santé sans
« avoir jamais été réglée. Vers l'âge de quatorze ans,
« elle eut des convulsions, qui revenaient à des époques
« régulières, quelquefois après un intervalle de six
« mois. Elle n'avait jamais éprouvé de douleurs lom-
« baires ou abdominales.

« Le docteur procéda à l'examen : les parties exté-
« rieures présentaient l'apparence naturelle. En sépa-
« rant les grandes lèvres, on trouva les petites lèvres
« bien conformées, mais il n'y avait pas de méat uri-
« naire. Une petite caroncule de membrane muqueuse,
« de la grosseur d'un pois environ, et recouverte à sa
« surface par une membrane préputiale, représentait
« le clitoris. Le doigt introduit dans le vagin, donnait
« l'état suivant des parties : ce canal, au lieu de con-
« duire à l'utérus, se terminait en cul-de-sac, à envi-
« ron deux pouces de son origine ; la membrane mu-
« queuse glissait facilement sur les tissus sous-jacents,
« et il n'y avait nulle part ni tension, ni plénitude.
« Dans le vagin se trouvait une membrane ou repli
« muqueux, formé par sa paroi antérieure, sous la-
« quelle le doigt passait à travers un trajet d'environ
« un pouce de long, resserré par un sphincter, et il
« arrivait dans une vaste cavité d'où sortait l'urine,
« après l'introduction d'un cathéter. En l'examinant
« par le rectum, après avoir placé un cathéter dans la
« vessie, à travers l'ouverture urétrale du vagin, on
« pouvait reconnaître les signes d'un utérus ; il n'y
« avait de plénitude ni autour du rectum ni dans la
« partie inférieure de l'abdomen. Le diamètre, au pour-
« tour du bassin, était un peu plus petit qu'à l'ordi-
« naire, et le périnée avait environ un demi-pouce
« de long. Les mamelles étaient bien développées,
« mais la malade affirmait qu'elle n'avait jamais res
« senti de désirs sexuels, et que la miction était tou-
« jours excitée par le coït. Après une consultation

« dans laquelle il fut décidé qu'il valait mieux ne
« rien tenter par une opération exploratrice, elle
« quitta l'hôpital au bout de peu de jours. »

Il me resterait à citer un exemple de communication entre la vessie, le vagin et le rectum. Sue rapporte l'exemple d'un tel *cloaque*, chez un monstre
ayant un utérus double et d'autres anomalies. Le professeur Velpeau en a aussi observé un cas, dans lequel
la femme attribuait cette difformité aux premières
approches de son mari ; ce qui était faux, car ce chirurgien constata, en l'examinant, l'absence complète
de la cloison vésico-vaginale.

Les différentes anomalies dont je viens de rapporter
des exemples sont, malheureusement, au-dessus des
tentatives de l'art, et c'est inutilement que des chirurgiens ont essayé divers procédés pour y remédier.

J'ai donné des exemples d'absence du vagin coïncidant avec l'absence d'utérus ou la présence d'un utérus
rudimentaire sans attributs fonctionnels. Il est d'autres
cas où l'absence du vagin est partielle ; dans ceux-ci,
l'utérus peut exister et la fonction menstruelle s'établir. Le chirurgien est fréquemment appelé pour traiter les désordres produits par la rétention du sang
menstruel, et c'est alors qu'il constate la malformation
qui m'occupe et qu'il cherche à y remédier. Pour arriver à ce résultat, il lui faut, après s'être assuré de
l'existence de l'utérus et de la rétention des règles,
par tous les moyens d'exploration dont il peut disposer, remplir les indications suivantes :

1° *Évacuer le foyer sanguin.*

2° *Créer une voie permanente d'écoulement.*

3° *Empêcher l'oblitération consécutive de l'ouverture artificielle.*

Les diverses opérations pratiquées pour arriver à remplir ces indications ne peuvent être soumises à aucune règle générale : elles restent des problèmes que résout plus ou moins heureusement, suivant les cas, le génie chirurgical de l'opérateur. Cependant, si ces indications doivent être remplies d'une manière absolue pour le rétablissement de la fonction menstruelle, il est une autre indication dont il faut tenir compte, autant que possible : c'est que l'opération soit pratiquée de façon à permettre la copulation ; celle-ci n'est pas absolue et fait rentrer l'opération dans la classe que la chirurgie appelle *opérations de complaisance*, et son utilité reste entièrement à l'appréciation du chirurgien.

Il est des cas où l'humanité, avec ses besoins impérieux, exige, de la part d'une épouse, des résolutions héroïques : on a vu, dit le docteur Lefort, des femmes qui, tout en sachant ne pouvoir pas devenir mères, voulaient au moins rester épouses, ce qu'elles n'avaient pu encore devenir dans l'acception matérielle du mot. Nous connaissons même un cas, ajoute-t-il, où un chirurgien des plus expérimentés a dû, cédant aux prières et aux larmes de sa malade, créer un vagin artificiel en ouvrant le canal de l'urètre jusqu'au col vésical exclusivement, de telle sorte que ce vagin artificiel n'avait pour aboutissant que la vessie.

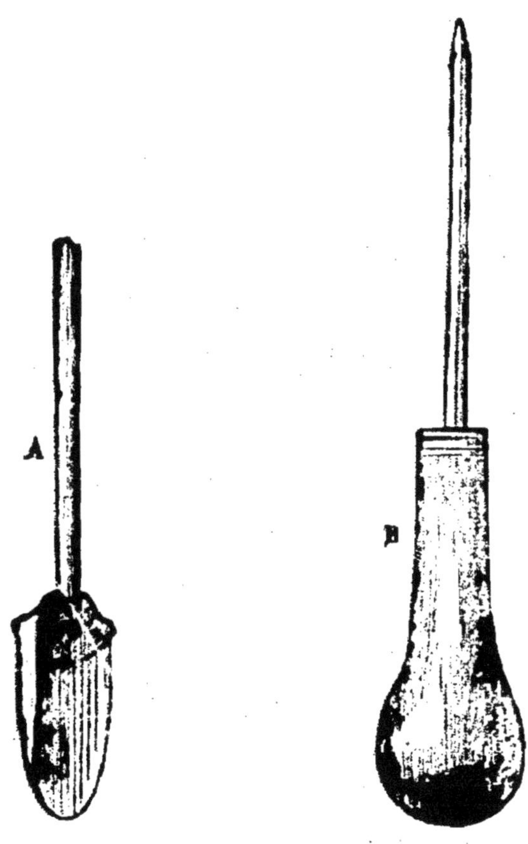

FIGURES

100   101

Représentant le trocart qui sert habituellement à ponctionner les tumeurs liquides.

A, canule du trocart.

B, tige ou lame du trocart.

L'exemple de ce chirurgien expérimenté montre qu'il est des cas où une opération de complaisance peut devenir une opération nécessaire ; c'est là une question de circonstances que le chirurgien doit juger avec les lumières de sa conscience.

Lorsque l'opérateur se propose de remplir seulement les trois indications qui sont de nécessité absolue, il peut arriver à ce résultat par la ponction de la poche que forme le foyer sanguin et l'établissement d'une fistule qui constitue une voie permanente d'écoulement.

Cette ponction a été pratiquée : 1° du rectum dans le vagin ; 2° du rectum dans l'utérus, à travers les tissus qui remplacent le vagin ; 3° à travers la vulve imperforée. Ces diverses opérations, lorsqu'elles ont été pratiquées avec le trocart ordinaire (voir figures 100 et 101), sont simplement palliatives, car la fistule qui leur est consécutive s'oblitère facilement ou, lorsqu'elle est pratiquée à travers le rectum, elle donne naissance à des infirmités dangereuses et dégoûtantes.

Voici cependant un cas rapporté par M. *Baker-Brown*, chirurgien anglais, dans *the Lancet,* où la ponction recto-utérine a réussi. « Miss D..., âgée de « quinze ans, fut admise à *London surgical home*, « le 13 novembre 1861 ; elle avait éprouvé depuis « deux ans de grandes douleurs à chaque période, « mais sans aucune apparence de règles. M. *Teales* « (de Leeds) avait tenté de faire un vagin artificiel, « mais avait échoué faute de tissus suffisants. De « l'extérieur, l'utérus offrait la sensation d'un organe « au quatrième mois de la grossesse, et on pouvait le « sentir proéminer vers le rectum ; la jeune personne « était d'ailleurs bien développée.

« Le 21 novembre, M. Brown introduisit dans
« l'utérus, par le rectum, un trocart courbé et lia la

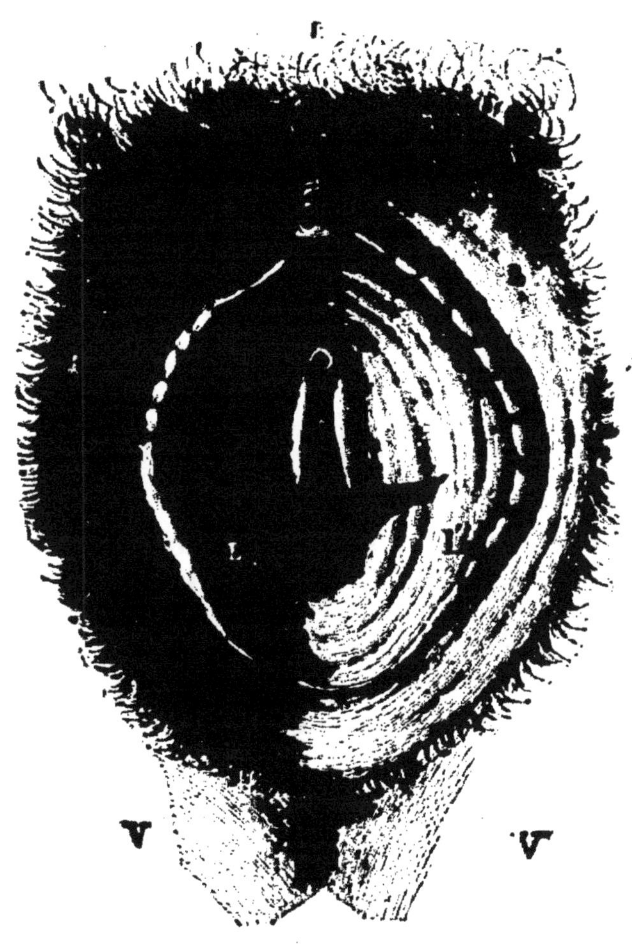

FIGURE 102

*Représentant les parties génitales externes après une opération
pratiquée pour créer un vagin*

P, pénil.

C, clitoris.

B B, grandes lèvres.

L L, petites lèvres sur lesquelles on voit les cicatrices de la division et des
lambeaux qui ont été faits pour ouvrir le vagin.

I, orifice vaginal.

D, anus.

« canule avec des rubans de fil. Au moment de l'opé-
« ration, une grande quantité de matière louche sortit
« par la canule et continua de couler pendant deux
« ou trois jours. Le 24, la malade ressentit quelques
« douleurs, qui furent suivies par l'évacuation de
« sang menstruel frais. Le 27 survint une selle, la
« canule était encore placée et fut maintenue pendant
« quinze jours ; les selles se faisaient régulièrement
« chaque jour. Le 2 janvier, après deux ou trois jours
« de souffrances utérines, les règles s'écoulèrent en-
« core par le rectum, et l'opérée retourna peu après
« chez elle. »

Il existe d'autres méthodes pour remplir les trois indications que j'ai énoncées. Ainsi, on peut créer un vagin artificiel, soit en se servant du bistouri pour pratiquer une incision ou décoller les tissus. J'emprunterai à la *Gazette médicale* du 18 janvier 1851 un exemple très-complet d'opération de vagin artificiel suivi de succès, dû au docteur Debrou, d'Orléans.

« Une jeune fille, âgée de dix-neuf ans, était affectée
« depuis deux ans d'accidents de rétention mens-
« truelle, de douleurs dans les reins, le siége et les
« cuisses, revenant tous les mois. Les règles ne pa-
« raissant point, elle appela M. Debrou.

« Celui-ci constata dans le côté droit une tumeur
« de forme ovalaire du volume d'un gros œuf de
« poule, un peu roulante sous la main, et qui sem-
« blait formée par l'ovaire : de plus, il y avait à
« l'hypogastre une tumeur volumineuse due à la
« distension de l'utérus par le sang des règles. Les

« parties génitales externes présentaient l'aspect or-
« dinaire ; mais, entre les nymphes, le clitoris et la
« fourchette, se trouvait une membrane ne présentant
« qu'une légère dépression sans ouverture, à la place
« de l'entrée du vagin. L'orifice de l'urètre était placé
« comme d'ordinaire, et une sonde pénétrait dans la
« vessie.

« L'opération fut décidée, car on craignait la rup-
« ture de l'utérus dans l'intérieur de l'abdomen.

« Le doigt indicateur gauche étant introduit dans
« le rectum, le chirurgien pénétra, à l'aide d'un bis-
« touri à lame courte, au centre de l'espace compris
« entre la fourchette et l'urètre. Il divisa ainsi, à pe-
« tits coups, un tissu résistant et fibreux jusqu'à une
« profondeur de deux pouces environ, débridant de
« temps en temps sur les côtés avec un bistouri bou-
« tonné. Il parvint enfin jusqu'à un corps solide,
« qu'il reconnut être le col de l'utérus. Ayant achevé
« de le mettre à découvert et le trouvant imperforé,
« il fit, dans un point plus aminci, une ponction avec
« le bistouri et agrandit de cinq à six lignes l'ouver-
« ture, qui donna issue à environ deux verres de sang
« noir et coagulé. La cavité de l'utérus était vaste et
« lisse, ses parois très-amincies.

« La dilatation fut maintenue à l'aide de mèches
« de charpie et d'une sonde de gomme élastique.
« Après un mois, et sans avoir éprouvé d'accidents
« graves, la malade était à peu près guérie; mais peu
« de temps après il fallut encore inciser différentes
« brides, et même le col de l'utérus, qni, après avoir

« donné une fois passage aux règles, se referma.

« Une nouvelle incision, semblable à la première,
« fut pratiquée, et cette fois la guérison fut
« définitive.

« Un an après, cette jeune fille s'étant mariée,
« devint presque immédiatement enceinte ; la gros-
« sesse se passa sans accidents. Mais lors de l'accou-
« chement, le col ne se dilata pas spontanément, et le
« chirurgien fut obligé d'y pratiquer des incisions
« multiples. Des attaques convulsives étant surve-
« nues, on termina promptement l'accouchement à
« l'aide du forceps, sans qu'il y eût d'autres lésions
« qu'une déchirure du périnée, n'intéressant nulle-
« ment la cloison recto-vaginale. Cependant la
« malade fut prise de péritonite et mourut huit jours
« après. »

J'appellerai l'attention du lecteur sur ce fait
remarquable du rétrécissement consécutif et graduel du
vagin et du col ouvert à l'aide de l'instrument tranchant ;
ce phénomène accompagne presque fatalement les
diverses opérations pratiquées pour créer ou élargir
les canaux de l'économie ; il est dû aux propriétés
rétractiles du tissu cicatriciel produit dans ces diverses
opérations. Pour plus de renseignements sur ce fait
important, je renverrai le lecteur désireux de
s'instruire à mon *Traité des maladies des organes
génito-urinaires de l'homme*, chapitre des *rétrécissements de l'urètre*, où je traite des effets de ce tissu
de nouvelle formation (*tissu inodulaire*).

Imperforations par persistance de l'hymen.

J'ai distingué au commencement de ce chapitre les imperforations par absence du vagin, de celles qui sont dues à la persistance de l'hymen, ou à la présence d'un diaphragme membraneux, situé dans le vagin, plus haut que l'hymen : dans ces deux cas, l'imperforation peut être complète et alors on observera les accidents de la rétention des règles ; mais comme cette imperforation peut exister alors que l'hymen ou la membrane oblitérante sont percés d'un ou de plusieurs orifices donnant issue aux règles, la femme ne s'apercevra de son vice de conformation que lorsque des tentatives de rapprochement auront démontré l'impossibilité du coït, et l'imperforation sera dite incomplète.

Il y a encore des imperforations qui sont dues à la réunion anormale des grandes lèvres : ces diverses variétés d'imperforations sont facilement guéries par des opérations qui n'ont habituellement aucun résultat fâcheux.

L'hymen, quoique perforé, peut présenter une épaisseur et une résistance telles que les tentatives de coït les plus persévérantes et les plus énergiques ne peuvent en déterminer la rupture ; ces faits ne sont pas très-rares, et l'art est obligé d'intervenir pour permettre les rapprochements sexuels. L'opération est, dans ces circonstances, des plus faciles ; on pratique une incision cruciale qui suffira presque toujours pour obtenir une ouverture permanente.

J'ai observé dans ma pratique une jeune personne

chez laquelle la membrane hymen était fort épaisse et qui, la première nuit de son mariage, fut victime d'un accident qui présentait une certaine gravité. Après des tentatives répétées de rapprochement, cette membrane céda et se rompit, mais sa déchirure fut suivie d'une hémorrhagie considérable due à la rupture d'une branche artérielle assez volumineuse, qui rampait dans son épaisseur.

Il peut arriver que l'hymen soit assez résistant pour ne pas se rompre lors des premiers coïts, et qu'il soit, comme je l'ai déjà dit, perforé d'un ou de plusieurs orifices peu considérables : on voit alors cette membrane être refoulée au point de permettre le rapprochement sexuel, et la science a enregistré plusieurs exemples de femmes ayant conçu malgré cette persistance ; l'hymen était alors incisé ou rompu au moment de l'accouchement.

Le professeur Tardieu rapporte un cas curieux de persistance de l'hymen chez une femme âgée de quarante et un ans qui se plaignait d'avoir été violée : « Visite « de la femme C.... D...., âgée de 41 ans, disant « n'avoir jamais subi les approches d'un homme con- « trairement aux allégations de l'inculpé X....., qui « prétend avoir été son amant et explique ainsi des « dons qui lui sont imputés comme des vols.

« Cette fille est forte, brune et bien constituée. Le « bassin est très-développé, les parties extérieures de « la génération tout à fait normales. Les grandes et « petites lèvres offrent des dimensions peu exagérées. « Elles s'ouvrent largement et laissent voir une sorte

« de vestibule infundibuliforme profond, à l'extrémité
« duquel est une sorte de bourrelet saillant, formé
« par la membrane hymen percée au centre d'une
« ouverture à bords frangés dans laquelle on n'admet
« qu'avec peine l'extrémité du petit doigt. On constate
« aussi une étroitesse tout à fait anormale du vagin,
« dont les parois sont contractées, rigides, et ne pour-
« raient, dans aucun cas, admettre le membre viril le
« moins volumineux. La membrane muqueuse qui
« revêt l'intérieur de la vulve est le siége de quelques
« petites éraillures, et n'a pas l'aspect et la coloration
« qu'elle présente le plus ordinairement chez les vier-
« ges. La fille D... déclare d'ailleurs que sa santé est
« régulière, qu'elle n'a jamais éprouvé de trouble
« dans la menstruation, et qu'elle n'a été atteinte
« d'aucune affection particulière des organes génitaux.
« De l'examen qui précède, nous concluons que
« 1° la fille C... D... présente un vice de conforma-
« tion des organes génitaux qui ne lui permet pas
« l'accomplissement régulier de l'acte sexuel, mais
« qui ne s'oppose pas à l'intromission incomplète du
« membre viril; 2° la membrane hymen n'a pas été
« détruite, mais elle est refoulée profondément,
« et cette circonstance, jointe à la déformation carac-
« téristique des parties extérieures de la génération,
« indique que la fille C... D... peut, sans avoir été
« déflorée, avoir subi les approches d'un homme. »
Je terminerai ce chapitre sur les imperforations vaginales par le récit d'un fait que j'emprunte ainsi que
les figures qui l'accompagnent à une thèse du docteur

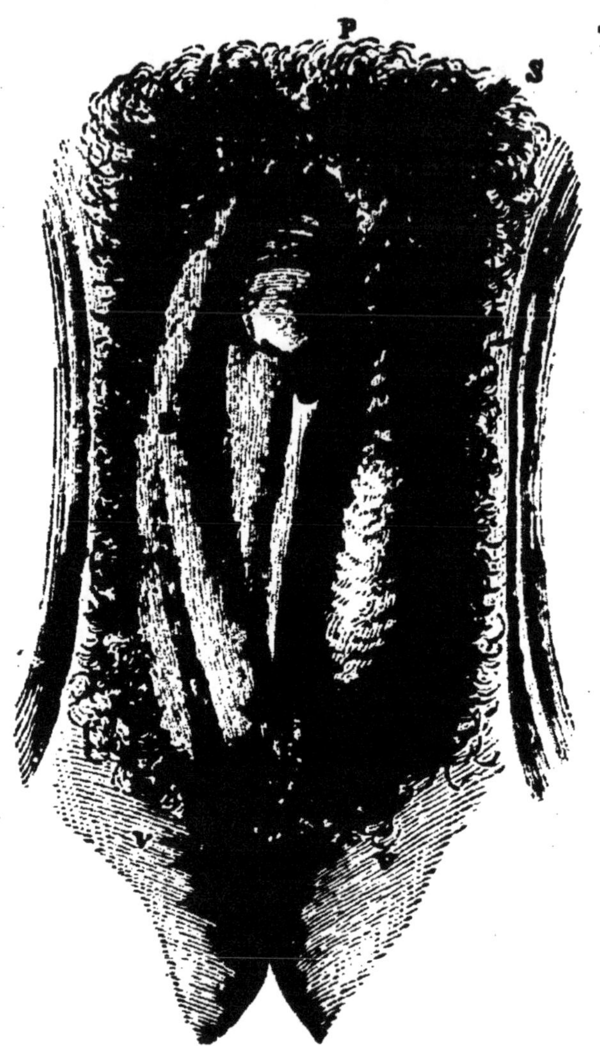

FIGURE 103

*Représentant l'aspect des parties génitales de la nommée Louise D.
avant l'opération.*

P, pénil.
C, clitoris volumineux.
S, sonde introduite dans l'orifice I.
I, seul orifice existant sur la membrane M.
M, membrane obturant le vagin.
BB', grandes lèvres; à gauche B' montre un renflement ovoïde qui a été pris
pour un testicule.
D, anus.
V V, fesses.

Lefort, qui doit cette observation au docteur Debout. Ce fait est un exemple d'imperforation vaginale par occlusion de l'ouverture vulvaire, due à la réunion des petites lèvres formant la paroi inférieure d'un canal, dont l'orifice vient s'ouvrir au-dessous du clitoris; l'hypertrophie de cet organe constitue en outre un hermaphrodisme apparent.

« Louise D.... est née à Saint-Quentin, en 1839,
« de parents bien constitués; aucun membre de sa
« famille ne présente d'anomalie congénitale. Le vice
« de conformation des organes génitaux externes n'a
« exercé aucune influence sur le développement de
« cette jeune fille. Ses instincts furent toujours ceux
« des petites filles. Lorsque vint l'époque de la puberté,
« ses seins se développèrent, son bassin s'élargit, et
« à l'âge de 18 ans apparut, pour la première fois, un
« flux menstruel qui dura une journée, et fut
« accompagné de douleurs vives dans le bas-ventre,
« et s'irradiant dans l'aine droite. Depuis, ce flux
« sanguin revient régulièrement chaque mois et
« provoque les mêmes phénomènes. Il s'écoule par un
« orifice situé au-dessous de la racine du clitoris, est
« toujours mêlé aux urines, ce qui laisse supposer
« que l'exhalation sanguine est produite à la surface
« de la muqueuse vésicale.

« En 1859, L. D. avait atteint sa vingtième année,
« et comme elle désirait vivement se marier, et que le
« médecin de sa famille déclarait qu'on ne pouvait
« rien tenter d'utile pour satisfaire son désir, elle me
« consulta.

« L'examen des parties génitales externes me
« permit de constater l'état suivant.

« Le clitoris, du volume du petit doigt, long de
« 4 à 5 centimètres, se termine par un gland à la base
« duquel, comme dans les cas d'*hypospadias* (voir ce
« mot dans mon *Traité des organes génito-urinaires*
« *de l'homme*), il existe une ouverture par laquelle
« s'écoule l'urine. En arrière de la couronne du gland,
« sur le corps de l'organe, existe un repli cutané qui
« simule un prépuce refoulé. Sous l'influence de la
« moindre idée lascive et même spontanément, cet
« organe entre en érection d'une façon désagréable
« pour la malade.

« De chaque côté du clitoris existent les grandes
« lèvres dont le développement est normal ; celle du
« côté gauche offre à sa partie moyenne un relief dû
« à la présence de l'ovaire sorti de la cavité du bassin
« par le canal inguinal. Cette saillie de la grande
« lèvre lui donne l'aspect de l'une des bourses (voyez
« la fig. 103). Une particularité ajoute un nouveau
« trait à cette ressemblance : chaque fois que le cli-
« toris entre en érection, on voit un mouvement ascen-
« sionnel se produire dans les grandes lèvres, comme
« si elles étaient doublées d'un muscle crémaster.

« Cet ovaire, que plusieurs confrères considèrent
« comme un testicule, est un corps ovoïde du volume
« d'une grosse amande. Il offre la consistance mollasse
« des organes glandulaires ; une pression, même lé-
« gère, y détermine de la douleur. A sa partie supé-
« rieure, à travers l'épaisseur de la grande lèvre, on

« constate l'existence d'un petit cordon fuyant sous la
« pression du doigt ; ce cordon disparaît au niveau du
« pubis.

« Lorsqu'on écarte les grandes lèvres, on ne trouve
« aucun vestige d'ouverture vulvaire ; celle-ci est rem-
« placée par une cloison formée à l'extérieur par une
« peau recouverte d'épithélium. Sur la ligne médiane
« existe un raphé qui se prolonge de la commissure
« des grandes lèvres à l'ouverture située en arrière du
« gland du clitoris. Cet orifice permet l'introduction
« d'une sonde de femme ; arrivé à 4 ou 5 centimètres,
« le bec de l'instrument vient se heurter sur une val-
« vule qui l'arréte; pour franchir cet obstacle et passer
« sur le bord libre de la valvule, il faut faire exécuter
« à la sonde un mouvement de bascule. Si on lui
« substitue une sonde d'homme et qu'on dirige la con-
« cavité en arrière, on pénètre à 11 centimètres ; elle
« n'est pas dans la vessie, car l'urine ne s'écoule pas.
« Le doigt, placé dans le rectum, sent le bec de l'ins-
« trument à travers une paroi peu épaisse. Cette partie
« de l'instrument peut être mue latéralement dans une
« certaine étendue. Enfin, si on retire la sonde, en
« ayant soin de boucher le pavillon avec le doigt, on
« ramène de la cavité vaginale tantôt un liquide
« séromuqueux, semblable à celui fourni par les flux
« leucorrhéiques, tantôt un liquide plus épais, transpa-
« rent, analogue à la glaire d'œuf, comme celui qu'on
« observe surtout dans le cas de catarrhe utérin.

« De l'ensemble de ces faits, nous n'avons pas hésité
« à admettre qu'il existait et un utérus et un vagin ;

« et que, par conséquent, il y avait lieu de pratiquer
« l'incision de la cloison épaisse qui obstruait
« l'ouverture vulvaire. Mais avant de procéder à cette
« opération, nous avons dû prendre l'avis de nos
« collègues de la Société de chirurgie.

« Cette jeune personne n'ayant aucun parent ici, je
« la fis admettre à l'hôpital Beaujon dans le service du
« docteur Huguier. J'avais vu ce chirurgien pratiquer
« en ma présence un vagin artificiel avec une grande
« habileté, sur une jeune femme de Mouy, et je ne
« doutais pas un instant qu'il obtînt un nouveau succès
« chez ma protégée.

« L'opération convenue est pratiquée le 10 décem-
« bre 1859. On introduit par l'orifice une sonde dont
« la courbure est dirigée en avant et on divise les par-
« ties molles situées en avant de l'instrument jusqu'à
« 2 centimètres de l'anus. Cette incision met à décou-
« vert : 1° l'orifice du vagin, à l'entrée duquel se
« trouve une valvule formée par la muqueuse froncée
« qui forme une sorte d'hymen : c'est cette membrane
« qui formait obstacle à l'entrée de la sonde; 2° le
« méat du canal de l'urètre situé au-dessus, et sur un
« plan un peu plus reculé. Une sonde introduite par
« cet orifice donne issue à une quantité assez considé-
« rable d'urine.

« Deux autres incisions, partant de l'extrémité anale
« de la première et se dirigeant à droite et à gauche
« sur la peau des fesses, de manière à simuler un V
« renversé, permettent de réunir les bords de la pre-
« mière incision avec la membrane muqueuse qui

« tapisse l'ouverture vaginale. Un troisième point de
« suture au niveau de la fourchette réunit la muqueuse
« à la peau.

« Pour tout pansement, on introduit une mèche
« dans le vagin.

« 23 *janvier*. Une sonde de femme est introduite
« dans le vagin, et par le toucher rectal on reconnaît
« le chemin qu'elle parcourt, qui est de plusieurs cen-
« timètres ; on lui substitue un dilatateur qui, écartant
« latéralement les bords de l'ouverture du canal, laisse
« voir l'éperon qui existe sur sa paroi postérieure.

« 4 *février*. La malade a ses règles, elles sont très-
« douloureuses comme toujours. Le sang ne sort pas
« par le vagin, mais il est rendu avec les urines.

« 15 *février*. L'introduction de mèches dont le vo-
« lume est assez considérable, n'amenant pas une am-
« pliation bien sensible de l'orifice vulvaire, et l'action
« du dilatateur provoquant toujours la déchirure de
« quelques fibres de cette ouverture, M. Huguier se
« décide à faire une seconde opération. Il pratique
« donc deux nouvelles incisions d'environ 3 centi-
« mètres à la partie inférieure et latérale de l'orifice
« vulvaire et s'étendant sur le tégument de chacune
« des fesses, puis une troisième intéressant, dans une
« longueur de 1 centimètre, la portion périnéale.

« Un petit spéculum, immédiatement introduit dans
« le vagin permet de constater l'existence d'un col
« utérin peu développé, il est vrai, mais bien conformé
« et percé à son centre d'une ouverture très-étroite.

« On place une sonde à demeure dans la vessie, un

« tampon dans le vagin, et le tout est maintenu au
« moyen d'un bandage en T. Ce pansement, à
« l'exception de la sonde, qui est retirée de la vessie

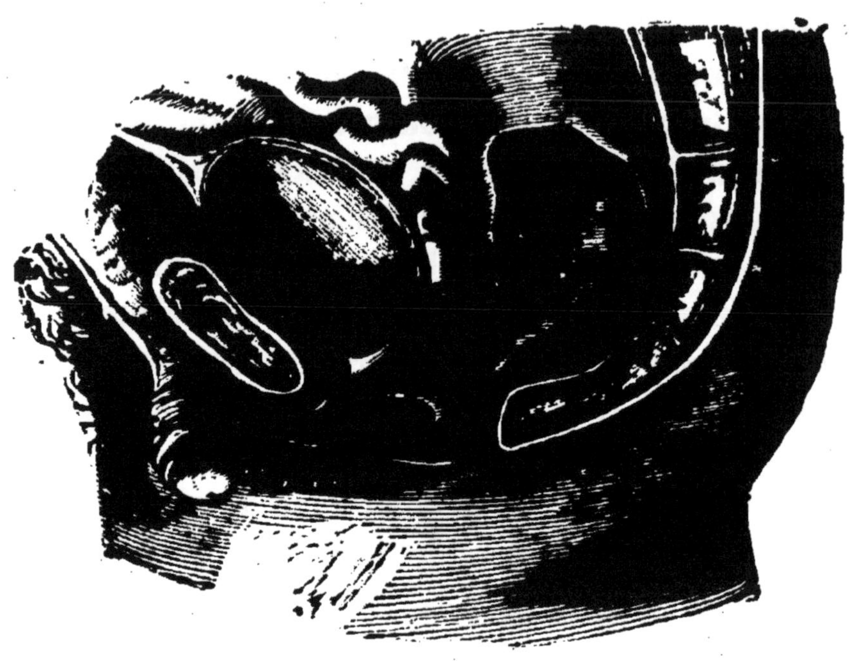

FIGURE 104

*Représentant une coupe du bassin montrant la disposition probable
des organes génitaux internes.*

P, pénil.
C, clitoris.
R, pubis.
E, vessie.
H, vagin.
M, matrice.
T, méat urinaire.
I, orifice extérieur commun au vagin et à la vessie.
D, rectum.
V, fesses.
Y, coupe du sacrum.

« quelques jours après, est continué jusqu'à la
« cicatrisation complète des parties.

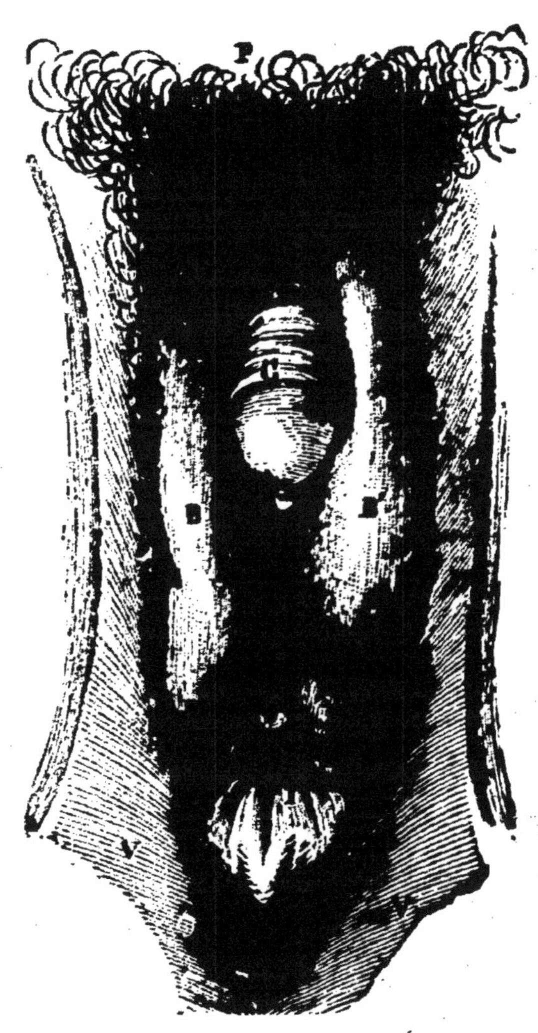

FIGURE 105

*Représentant l'aspect des organes génitaux externes de la nommée
Louise D.... après l'opération.*

L'explication des lettres est la même que pour les figures 103 et 105

« 10 *avril*. La malade, complétement guérie, de-
« mande à sortir. L'orifice vulvaire permet facilement
« l'introduction du doigt indicateur et celle du
« spéculum.

« On constate que le col de l'utérus est dirigé en bas
« et à gauche. Un stylet introduit dans l'ouverture
« du col pénètre d'environ un centimètre dans la ca-
« vité de cet organe. Enfin l'orifice anal est placé sur
« un plan plus antérieur qu'avant l'opération.

« Aujourd'hui, trois années se sont écoulées depuis
« son départ de Paris, et une lettre récente m'informe
« que Louise D... n'a rien perdu des bénéfices de
« l'opération qui lui a été faite. »

CLOISONNEMENT DU VAGIN.

Ce vice de conformation n'est pas très-rare et le
vagin séparé par une cloison verticale accompagne
presque toujours le doublement de l'utérus (voir plus
loin les *vices de conformation de cet organe*.) Cependant, ce cloisonnement, cette existence de deux vagins
peut aussi coïncider avec un utérus simple ; la cloison
verticale peut n'être qu'incomplète, ne pas aller jusqu'à l'utérus ou ne pas descendre jusqu'à la vulve,
n'exister que comme une simple bride. Chacune de
ces variétés s'est présentée un grand nombre de fois ;
je ne rapporterai pas un exemple de chacune de ces
formes, et je me contenterai d'une observation de cloisonnement complet formant un double vagin avec un

utérus simple. Je renvoie au chapitre concernant l'utérus pour les cloisonnements vaginaux qui compliquent les vices de conformation utérine.

Le vagin double peut donner lieu à de singulières erreurs de diagnostic ; les deux vagins étant fréquemment de même largeur, dans le cas de maladie, le doigt du chirurgien pénétrera aussi facilement d'un côté que de l'autre.

Les docteurs **Boys de Loury** et **Richet** ont eu à traiter deux prostituées portant un double vagin, et qui, par une singulière aberration du sens moral, croyaient faire à leur manière acte de fidélité matérielle envers leurs amants, en leur réservant le privilége exclusif d'un de leurs deux conduits vaginaux, et en consacrant l'autre à un usage plus général.

Si la cloison partage inégalement le vagin, ce qui produit deux vagins inégaux, l'un assez ample, et l'autre très-étroit, il arrive que la femme et le médecin qui l'examine croient à l'existence d'un seul vagin jusqu'à ce qu'une circonstance fortuite vienne révéler l'existence de la cloison et la duplicature du vagin; cette erreur a été commise plusieurs fois.

L'existence du cloisonnement du vagin coïncidant avec un utérus simple ou normal est assez rare. Aussi est-ce une observation de cette variété de malformation que je vais rapporter. Cette intéressante observation due au docteur Maunoir (de Genève) est empruntée au *Recueil des travaux de la Société médicale de Genève* (t. I).

« Une dame de 39 ans, bien constituée, d'une

« excellente santé, sans aucun antécédent héréditaire,
« était mariée depuis quelques années sans jamais
« avoir eu de grossesse.

« C'est en vain que cette dame consulta les gens
« de l'art et fit, pour arriver à ce résultat, une cure
« aux eaux de *Baden* en *Argovie*.

« Lorsqu'elle se présenta devant M. Maunoir, elle
« ne consentit qu'avec peine à se laisser examiner,
« la proposition de cet examen étant chose toute nou-
« velle pour elle. Ce chirurgien ne trouva au toucher
« qu'un museau de tanche fort petit, ayant un col
« dont il ne put trouver l'orifice. Il pratiqua alors
« l'examen au spéculum, et employa pour cet examen
« un spéculum quadrivalve qui fut introduit sans la
« moindre difficulté. Mais ce qui lui parut fort étrange,
« ce fut de ne voir sur le col qui était petit, arrondi,
« peu saillant et de couleur tout à fait naturelle, pas
« le plus léger pertuis pour communiquer avec l'inté-
« rieur de l'utérus : c'était, à ce qu'il semblait, un col
« imperforé.

« Cette dame me répéta, » dit M. Maunoir, « que ses
« époques étaient fort régulières, même assez abon-
« dantes. Je remis un second examen au moment des
« menstrues. Je réintroduisis le même spéculum qua-
« drivalve; j'arrive sur le col et je le vois teint de sang,
« que l'instrument avait sans doute poussé devant
« lui; j'essuie avec soin, mais je ne trouve pas plus
« d'orifice utérin que la première fois.

« L'écoulement menstruel se faisait-il par les parois
« vaginales ? Je pensai qu'il serait peut-être un peu

« plus facile de le constater, en employant pour cela
« le spéculum ordinaire quasi-cylindrique et sans y
« mettre d'embout ; mais, dans cette tentative, je fus
« arrêté très-près de la vulve par une résistance in-
« solite, et quel fut mon étonnement, en regardant au
« fond du tube avec la bougie, de voir que cette ré-
« sistance était due à une cloison verticale, que la
« distension de la vulve et du commencement du va-
« gin, par un instrument plus gros que l'autre, avait
« forcée à venir se présenter à la vue.

« Étant mis sur la voie, j'examinai toute cette ano-
« malie par le toucher, et je trouvai une cloi-
« son membraneuse de l'épaisseur d'un cuir mince,
« d'une longueur de 12 à 15 lignes, allant s'implanter
« sur le col, divisant ainsi tout le canal vaginal en
« deux moitiés sensiblement égales et parfaitement
« séparées.

« Je repris alors le spéculum : au fond du demi-
« vagin droit, je trouvai un demi-col en tout sem-
« blable à celui que j'avais vu de l'autre côté, avec la
« seule différence que l'orifice utérin y était parfaite-
« ment visible, tout près du milieu de la cloison anor-
« male, arrondi comme il devait l'être, mais assez
« grand pour que j'aie pu plus tard et à plusieurs
« reprises y introduire une sonde élastique du volume
« d'un petit crayon.

« Dès lors tout s'expliquait, et comme dans mon pre-
« mier examen mon doigt indicateur et le spéculum à
« quatre valves n'avaient jamais manqué de pénétrer
« dans le demi-vagin gauche, du côté où l'orifice

« utérin n'existait pas, il est plus que probable, et pour
« moi parfaitement démontré, que les rapports sexuels
« avaient toujours eu lieu de ce même côté, c'est-à-dire
« avec impossibilité matérielle de fécondation.

« La conduite à tenir n'était pas douteuse.

« Il fallait couper cette cloison, et, réunissant ainsi
« en un seul les deux demi-vagins, donner aux rap-
« prochements sexuels la possibilité d'être féconds.

« Rien n'était plus facile.

« J'enlevai les valves supérieures et inférieures du
« spéculum à quatre valves; j'engageai la cloison
« vaginale médiane dans le vide ainsi fait à l'instru-
« ment, que je poussai ensuite jusqu'au col utérin;
« il tenait ainsi bien tendue la membrane à couper,
« petite opération que j'exécutai au moyen d'une paire
« de longs ciseaux et en n'occasionnant qu'une très-
« faible perte de sang.

« Mais auparavant j'usai d'une précaution, ce fut
« d'introduire au fond d'un des demi-vagins une sorte
« de petite flamme ou lancette portée à angle droit sur
« une longue tige de fer, de manière à couper trans-
« versalement au ras du col la membrane qui s'y im-
« plantait. Je craignais, en ne faisant qu'une longue
« incision dans cette membrane, de laisser en haut
« quelque lambeau flottant qui, adhérant au col, tout
« près de l'orifice, pût s'y introduire dans un moment
« inopportun et servir de bouchon.

« Cet inconvénient était ainsi complétement évité;
« une mèche fut introduite dans ce vagin, après l'opé-
« ration, dont les suites furent simples; les deux

« moitiés de la cloison se rétractèrent de manière à ne
« plus former que deux raphés un peu saillants.

« Après la cicatrisation, je fis pénétrer, dans l'inté-
« rieur du col utérin, d'abord une petite sonde molle,
« puis des morceaux de racine de gentiane de manière
« à établir un libre passage.

« Il y a de cela deux ans ou un peu plus.

« Cette dame est-elle dès lors devenue enceinte?
« c'est ce que j'ignore, attendu l'éloignement de son
« domicile. »

Il existe une variété fort rare de vagin double, c'est
celle où un double utérus communique avec deux
vagins; mais de ces deux vagins, l'un s'ouvre
directement à l'extérieur, l'autre est imperforé à
son extrémité vulvaire.

Enfin, ce vice de conformation n'est pas toujours
un obstacle à la conception, et la cloison peut, dans
certains cas, se réduire à une simple bride, que l'on
trouve située plus ou moins haut dans le vagin.

L'art chirurgical peut intervenir avec succès pour
remédier à ces vices de conformation. Mais le plus
souvent les malades refusent de se soumettre à une
opération sanglante pour obtenir la guérison d'un
vice de conformation que le hasard seul leur a fait
quelquefois découvrir.

ATRÉSIE CONGÉNITALE DU VAGIN.

L'*atrésie*, ou étroitesse du vagin, est un vice de conformation très-fréquent; mais il est assez difficile de savoir si ce rétrécissement est accidentel ou congénital. Le rétrécissement accidentel se présente assez souvent, comme je le montrerai plus loin; il est alors de la nature des rétrécissements cicatriciels.

L'étroitesse du vagin présente les mêmes inconvénients que l'oblitération incomplète; il s'oppose au coït et peut être, lorsque cet acte est praticable, un obstacle à l'accouchement. Cependant dans ce dernier cas, il peut, à ce moment, se produire une dilatation spontanée du conduit vaginal, de telle sorte qu'un accouchement, réputé impossible, s'accomplisse sans qu'il soit nécessaire de recourir à une opération sanglante.

Un chirurgien distingué a, dans un cas d'atrésie du vagin, employé un ingénieux moyen de dilatation qui consiste dans l'introduction d'un instrument composé d'un cylindre creux, construit en buis et divisé, suivant sa longueur, en deux valves; le tout est enveloppé d'une chemise de caoutchouc vulcanisé. Lorsque l'instrument est engagé dans le rétrécissement, on enfonce dans l'intérieur du cylindre un mandrin qui écarte les valves: en augmentant peu à peu la grosseur des mandrins, on arrive à obtenir une dilatation aussi considérable qu'on le désire.

L'auteur de ce procédé paraît avoir obtenu plusieurs cas de guérison par l'emploi de ce moyen.

Les divers exemples d'absence, d'imperforations et de rétrécissements du vagin, que je viens de rapporter, nous apprennent qu'avec des soins et de l'habileté, il est de ces vices de conformation qui ne sont plus sans remède. On ne peut poser aucune règle absolue sur le traitement à leur opposer, mais après un examen approfondi des circonstances locales ou générales, un chirurgien habile peut tenter une opération qui aura toutes les chances de réussir.

OCCLUSIONS ACCIDENTELLES DU VAGIN.

J'examinerai sous ce titre les divers cas d'occlusion qui résultent d'un accident postérieur à la naissance. Ces occlusions ont des siéges variables : elles peuvent être consécutives à une inflammation violente déterminée par une blessure, une plaie ; par la pression prolongée de la tête de l'enfant pendant la seconde période de l'accouchement par suite de l'application des forceps ; elles se produisent aussi après l'*esthiomène* ou *lupus* de la vulve, après la gangrène de cette région, après une brûlure étendue ; elles sont formées, dans ces divers cas, par la production de brides cicatricielles, qui établissent des adhérences anormales entre les parties sur lesquelles siégent ces lésions.

Les cas d'occlusion complète du canal, jusqu'au col utérin, sont excessivement rares : généralement l'occlusion est constituée par une cicatrisation anormale, réunissant complétement ou incomplétement les grandes lèvres ou les parois du vagin, ce qui arrive souvent après les brûlures. D'autres fois, ce sont des noyaux durs, des cicatrices de formes irrégulières, des bandes cicatricielles, des brides qui déforment le vagin, le rendent tortueux, le rétrécissent et parfois l'oblitèrent complétement.

Ces cicatrices, callosités, adhérences, sont dans tous les cas le résultat de l'inflammation et de la suppuration, quelle que soit la cause première qui ait produit ce résultat, comme je viens de le dire quelques lignes plus haut.

La science a enregistré beaucoup d'exemples de ces occlusions; elles affectent des variétés d'aspect très-nombreuses, qui font que le vagin peut être cloisonné verticalement ou horizontalement, que le doigt peut y être introduit et arrive au col utérin. Ce simple pertuis rend la conception possible.

Ces divers accidents ont les mêmes conséquences que les vices congénitaux qui viennent d'être examinés : si l'oblitération est complète, il y aura rétention des règles; si elle est incomplète, la menstruation peut se faire difficilement; dans l'un et l'autre cas, il peut y avoir impossibilité d'accomplir le coît et conséquemment obstacle à la fécondation.

Comme je l'ai fait remarquer en parlant de la persistance de l'hymen, il y a des femmes qui, dans des rapprochements incomplets, conçoivent, malgré l'existence de cette membrane. De même, l'oblitération accidentelle n'est pas toujours un obstacle à la conception. Dans ces circonstances, c'est au moment de l'accouchement que se produisent des complications fâcheuses, telles que déchirures spontanées des adhérences ; ruptures du vagin ; perforations de la vessie et du rectum ; déchirures considérables du périnée. Aussi faudra-t-il pratiquer des opérations analogues à celles que j'ai indiquées, en traitant des oblitérations congénitales, opérations qui auront pour but de rétablir le vagin ou de donner à ce canal de telles dimensions que l'accouchement puisse s'opérer dans des conditions presque normales.

Pour pratiquer ces opérations, le chirurgien prudent considère avec soin l'âge de la malade, sa constitution, l'étendue de son rétrécissement, l'existence d'une grossesse, l'imminence d'un accouchement.

Ordinairement, quand il n'existe qu'un simple rétrécissement sans adhérences, ni brides, cet état de choses n'exige pas une intervention active ; on voit les seuls efforts de la nature triompher de la résistance des tissus : les accouchements, il est vrai, sont plus longs, mais ne s'en terminent pas moins heureusement.

Pour faciliter le coït ou l'accouchement, on peut pratiquer la dilatation lente du vagin, soit en introduisant quotidiennement des mèches ou des bourdonnets de charpie, des éponges préparées à la cire, dont on augmentera progressivement le volume, soit en mettant en usage le procédé que j'ai signalé au chapitre de l'*atrésie congénitale* (voir page 310).

VAGINISME.

On appelle *vaginisme, atrésie vulvo-vaginale*, la contraction spasmodique du sphincter vaginal. Cette contraction peut être passagère, intermittente, se renouvelant à des intervalles plus ou moins éloignés; ou bien elle est continue, permanente, offrant des caractères analogues à ceux de la contracture.

Cette affection, dont la description ne se trouve dans aucun auteur classique, a été signalée en 1861, pour la première fois, par le docteur Marion Sims de New-York, dans une communication à la Société obstétricale de Londres; depuis elle a été l'objet de diverses publications en France en Angleterre et en Allemagne.

On a pensé que le petit nombre connu d'observations de vaginisme tenait à ce que cette affection ne se rencontre pas dans les hôpitaux; elle appartient aux classes élevées de la société, dans lesquelles l'éducation a développé le système nerveux et la sensibilité aux dépens de la force physique, et amène ainsi de nombreux et douloureux spasmes. Le mari, dans cette condition sociale, ménage les convenances, fait des concessions auxquelles ne consent pas et que ne comprend pas l'homme du peuple, l'ouvrier, qui, plus robuste que sa femme, trouve chez cette dernière une sensibilité plus modérée. Chez l'ouvrier, les rapports d'âge et d'affection sont aussi mieux respectés, le poids de la dot n'étant pas venu rendre léger celui des inconvénients de diverses sortes et celui des antipathies.

Le milieu dans lequel cette maladie est observée, les détails intimes dont on est obligé d'accompagner son histoire, imposent le silence aux praticiens et expliquent le petit nombre d'observations publiées.

Avant de continuer l'étude de cette curieuse affection, je rapporterai l'observation qui fit l'objet de la communication de M. Marion Sims; sa lecture facilitera à mes lecteurs l'intelligence de la description qui suivra.

« Au mois de mai 1857, je fus appelé, dit M. Ma-
« rion Sims, auprès d'une dame, âgée de quarante-
« cinq ans, qui s'était mariée à vingt ans, et depuis
« lors avait toujours été malade. La menstruation, qui
« avait toujours été douloureuse chez cette dame, ve-
« nait tout récemment de finir. Elle accusait une
« grande irritation de la vessie, une sensation de
« pesanteur dans le bas-ventre et plusieurs symptômes
« d'affections utérines. Mais le fait le plus remar-
« quable de son histoire, c'est qu'elle était encore
« vierge, bien qu'elle fût mariée depuis vingt-cinq ans.
« Deux ou trois ans après son mariage, son médecin
« avait découvert au méat urinaire un petit tuber-
« cule sanguin qu'il enleva, mais sans avantage pour
« la malade. Il essaya alors de dilater le vagin avec
« des bougies graduellement plus volumineuses, ce
« qui amena d'intolérables douleurs sans le moindre
« profit.

« J'essayai d'examiner le vagin, mais je ne pus y

« réussir : le plus léger attouchement à l'orifice du
« vagin produisait des douleurs intolérables ; tout le
« système nerveux fut violemment ébranlé; il y eut une
« agitation dans tous les muscles; elle tremblait comme
« dans le premier stade d'une fièvre intermittente. Elle
« poussait des cris, pleurait et présentait l'aspect le
« plus pitoyable de la terreur poussée jusqu'à l'ago-
« nie. Malgré toutes ces preuves évidemment involon-
« taires de souffrances physiques, elle avait encore
« l'énergie morale de se maintenir sur le lit, et me
« suppliait de ne pas suspendre mon examen, s'il res-
« tait la moindre chance de découvrir quoi que ce soit
« au sujet de son inexplicable situation. Après avoir
« appuyé de toutes mes forces pendant plusieurs mi-
« nutes, je réussis à introduire le second doigt dans
« le vagin jusqu'à la seconde phalange, mais pas plus
« loin. La résistance était si grande, et le rétrécisse-
« ment du vagin si étroit, que le doigt était engourdi
« et que l'on ne découvrait qu'un spasme du sphinc-
« ter du vagin. Il fut décidé que l'on éthériserait la
« malade et, à ma grande surprise, dès qu'elle fut
« sous l'influence de l'éther, je trouvai l'orifice du va-
« gin complétement relâché, le vagin lui-même à
« l'état normal et sans la moindre lésion. Il est fort
« remarquable que le spasme se soit produit avec la
« même intensité pour un examen avec le doigt qu'au
« moment des rapports sexuels. Cela tenait-il au mode
« d'examen, à la position de la malade sur le dos?
« Quand elle était placée sur le côté gauche, je n'ai
« jamais trouvé de difficulté à introduire mon doigt,

« bien que l'introduction de la verge ait été impossible. »

D'après cette observation et les autres faits que la science a enregistrés, on peut déduire pour cette affection deux espèces importantes. Dans l'une, il y a la contracture du sphincter vaginal, état morbide de la fibre musculaire ; cet état présente une analogie frappante avec la contracture douloureuse du sphincter anal connue sous le nom de *fissures à l'anus*. Cette maladie peut avoir existé avant le mariage ou peut se manifester, l'acte conjugal accompli et même après la parturition.

Dans l'autre variété, qui compte le plus grand nombre d'exemples, les rapports sexuels n'ont jamais pu s'exercer intégralement, soit par l'effet de la sensibilité extrême du système nerveux général de la femme, qui détermine des spasmes avec contraction violente du sphincter vaginal, des muscles du bassin et des muscles cruraux, principalement des muscles adducteurs si énergiquement dénommés : *custodes virginitatis* (gardiens de la virginité).

Les causes les plus fréquentes de ce spasme sont : une maladie utérine, l'inflammation de la fourchette, une affection spasmodique de l'urètre, de la vessie ou du rectum, l'érosion, la dénudation épidermique des muqueuses vaginales ou vulvaires, une éruption herpétique ou eczémateuse, et surtout, comme pour l'anus, les fissures à l'entrée du vagin ou l'hyperesthésie (augmentation de la sensibilité) de la muqueuse vulvo-vaginale avec complication fréquente d'hystérie.

Le débordement du périnée, placé au nombre des

causes du vaginisme, est une anomalie de conformation qui consiste dans la saillie inaccoutumée du bord antérieur du périnée qui, débordant ainsi, oblitère en apparence l'orifice du vagin.

Cette affection est cruelle dans ses conséquences, elle peut entraîner la stérilité, elle trouble la paix des ménages, et devient aussi fréquemment une source de mauvaise santé que de chagrins domestiques.

Si on recherche avec soin la cause de cette prédisposition spasmodique, on trouve que, au début du mariage, l'hésitation mal entendue de la part du mari, ou bien une rigidité inaccoutumée, trop d'étroitesse de la femme, ou peut-être les deux causes existant, l'acte du mariage est incomplétement accompli. De plus, par suite des efforts, il se produit de l'irritation et un peu d'ulcération de la vulve, ce qui augmente encore l'obstacle et rend les tentatives nouvelles plus infructueuses. Si après un espace de temps raisonnable, on arrive cependant à un accomplissement parfait des actes conjugaux, l'inflammation se guérit, tout va bien. Dans le cas contraire, l'inflammation de la vulve et de l'orifice du vagin s'établit de plus en plus et s'entretient, ou même s'augmente par les tentatives nouvelles que l'on fait inutilement. Chaque nouvel effort est un échec qui aggrave le mal : sous l'influence de la douleur, le spasme devient plus prononcé.

Cette inflammation, dont le point de départ est la vulve, ne s'arrête pas là ; on la voit devenir la cause de *vaginites* très-intenses ; et si la santé générale est

quelquefois fort peu modifiée, il n'en est pas toujours ainsi ; on voit sous cette fâcheuse i fluence
du spasme, le sommeil se troubler, les fonctions se
déranger, l'amaigrissement survient, et tout l'organisme se trouve plus ou moins souffrant.

Il y a un symptôme très-ennuyeux qui accompagne
souvent le vaginisme, je veux parler de l'irritabilité
excessive de la vessie, caractérisée non-seulement par
des besoins fréquents d'uriner et par une sorte de ténesme vésical ; cet accident peut être poussé au point
de troubler le repos des malades.

Si, dans le plus grand nombre des cas, la douleur est
assez grande pour faire cesser tout désir sexuel aussi
bien que toute espèce de plaisir, il n'en n'est pas toujours ainsi, et, dans quelques cas, les désirs non satisfaits arrivent à une telle intensité qu'il en peut résulter les plus grands troubles nerveux. Cette affection, le
plus souvent, n'apporte aucun trouble à la menstruation.

Le diagnostic du vaginisme est quelquefois difficile,
mais on pourra soupçonner l'existence de cette maladie quand, à l'examen, on trouvera un orifice vaginal
petit, rigide. Quand la vulve est rouge, alors que l'hymen est persistant, surtout à l'état de repli induré,
plutôt que de membrane étalée, il est alors généralement rougeâtre et gercé. L'examen direct par le toucher est impossible ou très-douloureux, et la malade
accuse dans son récit les autres symptômes que j'ai
notés.

Avant de terminer ce chapitre par l'étude des divers

modes de traitements opposés à cette bizarre affection, j'emprunterai au docteur Caffe une intéressante observation communiquée à la *Société médicale d'émulation*, et insérée dans l'*Union médicale* du 31 mai 1866.

« Dans le courant de l'année 1863, un savant con-
« frère et excellent ami de Madrid, qui jouit dans
« cette ville d'une grande et justifiée réputation, m'a-
« dressa, dit le docteur Caffe, un de ses compatriotes,
« jeune et beau sous tous rapports, parfaitement con-
« formé, exempt de tout excès. Il était accompagné
« de sa femme fort jolie, fille d'un magistrat très-
« honoré dans son pays. Cette dame, mariée depuis
« trois ans et demi, à l'âge de vingt-cinq ans, avait
« toujours été bien menstruée et d'une bonne santé;
« ses yeux et sa chevelure sont d'un brun très-mar-
« qué, sur une peau blanche et fine; les traits sont
« réguliers, sympathiques, mais non sans une douce
« teinte de mélancolie. Son père et sa mère sont vi-
« vants; sa sœur, mariée, a déjà quatre enfants.

« Ces jeunes époux, qui se témoignent une ten-
« dresse extrême, n'ont jamais pu jouir d'un bonheur
« complet. Malgré les tentatives les plus énergiques,
« les plus répétées, le coït n'a pu s'accomplir, par
« obstacle de la part de la femme.

« Des médecins espagnols, consultés, deux décla-
« rent qu'il existait une viciation congénitale du bas-
« sin, et qu'il y aurait danger de mort si la femme
« devenait enceinte; deux autres médecins nièrent
« tout vice organique du bassin.

« Pendant cette divergence d'opinions, on institua
« divers traitements qui consistèrent surtout dans des
« dilatations mécaniques du vagin, soit avec un spé-
« culum de gros calibre, soit avec des mèches volu-
« mineuses, soit avec des éponges préparées; la pa-
« tiente entrait dans un bain avec des éponges qui
« étaient ensuite retirées, après avoir acquis un vo-
« lume considérable. Ces traitements furent essayés
« pendant des mois entiers et très-infructueusement.

« Le désespoir s'était souvent emparé de ces
« époux, lorsque, enfin, ils se décidèrent à partir pour
« Paris, porteurs de la lettre de recommandation de
« mon ami, qui me renseignait sur toutes les cruelles
« péripéties subies par ces deux infortunés.

« Mon premier examen, de même que les subsé-
« quents, me fit reconnaître l'absence de la mem-
« brane hymen, l'absence de toute fissure, de toute
« lésion de couleur ou de forme de la vulve et du va-
« gin; en un mot, intégrité parfaite de l'appareil gé-
« nital externe et interne, avec normalité du bassin;
« mais mon index fut puissamment comprimé par la
« contraction du sphincter vaginal, tous les muscles
« cruraux convergeaient pour opérer cette contrac-
« tion automatique et instinctive.

« Malgré que je fusse averti des tentatives infruc-
« tueuses faites antérieurement pour dilater la vulve
« et vaincre cette contraction, je voulus essayer encore
« l'usage d'un spéculum dilatateur gradué, et plusieurs
« jours de suite, je le faisais maintenir en place après
« lui avoir donné 10 centimètres d'ouverture. Ce spé-

« culum, quoique assez bien supporté, dès qu'il était
« retiré ne laissait persister aucun bénéfice de son
« emploi. Il n'est pas nécessaire de dire que je faisais
« abondamment oindre toutes ces régions avec des
« pommades tantôt fortement belladonées, tantôt
« chargées de tannin, etc.

« Je me fis un devoir de convoquer en consultation
« MM. Michon et Danyau. Le bassin, de nouveau
« examiné avec le pelvimètre, confirme sa parfaite
« conformation et l'absence de tout danger dans l'hy-
« pothèse d'une grossesse et de l'accouchement.

« MM. Michon et Danyau ne jugèrent pas qu'il y
« eût d'autre conseil à donner que celui que j'avais
« d'abord proposé, mais que je me serais bien gardé
« d'exécuter sans la double autorité de ces deux esti-
« més confrères.

« Il fut décidé que je resterais chargé de l'opération
« qui consisterait dans une section sous-cutanée à
« droite et à gauche de la vulve, et que j'introduirais
« par cette section le couteau à gaîne de Blandin dont
« la lame est recouverte d'une demi-chasse.

« Le 19 août 1865, je me conformai exactement à
« ce procédé opératoire en présence de MM. les doc-
« teurs Chesnet et Danyau, qui voulurent bien m'as-
« sister et diriger l'inhalation du chloroforme. Après
« la section sous-cutanée de dehors en dedans du
« sphincter, à droite et à gauche, un peu au-dessous
« de la ligne médiane, afin de respecter l'artère hon-
« teuse et le bulbe vaginal, j'introduisis dans le con-
« duit vulvo-utérin l'index de chaque main adossé l'un

« à l'autre, et j'opérai en les retirant l'écartement ou
« encore la déchirure sous-cutanée des fibres muscu-
« laires déjà entamées par le bistouri boutonné. C'est
« ici l'analogue du procédé pour le traitement de la
« fissure anale par la dilatation forcée. Rien ne fut
« donc négligé pour le succès de l'opération qui m'é-
« tait confiée.

« Des compresses imbibées d'eau fraîche renouve-
« lées pendant vingt-quatre heures et déposées sur la
« vulve, et le silence des douleurs, permirent à l'opé-
« rée de se lever et de se promener dans sa chambre
« le lendemain même. Je voulus encore y joindre les
« jours suivants, pour maintenir ou garantir la dila-
« tation, l'introduction de l'éponge préparée ; mais je
« la faisais recouvrir d'un sac ou robe en tissu assez
« résistant, pour que l'éponge, en se dilatant, pût être
« extraite sous un calibre grossi, mais uniforme,
« exempt par conséquent de ces inégalités toujours
« douloureuses ; l'introduction était facilitée par une
« substance grasse déposée sur la surface de cet em-
« bout mou et cylindro-conique.

« Tant de soins, tant de précautions de notre part, qui
« prodiguions ainsi toutes les indications de la science,
« tant de confiance, tant de résignation de la part de
« nos clients, méritaient bien un succès. Il en fut tout
« autrement dès que le mari voulut prendre ses
« droits, avec le consentement formel de sa femme,
« avec une mutuelle volonté morale bien déterminée :
« à l'instant les muscles des cuisses, du bassin, se con-
« tractent et révèlent une énergie incroyable qui

« paralyse et déprime toute ultérieure insistance.
« Des tentatives renouvelées à divers intervalles sont
« également négatives.

« Je conseille l'anesthésie localisée, soit par la glace,
« soit par une pluie d'éther ou même de chloroforme,
« soit encore la chloroformisation par la voie des
« poumons.

« C'est dans ces entrefaites que mes clients espa-
« gnols quittèrent Paris et rentrèrent dans leur pays
« et dans leur famille, non sans avoir, la veille de leur
« départ, revu, avec moi et par reconnaissance, notre
« honorable confrère M. Danyau, qui fit placer la
« malade sur un fauteuil anatomique, et s'assura de
« nouveau de la parfaite conformation des organes
« génitaux et du bassin, en même temps que de la
« persistance temporaire des spasmes musculaires.
« Le mari exhibait aussi sans crainte les mêmes
« régions, très-rassurantes sur leur validité, dont,
« disait-il, il n'avait jamais **douté** et moins encore
« abusé.

« Avant leur départ de Paris, comme depuis, plu-
« sieurs lettres qui me furent adressées par ces époux,
« me confirment que leur situation et leur désespoir
« n'ont point changé ; toujours les mêmes désirs,
« toujours la même impossibilité d'accomplir leurs
« vœux et celui de la nature ; ils n'ont point encore
« osé tenter les anesthésiques sous aucune forme et
« par aucun mode.

« Mais ils insistent pour s'en rapporter à l'usage
« d'un dilatateur mécanique ; ils veulent à toute force se

« confier à cette unique ressource pour y livrer leurs
« espérances et leur destinée.

« La construction de cet instrument, mécanique-
« ment possible, ne pouvait être ni facile, ni immé-
« diate ; cependant je parvins à en traduire l'idée et
« le plan à M. Charrière fils ; mais la mort de cet in-
« génieux fabricant suspendit l'exécution, qui vient
« d'être reprise et terminée dans ses ateliers.

« Voici cet instrument que j'ai l'honneur de placer
« sous vos yeux : c'est un spéculum divisé en trois
« valves, deux latérales et une inférieure ; cette der-
« nière supporte un manche. Le spéculum introduit
« par son embout conique peu volumineux, voit ses
« branches s'écarter jusqu'à la distance de plus de
« dix centimètres ; une vis limite et fixe le degré de
« dilatation ; toute contraction est dès lors vaincue ;
« c'est à ce moment que la conjonction sexuelle
« s'opère, et l'instrument, qui a servi pour ainsi dire
« de douille ou de gaîne, s'échappe et tombe.

« Avant de faire franchir les Pyrénées à ce nouvel
« engin de nos industrieux fabricants, j'ai voulu le
« soumettre au contrôle de votre jugement éclairé et
« recevoir vos lumières, en vous promettant de vous
« informer de tous les résultats ultérieurs qui par-
« viendront à ma connaissance, soit par nos con-
« frères espagnols, soit par les renseignements four-
« nis par la famille, son autorisation octroyée... »

Pour traiter cette maladie avec succès, il faut surtout tenir compte des causes qui la produisent et que
j'ai énoncées plus haut ; guérir le spasme urétral ou

rectal, la fissure ou l'érosion de l'anneau vulvo-vaginal qui l'entretiennent; c'est faire cesser une affection douloureuse qui peut apporter le désespoir dans l'union la mieux assortie.

S'il y a inflammation du vagin ou si des éruptions siégent sur la muqueuse vaginale, on retirera de bons effets d'irrigations fraîches et continues; les cautérisations avec la solution de nitrate d'argent ont réussi entre les mains de M. Churchill.

Enfin, lorsqu'il y a fissure ou contracture simple, on emploiera la dilatation mécanique ou la section sous-cutanée des muscles, comme dans l'observation qui précède. Dans ce dernier cas, on peut guérir le vaginisme en pratiquant sur la malade, préalablement anesthésiée, la dilatation brusque et forcée des sphincters vaginaux, d'après la méthode employée par Récamier pour dilater l'anus dans le cas de fissure anale; cette méthode consiste dans l'introduction successive de plusieurs doigts, que l'on écarte ensuite avec violence, de manière à distendre et à déchirer les fibres des muscles constricteurs.

On recommandera les lotions opiacées, belladonnées, les sachets émollients, le repos et la continence; ces moyens seront secondés par des bains fréquents, l'usage des ferrugineux et l'hydrothérapie.

COCCYODINIE.

Je crois devoir rapprocher du *vaginisme* la coccyodinie (*névralgie du coccyx*), maladie bizarre, nouvellement décrite en Angleterre et en Italie, par MM. Simpson et Scanzoni, et en France par le docteur Courty.

Cette affection qui est caractérisée par une *violente douleur siégeant au coccyx*, peut exister isolément, ou compliquer les maladies utérines. Elle s'observe le plus fréquemment chez des femmes récemment accouchées; cependant on l'a rencontrée chez des enfants, des vierges et des femmes placées en dehors de cette condition.

Cette maladie qui est une sorte de névralgie, semblerait être causée par des chutes sur le siége, par le refroidissement, l'exercice du cheval.

Dans cette affection, les mouvements des extrémités inférieures, le changement un peu brusque de position, les garde-robes de matières un peu dures, sont excessivement douloureux. Cette douleur siége au coccyx, elle s'irradie un peu de chaque côté de cet os, la pression l'exagère et cela avec d'autant plus d'intensité que la douleur spontanée est plus vive.

Cette maladie, qui peut persister longtemps, cède difficilement aux médications qu'on lui oppose : le meilleur traitement à employer, c'est l'application sur la région douloureuse d'un ou de plusieurs vésicatoires volants, que l'on panse avec de la morphine. On réussit encore à guérir cette douleur en faisant des insections sous-cutanées, avec une petite seringue à vis, chargée de solutions titrées, contenant de la morphine ou des sels d'atropine

VAGINITE.

On appelle *vaginite* l'inflammation de la membrane muqueuse qui tapisse le vagin; il y a plusieurs espèces de vaginites; on en distingue trois variétés qui sont :

1° *La vaginite simple,*
2° *La vaginite blennorrhagique,*
3° *La vaginite granuleuse.*

VAGINITE SIMPLE.

C'est une maladie très-fréquente causée par l'excitation prématurée des organes génitaux. On la voit se produire chez les petites filles adonnées à la masturbation ; mais c'est le plus ordinairement par suite de l'introduction de corps étrangers dans le vagin qu'elle apparaît, surtout si ces objets sont volumineux, durs, et que leur introduction ait été pratiquée avec violence ; c'est ce qui explique la vaginite qui apparaît si fréquemment après la défloration, au lendemain de la première nuit des noces. Cet accident arrive principalement aux jeunes filles qui ont été mariées trop tôt.

Chez les femmes mariées, cette affection peut être causée par une répétition trop fréquente du coït, surtout aux époques menstruelles : la malpropreté les injections de liquides irritants, la présence d'un pessaire peuvent aussi causer la vaginite simple.

Cette affection a une marche variable qui dépend des causes productrices de la maladie et de celles qui peuvent intervenir : aussitôt que celles-ci sont supprimées, on voit la vaginite céder facilement aux traitements que l'on emploie pour la combattre. Dans quelques cas rares, on a vu la vaginite, qui d'ordinaire guérit si facilement, passer à l'état chronique.

Lorsque cette affection commence, la malade ressent une sensation de chaleur qui peut aller, suivant le degré d'inflammation, jusqu'à la cuisson ; en même temps il y a sensation de plénitude ; la malade ressent de violentes démangeaisons dans les parties externes de la génération ; bientôt l'inflammation s'accroît et les symptômes qui viennent d'être énoncés font place à une sensation de pesanteur et de douleur tensive dans tout l'appareil génital ; le bas-ventre est douloureux à la pression ; cette douleur s'étend aux aines. La muqueuse du vagin est rouge, violacée, mais pas uniformément ; elle est boursouflée. Les envies d'uriner sont fréquentes et la miction devient douloureuse ainsi que la défécation.

Ce tableau montre que les symptômes peuvent être facilement confondus avec ceux d'une affection de l'utérus : cependant la sensibilité exagérée de la muqueuse vaginale qui rend impossible le coït, et l'examen direct fait que cette confusion est difficile.

C'est alors que se montre l'écoulement : d'abord muqueux, clair, incolore, puis s'épaississant ; il devient mucoso-purulent, jaunâtre, crémeux : cet écoulement tache le linge en jaune et l'empèse plus ou moins fortement. Ce liquide, qui est âcre, peut communiquer à l'homme la blennorrhagie; il faut cependant noter que plusieurs auteurs n'admettent pas que la nature des écoulements qui se produisent chez l'homme, qui a eu des rapports avec une femme atteinte de *vaginite simple*, soit identique avec celle de l'écoulement blennorrhagique; ces écoulements sont connus sous le nom d'*échauffements*, et semblent n'être pas contagieux comme ceux qui résultent du pus de la vaginite virulente. Sans entrer plus avant dans la discussion de la nature de l'écoulement, que communique à l'homme la femme atteinte de la vaginite simple, je conseillerai l'abstention absolue de tous rapports sexuels.

La durée de cette affection est courte lorsqu'elle est soignée à temps, mais si on l'abandonne à elle-même, elle peut passer à l'état chronique; elle est alors caractérisée par un écoulement leucorrhéique assez abondant, un peu plus épais que celui qui constitue le *catarrhe utérin* (voir plus loin la description de cette affection).

A l'état aigu, on combattra cette affection par des injections émollientes, les grands bains, le repos, les boissons rafraîchissantes, et lorsque l'inflammation sera calmée, on recommandera des injections astringentes avec l'alun, le sulfate de zinc, la décoction de feuilles de noyer, de roses de Provins, l'eau de goudron. On pourra encore placer dans le vagin des tampons de linge fin contenant de la poudre d'alun ou trempés dans un glycérolé de tannin; on emploie aussi avec avantage de petits sachets de gaze, remplis de bouillie de poudre de riz ou de fécule de pomme de terre.

VAGINITE VIRULENTE.

La *vaginite virulente* ou *blennorrhagique, blennorrhagie vaginale*, est l'inflammation partielle ou totale du vagin, qui se développe, par suite du dépôt, sur la muqueuse du vagin, du *pus* de la blennorrhagie. Tous les praticiens sont d'accord pour reconnaître que le pus sécrété par la vaginite purulente engendre fatalement une inflammation intense, susceptible de se transmettre, et restant toujours semblable à elle-même, ce qui fait que la *contagion* est le caractère essentiel de cette espèce de *vaginite*.

Comme je vais le montrer, rien n'est plus difficile que de distinguer une vaginite virulente au début, d'une vaginite simple aiguë; car il est presque impossible de remonter à la source de la maladie, les hommes coupables répugnant, comme il est facile de le comprendre, à avouer qu'ils ont sciemment infecté une femme. On n'a donc pour se guider dans le diagnostic que l'examen de la malade et les renseignements qu'elle donne. Ceux-ci, malgré la franchise que devraient avoir les malades, sont fréquemment erronés, et, au lieu de servir le médecin, le font souvent s'égarer.

Le docteur Donné avait découvert dans le pus provenant des vaginites virulentes un animalcule qu'il appela *trichomonas* du vagin; il crut que cet animalcule caractérisait le pus de cette espèce de vaginite; mais d'autres observateurs micrographes ont retrouvé cet animalcule ainsi que des *vibrions* dans la matière d'écoulement des autres espèces de vaginite; cet infusoire semble, comme ses congénères, provenir de la macération d'une matière animale dans un liquide stagnant, qui n'appartient pas exclusivement aux vaginites.

Au début, les symptômes de la vaginite virulente sont ceux de la vaginite simple : la malade ressent une chaleur cuisante, la muqueuse vaginale est rouge, et cette coloration peut aller jusqu'au violet foncé. La sécrétion, d'abord blanchâtre, filante, devient bientôt *jaune-verdâtre*, elle baigne les organes génitaux; si on déprime le vagin d'une femme atteinte de vaginite virulente intense, on voit le pus s'écouler à flot avec une odeur nauséeuse; le linge est taché en jaune-verdâtre, empesant fortement le linge; les taches, en se desséchant, laissent de petites écailles jaunâtres. Les parois du vagin se tuméfient, tout frottement devient impossible. Les malades marchent péniblement; quand elles veulent s'asseoir, elles prennent mille précautions : elles écartent les cuisses, et ne peuvent s'asseoir que sur le rebord du siége. Pour que la douleur acquière ce degré d'intensité, il faut que l'inflammation ait envahi, par une sorte d'*auto-contagion*, la vulve et l'urètre, ce qui ne manque pas d'arriver pour peu que la maladie n'ait pas été combattue dès son début. Dans le plus grand nombre des cas, la douleur n'offre quelque répit que lorsque la malade est couchée. L'écoulement est assez âcre pour irriter la peau des cuisses et l'entrée du fondement, qui se recouvrent d'une éruption érythémateuse, dont les petits boutons s'excorient et deviennent douloureux par le frottement.

C'est alors que tout attouchement devient douloureux et que l'examen au spéculum est impraticable ; la muqueuse ramollie, désorganisée par l'inflammation, ne résiste pas à la pression de l'instrument, elle se fendille, se déchire et peut même saigner.

Pour cette raison, et aussi à cause du boursouflement inflammatoire, je crois qu'il est plus prudent d'attendre la rémission de l'inflammation, que l'on provoquera par des émollients, avant d'essayer ce mode d'exploration; on devra, dans ces circonstances, faire usage d'un spéculum quadrivalve (voir figure 67), qui est d'une introduction facile, cet instrument étant aplati à son grand diamètre dans le sens vertical, qui est le seul dans lequel on puisse agrandir l'anneau vulvaire sans douleur. Lorsqu'il est dans le vagin, il tend les parois de cette cavité et les étale.

Lorsque le spéculum est introduit, on constate la rougeur des parois du vagin ; cette coloration, proportionnée à l'intensité de l'inflammation, peut offrir l'apparence d'un piqueté rouge, dont les taches ont le volume d'un grain de chènevis. Les parois du vagin, le col de l'utérus, sont recouverts d'un pus jaune-verdâtre, grisâtre, qui s'y accumule. Dans quelques cas de vaginite intense, le séjour de cette matière purulente peut causer sur le *museau de tanche* (orifice utérin) des érosions analogues à celles que produit sur le gland de l'homme le séjour prolongé de la matière sébacée. (Voir, dans mon *Traité des maladies des hommes*, l'article *Balano-Posthite.*)

Je l'ai déjà dit plus haut, la vaginite virulente se complique fatalement d'*urétrite* et de *vulvite;* elle cause même souvent, si elle est intense, l'engorgement, la tuméfaction des ganglions de l'aine, qui peuvent suppurer et constituer une *adénite* ou *bubon sympathique.* (Voir le chapitre qui traite des *adénites.*)

Une vaginite blennorrhagique intense, lorsqu'on la néglige, peut causer des symptômes généraux, tels que la fièvre, l'inappétence et les nausées. On peut même craindre alors une complication très-grave par la propagation de l'inflammation aux *ligaments larges* et au *péritoine :* c'est la *péritonite.*

Le diagnostic d'une vaginite est assez facile. Il ne faut cependant pas oublier que le pus qui s'écoule par le vagin n'est pas fatalement produit par la vaginite; il peut provenir d'un abcès qui s'est ouvert dans le vagin, d'un chancre siégeant sur les parois de ce canal. La vaginite admise, il est plus difficile, comme je l'ai dit, de distinguer à quelle variété de vaginite on a affaire; c'est pourtant un point très-important qu'il ne faut pas négliger.

Il faut donc savoir si la vaginite est virulente ou si elle résulte de violences ou d'attouchements contre nature. Pour arriver à établir cette distinction, le praticien se servira des renseignements fournis par les malades, tout en se défiant de la tendance qu'ont ces dernières à atténuer une faute ou un vice. La propagation de la vaginite à la vulve et à l'urètre, une incubation de deux ou trois jours entre le dernier coït et l'apparition de l'écoulement, sont les principaux symptômes qui différencient la vaginite virulente de la vaginite aiguë ; et encore le signe de l'incubation ne peut-il être que très-difficilement constaté.

La blennorrhagie vaginale a une marche analogue à la blennorrhagie chez l'homme (voir mon *Traité des maladies des hommes*, page 256). Lorsqu'elle est traitée convenablement, le pus cesse bientôt d'être sécrété ; l'écoulement consiste en un mucus blanchâtre, d'abondance variable, qui constitue une espèce des nombreux et divers écoulements que les femmes appellent *flueurs blanches*. Cette terminaison de la vaginite a été justement nommée *blennorrhée vaginale*. On peut la reconnaître dans quelques cas à la liquidité du mucus et à sa couleur qui est moins blanche que dans la *leucorrhée utérine* ; de plus, cette dernière présenterait, d'après les Allemands, une réaction alcaline au papier de tournesol, tandis que le mucus de la blennorrhée vaginale serait acide. Mais ce qui caractérise surtout cette dernière affection, c'est *la coexistence de l'urétrite*, qui n'accompagne pas ordinairement les autres écoulements vaginaux. C'est là, je le répète, l'indice le plus sûr d'une maladie contagieuse.

Maintenant, il me faut signaler divers faits qui

doivent rendre le médecin prudent et l'empêcher d'assurer à une femme, dont le vagin contient encore du mucus en quantité anormale, qu'elle n'est plus apte à transmettre une blennorrhagie.

En effet, on voit souvent l'inflammation virulente, se propageant d'avant en arrière, arriver jusque dans la cavité du col et produire ainsi une *blennorrhagie du col*, qui peut persister longtemps après la guérison de l'inflammation du vagin.

Il est facile de comprendre que cette espèce de blennorrhagie se confondra infailliblement avec un écoulement utérin, s'il ne reste plus de trace de vaginite ; ce qui montre la réserve que l'on doit apporter dans le diagnostic d'une affection qui n'aurait pas d'autres caractères que l'écoulement, par le col de l'utérus, de *pus*, de *mucus* ou de *muco-pus* ; car la blennorrhagie utérine est aussi contagieuse que celle du vagin.

Comme dans la vaginite virulente aiguë, l'inflammation a une marche envahissante qui fait que la membrane muqueuse du vagin peut être, dans toute son étendue, le siége de la sécrétion blennorrhagique. Elle ne disparaît aussi que successivement, et il peut arriver que, lorsque l'inflammation a disparu dans la partie antérieure et sur le col, elle persiste encore dans les culs-de-sac que forme le vagin, autour de l'utérus, surtout dans le cul-de-sac postérieur, qui est la partie moins accessible aux médicaments ; c'est aussi le point du vagin que l'on explore le plus difficilement à l'aide du spéculum. Cette *blennorrhagie des culs-de-sac* explique comment des femmes en apparence saines transmettent pourtant une *blennorrhagie* que l'on ne reconnaît chez elles qu'après les plus minutieuses investigations. C'est ici que le spéculum à valves, qui écarte largement les parois du vagin, doit être préféré, pour l'exploration, au spéculum cylindrique.

La contagiosité de l'écoulement blennorrhagique consécutif à la vaginite virulente, ne semble pas s'exercer dans des conditions uniformes. Cet écoulement qui, au déclin de la maladie, a les caractères objectifs des flueurs blanches, en a aussi la nocuité relativement à la transmission de la maladie, et son degré de contagiosité semble être en rapport direct avec l'abondance de sa sécrétion, qui varie sous diverses influences.

Aussi, tout en admettant que l'écoulement leucorrhéique par lequel une blennorrhagie s'est terminée, peut être sans danger lorsque la femme se livre sans passion, il n'en sera pas de même quand le coït a lieu sous l'influence d'une grande excitation, ou bien après l'époque des règles, ou encore après un excès de boissons alcooliques; l'écoulement peut revêtir, pour un certain temps, le caractère de malignité et de contagiosité qu'il avait au début.

Cette sorte de régénération du virus blennorrhagique s'explique facilement par l'exagération de la sécrétion des glandules de la vulve, de l'urètre et du vagin qui se produit sous l'influence des causes excitantes que je viens d'énoncer. S'il ne reste, en effet, d'une blennorrhagie qu'une sécrétion de l'urètre trop peu considérable pour que le mucus vienne agir sur le méat urinaire du pénis au moment de l'introduction de celui-ci, ce n'est que sous une excitation prolongée que la maladie deviendra contagieuse, par l'augmentation du mucus sécrété.

Traitement.

Comme pour la blennorrhagie de l'homme, il y a deux modes de traitement pour la vaginite virulente : le traitement *abortif* et le traitement *curatif*. Comme observation préliminaire très-importante, je noterai l'excellente facilité du traitement et de la guérison de la blennorrhagie de la femme, comparée à celle de l'homme. Ainsi, tandis que chez celui-ci le mal se dérobe dans les profondeurs d'un canal long et étroit, chez la femme le conduit est large et facilement accessible à tous les moyens d'exploration ; chez l'homme on ne peut, sans danger souvent, employer les moyens abortifs violents ; chez la femme, ces mêmes agents peuvent être appliqués facilement, sans danger, et avec un succès constant, parce que l'œil voit et que le caustique touche les plus petits replis malades.

Le traitement *abortif* consiste dans le badigeonnage de la muqueuse vaginale avec le crayon de pierre infernale ou avec un pinceau imprégné de solution concentrée de nitrate d'argent. Cette petite opération, répétée deux ou trois fois à deux ou trois jours d'intervalle, termine promptement la maladie.

Traitement curatif. Lorsqu'à l'état aigu la vaginite donne lieu à une réaction générale intense, on aura recours aux antiphlogistiques, aux sachets et aux injections émollientes, aux bains locaux et généraux, aux tisanes délayantes, et surtout au repos.

En employant avec discernement ces premiers moyens de traitement, il est rare qu'on soit obligé de recourir à la saignée ou aux sangsues : cependant l'intensité d'une vaginite blennorrhagique peut nécessiter l'emploi de ces moyens.

C'est encore par l'emploi direct des émollients qu'on combattra la vaginite blennorrhagique à l'état aigu.

Ces *moyens directs ou locaux* consistent en grands bains, bains de siége, lotions et injections quatre à cinq fois par jour avec l'eau de son, de guimauve et de pavot, de graine de lin et feuilles de morelle; cataplasmes de farine de lin, ou mieux de fécule de pomme de terre ou farine de riz.

Ces agents, convenablement employés, suffisent, dans l'immense majorité des cas, à guérir la vaginite.

Mais si, l'inflammation une fois apaisée, l'écoulement persiste, il faut discontinuer l'usage des émollients, qui, en relâchant la membrane muqueuse, ne feraient qu'entretenir le mal. On a recours alors aux *lotions* ou *injections astringentes*, avec les liquides suivants :

Prenez : Sulfate d'alumine et de potasse, 4 à 8 grammes.
Eau commune, 1 litre.
Mêlez et faites dissoudre.

Autre :

> Prenez : Sucre de Saturne, 4 à 8 grammes.
> Eau ordinaire, 1 litre.

Mêlez.

Autre :

> Prenez : Sulfate de zinc, 4 à 6 grammes.
> Eau ordinaire, 1 litre.

Mêlez.

Autre :

> Prenez : Gros vin rouge du Midi, ou vin
> aromatique, 1 litre.
> Roses de Provins, 30 grammes.

Faites bouillir un quart d'heure.

On baigne les parties malades trois ou quatre fois par jour avec ces divers liquides, qui servent aussi pour injections.

Quand l'écoulement ne cède pas, il faut examiner les femmes au spéculum, afin de toucher *légèrement* avec un crayon de pierre infernale les points isolés, les follicules ou les plaques de membrane muqueuse sur lesquels l'inflammation blennorrhagique est circonscrite. Dans ces cas, on peut aussi recommander de faire des lotions et des injections avec le liquide suivant :

> Prenez : Azotate d'argent cristallisé, 0,25 ou 0,50 centigr.
> Eau distillée, 1 litre.

Mêlez.

Chez certaines femmes, surtout celles qui sont grasses, la vulve reste le siège d'une irritation et d'une rougeur tenace qui les condamne à un repos forcé, parce que la marche exaspère leur mal. Je me trouve

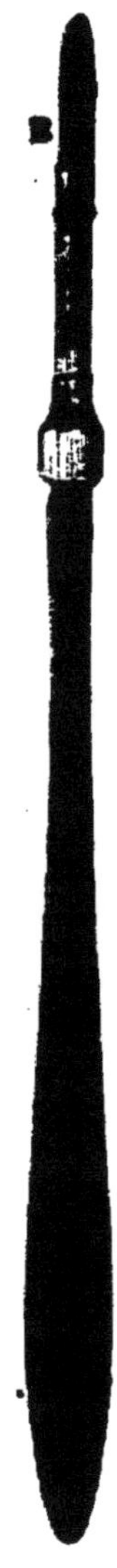

FIGURE 106

Représentant un porte-caustique solide.

A, le manche.
B, le crayon caustique, soit nitrate d'argent (pierre infernale), soit potasse à l'alcool solide de chaux (caustique de Vienne).

très-bien alors d'isoler les surfaces malades, en les saupoudrant d'amidon, de fécule de pomme de terre ou de riz, ou même avec la préparation suivante :

Prenez : Amidon en poudre,   100 grammes.
Sulfate d'alumine, et potasse en poudre,   5 ou 10 grammes.
Mêlez très-exactement.

Matin et soir, après avoir fait sa toilette, la malade saupoudrera légèrement la vulve avec ce mélange.

On oppose encore à la vaginite virulente la méthode préconisée sous le nom d'*isolement des parties*, et qui consiste à introduire dans le vagin des tampons médicamenteux. On a essayé avec succès des *glycérolés* au tannin, à la ratanhia et à l'alun, au bismuth. Il est facile de comprendre que la principale action de ces tampons, comme celle de la poudre qui est formulée au paragraphe précédent, outre leur propriété astringente, concourt à l'isolement des surfaces enflammées et réussit fréquemment.

VAGINITE GRANULEUSE.

La *vaginite granuleuse* ou *psorélytrie* est une maladie du vagin, occupant quelquefois des points isolés du vagin, caractérisée par des granulations rouges, mais couvrant le plus ordinairement toute la surface de la membrane muqueuse de ce conduit, depuis l'orifice vulvaire jusque sur le col de l'utérus.

Les granulations sont en nombre variable, tantôt disséminées, tantôt confluentes; leur forme est celle d'une demi-sphère; leur volume égale à peu près celui d'un grain de millet.

Cette vaginite est en quelque sorte spéciale aux femmes enceintes, et ce n'est que très-exceptionnellement qu'elle atteint les femmes qui n'ont pas eu d'enfant. Il est rare d'observer cette affection chez les malades qui ont moins de trente ans; sa fréquence est plus grande après cet âge.

La *leucorrhée* ou les *flueurs blanches* habituelles semblent prédisposer à cette maladie; cependant plusieurs malades interrogées sur cet antécédent ont répondu qu'elles ne tachaient pas leur linge avant leur grossesse.

C'est à tort que certains praticiens ont voulu voir dans cette vaginite le résultat d'un coït infectieux. Le docteur Deville, qui a le premier bien décrit cette affection, a noté que la plupart des malades qu'il avait observées lui avaient affirmé que les rapports sexuels n'étaient pour rien dans le développement de la maladie.

Cette maladie peut, à plus juste titre, être attribuée à la fluxion sanguine qui se produit dans les organes génitaux sous l'influence qu'exerce la grossesse sur la circulation veineuse. En effet, la grossesse, comme toutes les tumeurs qui se développent dans l'intérieur de l'abdomen, comprime et fait obstacle au retour du sang veineux de la partie inférieure du corps, qui doit, en parcourant la *veine-cave* inférieure, venir se jeter dans l'oreillette droite du cœur ; cette compression cause l'infiltration sanguine des papilles qui tapissent la muqueuse des organes génitaux, et cette stase sanguine amène une légère inflammation qui produit la sécrétion, d'où résulte la vaginite granuleuse.

Dans la vaginite granuleuse à l'état aigu, la sécrétion consiste dans un pus d'apparence crémeuse, d'une couleur jaunâtre, plus ou moins blanche, à mesure que l'inflammation tend à devenir chronique.

Le toucher est généralement insuffisant pour faire reconnaître l'existence des granulations. S'il est possible avec le doigt de constater une surface irrégulière, c'est avec le spéculum seulement que l'on constatera les caractères distinctifs de la vaginite granuleuse.

Si à l'aide du spéculum on examine une femme atteinte de cette variété de vaginite, on trouvera, sur les parois du vagin, des granulations hémisphériques, d'une couleur rouge, qui tranche toujours sur les parties voisines. Il faut cependant que je fasse remarquer que chez les femmes enceintes, la muqueuse qui tapisse les parties génitales revêt une coloration bleuâtre lie de vin, qui pourrait rendre les granulations moins apparentes, si le pus qui baigne les parois vaginales ne formait pas une sorte de nappe liquide sur laquelle semblent surnager les granulations.

Les granulations de cette vaginite peuvent persister longtemps, et, tôt ou tard, on les voit s'affaisser et disparaître : c'est le seul mode de terminaison qu'elles affectent ; elles ne s'ulcèrent pas, ce qui les distingue de la forme granuleuse que revêtent quelquefois les ulcérations du col de la matrice.

Le siége habituel des granulations dans le vagin est sur les rides de ce canal et dans l'intervalle qui les sépare; elles peuvent, en siégeant sur le museau de tanche, devenir une cause d'erreur.

Cette affection n'a d'autres symptômes que la sécrétion qui l'accompagne et une démangeaison qui n'existe pas toujours. La douleur n'existe aussi que lorsque l'inflammation revêt un caractère très-prononcé d'acuité. On observe dans ce cas du gonflement, qui peut être tel que l'introduction du spéculum et même du doigt devienne très-douloureuse.

Quelques auteurs attribuent à cette affection les vives démangeaisons qui l'accompagnent; je crois qu'il faut plutôt rapporter l'existence de ce prurit à la congestion sanguine produite par la grossesse, car le prurit peut exister en dehors des granulations (voir page 248, *Prurit vulvaire*). Si, après l'accouchement, les granulations persistent, ce qui arrive souvent en général, le prurit disparaît.

La vaginite granuleuse est une affection essentiellement chronique; elle dure généralement jusqu'à l'accouchement, et peut même persister après. Bien plus rebelle que la vaginite simple, on la voit cependant, après une assez longue durée, diminuer graduellement et disparaître même lorsque, pour la combattre, on se contente de bains et de soins ordinaires de propreté. En dehors de ces moyens, simplement hygiéniques, la médication à opposer à la vaginite granuleuse est la même que celle qu'on oppose aux autres formes de vaginite ; je recommande particulièrement le badigeonnage avec une solution de nitrate d'argent.

CORPS ÉTRANGERS DANS LE VAGIN.

La science conserve un grand nombre d'observations qui constatent l'introduction volontaire ou accidentelle de corps étrangers dans les orifices des divers canaux de l'économie. De tous ces conduits, le vagin est celui où l'on en a rencontré le plus souvent ; que cette introduction résulte de la dépravation et d'un inconcevable libertinage, ou bien d'une cause fortuite et accidentelle, toujours est-il qu'on a extrait du vagin depuis des épingles jusqu'à un pot de pommade.

Comme on le voit, la présence de corps étrangers dans le vagin n'est pas rare, et tous les médecins ont eu, durant le cours de leur pratique, l'occasion d'observer des faits analogues à ceux que je rapporte ci-dessous et qui sont empruntés à Dupuytren et à Bérard.

« Une jeune fille de la campagne vint à l'Hôtel-Dieu
« de Paris, disant qu'elle avait été violée par des soldats
« plusieurs années auparavant, et assurant qu'après
« que ces malheureux eurent assouvi leur passion cri-
« minelle, ils lui introduisirent dans le vagin quelque
« chose qui, depuis ce temps, y était resté. Dupuytren
« reconnut un corps dur, de forme circulaire, occu-

« pant toute la capacité du vagin et résonnant lors-
« qu'on le frappait avec un instrument métallique.
« Avec des pinces, des tenettes, on parvint, non sans
« peine, à retirer ce corps étranger : c'était un petit
« pot ayant à peu près deux pouces de diamètre sur
« autant de hauteur ; sa concavité était tournée vers
« le col de l'utérus : toute sa surface offrait une couche
« d'une substance noire et solide d'une odeur très-
« fétide. »

« Une femme, qu'une affection de la matrice avait
« obligée de porter un pessaire d'ivoire en bilboquet
« (voir *Abaissement de l'utérus*), se présenta à l'Hôtel-
« Dieu de Paris à peu près à la même époque que la
« malade qui fait l'objet de l'observation précédente ;
« elle avait laissé très-longtemps ce pessaire sans le
« retirer : un jour qu'elle voulait l'extraire, la grande
« tige à laquelle viennent se rendre les trois branches
« qui supportent ce cercle, se brisa. Le corps de
« l'instrument resta plusieurs années sans causer
« d'incommodité. Mais enfin la douleur survenant,
« la femme réclama les secours de l'art pour l'extrac-
« tion de ce corps. Dupuytren explora le vagin et
« reconnut que les deux parties latérales du cercle
« étaient libres dans le canal, mais que les deux autres,
« l'antérieure et la postérieure, étaient engagées
« dans la membrane muqueuse et ne pouvaient en
« être dégagées. Le doigt porté dans le rectum fit
« reconnaître une petite partie du cercle à nu dans
« cet organe. Jamais cette femme n'avait eu les
« symptômes d'une communication anormale ou

« *fistule* entre le vagin et la vessie, d'une part, le
« vagin et le rectum, d'autre part.

« L'extraction présentait les plus grandes difficul-
« tés. Dupuytren essaya d'abord de scier le cercle
« dans le rectum, il ne put y parvenir ; alors, à l'aide
« d'une pince très-solide qu'il fit construire et dont
« chaque mors offrait un tranchant mousse venant se
« concentrer, il brisa le cercle dans le rectum et dans
« le vagin, et, par l'une et par l'autre de ces cavités,
« il arracha les deux parties du corps étranger circu-
« laire, qui présentait trois espèces de dents, restes
« des branches par lesquelles l'anneau était sup-
« porté. Cette femme guérit sans conserver aucune
« incommodité.

« La femme observée par Bérard était fort âgée,
« et ne songeait plus à son pessaire depuis vingt-
« cinq ans qu'elle en avait rompu la tige. On le
« sentait à nu dans la vessie au moyen de la sonde, et
« très-nettement dans le rectum avec le doigt. Le
« vagin, à peu près complétement oblitéré au des-
« sous, ne formait plus qu'une espèce de cul-de-sac,
« offrant un léger pertuis dans la partie supérieure. »

Les premiers effets des corps étrangers introduits
dans le vagin sont une irritation plus ou moins prononcée et une sécrétion abondante de la muqueuse
qui se traduit par un écoulement blanchâtre connu
des femmes sous le nom de *flueurs blanches*. Ce
léger écoulement, qui du reste cède bientôt, accompagne la présence de tout corps étranger dans le
vagin, quel que soit leur volume. C'est ainsi que les

pessaires les plus lisses, les plus souples et les plus petits, lorsqu'on les place, produisent cet écoulement qui cesse peu à peu quand cet instrument est bien proportionné aux parties.

Je profiterai de cette occasion pour m'élever contre un déplorable usage, qui est souvent cause de la présence de corps étrangers dans le fond du vagin.

Parmi les mille précautions que prennent certaines femmes pour éviter la conception, il en est une fréquemment employée, qui ne réussit pas toujours à atteindre le but que l'on veut retirer de son usage, mais qui cause souvent les accidents dépendant de la présence d'un corps étranger dans le vagin. Je veux parler des *éponges fines* qu'on place dans le fond du vagin. Il peut arriver que l'éponge, imprégnée des divers liquides que renferme le vagin, se gonfle et ne puisse pas être retirée ; ou bien qu'elle soit laissée plusieurs jours en place et que l'irritation causée par sa présence soit assez considérable pour s'opposer à son extraction.

Lorsqu'un corps étranger a été introduit avec violence, qu'il a meurtri, lacéré les parois vaginales, ce n'est plus une irritation simple accompagnée d'un léger écoulement qu'il cause, c'est une violente vaginite, avec toutes ses conséquences. Il en sera de même si le corps étranger est très-volumineux ou couvert d'aspérités. Toute l'irritation ne se concentre pas dans l'organe qui recèle la cause du mal ; les effets s'étendent plus loin. Ainsi il y a douleur dans le vagin ; elle s'étend à la vessie, au rectum, dans tout le bassin ; puis gonflement et rougeur de la muqueuse vaginale ; en même temps rétention plus ou moins complète des règles si elles existent encore ; rétention des matières fécales, de l'urine. Cependant, pour ces deux dernières fonctions, l'effet contraire peut se produire, c'est-à-dire qu'une vive irritation ou une inflammation du vagin se propageant par voie de contiguïté à la vessie ou au rectum, donne lieu à de fréquents besoins d'uriner et d'aller à la garde-robe.

La présence d'un corps étranger dans le vagin peut provoquer des déchirures, des perforations par la gangrène ou l'ulcération du vagin. Ces diverses solutions de continuité deviennent des *fistules* (voir plus loin *Fistules vésico* et *recto-vaginales*). C'est ainsi que les faits que je viens de rapporter montrent que la nature, ne pouvant éliminer le corps étranger par la voie ordinaire, puisque celle-ci tend à s'oblitérer, tente cette élimination en s'ouvrant des voies accidentelles dans les organes environnants. Ces faits nous ont montré les pessaires pratiquant des ouvertures à la vessie et surtout au rectum ; car, par le toucher ou la sonde, on a pu se convaincre que le corps étranger était parvenu dans les deux organes qui entourent le vagin. J'ai dit que celui-ci tendait à s'oblitérer ; le lecteur le comprendra facilement : au-dessous du corps étranger, le vagin se boursoufle, ses parois vont à la rencontre l'une de l'autre ; la paroi postérieure surtout prédomine davantage, et le plus souvent elle s'applique contre la paroi antérieure ; à

ce point d'incidence, s'opère quelquefois une adhérence qui a pour conséquence une oblitération du

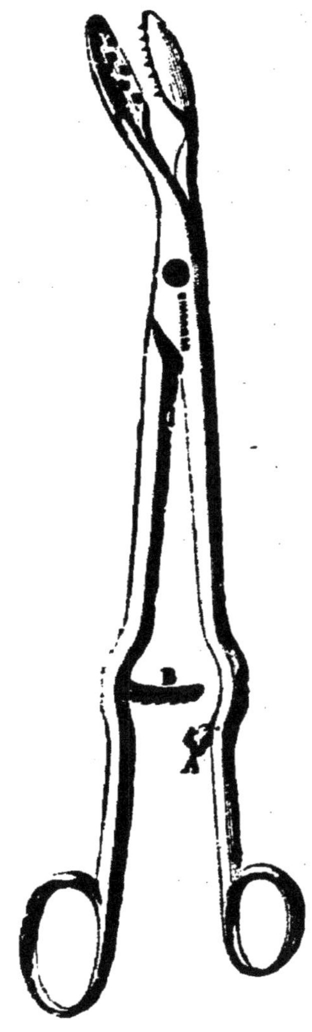

FIGURE 107

Représentant une pince dite à polype.

A, tenon se fixant dans la crémaillère pour maintenir la constriction de
l'instrument.

B, crémaillère sur laquelle se fixe le tenon.

vagin au-dessous du corps étranger. Cette adhérence est surtout remarquable dans le fait observé par Bérard. Mais si l'inflammation revêt en ce point une forme adhésive, on la voit, ulcérative en d'autres points, produire les perforations déjà signalées. Les perforations pratiquées à la vessie et au rectum mélangent les matières, les humeurs contenues dans ces organes avec celles qui proviennent de la matrice, d'où résulte un véritable cloaque, qui se vide par l'anus. La tuméfaction peut ne pas se produire seulement au-dessous du corps étranger ; on a observé des cas où le col utérin prenait part à la tuméfaction et à l'ulcération.

On doit essayer l'extraction des corps étrangers au vagin dès que la présence en est constatée. Pour arriver à ce résultat, on se sert des doigts, de diverses pinces, surtout de la *pince* dite à *polypes*. Lorsque le corps étranger est volumineux et d'une certaine forme, on se voit forcé d'introduire un instrument dont les branches peuvent être placées successivement comme le *forceps,* les *tenettes* à calculs, ainsi qu'on a pu le voir dans la seconde observation empruntée à Dupuytren. On est quelquefois forcé de diviser le corps étranger ; on peut alors employer, comme le fit cet illustre chirurgien, de fortes pinces, des espèces de tenailles, ou bien pratiquer une incision qui débride et désenchatonne le corps étranger.

TUMEURS DIVERSES DU VAGIN.

Le vagin peut être le siége de tumeurs variées, dont la description ne peut pas rentrer dans le cadre de cet ouvrage; aussi me bornerai-je à leur énumération circonstanciée.

Ces affections sont du reste très-rares, et c'est par petit nombre que la science a enregistré dans les livres spéciaux les observations de tumeurs de cette région.

Le vagin peut devenir le siége :

1° de *kystes muqueux* ou *folliculaires*,
2° de *kystes séreux profonds*;
3° de *tumeurs fibro-plastiques*;
4° de *tumeurs cancéreuses*.

1° *Kystes muqueux*. Comme toutes les muqueuses, la muqueuse vaginale présente deux ordres de *follicules* (sortes de petites glandes); les uns superficiels, contenus dans l'épaisseur même de la muqueuse; les autres profonds, contenus dans la couche cellulo-musculaire qui double cette muqueuse. Les premiers communiquent avec l'extérieur par un petit conduit et un orifice microscopique; les seconds sont fermés de toutes parts, ce sont ce qu'on nomme en anatomie des *follicules clos*.

Les kystes muqueux peuvent prendre origine dans

ces deux ordres de follicules, soit par l'oblitération du canal excréteur des follicules superficiels, soit par le développement inflammatoire des follicules clos et profonds.

Pour les kystes superficiels, on les rencontre surtout à la partie inférieure du vagin, au voisinage du canal de l'urètre (voir *Anatomie*, page 50); ce sont de petites tumeurs dont le volume varie d'un grain de chènevis à celui d'une noisette; leur forme est sphérique; elles sont adhérentes à la muqueuse, elles sont transparentes dès leur début, et elles contiennent plus tard un liquide épais, visqueux, opalin, quelquefois grumeleux.

Pour les kystes des follicules clos ou kystes profonds, leur siége est près du col utérin, à la partie supérieure du vagin, et plus fréquemment sur la paroi antérieure que sur la paroi postérieure. Leur volume varie d'une noisette à celui d'un œuf de poule ; loin d'être sessiles comme les précédents, c'est-à-dire contenus dans l'épaisseur de la muqueuse, on les voit, au fur et à mesure de leur développement, se pédiculer, c'est-à-dire présenter la forme d'une tumeur rattachée à son siége par une sorte de tige allongée ou *pédicule*, ces tumeurs, que remplit un liquide gommeux et filant, contractent quelquefois des adhérences avec les organes voisins. Elles sont composées de trois tuniques qui forment les enveloppes du liquide qui les remplit. Elles peuvent, après s'être pédiculisées, se développer au point de faire saillie au dehors de ia vulve et d'entraîner avec elles les organes auxquels elles adhèrent.

On appelait, dans le vieux langage chirurgical, toutes les tumeurs pédiculées qui faisaient saillie dans nos cavités ou dans nos canaux, du nom de *polypes*; les kystes muqueux profonds peuvent donc être considérés comme une variété de polypes du vagin.

Ces derniers kystes profonds et superficiels ont une marche lente, on les a vus quelquefois se rompre spontanément sous l'influence d'un accouchement ou d'une violence quelconque. Les kystes profonds peuvent donner lieu à quelques erreurs de diagnostic, mais les kystes superficiels sont très-facilement reconnaissables.

Le traitement des kystes superficiels consiste dans une incision large, qui permettra la sortie de tout le liquide que contient leur cavité, et dans la cautérisation des parois de cette cavité, avec un crayon de nitrate d'argent. Pour les kystes profonds, lorsqu'on se sera assuré de la nature du kyste, on le ponctionnera avec un bistouri ou un trocart ; on fera évacuer par cette ouverture le liquide que contient la tumeur, et on remplacera ce liquide par une injection caustique ou modificatrice (*teinture d'iode*, ou *solution de nitrate d'argent*) qui, enflammant les parois du kyste, amènera l'adhérence des parois et la destruction de cette petite tumeur. Si le kyste est pédiculé, on peut se contenter de couper le pédicule d'un coup de ciseaux.

2° *Kystes profonds.* Le tissu cellulaire péri-vaginal

peut aussi devenir le siége de kystes de diverses natures, *sanguins, séreux* ou *purulents*. Ces kystes sont soumis aux règles pathologiques qui président, quel que soit leur siége dans l'économie, au développement de ces divers kystes. On les distinguera de ceux que nous venons de décrire : 1° par leur volume en général plus considérable ; 2° par leur forme qui est irrégulière ; 3° parce qu'ils ne renferment pas un liquide transparent, ce dont on pourra s'assurer par une ponction exploratrice faite avec un bistouri très-étroit ou un trocart très-fin. La nature du kyste reconnue, on lui opposera le traitement qu'enseigne pour cet ordre de tumeurs la chirurgie générale.

3° *Tumeurs fibreuses.* On trouve, dans les annales scientifiques, quelques exemples de tumeurs *fibreuses* et *fibro-plastiques* (tumeurs solides), d'un volume plus ou moins considérable, quelquefois sessiles, mais plus fréquemment pédiculées, ce qui leur a valu, comme je l'ai expliqué plus haut, de la part de ceux qui les ont décrites, le nom de *polypes du vagin.*

Ces tumeurs, dont la nature n'est pas bien connue, sont excessivement rares ; elles siégent de préférence sur la paroi postérieure du vagin. Le meilleur mode de traitement qu'on puisse leur opposer, c'est l'*excision* (voir, pour les détails opératoires, le chapitre des *polypes utérins*).

4° *Tumeurs cancéreuses.* Si ordinairement les tumeurs cancéreuses du vagin ne sont qu'une extension du cancer de la matrice, de la vulve, de la vessie, on a cependant observé des cas où le cancer a débuté par un point du vagin, sans autre dégénérescence dans le voisinage. Quand le cancer débute par le vagin, c'est ordinairement par plaques plus ou moins oblongues que l'on doit s'empresser d'extirper.

HERNIES VAGINALES.

Les *hernies vaginales* sont des tumeurs formées par la saillie dans l'intérieur du vagin de l'un des viscères qui sont en rapport avec ce canal.

Les *hernies,* ou *prolapsus du vagin,* sont les tumeurs formées par le déplacement même du vagin.

Si une anse intestinale déplacée vient s'insinuer dans le cul-de-sac vaginal, et, soulevant les tissus, descend plus ou moins dans le conduit vulvo-utérin, on a l'affection connue sous le nom d'*entérocèle vaginale,* ou hernie de l'intestin dans le vagin.

L'*entérocèle,* qui d'abord forme une proéminence dans le cul-de-sac vaginal postérieur, repousse peu à peu le fond du vagin, qui vient faire saillie quelquefois jusqu'entre les grandes lèvres, où il se présente sous l'aspect d'une tumeur sphérique ou pyriforme, ayant les caractères de la hernie intestinale, c'est-à-dire se déplaçant dans les changements de position et pouvant rentrer par la compression dans la cavité abdominale, ce qui s'appelle *réduction de la hernie.*

Cette hernie constitue une infirmité plus gênante que dangereuse ; elle n'est susceptible d'*étranglement* que pendant l'accouchement. On appelle *étranglement* de la hernie, la constriction exercée sur la portion de viscère déplacé par l'ouverture par laquelle la hernie est faite ; cette stricture cause l'inflammation de la portion viscérale herniée, et peut, si on n'y apporte pas de prompts remèdes, causer les redoutables accidents de la gangrène d'une anse intestinale.

Quand on a constaté une *entérocèle vaginale*, il faut s'efforcer de la réduire et de la maintenir réduite par des *pessaires* de forme spéciale ; des bains ou des irrigations fraîches, l'hydrothérapie, et en général tous les moyens que je préconiserai plus loin contre les *prolapsus vaginaux* et *utérins*, contribueront à maintenir réduites les entérocèles vaginales (voir pour la description des *pessaires* le chapitre des *Déplacements utérins*).

Je crois devoir noter que l'on peut trouver à la vulve des hernies dites *périnéales* ou *labiales* (de la grande lèvre). Dans ces cas l'intestin arrive dans la grande lèvre par les côtés du vagin ou par le canal inguinal, d'où les hernies *vagino-labiales* et *inguino-labiales*. Je ne veux pas m'étendre plus longtemps sur ces affections, qui, pour être bien comprises, exigeraient de longs développements anatomiques ; je me contente d'en signaler l'existence.

La hernie du vagin, ou *prolapsus*, est un déplacement de cet organe, qui est fréquemment confondu avec le *prolapsus utérin*, ou *abaissement de la matrice*. Cette affection est rare, si même elle se rencontre, chez les jeunes femmes et chez celles qui n'ont pas eu d'enfants.

Les conditions organiques qui favorisent la production de cette infirmité, sont le relâchement des parois et le prolapsus ou déplacement en avant d'un autre organe, l'utérus par exemple.

Le prolapsus vaginal peut se présenter sous trois formes :

1° Prolapsus de la paroi antérieure,
2° Prolapsus de la paroi postérieure,
3° Prolapsus de tout le vagin.

Les deux premières formes de prolapsus coïncident toujours avec la chute d'un autre organe : la dernière forme peut exister isolément.

1° Prolapsus de la paroi antérieure du vagin.

Ce déplacement, qui s'accompagne toujours de la saillie de la vessie dans le vagin, est appelé pour cette cause *prolapsus vésical*, *cystocèle vaginale* (hernie de la vessie dans le vagin). On explique le mécanisme de ce déplacement par le relâchement de la membrane interne du vagin, sous l'influence de causes variées, principalement de grossesses répétées, et l'urine venant alors à s'accumuler, distend la vessie, la pousse de haut en bas et la fait saillir dans le vagin, qui cède lui-même. Chaque fois que cette accumulation se produit, la vessie se distend à un haut degré, jusqu'à ce qu'il en résulte une chute complète et une saillie à travers les parties extérieures.

Lorsque cette affection se produit, la malade ressent une sensation de pesanteur, de tension dans le vagin; la marche devient pénible. Par suite de sa distension, la vessie perd de sa force contractile, et il en résulte de la *dysurie;* quelques malades ne peuvent évacuer complétement la vessie, qu'en la relevant et en la maintenant avec la main dans sa position normale pendant la miction. Cette évacuation incomplète de l'urine a une conséquence excessivement désagréable, c'est la stagnation, dans le bas-fond de la vessie, d'une petite quantité d'urine, qui s'y décompose et détermine par l'irritation qu'elle produit un *catarrhe de vessie,* affection qui sera décrite dans ce volume (voir pour *dysurie* et pour *catarrhe de vessie* la partie de cet ouvrage consacrée aux *Maladies des voies urinaires*). Cette irritation de la vessie cause encore un besoin continuel et douloureux d'uriner, et peut entraîner aussi à la longue la formation de la pierre dans la vessie.

En examinant les parties, on voit à l'entrée du vagin une tumeur arrondie, molle, élastique, fluctuante, d'une coloration rouge ou violacée, changeant de volume par moment. Pour y introduire une sonde, il faut la diriger de haut en bas (voir l'article *Cathétérisme* aux *Maladies des voies urinaires*). On fait pénétrer le doigt dans le vagin au-dessous de la tumeur. Immédiatement au-dessous du pubis, la muqueuse se termine en un cul-de-sac et se réfléchit de cette arcade sur la tumeur. En arrière et au-dessus de cette saillie anormale qui obstrue l'ouverture du vagin, on peut arriver jusque sur le col utérin qui est resté à peu près normal. La surface de cette tumeur est lisse, humide et brillante ; mais quand la vessie est vidée, cette même surface est sillonnée par des plis transversaux. Ce déplacement est toujours accompagné d'une *leucorrhée* assez abondante.

Dans le traitement de ce déplacement, la première indication à remplir est de s'opposer à l'accumulation de l'urine dans la vessie, soit en favorisant les évacuations naturelles, soit en introduisant une sonde dans la vessie ; cela seul diminuera d'abord le prolapsus et corrigera en partie le relâchement des fibres musculaires de la paroi vaginale. Des applications froides et astringentes sur le bas-ventre, des irrigations, des injections également froides sont des moyens très-utiles. Lorsque l'affection est récente, ce traitement seul et du repos suffiront quelquefois, mais quand elle dure depuis longtemps, alors que le prolapsus est complet, il faut en arriver à des supports mécaniques. On peut alors placer dans le vagin un *tampon* que l'on maintient en place par un bandage : on peut encore distendre le vagin intérieurement de manière à empêcher la saillie des organes environnants, et l'on atteint ce but soit avec un morceau d'éponge préparée, soit avec un pessaire de gomme élastique, de formes et de dimensions variées. Les pessaires dont on se sert dans les chutes de matrice ne peuvent être d'aucun usage dans le cas de prolapsus vaginal, leurs formes et leurs dimensions qui sont appropriées à l'utérus, les rendent tout à fait inefficaces dans le cas qui m'occupe.

Il faut un pessaire qui forme un cylindre volumineux en gomme élastique, d'une longueur suffisante pour maintenir tout le vagin distendu et pour faire une légère saillie en dehors de la vulve : comme diamètre, il doit être assez large pour que les parois vaginales ne puissent pas s'échapper sur les côtés; je signalerai comme pouvant remplir l'indication que nécessite cette affection, le pessaire à air insufflé de Gariel.

FIGURE 103

Représentant un pessaire, dit en forme de bondon, qui peut servir à maintenir écartées les parois vaginales.

Si l'on trouvait quelque objection à faire à l'usage des éponges ou des pessaires, à cause de l'irritation qu'ils produisent quelquefois, et des sujétions de soins qu'ils entraînent, ou bien si, après en avoir fait l'essai, on venait à échouer, on pourrait tenter la cure radicale de la maladie par une opération chirurgicale. Comme la plupart des femmes chez lesquelles ces affections se présentent sont déjà d'un certain âge, il est à peu près superflu de supposer la possibilité d'une grossesse; cependant si la femme était encore jeune, l'opération serait contre-indiquée. Le passage d'un enfant pourrait amener la rupture de la cicatrice, et par suite une rechute très-grave.

L'opération à pratiquer pour obtenir la cure radicale de ce déplacement consiste dans l'enlèvement d'un lambeau triangulaire des tissus et dans la réunion de la plaie par des sutures; la cicatrisation diminue le calibre du vagin, et la membrane muqueuse rétrécie fait un support à la vessie et la maintient dans sa situation normale

2° *Prolapsus de la paroi postérieure du vagin.*

Ce déplacement s'accompagne de la saillie du rectum dans le vagin, aussi a-t-il été nommé *Rectocèle vaginal.*

Le mécanisme suivant lequel ce déplacement se produit est en tout identique à celui qui préside à la production de la *cystocèle;* seulement, dans ce cas, la force de projection qui écarte les fibres relâchées de la paroi vaginale ne provient pas de la vessie, mais du rectum.

Ce déplacement se produit dans les mêmes conditions de relâchement vaginal que la cystocèle; il paraît être invariablement la conséquence d'une constipation habituelle et prolongée; les fèces accumulées distendent le rectum dans une proportion considérable, et comme les parois du vagin sont, ainsi que je l'ai dit, molles et lâches, elles n'offrent point de résistance, et il suffit du moindre effort pour faire saillir la tumeur à travers l'orifice externe du vagin. Comme la distension dure plus longtemps et que les intervalles de soulagement sont moins fréquents que dans la cystocèle, le vagin revient moins facilement à son état normal; et même après que la distension a disparu, les parois continuent à être flasques et toujours prêtes à se relâcher sous l'influence de la moindre pression.

Comme pour la cystocèle, cette sorte de hernie n'atteint que les femmes qui ont eu plusieurs grossesses, des accouchements difficiles, ou qui ont vu cet accident se produire après un coup, une chute ou des efforts violents.

Les symptômes que ressent la malade sont les mêmes que ceux de la cystocèle : douleur, sensation de pesanteur, marche pénible, léger écoulement. Si on examine la malade, on trouve, en écartant les grandes lèvres, une tumeur globuleuse plus ou moins volumineuse, compressible, mais non fluctuante à travers laquelle on peut quelquefois sentir les *scybales* (bols de matière fécale). Le doigt passe facilement en avant de la tumeur et arrive ainsi à l'utérus qui est ordinairement dans sa situation normale; en arrière de la tumeur, le doigt, si on essaye de l'introduire, est arrêté par la réflexion de la muqueuse qui tapisse la surface de la tumeur.

Quand le vagin est entièrement distendu, la membrane muqueuse est lisse et polie ; mais dès que le rectum a été vidé, la muqueuse vaginale forme des plis qui ne sont pas toutefois aussi réguliers que ceux que l'on voit se former sur la paroi antérieure dans la cystocèle.

Le traitement, comme celui de la cystocèle, consiste à faire disparaître la cause du prolapsus : on aura recours aux lavements, aux purgations ; on s'attachera à prévenir le retour de cet affaissement et à rendre à la membrane muqueuse sa tonicité normale, par des applications froides et astringentes. On peut aussi soutenir la paroi au moyen d'un pessaire, et enfin on diminuera le calibre du vagin par une opération analogue à celle qui a été signalée pour le précédent déplacement.

Cette maladie, comme la précédente, cause une leucorrhée persistante, expose les personnes qui en sont atteintes à l'excoriation des parties et à l'abaissement de l'utérus.

3° *Prolapsus du vagin.*

Cette troisième forme de déplacement est caractérisée par le prolapsus complet ou partiel du vagin, sans déplacement de la vessie ou du rectum. Il est très-rare de trouver un prolapsus de toute la circonférence du vagin.

Le mécanisme à l'aide duquel se produit cet accident

est moins facile à expliquer que dans les autres cas. Le prolapsus paraît être dû à un relâchement des parois, tantôt par suite d'un excès de distension, tantôt indépendamment de cette distension, et enfin quelquefois par suite de la pression d'un organe voisin.

Les symptômes ressentis par les malades sont entièrement semblables à ceux qui accompagnent les autres déplacements.

Lorsque le vagin est tout entier en prolapsus, on voit, à l'examen des parties génitales, saillir une tumeur de tout l'orifice vulvaire, et l'on trouve seulement à la partie inférieure un petit conduit qui va jusqu'à l'orifice utérin. Dans plusieurs cas, on a même trouvé l'utérus plus ou moins dévié de sa position naturelle. Quand le prolapsus est partiel, la membrane muqueuse fait saillie sous forme de plis situés en avant ou en arrière. L'étendue de cette espèce de prolapsus varie beaucoup; tantôt il est très-prononcé, tantôt il est à peine marqué. Il est facile de constater, par le toucher, l'absence de la vessie et du rectum dans la tumeur; il suffit de la saisir entre le pouce et l'index.

Quand le prolapsus est récent, le diagnostic est facile à établir, d'après les symptômes que je viens d'énumérer ; mais si la tumeur a été longtemps exposée à l'air, qu'elle soit devenue dure et gonflée, l'orifice inférieur peut faire croire à une chute de matrice, et l'on ne peut éviter cette erreur qu'en introduisant le doigt plus loin pour aller à la découverte de l'utérus.

Les moyens que l'on peut opposer à ce déplacement sont les mêmes que ceux que j'ai recommandés

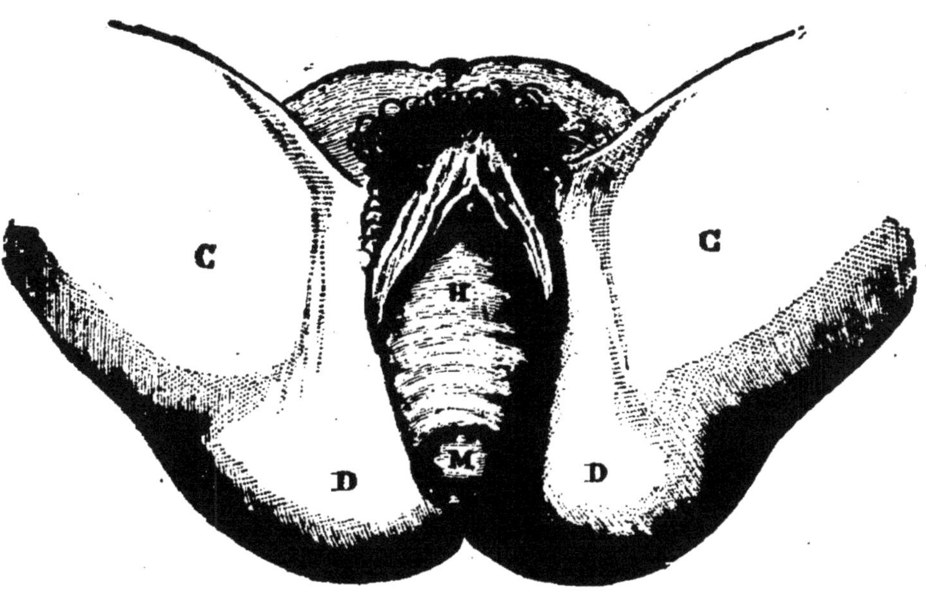

FIGURE 100

Représentant un prolapsus, ou renversement complet du vagin.

P, pénil.
CC, cuisses.
DD, fesses.
H, paroi interne du vagin.
M, col de la matrice.

pour le traitement des autres variétés de prolapsus, c'est-à-dire la réduction des parties, la contention par un pessaire, des fomentations émollientes et plus tard des injections astringentes. Si la malade a passé l'âge d'avoir des enfants, on enlève un lambeau de membrane muqueuse et on réunit la plaie de manière à diminuer le calibre du vagin.

Les conséquences de cette dernière forme de prolapsus, alors qu'on n'y apporte pas de remèdes, sont plus sérieuses que celles d'une chute partielle. Les rapports sexuels, aussi bien que la conception, sont entièrement empêchés; l'évacuation de l'urine et les garde-robes sont très-difficiles : le vagin est exposé à s'enflammer et même à s'excorier; les veines se gonflent et deviennent variqueuses : la menstruation augmente de quantité ; il y a de la leucorrhée, et enfin l'utérus est exposé lui-même à être entraîné en bas et à venir faire saillie à l'extérieur avec le vagin, comme le montre la figure 109.

PLAIES, RUPTURES DU VAGIN ET DU PÉRINÉE.

Je ne pense pas qu'il soit nécessaire de faire une division spéciale dans ce livre pour les *maladies du périnée;* une seule affection de cette région présente quelque importance, c'est la *déchirure* qui survient pendant l'accouchement. Cette rupture est importante, en ce que la *rupture du vagin* n'est souvent que l'extension de celle du périnée, de même que cette dernière peut être déterminée par la déchirure du vagin.

Les plaies du vagin sont rarement dues à des accidents; ce sont presque toujours les instruments des chirurgiens et des accoucheurs qui les produisent.

Les plaies qui viennent léser les parois vaginales
peuvent produire les résultats suivants :

1° La communication du vagin avec la vessie,
l'urètre, le rectum, le péritoine;

2° Elles peuvent perforer le périnée, de manière à
ouvrir une seconde fois le vagin dans cette région ;
c'est ce dernier résultat qui est connu sous le
nom de *rupture du périnée*. Les autres causent des
fistules variées qui seront étudiées dans le chapitre
suivant.

Ces plaies et ces déchirures sont, comme je l'ai dit
plus haut, rarement produites par des instruments
vulnérants. Elles sont en général le résultat des ruptures qui ont toujours lieu au moment de l'accouchement, soit par les efforts de contraction de la matrice,
par les tractions du crochet, du forceps (instruments
connus vulgairement sous le nom collectif de *fers*) ou
de tout autre instrument destiné à extraire l'enfant, ou
un polype volumineux de la matrice ou du vagin. Dans
un article du Dictionnaire de médecine et de chirurgie pratique, Dugès rapporte un exemple dans lequel
ces dilacérations résultaient de la brutalité d'un
époux robuste et disproportionné, dans une première
copulation.

Les plaies du vagin, comme les déchirures dont je
viens de mentionner les causes, peuvent être suivies
d'accidents fort graves. Les plus ordinaires sont les fistules : 1° *vagino-intestinales* (communication du vagin
avec le rectum ou une autre portion de l'intestin);
2° *vésico-vaginales* (communication du vagin avec la

vessie); infirmités dégoûtantes, par suite desquelles l'urine ou les matières fécales, qui ne peuvent plus être retenues dans leur réservoir naturel, viennent souiller l'entrée du vagin et faire de cet organe de la génération un véritable cloaque.

La chirurgie peut heureusement, grâce aux progrès qu'elle a réalisés, apporter remède à ces pénibles infirmités, et d'ingénieuses opérations réparatrices

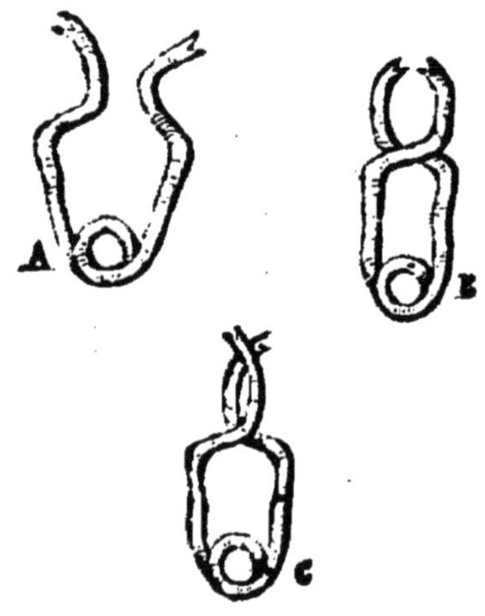

FIGURES 110, 111, 112

Représentant des serres-fines.

Figure 110, serre-fine ouverte;
Figure 111, serre-fine prête à être appliquée;
Figure 112, serre-fine fermée.

amènent la cicatrisation de ces plaies, cicatrisation qu'on attendrait vainement du simple effort de la nature.

Lorsqu'un accident de ce genre se produit pendant

un accouchement, il ne faut pas abandonner la nature à elle-même, et si, comme il est plus sage de le faire, on remet à plus tard l'opération réparatrice, on ne se bornera pas à donner à la femme une position plus ou moins favorable à la réparation de la rupture qui vient de se produire ; on devra pratiquer des injections émollientes tièdes, souvent répétées. En diminuant l'âcreté des matières en rapport avec la solution de continuité, on favorisera la cicatrisation, si elle est possible ; en tous cas, on diminuera de beaucoup l'inflammation du vagin, inflammation qui d'ordinaire vient compliquer les plaies de cette nature. On peut aussi essayer la réunion à l'aide des *serres-fines* (voir les fig. 110, 111, 112), l'application de ces petits instruments étant simple, facile et rapide (voir, pour les opérations réparatrices, le chapitre suivant consacré aux *fistules du vagin*).

Rupture du périnée.

La rupture du périnée est fréquemment causée par une disposition anatomique spéciale des organes de la génération. Chez un grand nombre de femmes, on rencontre l'orifice vulvaire du vagin très-rapproché du pubis ; c'est alors que le périnée offre une hauteur trop considérable. J'ai déjà mentionné cette disposition au chapitre du *Vaginisme*, sous le nom de *débordement antérieur du périnée*. Lorsque cette disposition anatomique existe, si la femme est couchée, la vulve est, dans ce cas, fort étroite.

Les personnes qui ne se rendent pas compte de cet

écart des parties, jugeant des diamètres du vagin par son orifice externe, considèrent ce conduit comme mal conformé, et craignent les chances de l'accouchement. Mais l'étroitesse ne porte que sur la vulve, et le vagin offre sa capacité normale. L'étroitesse vulvaire provient donc de cette espèce de prolongement du périnée qui ferme inférieurement un quart, un tiers, et quelquefois même une moitié de l'orifice vulvaire. Il est facile de comprendre que cette disposition des parties peut devenir la cause des déchirures du périnée. La position de la femme pendant l'accouchement peut encore être considérée comme une cause prédisposante de ces ruptures ; plus la femme est élevée pendant le travail, plus sa position se rapproche de la verticale, plus elle court de dangers. A ce propos, Vidal de Cassis rapporte dans son *Traité de pathologie externe* un exemple curieux de l'accident qui m'occupe.

« Dans un accouchement qu'elle pratiquait, une « sage-femme, voyant les douleurs se ralentir et la « femme pressée d'aller à la selle, renversa une « chaise, entre les piliers de laquelle elle plaça un « vase de nuit ; sur cette espèce de chaise percée, la « patiente eut de grandes douleurs, et l'on entendit « crier l'enfant, qu'il fallut retirer de dessous la « chaise ; il s'était opéré une rupture du périnée. » Si l'on craint cet accident, on devra, pendant le travail, surtout vers la fin, obliger la femme à une position qui se rapprochera le plus qu'il sera possible de l'horizontale.

Les *primipares*, c'est-à-dire les femmes qui sont à leur première couche, surtout celles qui sont robustes et qui *poussent* sans ménagement pendant la dernière période du travail, sont le plus exposées à cet accident. Elles ne sont pas malheureusement les seules : on a vu des femmes éprouver également la rupture dans des circonstances opposées. Il y a même des observations de femmes qui avaient eu d'abord des accouchements heureux et dont le suivant a été compliqué de rupture périnéale, cet accouchement ayant été laborieux et ayant nécessité l'application du forceps.

Enfin, il y a quelques exemples de ruptures et de perforations du périnée, par suite de chutes sur un rebord tranchant, un échalas, sur les fragments d'un vase de nuit brisé sous le poids de la personne qui s'en sert.

La rupture du périnée peut être complète ou incomplète : dans le premier cas, elle réunit la vulve à 'anus, la commissure de la vulve et les sphincters de l'anus (voir *Anatomie*, page 59) sont déchirés; dans la variété de rupture incomplète, il n'y a que la commissure vulvaire d'intéressée et quelquefois la paroi vaginale. Ces ruptures, qu'elles soient complètes ou incomplètes, se font communément suivant la ligne médiane; il en est pourtant qui affectent la forme de fissures étoilées.

On peut prévenir les perforations et les déchirures du périnée pendant l'accouchement en soutenant convenablement le périnée, en laissant la femme dans une position horizontale, en modérant autant que possible les efforts auxquels elle se livre; quelquefois même, il est préférable de recourir à l'application du forceps, soit comme moyen d'accélérer les mouvements que la tête doit exécuter pour se dégager, soit comme moyen d'en corriger la position vicieuse qu'elle tend à conserver et qui pourrait déterminer la déchirure.

Il est rare que ces plaies guérissent spontanément et sans opération sanglante : on a vu cependant quelques ruptures incomplètes se guérir en faisant tenir les cuisses fortement rapprochées l'une de l'autre immédiatement après la production de l'accident; on complète ce procédé de réunion naturelle dit *réunion par position*, en pratiquant deux fois par jour le cathétérisme de la vessie pour empêcher que l'urine ne vienne souiller les lèvres de la plaie : pour favoriser l'adhésion de ces dernières, on fera sur leurs bords quelques cautérisations avec la pierre infernale.

Si ce procédé de la *réunion par position* ne réussit pas toujours dans les déchirures incomplètes, son succès est encore plus exceptionnel dans les ruptures complètes. On oppose à ces dernières et aux premières, dans le cas où la *position* n'a pas réussi, divers procédés chirurgicaux qui sont :

1° *Réunion par sutures sans avivement,*
2° *Réunion par sutures avec avivement,*
3° *Réunion par procédés autoplastiques.*

Pour pratiquer le premier procédé, il faut opérer

sur des déchirures récentes : les bords de la plaie sont alors rouges, saignants, recouverts de ces petites granulations qui sont les *bourgeons cicatriciels*. Lorsqu'on se sera décidé pour ce mode de réunion, on lavera avec soin les bords de la déchirure, qui seront ensuite affrontés et maintenus en contact par des *serres-fines* ou quelques fils cirés et mieux des fils métalliques, qui sont généralement en argent recuit. On facilitera la cicatrisation en mettant en usage les recommandations faites à propos de la *réunion par position*.

Si la déchirure est ancienne, ce procédé aura peu de chance de réussir, on lui substituera les autres méthodes qui consistent dans l'*avivement* des bords de la plaie, avivement pratiqué en effleurant légèrement les bords de la plaie avec un bistouri. L'opération sera ensuite pratiquée comme pour la réunion par suture sans avivement : seulement les fils de suture seront placés profondément, de manière à embrasser une quantité de tissus assez considérable pour résister, sans déchirer les lèvres de la plaie, à l'écartement que tendent à produire les contractions des muscles si nombreux de cette région. Pour obvier à cette cause d'insuccès, un chirurgien allemand a inventé un procédé opératoire qui porte son nom ; le procédé de *Dieffenbach* consiste dans une incision assez profonde faite de chaque côté de la plaie et en dehors des sutures ; ces incisions sont parallèles à la direction de la rupture et, comme il est facile de le comprendre, elles s'opposent à la tension des tissus et conséquemment à l'écartement des bords de la déchirure.

Lorsque la plaie est considérable, que la paroi recto-vaginale est profondément divisée, il y a un délabrement tellement considérable, que les procédés que je viens d'énumérer amènent rarement la guérison de cette infirmité. On aura recours alors aux divers procédés de *périnéorraphie*, c'est-à-dire de reconstruction du périnée à l'aide de lambeaux taillés dans les tissus contigus et réunis par des sutures : ces procédés autoplastiques se trouvent détaillés dans les traités de chirurgie et leur description ne saurait intéresser que des personnes de l'art ; il me suffit donc de les mentionner : ce sont des opérations complexes et difficiles, mais qui ne présentent presque jamais de complications graves.

FISTULES VAGINALES.

Lorsqu'une plaie qui intéresse nos organes et ouvre entre eux des communications anormales se cicatrise incomplétement, il reste une communication ouverte qui devient persistante, par suite d'une modification des parois de ce trajet, qui s'organisent et deviennent impropres à la cicatrisation : ce trajet sinueux, plus ou moins long et ouvrant aux sécrétions de nos organes une issue anormale, s'appelle une *fistule*.

La production et la persistance des fistules est favorisée par l'écoulement des liquides à travers les bords d'une plaie, ou par la présence d'un corps étranger entre les lèvres de cette plaie; si, par exemple, une plaie vient intéresser la paroi de la vessie, l'urine qui arrive incessamment dans ce réservoir, trouvant une voie d'écoulement à travers la plaie, s'opposera à la réunion de cette plaie et constituera une *fistule uri-naire* (voir mon *Traité des maladies des voies urinai-res chez l'homme,* page 503). Si un corps étranger se trouve contenu dans l'épaisseur de nos tissus, la ci-catrisation formera tout autour de lui une espèce de cavité, et si par une cause quelconque ce corps étran-ger se déplace ou est enlevé, la cavité qu'il occupait formera, si elle était placée dans l'épaisseur des parois d'un de nos réservoirs, une fistule; voir, pour mieux comprendre, ce qui a été dit dans le chapitre *des Corps étrangers du vagin,* page 350, des fistules produites par la présence des *pessaires.*

Maintenant que j'ai défini la fistule et le mécanisme qui préside a sa formation, on comprendra facilement par la lecture des chapitres qui précèdent, que, sous l'influence de causes variées, le vagin peut commu-niquer par ouvertures fistuleuses avec la vessie, les intestins et particulièrement le rectum; j'aurai donc à m'occuper, dans ce chapitre, des communications anormales qui peuvent exister entre le vagin et :

1° Les intestins, *fistules vagino-intestinales;*
2° Le rectum, *fistules vagino-rectales;*
3° La vessie, *fistules vésico-vaginales.*

4° Les fistules entre le vagin et les intestins sont

excessivement rares, et lorsqu'on en observe, c'est entre l'intestin grêle et le vagin, ce qui constitue alors un *anus anormal* ou *contre-nature*. Presque toujours ces fistules ne peuvent être guéries, l'opération présentant une complication fréquemment mortelle, la *péritonite* ; on a essayé de les guérir par des opérations qui tendaient à faire communiquer l'ouverture anormale de l'intestin grêle avec le rectum.

2° Les fistules entre le vagin et le rectum, qui est la terminaison de l'intestin, sont très-fréquentes et je vais les étudier avec d'autant plus de soin que, grâce aux progrès réalisés par la chirurgie dans ces dernières années, elles sont devenues plus facilement guérissables.

Les fistules *recto-vaginales* sont causées, dans la grande majorité des cas, par les *déchirures* que j'ai signalées et qui se produisent pendant l'accouchement, par le séjour prolongé de corps étrangers dans le vagin et dans le rectum, par l'envahissement d'ulcères syphilitiques ou cancéreux.

L'existence d'une fistule recto-vaginale constitue une infirmité dégoûtante qui ne compromet ni l'existence ni même l'accomplissement des fonctions génitales.

Dans cette situation, rien ne s'oppose à l'issue des gaz intestinaux parvenus dans le rectum, ni à la sortie continuelle ou du moins trop souvent répétée et involontaire des matières fécales. Quand ces matières ont une certaine consistance, elles peuvent séjourner quelque temps encore dans le rectum ; mais si elles sont molles, le besoin de les rendre se produit vif et pressant à chaque instant ; si elles sont encore plus liquides, elles s'échappent, souillent le vagin et toutes les parties voisines et s'échappent au dehors, sans qu'aucune barrière s'oppose à leur issue.

Delamotte, un des premiers médecins qui aient écrit sur les accouchements, peint, dans son livre, le triste tableau de la vie des malheureureuses femmes atteintes de cette infirmité : l'une d'elles « était dans « la nécessité de laisser échapper ses matières fécales « sans qu'elle pût en suspendre l'issue un seul « moment ; ce qui la rendait très-incommode, « non-seulement à ses meilleurs amis, mais aussi à « elle-même, n'osant s'exposer à aller en aucun lieu « où elle ne fût à charge à personne. »

Pour remédier à ces fistules, on en cautérise le trajet avec la pierre infernale ou le fer rouge, si elles sont peu considérables ; dans le cas contraire, on emploie les procédés de *périnéorraphie*, déjà signalés au chapitre précédent, ou bien des opérations très-délicates qui ne peuvent pas être entièrement décrites dans cet ouvrage.

3° Les fistules *vésico-vaginales* forment une variété très-nombreuse et malheureusement trop fréquente chez les femmes à la suite d'un accouchement laborieux. Par suite du volume trop considérable de la tête, de l'étroitesse naturelle ou accidentelle de la ceinture osseuse du bassin, ou par suite de l'inertie de la matrice, lors de la fin de l'accouchement, la tête de l'enfant ne pouvant franchir la cavité osseuse formée par l'os pubis et l'os sacrum, reste enclavée pendant un temps plus ou moins long, en comprimant la vessie, dont elle finit par amener la gangrène dans une étendue plus ou moins grande ; d'où résulte, à la chute de la partie mortifiée, une fistule difficile à guérir. L'histoire de ces fistules, qui n'a été faite pour la première fois que dans le siècle dernier, prouve que jusque-là les chirurgiens considéraient cette dégoûtante infirmité comme incurable. Ces fistules, qui, lorsqu'elles succèdent à l'accouchement, ne décèlent leur présence qu'une quinzaine de jours après l'accomplissement de cet acte, peuvent aussi provenir du séjour prolongé de corps étrangers dans le vagin (voir page 350), de perforations de la vessie par les corps étrangers que peut contenir cette dernière, comme aiguilles, épingles, calculs vésicaux.

Pour arriver à reconnaître l'existence d'une fistule vésico-vaginale, on aura recours à l'exploration simultanée de la fistule et de la vessie, à l'aide d'une *sonde* et d'un *stylet*. Au reste, l'écoulement de l'urine par le vagin et la sensation que produit au doigt l'ouverture du trajet fistuleux, permettra de constater l'existence de cette variété de fistule par le *toucher*. Comme on le voit, il est donc fort aisé de reconnaître les fistules vésico-vaginales, surtout celles qui ont une certaine dimension. Toutefois, il est bon de remarquer, d'une part, que de simples pertuis difficiles à découvrir sont accompagnés d'un écoulement continu d'urine, qui met les malades dans un état aussi fâcheux que si elles avaient de larges fistules ; d'autre part, que, dans des cas exceptionnels, malgré la

constatation avérée d'une fistule, certaines malades
peuvent conserver de l'urine dans la vessie. Ce phénomène bizarre reçoit son explication du mécanisme
suivant : l'urine est habituellement retenue dans la
vessie quelquefois pendant une heure, et ne s'en
échappe qu'à certains moments, où la malade est
obligée de la laisser aller tout d'un coup : cela tient à
ce que l'utérus s'abaissant, la muqueuse vésicale
forme un repli qui vient boucher l'orifice, et l'urine
s'accumule dans la vessie sans pouvoir s'échapper.

Si le diagnostic d'une fistule vésico-vaginale n'est
pas bien difficile, le diagnostic relatif de cette fistule,
c'est-à-dire l'appréciation exacte de son état, de ses
dimensions, de sa situation et des complications
qu'elle peut présenter, offre plus de difficultés, et ces
particularités sont autant de circonstances importantes
au point de vue de la méthode opératoire à employer
et de la curabilité.

Les fistules qui font communiquer la vessie avec
les organes génitaux, sont les *fistules urinaires* de la
femme, et si la fistule vésico-vaginale est le type de
ces communications anormales, elle n'est pas la seule
possible; mais comme ces variétés n'ont d'importance
qu'au point de vue chirurgical, et qu'en dehors de
cette considération elles ont des causes et des conséquences analogues, je me contenterai d'énumérer les
variétés possibles, réservant la description pour les
fistules vésico-vaginales que j'ai prises pour type.

1° Il peut y avoir communication entre la vessie et
l'utérus : fistules *vésico-utérines;*

2° Entre la vessie et le vagin : fistules *vésico-vaginales ;*

3° Entre l'urètre et le vagin : fistules *urétro-vaginales.*

Ces dernières résultent ordinairement de l'envahissement d'ulcères syphilitiques ou de perforations produites par l'introduction de corps étrangers dans e canal.

Quelle que soit la variété à laquelle on ait affaire, ces stules constituent une infirmité dégoûtante et douloureuse ; mais, comme je l'ai dit à propos des fistules ecto-vaginales, elles ne compromettent ni la vie, ni es fonctions de la génération. La gravité de cette affection est donc subordonnée à la position sociale occupée par la malade et à son degré de sensibilité générale.

Dans ces fistules, le contact de l'urine avec la muqueuse du vagin et de la vulve, et avec la peau de la face interne des cuisses, toléré par un petit nombre de malades, devient pour la majorité la cause d'érythèmes, d'éruptions diverses, d'excoriations, de douleurs cuisantes ou atroces. L'écoulement continu de l'urine est difficilement pallié par les urinaux ou réservoirs de diverses sortes, les éponges, les linges dont se garnissent les malades, les bandes épaisses don' elles entourent leurs cuisses. C'est une incommodité, qui non-seulement les prive de travailler pour subvenir à leurs besoins, mais encore les empêche de participer aux occupations et aux distractions qui remplissent l'existence chez les peuples civilisés, ce qui, outre tous ces désagréments, en fait un objet de dégoût pour ceux qui les entourent, rompt enfin toutes leurs relations avec le monde, et cause le désespoir chez des femmes que leur beauté et leurs charmes semblaient préparer à une vie heureuse. Aussi a-t-on des exemples de suicide provoqué par cette pénible infirmité.

Si, pendant bien longtemps, les fistules urinaires ont été regardées comme au-dessus des ressources dont dispose l'art chirurgical, depuis le commencement du siècle dernier, des travaux sérieux ont été entrepris à ce sujet. Cependant on ne peut pas faire remonter à plus d'une trentaine d'années l'époque où les chirurgiens ont osé chercher à obtenir d'une manière active et régulière, par des opérations sanglantes, la guérison d'une maladie ou plutôt d'une infirmité, qui est, pour les malheureuses affectées de fistules urinaires, une cause de désespoir, comme le démontre le paragraphe qui précède.

Les opérations à l'aide desquelles on tente de guérir les fistules urinaires, chez la femme, sont assez nombreuses. Elles sont sanglantes, très-minutieuses, et pénibles même pour le chirurgien. Elles sont peu douloureuses, et presque sans gravité pour les malades. Je ne puis, dans ce livre, décrire les nombreux détails des procédés opératoires : qu'il me suffise de dire que ces opérations ont pour but de relâcher les attaches de la vessie à la matrice : 1° par une incision convexe dans le cul-de-sac utéro-vaginal; 2° à ses insertions à l'os pubis, par le détachement et l'isolement du canal de l'urètre en avant, ou 3° par la combinaison des deux procédés. Après avoir ainsi relâché le bas-fond de la vessie, et l'avoir attiré en bas et en avant, on avive les bords de la fistule par une incision avec le bistouri ou des ciseaux spéciaux, et on les maintient en contact par plusieurs points de suture, généralement faits avec des fils métalliques.

La malade est ensuite placée sur le ventre ou sur le côté, avec une sonde à demeure dans la vessie. Au cinquième ou au sixième jour, on retire les fils, et le plus souvent la fistule est complétement fermée.

D'autres fois, pour compléter l'oblitération, il est nécessaire de toucher une ou deux fois, avec la pierre infernale, les points traversés par les fils.

La dimension des fistules n'est pas un obstacle à leur guérison, pourvu que les lèvres en soient aisé-ment rapprochées, que la paroi du vagin soit large et mobile, que l'utérus puisse s'abaisser. Il en est de même de leur situation ; cependant on peut dire que l'opération deviendra d'autant plus simple, plus fa-cile, plus favorable dans ses résultats, que la fistule sera près de la vulve et aisément abordable. C'est ici qu'il me faut signaler une complication des fistules profondes. Elles peuvent, je l'ai déjà dit, atteindre le col utérin ; la fistule peut même être *vésico-utérine :* l'exis-tence de cette fistule est une chose fâcheuse au point de vue de l'opération, le chirurgien, pour guérir l'in-continence d'urine qui résulte de cette fistule, se trou-vant dans l'alternative, ou d'oblitérer le col utérin par un lambeau, ou bien de porter cet organe à travers l'ouverture anormale, dans la vessie. Dans l'un ou l'autre cas, la fécondation n'est plus possible.

Parmi les complications qui viennent gêner l'opération, je dois mentionner la hernie de la vessie à travers une fistule trop large, et surtout, ce qui est plus fréquent, des indurations, adhérences, brides cicatricielles, bordant les lèvres de la fistule, les tiraillant dans un sens ou dans l'autre, les rattachant à l'arcade pubienne, aux parties latérales du bassin, etc.

L'ancienneté de la fistule n'apporte aucune modification aux procédés opératoires : que la fistule date de deux mois ou de vingt ans, la maladie se trouve devant le chirurgien dans des conditions identiques.

Avant de terminer ce chapitre, je tiens à rappeler que les fistules urinaires chez la femme étaient considérées dans les temps passés comme incurables; en 1663, *Roonhuysen* fut le premier qui tenta leur guérison par la position, l'avivement et la suture avec des plumes de cygne.

En 1722, *C. Volter* essaya sans succès de la suture avec des fils de soie.

Plus tard, *Naëgelé* et d'autres essayèrent de la réunion à l'aide de crochets et d'érignes; enfin, *M. Jobert*, en 1837, publia des procédés dans lesquels il appliquait à la cure des fistules les principes de *l'autoplastie*.

Mais, aujourd'hui, les procédés qui comptent le plus grand nombre de succès, sont dus à l'école américaine qui a importé un appareil instrumental fort ingénieux et l'application des sutures métalliques à la réunion de ces fistules.

La suture métallique, qui est à elle seule un grand progrès, semble avoir été employée pour la première fois en 1830 par *Mettauer* chirurgien américain, qui la pratiquait avec des fils de plomb; aujourd'hui les fils dont on se sert sont en argent recuit.

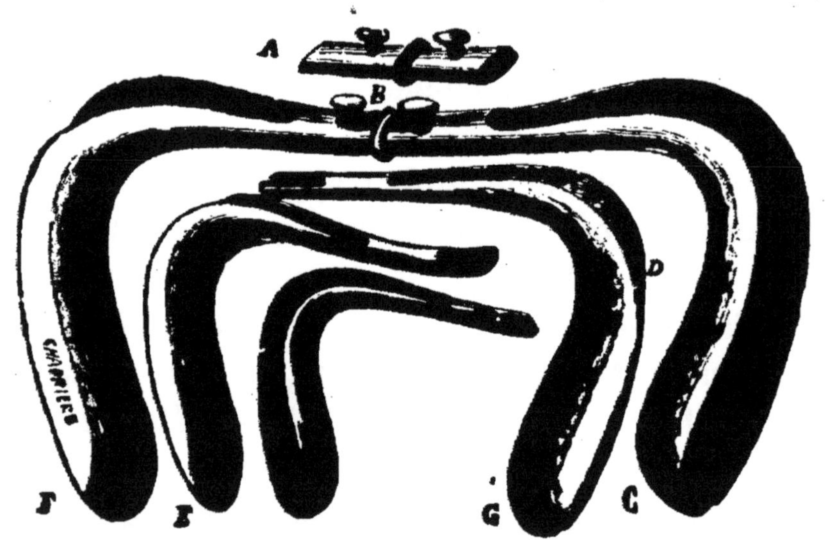

FIGURES 113, 114, 115, 116, 117

Représentant les gouttières-spéculums pour l'opération des fistules vaginales par le procédé américain.

La fig. 113 A montre un manche sur lequel on monte les gouttières.
La fig. 114 B montre deux gouttières F, C, montées sur le manche A.
Les fig. 115, 116, 117 D, E, C sont des gouttières de dimensions variées.

L'opération a été perfectionnée par MM. *Marion, Sims* et *Bozeman* : le premier d'entre eux a inventé des spéculums, dont je donne la figure, et qui par leur courbure et l'isolement de leurs valves, qui sont des lames métalliques faites en gorge et à double courbure en *S* italique, rendent l'opération bien plus facile, en permettant : 1° l'écartement des parois vaginales sans diminuer l'ouverture de ce canal ; 2° en ce que ces lames peuvent être confiées à des aides dont la position ne vient entraver en rien le rôle du chirurgien ; 3° en ce que la courbure de ces lames permet de déprimer et d'abaisser les parois vaginales, en même temps qu'elles les maintiennent écartées.

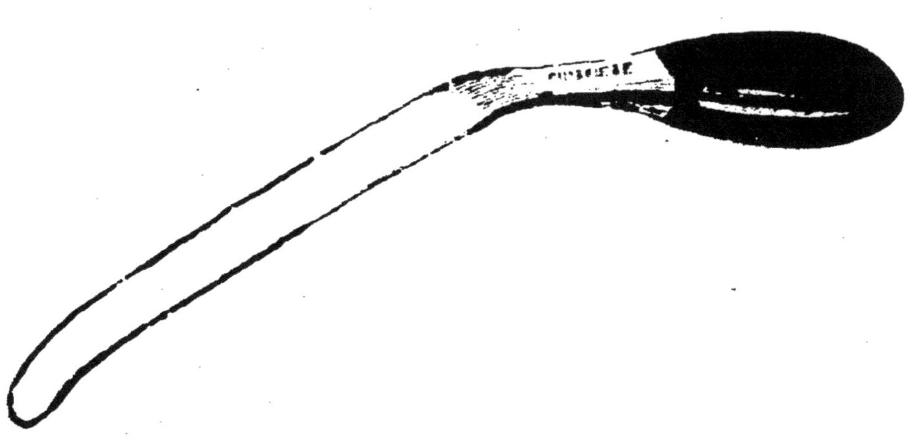

FIGURE 118

Représentant une des deux valves latérales employées par Jobert pour les opérations de fistules vaginales.

L'opération, comme on la pratique aujourd'hui, comprend plusieurs temps, que je vais énumérer sans les décrire, la description comportant des détails d'un intérêt purement chirurgical.

1° Position de la malade et du chirurgien ;

2° Placement des lames-spéculum, exposition convenable et examen des parties à opérer ;

3° Avivement ;

4° Passage des fils ;

5° Fixation des sutures ;

6° Application de la sonde à demeure ;

7° Soins consécutifs et plus tard enlèvement des sutures.

Ce chapitre termine l'étude des *maladies du vagin* et la partie de cet ouvrage consacrée à l'étude des maladies des *organes générateurs externes.* Dans la suivante, je vais m'occuper des *maladies de l'utérus et de ses annexes.* Ce nouveau travail sera donc consacré à l'étude des affections qui peuvent léser les *organes générateurs profonds.*

TROISIÈME SECTION.

MALADIES DES ORGANES GÉNÉRATEURS PROFONDS.

MALADIES DE LA MATRICE, OU UTÉRUS.

L'étude des maladies utérines constitue une branche des sciences médicales qui a reçu le nom de *gynécologie* (du grec γυνὴ, femme, et λόγος, discours). Cette partie de la médecine n'a fait de sérieux progrès que depuis le jour où les hommes sont devenus des accoucheurs, et surtout depuis que l'examen au spéculum a été de nouveau pratiqué. Jusqu'à cette époque, qui est de date récente, les maladies des femmes, qui avaient été abandonnées aux matrones et aux charlatans, ne présentaient qu'un fatras informe dépourvu de toute clarté scientifique, et qui résultait d'observations mal faites et de pratiques purement empiriques. Depuis la fin du dix-huitième siècle, l'étude des maladies utérines a fait de notables progrès. Un des premiers ouvrages qui marqua cette période fut celui que publia *Mauriceau*, savant accoucheur, puis viennent ceux d'Astruc, Levret, Vigarous, etc.

Aujourd'hui les maladies des femmes sont devenues le domaine des spécialistes, et c'est dans le succès qui couronne leur pratique que ceux-ci peuvent puiser leur droit à traiter exclusivement ce genre de maladies.

Les progrès réalisés par cette portion des sciences médicales seront facilement compris, si l'on réfléchit que la fréquence de ces maladies et les graves conséquences qu'elles ont sur la santé générale des femmes, expliquent assez l'intérêt que les médecins apportent à l'étude et au traitement des affections utérines.

Les anciens, bien qu'ils n'eussent pas, comme je l'ai dit plus haut, à leur disposition les moyens d'exploration que la science a mis actuellement entre nos mains, connaissaient déjà très-bien les relations sympathiques qui existent chez la femme entre la matrice et les autres organes du corps, et ils les avaient même un peu trop généralisées en disant :

Propter uterum mulier tota morbus.
(Toutes les souffrances de la femme proviennent de la matrice.)

Il n'est peut-être, en effet, aucun viscère qui soit plus souvent malade, et dans presque toutes les maladies des autres organes, la matrice joue un certain rôle, comme complication ou retentissement. On se rendra parfaitement compte de la fréquence de ces sortes de maladies si l'on veut réfléchir à la délicatesse de texture de cet organe, à l'importance de ses fonctions et aux changements qu'il est destiné à subir sous le rapport de son volume et de ses propriétés.

L'influence des fonctions de la matrice sur ses

souffrances est si vraie, que les affections utérines sont rares aux deux *périodes extrêmes* de la vie, comparativement à ce que l'on observe dans la *période moyenne*. Depuis l'enfance jusqu'à la puberté, cet organe est dans une espèce de sommeil : aucun acte physiologique ne s'accomplit en lui ; il est exempt de souffrances. De même, quand il a accompli sa période d'activité, l'utérus retombe dans une espèce d'inertie ; son volume diminue, et les maladies chroniques dont il est quelquefois le siége, passé cinquante ans, ont leur source dans les actes physiologiques, ou ne sont que la suite d'affections survenues antérieurement et qui ne sont pas encore guéries : tels sont les *cancers, déplacements, tumeurs, kystes,* etc.

C'est surtout dans la période intermédiaire de la vie, de quinze à quarante-cinq ans, qu'on voit survenir les diverses maladies de l'organe gestateur. En effet, à partir de la puberté, la matrice s'éveille, et son aptitude à remplir les importantes fonctions qui lui sont dévolues semble être la cause de ses souffrances. Aussi, est-ce à partir de cet âge qu'on voit survenir les *troubles de la menstruation : règles immodérées ou douloureuses, retard ou suppression.* Pendant la grossesse (voir p. 144), les changements que doit subir l'utérus dans son volume, sa position, sa texture, sa circulation, l'exposent à un grand nombre de maladies, telles que les *pertes,* les *déplacements,* etc. Le travail de l'accouchement, les manœuvres nécessaires avec la main ou le forceps, quand la parturition est difficile, et surtout les suites de couches, sont des causes fréquentes d'affections plus ou moins graves, telles qu'*engorgement, relâchement, chute, antéversion, rétroversion, plaies*, et souvent *cancer*. Il n'est presque aucune femme venant réclamer des conseils pour une maladie de matrice qui n'attribue son mal à un accouchement antérieur.

Enfin l'acte du *coït* et toutes les conditions qui s'y rattachent, *l'abus comme la privation des plaisirs sexuels, la masturbation et les maladies vénériennes* sont, pour l'utérus, d'actives causes de souffrances.

J'étudierai les maladies de la matrice dans l'ordre suivant :

1° *Les vices de conformation*

2° Les *altérations de fonctions* de l'utérus qui comprennent l'absence de menstruation, la menstruation difficile ; enfin la menstruation excessive ;

3° La *leucorrhée*, ou *flueurs blanches*

4° La *physométrie* ;

5° L'*hydrométrie* ;

6° Les *môles utérines* ;

7° La *métrite*, ou inflammation de l'utérus, et ses conséquences : ce chapitre contiendra l'étude des *érosions, ulcérations, engorgements, granulations,*

8° Les *polypes de l'utérus* ;

9° Le *cancer* ;

10° Les *névralgies* ;

11° L'*hématocèle* ;

12° L'*inflammation du tissu cellulaire péri-utérin* ;

13° Les *déplacements*.

VICES DE CONFORMATION DE L'UTÉRUS.

L'utérus présente de nombreuses anomalies, et on observe fréquemment ces monstruosités qui présentent un double intérêt scientifique et social. En effet, l'utérus étant l'organe qui sert à la gestation, s'il est mal conformé, cette malformation est presque toujours une cause de stérilité.

Les difformités utérines, quelque bizarres qu'elles paraissent, s'expliquent facilement par les arrêts de développement dont la possibilité est signalée à l'article *Hermaphrodisme* de ce livre. Comme pour toutes les autres monstruosités, c'est dans l'étude anatomique de l'embryon qu'il faut rechercher leur origine.

J'examinerai dans ce chapitre les anomalies suivantes :

1° *Absence de l'utérus, ou matrice,*
2° *Utérus réduit à une moitié,*
3° *Utérus double avec cloisonnement,*
4° *Utérus en partie cloisonné,*
5° *Utérus échancré à l'extérieur, bicorne ou cordiforme,*
6° *Utérus sans col,*
7° *Utérus incomplétement développe.*

Pour chacune de ces difformités, je rapporterai un exemple qui, mieux que toute description, fera comprendre en quoi consiste l'anomalie ; j'examinerai aussi avec soin quelle influence la malformation peut avoir sur les fonctions dévolues à l'utérus, c'est-à-dire sur la *conception* et la *menstruation.*

ABSENCE DE LA MATRICE, OU UTÉRUS.

Les annales de la science contiennent un grand nombre de faits d'absence de la matrice. J'en ai moi-même rapporté un, emprunté à la pratique de Dupuytren (voir *Absence du vagin*, page 276), qui montre que, fréquemment, cette anomalie s'accompagne d'absence partielle ou totale du vagin.

Outre l'absence du vagin, qui accompagne quelquefois l'absence de l'utérus, on a constaté plus souvent encore celle des trompes de Fallope et des ovaires. Cependant l'absence de l'utérus peut coïncider avec l'existence d'ovaires plus ou moins parfaits et d'un vagin, comme le prouvent les faits suivants :

M. Alby communique à la Société anatomique l'observation que j'emprunte aux bulletins de cette Société, numéro d'avril 1854 : « Une jeune fille, présen-
« tant tous les attributs extérieurs de son sexe, sauf
« la menstruation, qui ne s'était jamais établie chez
« elle, mourut d'une fièvre typhoïde dans le service
« du docteur Briquet.

« Le clitoris et les petites lèvres furent, à l'autopsie,
« trouvés moins développés qu'à l'état normal ; le
« vagin se terminait par un cul-de-sac sans ouverture.

« Entre ce cul-de-sac et le péritoine, la vessie
« et le rectum, on trouva un tissu un peu rougeâtre,
« assez serré d'apparence, cellulo ou fibro-vasculaire,
« se présentant sous la forme d'une membrane peu
« épaisse, aplatie d'avant en arrière, qui, après une
« étendue de cinq centimètres à peu près, se conti-
« nuait à droite et à gauche à l'extrémité de ses deux
« angles supérieurs, avec deux cordons latéraux.
« L'examen microscopique de ce tissu démontra
« l'existence de fibres musculaires utérines normales.
« Les cordons latéraux représentaient les trompes.
« Les ovaires étaient remplacés par deux corps
« fibreux particuliers, dépourvus de l'élément
« glandulaire. »

Dans ce fait il y a absence totale des organes génitaux internes : l'utérus, les trompes, les ovaires, n'existent pas ou ne sont simulés que par une organisation
qui ne répond pas au but fonctionnel de ces organes;
le vagin existe dans ce cas et dans celui qui va suivre.
Dans ce dernier, que j'emprunte au journal anglais
the Lancet (1836-1837, page 613, t. Ier), on trouve,
outre le vagin, des trompes et des ovaires. Le docteur
Lucas qui rapporte ce fait, l'a observé sur le cadavre
d'une femme assassinée dont il faisait l'autopsie.

« Le clitoris était peu développé, ainsi que les
« grandes et les petites lèvres; l'orifice du vagin pré-
« sentait les caroncules myrtiformes, et le vagin se
« terminait en cul-de-sac de deux pouces et demi de
« profondeur. L'utérus n'existait pas et était remplacé
« par un corps membraneux d'un pouce de large; les

« ligaments ronds avaient leur trajet ordinaire, et se
« terminaient, ainsi que les trompes de Fallope, à
« l'extrémité de cette bande membraneuse. Les trom-
« pes étaient munies d'un pavillon intact, mais elles
« étaient imperforées. L'ovaire gauche renfermait une
« petite tumeur fibreuse, et à l'extrémité de l'ovaire
« droit était attachée une petite hydatide (voir les
« *Maladies de l'ovaire*).

« Les mamelles étaient parfaitement développées,
« ainsi que le mont de Vénus. »

Je ne crois pas nécessaire de multiplier les exemples de cette monstruosité ; je vais donc examiner l'influence que peut exercer sur l'organisme de la femme
qui en est atteinte, l'existence de cette anomalie. Il
est facile de comprendre que la fonction essentielle
de la matrice ne peut pas se réaliser : la conception
est impossible, de même que l'écoulement des règles
qui marque l'évolution mensuelle des ovules (voir la
Physiologie, page 119). Cependant dans le cas où malgré l'absence de la matrice, les ovaires existeraient,
cette période menstruelle pourrait se traduire par un
état congestif appelé en médecine *congestion, molimen
hémorrhagique.* Les cas dans lesquels cette fluxion se
montre sont très exceptionnels.

L'absence de l'utérus ne semble intéresser en rien
le développement général du corps ; il en est de même
des appétits sexuels qui subsistent avec leur intensité habituelle chez les femmes présentant cette anomalie (voir l'observation rapportée page 276).

Cette anomalie est sans remède, et il est intéressant pour le médecin de pouvoir la reconnaître sur le vivant; on évite ainsi de pratiquer des opérations ayant pour but de créer un vagin artificiel et qui, dans le cas d'absence de matrice, deviendraient inutiles et dangereuses.

Il est facile de reconnaître cette monstruosité sur le vivant, en réfléchissant qu'il y a absence de menstruation, généralement accompagnée de vice de conformation du vagin, et lorsque ce dernier existe, l'examen au spéculum permettra de constater qu'il se termine en cul-de-sac; enfin le toucher rectal combiné avec l'exploration du cul-de-sac vaginal lèvera tous les doutes.

MATRICE RÉDUITE A UNE MOITIÉ.

Lorsque, par suite d'un arrêt de développement, la matrice se trouve réduite à une moitié, c'est-à-dire à présenter, quel que soit du reste son volume, des modifications de forme que je vais étudier, et en même temps l'absence d'une trompe, on a une monstruosité qui a reçu le nom d'*utérus unicorne*.

L'utérus, quoique réduit en quelque sorte à une moitié seulement, peut avoir le volume ordinaire des deux moitiés réunies, mais sa forme est toujours modifiée: au lieu d'être celle d'un cône à base supérieure ou, pour être mieux compris, celle d'une poire (voir *Anatomie*, page 39), cet organe offre une forme cylindroïde ou globuleuse.

J'emprunte à *Everard Home* l'observation suivante

insérée dans les *Comptes rendus de la Société royale de Londres.*

« Une femme de quarante ans mourut à la Mater-
« nité, six ou sept jours après être accouchée de deux
« jumeaux, un garcon et une fille. Cette femme avait
« eu antérieurement onze enfants de deux sexes.

« A l'autopsie, l'utérus présentait quatre fois au
« moins son volume ordinaire à l'état de vacuité;
« mais l'attention des observateurs se porta surtout
« sur les détails suivants : l'organe n'avait atteint son
« plein développement que du côté droit, où il offrait
« sa convexité pyriforme (forme de poire), et sa cour-
« bure habituelle. Au côté gauche, il était limité par
« un bord rectiligne, distant à peine d'un demi pouce
« de l'axe longitudinal, et séparé du bord opposé par un
« intervalle de plus de deux pouces. Ce n'est pas tout,
« les vaisseaux utérins et ovariques, la trompe de
« Fallope, l'ovaire et le ligament large ne peuvent
« être découverts à gauche. Les rudiments des an-
« nexes (car ils ne méritaient pas une autre appei-
« lation), furent trouvés couchés à la partie inférieure
« de la cavité pelvienne, en connexion avec le col de
« l'utérus. Le ligament rond s'insérait à l'angle su-
« péro-interne du pubis du même côté. En disséquant
« cette masse confuse, nous aperçûmes quelque chose
« de raccorni et de ratatiné qui ressemblait à un
« ovaire, et qui était perdu dans l'enchevêtrement
« des parties avoisinantes.

« Les autres organes de la génération n'offraient
« aucune particularité digne de remarque. »

L'utérus unicorne peut, au lieu de ressembler à la matrice ordinaire, se développer de manière à ce qu'un de ses bords latéraux soit convexe et l'autre plus ou moins concave; cet utérus est alors incurvé et déplacé latéralement.

Si l'on considère que cette anomalie réduit la matrice à une moitié, on est en droit de se demander si, dans le cas d'utérus unicorne, la conception est possible; l'observation que je viens de rapporter et un grand nombre d'autres que la science a enregistrées, répondent à cette demande par l'affirmative.

De plus l'observation qui précède, prouve :

1° Que la grossesse gémellaire peut être produite par deux ovules venus du même ovaire;

2° Qu'un seul ovaire peut produire des ovules susceptibles de devenir le germe de fœtus des deux sexes. Ce qui contredit complétement l'hypothèse des anciens physiologistes qui faisaient venir le germe des filles d'un ovaire et celui des garçons de l'autre.

J'ai déjà soutenu cette même opinion, en me basant sur l'anatomie comparée des lapines (voir *Physiologie*).

Si la grossesse est possible, il est inutile de faire remarquer que la *menstruation* doit exister. Les femmes chez lesquelles ce vice de conformation existe, se trouvent donc dans les conditions physiologiques et normales des femmes bien constituées. Aussi les médecins sont-ils rarement consultés pour des accidents amenés par la présence d'un utérus unicorne qui ne se révèle sur le vivant par aucun signe clinique, ce qui rend la constatation de son existence presque impossible.

MATRICE DOUBLE AVEC CLOISONNEMENT.

Cet arrêt de développement offre des degrés divers que je peux ramener avec les auteurs qui se sont occupés de cette question à trois dispositions anormales principales.

A. Les deux utérus sont tout à fait séparés et indépendants l'un de l'autre.

B. Les cols utérins, ou *museaux de tanche*, sont soudés extérieurement ; mais les deux corps utérins sont séparés dans une étendue variable.

C. La matrice conserve son aspect globuleux ordinaire, mais elle est divisée à l'intérieur en deux cavités indépendantes ; la fusion extérieure sera seule complète et donnera à l'utérus son aspect normal (voir les figures 119, 120 et 121).

A. *Matrice double et séparée.* — C'est un vice de conformation des plus rares qui s'accompagne presque toujours d'autres difformités : telles que vagin cloisonné et exstrophie de vessie (hernie de la vessie en dehors). Les observations que contiennent les annales scientifiques ont presque toutes trait à des enfants nouveau-nés qui vécurent peu de jours ; il me semble inutile d'en rapporter ici des exemples ; ces sortes de faits n'offrent d'intérêt que pour ceux qui s'occupent de recherches anatomiques.

Cependant la vie peut être compatible avec l'existence de ce vice de conformation, comme l'observation suivante le prouve.

Ce fait, que j'emprunte à Bonnet (*Philosoph. Transact.*, 1725, p. 142), malgré l'absence d'autopsie, semble se rapporter à une séparation complète des deux moitiés de l'utérus ; cette femme, comme l'observation le montre, avait une exstrophie de vessie et on s'étonne, en lisant ce qu'a écrit Bonnet, de la voir mariée ; mais l'étonnement augmente encore quand on apprend que, malgré les anomalies qu'elle présentait, elle a pu devenir mère.

« Elle se maria à l'âge de vingt-trois ans et peu après
« devint grosse. Ayant conscience de la disposition
« anormale de ses parties sexuelles, elle fit appeler
« le chirurgien au septième mois de sa grossesse.
« Ce dernier ne trouva pas de traces d'ombilic
« (nombril), mais environ à trois pouces de sa place
« ordinaire, il découvrit une excroissance spongieuse
« et d'apparence charnue de la grosseur d'un œuf
« de poule ; on trouvait deux petits orifices à sa partie
« inférieure, à un pouce de distance l'un de l'autre
« et à travers lesquels l'urine tombait continuellement
« goutte à goutte.

« Un quart de pouce plus bas se trouvait un orifice
« par lequel s'écoulait toujours le sang des règles ;
« M. Bonnet eut beaucoup de peine à y introduire
« le doigt. Il chercha en vain le col de la matrice,
« mais il sentit très-nettement une membrane trans-
« versale très-épaisse qui séparait ce passage d'un

« orifice situé environ deux pouces plus bas que celui
« dont nous venons de parler. L'orifice inférieur était
« situé exactement à la place ordinaire de la sym-
« physe du pubis. L'anus se terminait à la manière
« ordinaire, avec un sphincter, environ deux pouces
« en arrière de l'orifice le plus inférieur, mais beau-
« coup plus en arrière.

« En sorte que l'orifice supérieur ou vagin était
« situé à un quart de pouce de l'ombilic ; elle n'avait
« pas de symphyse au pubis ; les deux os des îles ne
« se rejoignaient pas.

« Le chirurgien, pour permettre à l'enfant de sor-
« tir au moment du travail, dut réunir en une seule,
« par une incision, les deux ouvertures ; il incisa en-
« suite la membrane transversale et amena au jour
« une fille bien portante et à terme. »

B. *Matrice double bicorne.* — Utérus double avec
cloisonnement, séparation plus ou moins complète
des deux corps avec réunion des deux cols utérins.

On appelle ce vice de conformation du nom d'*utérus
double bicorne*, c'est-à-dire avec séparation complète
ou incomplète à l'extérieur du corps de l'utérus en
deux moitiés, en même temps qu'existe à l'intérieur
un cloisonnement complet, lequel, se prolongeant
jusqu'à l'orifice extérieur de l'organe, le transforme
en deux utérus, munis chacun d'une trompe, d'un
ligament long et d'un col.

Les exemples de cette anomalie sont loin d'être
aussi rares que ceux de la précédente malformation.

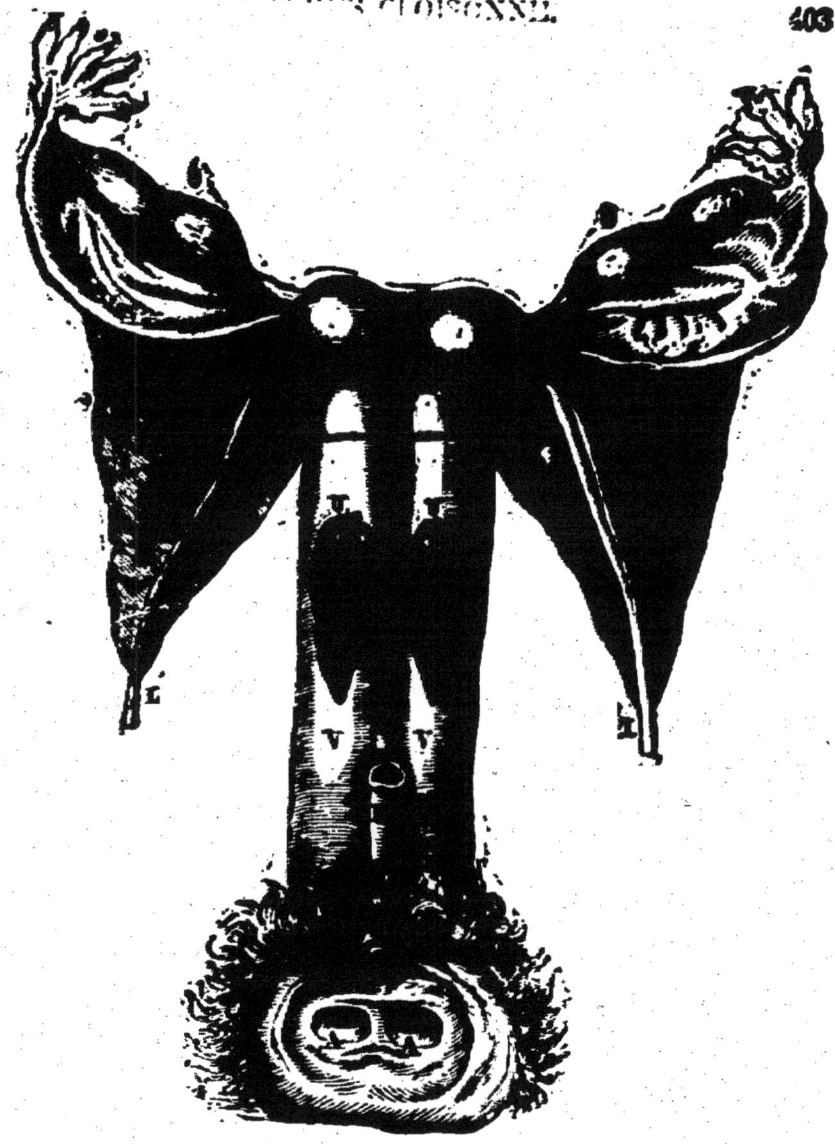

FIGURE 119

Représentant l'utérus et le vagin double de la fille dont Eisenmann rapporte l'observation.

AA, double orifice vaginal.
D, urètre.
VV, vagins ouverts pour laisser voir les deux cols utérins.
UU, cols des deux matrices.
OO, ovaires.
LL, ligaments ronds.

Eisenmann, dans un livre publié à Strasbourg en 1752, rapporte le fait suivant :

« Vers la fin du mois de janvier 1751, M. Jacobi,
« chef de l'École d'anatomie, annonça qu'il avai'
« rencontré, dans un hôpital de la ville, chez une
« jeune fille de dix-neuf ans, un double orifice du va-
« gin. Cet anatomiste examina d'abord les organes
« génitaux externes et vit deux vulves d'égal diamètre,
« munies chacune d'un hymen régulièrement con-
« formé. Il procéda ensuite à l'ouverture du cadavre
« et reconnut l'existence de deux vagins égaux en
« longueur comme en volume, placés côte à côte,
« l'un à gauche, l'autre à droite ; leurs côtés internes
« étaient confondus. Ils présentaient à leur intérieur
« les rides que l'on y rencontre d'habitude chez les
« vierges ; dans l'un et l'autre de ces conduits se
« trouvait le col d'un utérus dont la cavité était bien
« distincte. Les deux corps de l'utérus étaient accolés
« et séparés par une cloison, comme les vagins, et
« cette cloison, aussi bien pour l'utérus que pour le
« vagin, n'était pas simple et commune, mais bien
« formée de deux feuillets, accolés seulement.

« Chacun de ces utérus n'avait, d'ailleurs, qu'un
« ligament large, qu'un ligament rond, qu'une
« trompe de Fallope, qu'un ovaire et qu'une artère
« utéro-ovarienne. »

Des exemples nombreux prouvent que ce vice de conformation ne s'oppose pas à la conception, et il faut, au point de vue de cet acte physiologique, éta- blir une grande différence entre les divers cas d'utérus

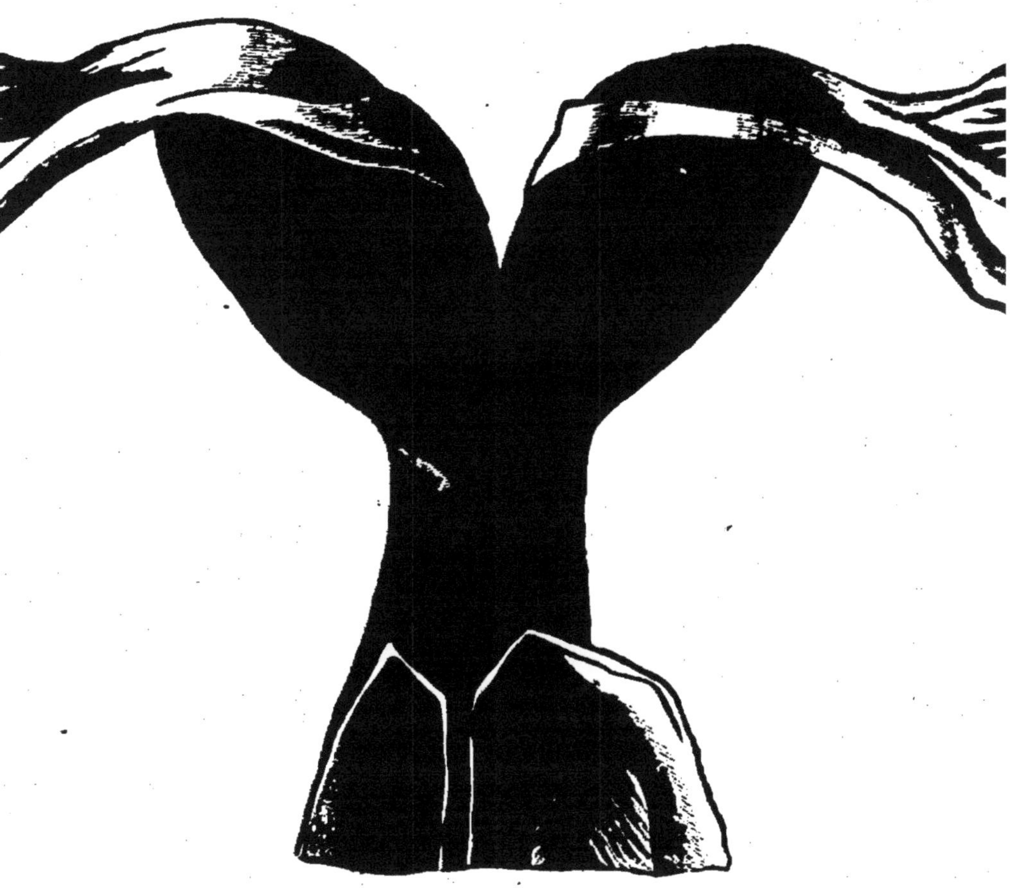

FIGURE 120

Représentant un utérus double, bicorne, cordiforme, avec deux cols et deux vagins, d'après Schröder.

L L, corps utérin profondément échancré.

C, point du corps où la séparation n'existe plus extérieurement, mais continue à l'intérieur par un cloisonnement.

U, un des cols du double utérus.

V V, les deux vagins.

double bicorne : c'est le volume de chaque corne ou moitié d'utérus, formant une matrice entière : tantôt leur volume est à peu près le même, tantôt l'une des moitiés utérines est, en quelque sorte, rudimentaire. La seconde matrice peut paraître absolument surnuméraire, bien qu'elle porte cependant une trompe et un ovaire ; leur développement est alors inégal, et un seul des deux utérus est propre à la gestation. Enfin, il est des cas où, bien que ne présentant qu'un seul orifice utérin, la matrice peut être regardée comme complétement divisée et formée par deux moitiés indépendantes l'une de l'autre.

C. *Utérus globulaire cloisonné.* — Matrice ayant l'aspect normal à l'extérieur et présentant un cloisonnement complet à l'intérieur.

Ce vice de conformation, connu des anatomistes sous le nom d'*utérus globulaire cloisonné*, peut être considéré comme très-rare, parce que rarement l'existence est reconnue sur le vivant. En effet, la matrice ne présentant, à l'extérieur, aucune modification de forme, n'attire pas l'attention des observateurs qui pratiquent des autopsies : sauf le cas où la coexistence d'une cloison vaginale a pu, pendant la vie des malades, appeler l'attention du chirurgien. Ce vice de conformation n'offrant aucun détail particulier, je me dispenserai d'en rapporter un exemple.

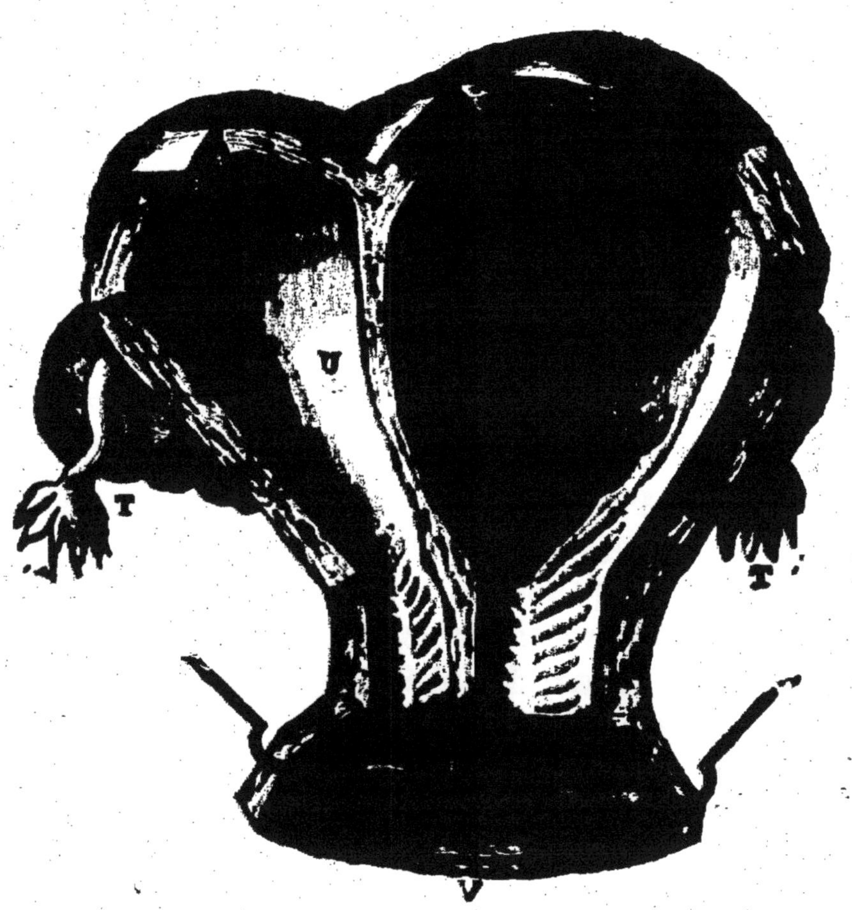

FIGURE 121

Représentant un utérus double, d'après Cruveilhier, offrant l'apparence d'un utérus cloisonné avec un vagin simple : un de ces utérus a été dilaté par la gestation.

V, vagin.
TT, trompes de Fallope.
UU, utérus.

MATRICE EN PARTIE CLOISONNÉE.

Comme pour l'utérus complétement cloisonné que je viens d'étudier, on peut diviser le cloisonnement incomplet de la matrice en de nombreuses variétés. En effet, ce cloisonnement peut être complet, à l'exception du col, ou bien se borner à un simple repli flottant dans l'intérieur de la cavité de l'organe; lorsque le cloisonnement se borne à cette dernière forme, il a peu d'importance physiologique, et bien qu'il ait été noté, on peut passer sa description sous silence. Cependant lorsque, sans être complet, le cloisonnement arrive jusqu'à la partie inférieure, il prend une importance plus considérable, comme je le montrerai plus loin en parlant des phénomènes de la grossesse dans les utérus doubles.

Comme pour la variété précédente, cet utérus, en partie cloisonné, peut montrer, à l'extérieur, des traces de la division anormale qui existe à l'intérieur, ou bien conserver la forme ordinaire, c'est-à-dire globulaire, pyriforme.

Il est des cas où la cloison arrive jusque dans le col utérin et l'ouverture rétrécie des deux cavités utérines peut alors être reconnue par l'exploration du toucher à la partie supérieure du col. Ce vice de conformation a surtout été observé à propos de grossesses terminées d'une manière fatale.

J'emprunterai aux *Observations de médecine et de*

chirurgie publiées en 1757, à Vandermonde, un fait rapporté page 278 par Sanyer du Lac comme un cas d'utérus inclus dans un autre utérus, et qui semble plutôt devoir être interprété comme un exemple d'utérus en partie cloisonné.

« Deux matrices étaient incluses l'une dans l'autre;
« par suite d'une erreur, on avait cru que le placenta
« était resté dans l'utérus après l'accouchement, et
« l'on s'efforçait de le retrouver, quand une sage-
« femme sentit dans la cavité utérine une membrane
« flottante qu'elle prit pour l'arrière-faix, et qu'elle
« tâcha d'arracher, mais sans aucun succès. Le chi-
« rurgien Paret, qui fut appelé, rencontra dans la
« matrice ce même corps étranger; il pénétra jusqu'au
« fond et y trouva ces membranes attachées par une
« adhérence de la largeur d'un écu de trois livres;
« leur épaisseur était de deux lignes environ; leur
« bord était fendu dans un endroit, de la largeur d'un
« pouce et demi, sans doute par la violence qu'avait
« pu faire l'enfant dans sa sortie, ou par la mauvaise
« manœuvre de la sage-femme. Le chirurgien recon-
« nut dans la cavité que formaient ces membranes, les
« embouchures des vaisseaux sanguins qui communi-
« quaient avec le placenta et rendaient le fond de cette
« seconde matrice inégal et raboteux; il reconnut que
« c'était une *matrice contenue dans une autre.* »

Ce fait, constaté à propos d'un accouchement, montre un utérus cloisonné en partie. Les connaissances anatomiques incomplètes de cette époque ont conduit le chirurgien à qui l'on doit cette relation, à prendre un repli membraneux, formant cloison, pour une matrice supplémentaire, incluse dans l'utérus normal.

MATRICE UNILOCULAIRE ÉCHANCRÉE A L'EXTÉRIEUR.

J'ai passé en revue les déformations extérieures de l'utérus qui s'accompagnaient de cloisonnement intérieur. Il existe aussi des cas où l'utérus, ne présentant qu'une cavité, offre dans sa forme extérieure des modifications consistant dans une échancrure plus ou moins profonde vers son fond ; lorsque l'échancrure est peu profonde, l'utérus est appelé *cordiforme* : ce vice de conformation fort peu important n'offre, on peut le dire, qu'un intérêt de curiosité anatomique.

Lorsque la séparation entre les utérus est un peu plus tranchée, sans que pour cela la partie déprimée vienne faire cloison à l'intérieur ; lorsque, en un mot, la matrice est véritablement bicorne, l'intérêt augmente, car il pourrait arriver que dans la conception un fœtus se développât, surtout dans les premiers temps, dans un des côtés seulement de l'organe.

Dans les *Archives générales de médecine*, t. XX, p. 527, Dance rapporte un fait qu'il a trouvé à l'Hôtel-Dieu, sur une jeune fille de vingt ans, morte phthisique et qui se rapporte à la variété d'utérus que je décris.

« Le corps de la matrice était divisé en deux lobes
« parfaitement égaux et dirigés tout à fait horizonta-
« lement, de telle sorte que le bas-fond de cet organe

« avait environ cinq pouces de largeur. Chacun des
« lobes avait une forme ovoïde et un volume moitié
« moindre que celui d'un utérus ordinaire; une lé-
« gère échancrure existait à leur point de séparation;
« ils se réunissaient à un col unique. A l'intérieur, un
« simple *raphé médian et sans cloison intermédiaire*
« marquait la séparation de ces deux lobes dont les
« cavités communiquaient librement entre elles, tan-
« dis qu'une membrane continue divisait en deux
« et dans toute la longueur celle du vagin. »

« Un des vagins était plus ample que l'autre, ce qui
« fut regardé comme un effet du coït. Pas de traces
« de grossesse antérieure. »

MATRICE SANS COL.

Bien que quelques observateurs aient noté l'existence d'un vice de conformation consistant en une
matrice normale dans son corps, mais sans apparence
de col utérin, il faudrait, pour préciser ce vice de conformation d'une manière certaine, d'autres observations que celles que se rapportent les auteurs qui disent
l'avoir observé. En effet, dans les divers faits que j'ai
lus, on ne sait pas si l'organe déformé l'a été par suite
d'une modification morbide, ou si la difformité a précédé la naissance.

MATRICE INCOMPLÈTEMENT DÉVELOPPÉE.

Sous cette dénomination, je comprendrai l'absence

de développement de la matrice après la naissance et au moment de la puberté, bien que ce ne soit pas là, à proprement parler, un vice de conformation. Cependant il est probable que cet arrêt de développement de l'organe normalement configuré date le plus souvent des derniers temps de la vie fœtale.

On a vu des utérus ainsi arrêtés dans leur développement qui ne présentaient pas, chez des femmes âgées de plus de vingt ans, le volume que la matrice atteint chez les filles d'un an, bien qu'à côté de cet arrêt de développement de l'utérus, ses annexes, trompes, ovaires, etc., soient cependant développés normalement.

Un pareil état entraîne avec lui la stérilité par l'absence des fonctions utérines, menstruation, conception.

Dans l'arrêt de développement que je viens de décrire, l'utérus conserve sa configuration normale. Mais il est des cas où la cavité qui creuse son corps et son col manque, sinon complétement, du moins est-elle tellement rétrécie qu'elle devient impropre à remplir les fonctions qui lui sont dévolues.

Cette anomalie, qu'il ne faut pas confondre avec l'imperforation de l'orifice utérin que j'étudierai plus loin, a été très-rarement observée, et les conséquences qu'elle entraîne avec elle sont analogues à celles que cause l'arrêt de développement simple, sans absence de cavité utérine.

Avant d'étudier en détail quelle est l'influence exercée par ces malformations sur les fonctions utérines, je terminerai l'étude des divers vices de conformation en signalant les flexions ou courbures sur son axe que présente l'utérus des nouveaux nés (voir plus loin le chapitre des déplacements utérins), et qui constituent, par conséquent, des anomalies de position.

DES FONCTIONS UTÉRINES DANS LES CAS D'UTÉRUS DOUBLE.

Dans la partie physiologique de cet ouvrage, j'ai démontré que la fonction principale de l'utérus était la *menstruation*. De l'établissement de cette fonction ressort la *fécondation* et la *gestation*, ou *grossesse*; je vais donc examiner l'influence que peut exercer, sur les fonctions sexuelles de la femme, l'existence d'un utérus double.

L'écoulement des règles, ou menstruation, est une exhalation sanguine, qui se fait à la surface interne de l'utérus. Elle résulte de l'excitation sympathique et physiologique produite sur cet organe par l'évolution spontanée d'une vésicule ovarienne. (Voir le chapitre consacré à l'évolution de l'ovule, page 122.)

On peut se demander, cela étant, si cette excitation, dans le cas d'utérus double, se portera simultanément sur les deux utérus, ou si elle se fixera uniquement sur l'utérus ou le lobe utérin correspondant à l'ovaire dans lequel une vésicule ovarienne, dite de Graaf, est arrivée à maturité. Malgré quelques faits contradictoires. l'opinion généralement admise accepte l'indépendance complète des deux utérus ou des lobes séparés par une cloison.

L'écoulement simultané des règles par le double orifice utérin n'est pas une preuve du contraire, comme une observation superficielle pourrait le faire penser : car on peut opposer à cette raison apparente 1° que la cloison utérine n'est pas complète; 2° que chaque ovaire a été simultanément le siége d'une ovulation spontanée, ce que prouvent, du reste, les grossesses *gémellaires* et simultanées dans les utérus doubles et sans aucune communication. Car ces faits montrent qu'il peut, dans une même période menstruelle, se détacher un ovule de chacun des ovaires.

On a observé dans les cas d'utérus doubles :

1° L'écoulement simultané du sang par chacun des orifices de la matrice;

2° L'écoulement des règles par un seul de ces orifices;

3° Des menstruations à époques différentes pour chacun des lobes utérins.

Il sera maintenant facile de comprendre un accident qui peut se produire dans le cas d'utérus double. Ainsi on a vu l'oblitération d'un des lobes de la matrice, bien que l'autre ait conservé l'intégrité de ses fonctions; il se produit, dans le lobe utérin oblitéré, une *rétention de règles,* qui peut entraîner les conséquences les plus graves. (Voir *Aménorrhée,* ou *rétention des règles.*)

En faisant l'histoire des utérus doubles et cloisonnés, j'ai rapporté des observations dans lesquelles étaient signalées des grossesses survenues chez des femmes atteintes de ces vices de conformation. La stérilité n'est donc pas la conséquence forcée de la bifidité ou du doublement de l'utérus, puisque les exemples de grossesse dans ces états sont excessivement nombreux.

Je vais examiner quelle influence l'utérus double peut avoir :

1° Sur la *grossesse simple;*
2° Sur la *grossesse double;*
3° Sur la *superfétation.*

1° La *grossesse simple* est, dans le cas d'utérus double, comme dans l'état normal, beaucoup plus fréquente que la grossesse gémellaire. Cependant, d'après certains observateurs, malgré la facilité de la conception, l'utérus double prédisposerait aux avortements; l'un d'eux, Bagard, de Nancy, rapporte qu'une femme, dans cette situation, eut quatorze grossesses, toutes suivies de fausses couches.

Si on admet l'opinion que j'ai émise plus haut de la complète indépendance des deux lobes utérins, il est curieux de voir ce que devient, dans le cas de grossesse simple, le lobe ou la corne utérine restée libre. Chose remarquable! quoique cette portion reste vide, elle participe à l'augmentation de volume physiologique de la portion chargée du produit de la conception (voir fig. 121).

Un journal anglais, *the Lancet* (1843-1844, t. I,
p. 198), en fournit un exemple :

« C'est une femme de trente ans, d'apparence
« robuste, chez laquelle le vagin se divisait en deux
« branches à deux pouces de profondeur. Le canal
« postérieur conduisait dans une cavité close. Le
« canal antérieur était si long que le doigt ne
« pouvait pas arriver au col de l'utérus. Le fœtus
« était placé très-haut dans le bassin. L'enfant vint
« au jour vivant ; mais la mère mourut d'une péri-
« tonite quatre jours après. A l'autopsie, on trouva
« l'utérus complétement divisé en deux branches par
« une membrane interne. Le fœtus était logé dans la
« cavité gauche, mais la cavité droite avait été dilatée
« aussi. »

J'ai fait remarquer que, dans les cas de matrice
double, il arrive fréquemment qu'une des cornes utérines, c'est-à-dire un des compartiments de l'utérus
double, est plus petite que l'autre. Or, il peut se faire
que l'ovule venant de l'ovaire correspondant à la corne
la plus petite, l'embryon sera appelé à se développer
dans un organe prêtant peu au travail de dilatation
nécessaire à l'état de grossesse de l'utérus ; le résultat
d'un pareil état de choses est fâcheux, car généralement il y a rupture du globe utérin, expulsion du
fœtus dans l'abdomen, et mort rapide par péritonite
suraiguë.

Dionis en rapporte un exemple remarquable dans
son *Histoire d'une matrice extraordinaire*, 1693.

« La malade était âgée de vingt ans ; elle douta

« quelque temps de sa grossesse, parce qu'elle avait
« ses ordinaires, mais non pas en si grande quantité
« que d'habitude. Le 5 juin 1681, elle fut surprise
« d'une grande douleur dans le ventre qui dura trois
« ou quatre heures. Trois ou quatre jours après, elle
« mourut subitement, et un chirurgien, qui avait été
« appelé, lui fit l'opération césarienne, pour tâcher de
« sauver ou d'ondoyer l'enfant. Le lendemain, la reine
« (femme de Louis XIV) me commanda de lui porter
« cette matrice. Sa Majesté eut assez de curiosité pour
« l'examiner assez longtemps. MM. Daquin et Fagon,
« ses médecins, lui en dirent leur sentiment, aussi
« bien qu'à Madame et à quelques autres dames de
« première qualité.

« L'après-midi, un valet de pied vint me dire, de
« la part de la reine, de la lui reporter. Elle était dans
« son cabinet accompagnée d'une seule dame. Sa
« Majesté n'a pas les mêmes répugnances qu'ont toutes
« les femmes pour les démonstrations anatomiques.
« *J'ai eu l'honneur de lui en faire assez souvent sur*
« *plusieurs et différentes parties d'animaux.* »

Je rapporte ces derniers détails, quoiqu'ils soient
étrangers à mon sujet, parce qu'ils ont un piquant
intérêt littéraire. Ils nous montrent, en effet, qu'on
s'est trop empressé de dire que Molière prêtait à son
personnage de *Diafoirus* une plaisanterie ridicule et
de mauvais goût, en lui faisant offrir comme distraction à *Angélique* la dissection d'une femme; ce détail
n'est peut-être qu'un trait de satire qui portait très-
haut contre un travers de son époque.

2° La *grossesse double simultanée*, c'est-à-dire le développement d'un fœtus dans chacune des moitiés de l'utérus, a été observée plusieurs fois, et il est facile de se rendre raison de ces faits, puisque dans les cas ordinaires de grossesses gémellaires, c'est-à-dire à jumeaux, les deux ovules peuvent venir de chacun des ovaires et non d'un seul comme quelques physiologistes l'ont soutenu.

L'*accouchement*, dans les cas d'utérus double, se fait le plus ordinairement sans le moindre accident, cependant la parturition n'est pas toujours heureuse. Ainsi, la situation vicieuse de la corne utérine dans laquelle s'est développé le fœtus, rend quelquefois l'accouchement impossible. Par exemple, si la matrice est composée de deux lobes isolés l'un de l'autre, et dont les cavités s'ouvrent dans leurs cols sous un angle droit, l'expulsion du fœtus peut s'accompagner de la déchirure de la cloison qui les sépare, rupture qui, comme celle de la paroi utérine qui, dans ce cas, peut aussi se produire, entraîne inévitablement la mort très-promptement par péritonite.

3° La *superfétation*, c'est-à-dire la fécondation d'un second germe pendant qu'un germe déjà fécondé occupe la cavité utérine, est une hypothèse qui n'est plus admise par personne, comme je l'ai déjà dit page 141, dans les cas de grossesses se développant dans une matrice normale. Mais cette double évolution ovarienne peut-elle se développer alors que l'utérus est anormalement conformé? Quoique controversée, cette question peut se résoudre par l'affirmative;

bien qu'on puisse lui opposer 1° l'inégalité de développement intra-utérin entre deux fœtus conçus au même instant ; 2° la conservation dans l'utérus d'un fœtus mort depuis plus ou moins longtemps ; 3° l'expulsion prématurée d'un des deux fœtus qui se développent dans la double cavité utérine.

Par contre, l'indépendance d'action des deux utérus que j'ai notée à propos de la menstruation, page 414, semble montrer la possibilité de la superfétation, dans le cas d'utérus double. Voici, du reste, un fait observé par Mme Boivin qui paraît être un exemple probant de ce phénomène.

« Une femme de quarante ans, déjà mère d'un
« premier enfant, accoucha, le 15 mars 1810, d'une
« petite fille, estimée au poids de quatre livres. L'abdo-
« men conservant son volume, Mme Boivin introduisit
« la main dans la cavité sans y rien rencontrer ; pen-
« dant deux mois, la malade continua à sentir des
« mouvements dans l'abdomen ; enfin le 12 mai, elle
« mit au monde une fille du poids présumé de trois
« livres, faible, décolorée, respirant à peine. Cette
« personne, qui depuis fort longtemps ne cohabitait
« plus avec son mari, assura qu'elle n'avait eu de
« rapports que trois fois en deux mois avec l'auteur
« de ce qu'elle appelait son infamie, les 15 et 20 juillet
« 1809, et le 16 septembre suivant. »

IMPERFORATIONS DE L'UTÉRUS.

Les vices de conformation que j'ai étudiés dans les chapitres qui précèdent peuvent pendant longtemps être méconnus des malades ou des médecins, car ils ne traduisent que fort rarement leur existence par des accidents, surtout en dehors de l'état de grossesse. Il n'en est pas de même de l'imperforation complète ou incomplète, congénitale ou accidentelle de l'utérus.

Les accidents nombreux et redoutables qui se montrent dans ces circonstances nécessitent absolument l'intervention du médecin, aussi les oblitérations de l'orifice utérin sont-elles notées dans les livres de chirurgie depuis la plus haute antiquité.

J'ai déjà signalé, en parlant de l'imperforation du vagin, les accidents qu'entraîne cette oblitération et les opérations que l'on pratique pour y remédier. Je n'ai donc en vue, dans ce chapitre, que les occlusions de l'orifice utérin lui-même.

Cette imperforation peut être *complète* ou *incomplète*. Elle peut consister dans l'existence d'une membrane anormale oblitérant l'orifice utérin, ou dans l'absence de cet orifice, constituant ainsi un vice de conformation : on dit alors que cette imperforation est *congénitale*.

Si elle se produit après un accouchement difficile,

ou une ulcération siégeant au col utérin, cette imperforation est dite *acquise*.

a. L'oblitération congénitale complète n'est pas très-rare. Son existence ne se décèlera qu'à l'établissement de la menstruation ; à cette époque, on observera un effort de la nature, un malaise général, de la souffrance, une sensation de poids dans le ventre, de violentes coliques qui semblent s'irradier des reins à la matrice, puis une tumeur se formera dans le ventre. Augmentant peu à peu de volume, elle viendra faire saillie au-dessus du pubis, simulant ainsi une grossesse. Il faut cependant que je note ici que, chez certaines femmes placées dans ces conditions exceptionnelles, la sécrétion menstruelle ne s'établit pas, et les organes, malgré leur développement apparent, semblent s'accommoder pour ainsi dire aux circonstances particulières qui les entourent. Dans ces cas, les symptômes d'imperforations que je viens d'énumérer n'existent pas, et rien ne vient décéler cette infirmité.

Lorsque l'accumulation sanguine se produit, la forme, la situation, le volume de l'utérus, la sensation que donne au toucher la tumeur qu'il forme, peut faire supposer une grossesse ; mais lorsqu'on ausculte cette tumeur, on n'entend pas les battements du cœur de l'enfant qui caractérisent la grossesse. Les phénomènes de congestion qui se reproduisent tous les mois, phénomènes accusés par un redoublement de souffrances, l'examen au spéculum, à l'aide d'une sonde, démontreront l'existence d'un vice organique et apprendront aussitôt que l'orifice utérin est imperforé.

Lorsque les accidents de *rétention des règles* que je viens de signaler nécessiteront l'intervention médicale, le seul mode de traitement qui puisse être employé alors que l'accumulation du sang est constatée, c'est le débridement, c'est-à-dire la création d'une ouverture artificielle qui donne issue au sang.

On pratiquera cette ouverture en ponctionnant la tumeur avec un bistouri ou bien un trocart, à travers le spéculum, et après que le sang sera évacué, on fera une injection d'eau tiède pour laver les parties intérieures. Quelques jours après l'évacuation du sang, on placera dans cette plaie un fragment de bougie ou d'éponge préparée à la cire, pour empêcher la cicatrisation de cette ouverture et s'opposer à la reproduction des accidents.

En parlant de la menstruation difficile ou dysménorrhée, je parlerai des accidents que peut entraîner *le rétrécissement congénital* de l'orifice utérin.

b. L'imperforation, ou *occlusion acquise,* de l'utérus peut être *partielle* ou *complète.* Dans l'occlusion partielle, je ne comprendrai, comme je l'ai déjà dit, que les cas où le col est rendu dur et non dilatable et son orifice plus étroit, par une maladie antérieure.

Les causes de cette occlusion partielle paraissent résulter d'une modification organique des tissus et plus souvent de l'inflammation consécutive à un accouchement antérieur. Cet état du col n'entraînerait pas de grands dommages si la fécondation était impossible. Mais comme une grossesse peut survenir, le rétrécissement peut devenir dangereux au moment de l'accouchement : on a vu des femmes s'épuiser en efforts infructueux pour rompre cet obstacle, et, d'autres fois, ces mêmes efforts amener une *rupture de l'utérus.*

Pour obvier aux inconvénients d'un pareil obstacle, on a recommandé, au moment de l'accouchement, *un traitement médical* et *un traitement chirurgical.* Le premier consiste dans l'administration à l'intérieur de l'*émétique*, ou *tartre stibié*, et de pilules d'*extrait de belladone.* Localement, on fait des frictions avec des pommades contenant de l'extrait de belladone. Le traitement chirurgical, auquel il faut promptement recourir si les autres ont échoué, emploie la dilatation artificielle, le débridement de l'orifice utérin, c'est-à-dire des incisions peu profondes pratiquées sur les bords de l'orifice du col utérin rétréci.

c. L'occlusion complète acquise du col de l'utérus peut siéger aux orifices du col ou dans sa cavité : elle a les mêmes causes que l'occlusion incomplète que je viens d'étudier; ses conséquences, au point de vue de la menstruation, sont les mêmes que celles produites par l'imperforation complète congénitale, et lorsqu'elle se produit après la conception ou pendant la grossesse, elle offre, au moment de l'accouchement, les inconvénients que j'ai signalés en parlant de l'occlusion incomplète et acquise.

Comme pour les précédentes imperforations, le

traitement consiste dans la création, par les moyens chirurgicaux déjà signalés, d'une voie artificielle qui donne passage aux règles ou au fœtus.

TROUBLES DE LA MÉNSTRUATION.

Les maladies de l'utérus peuvent se diviser en maladies fonctionnelles et en maladies organiques ; je dirai tout d'abord que cette division purement artificielle n'est pas rigoureusement vraie. Il n'y a pas de troubles fonctionnels qui puissent exister sans que nos organes n'en accusent les traces. Cependant, dans l'état actuel de la science, ces traces peuvent échapper aux moyens d'exploration dont dispose l'investigation scientifique.

J'admettrai donc la division des maladies de matrice en *maladies fonctionnelles* et en *maladies organiques*. Les premières sont presque toutes constituées par les troubles de la *menstruation* qui, je l'ai déjà dit, est la fonction caractéristique de l'utérus.

Les troubles peuvent être :

1° L'absence de la menstruation ;
2° La suppression des règles ;
3° Leur écoulement difficile ;
4° Leur irrégularité ;
5° Enfin leur écoulement trop considérable.

J'étudierai donc comme maladies fonctionnelles de l'utérus :

1° L'*aménorrhée*, absence de la menstruation ;

2° La *menstruation irrégulière* ;

3° La *menstruation supplémentaire* ;

4° La *dysménorrhée*, menstruation difficile ou douloureuse ;

5° La *ménorrhagie*, ou menstruation excessive.

AGE CRITIQUE.

C'est à peu près vers l'âge de quarante ou cinquante
ans que se suppriment les règles chez les femmes ;
cette suppression physiologique et définitive, pour s'effectuer, prend un certain temps qui constitue pour les
gens du monde l'*âge critique* et pour les médecins la
ménopause. Je ne reviendrai pas, à propos de cette
période, sur ce que j'en ai dit dans les considérations
physiologiques, p. 129 ; qu'il me soit seulement permis de combattre le préjugé généralement répandu
que cet âge critique est exceptionnellement dangereux
pour les femmes, et qu'à cette époque de leur existence, leur mortalité est plus considérable qu'à toute
autre. Cette conclusion admise par tout le monde est
une profonde erreur. Des statistiques, soigneusement
faites, ont montré que la mortalité de cet âge était la
même pour les deux sexes, et que la moyenne des dé-
cès ne s'élevait pas particulièrement à cet âge.

Il est vrai de dire que, pour l'espèce humaine tout
entière, la mortalité augmente après quarante ans,
car cet âge n'est autre chose, en somme, que la période de la vie où tout l'organisme commence à péri-

diter, aussi bien chez l'homme que chez la femme.
C'est à quarante ans que se montrent les affections
chroniques qui détruisent nos organes, le *cancer*, par
exemple.

Le mot *molimen hémorrhagique*, devant revenir
fréquemment dans le cours du chapitre que je vais
consacrer à l'étude des altérations de la fonction menstruelle, il faut le définir. On appelle *molimen* un ensemble de symptômes qui marquent l'état congestif
qui précède et accompagne l'éruption des règles. Les
plus communs de ces symptômes, qui sont variables
avec les divers tempéramen's, sont : une lourdeur de
tête qui peut aller jusqu'à la migraine; une courbature générale et surtout des douleurs de reins accompagnées de coliques particulières connues de toutes
les femmes (*coliques utérines*). Il se produit, en
même temps, un peu de leucorrhée utérine (*flueurs
blanches*). Cet état se complique de troubles dans
le système nerveux. Ainsi le caractère est plus irritable, et un grand nombre de femmes sont prévenues de la prochaine arrivée de leurs règles par
l'apparition de petites éruptions de sang sur un point
quelconque de la peau.

Avant d'aller plus avant dans cette étude, il me faut
encore signaler une cause d'erreur. Les femmes, pour
exprimer que la fonction menstruelle s'exécute bien,
disent au médecin que leurs époques sont régulières.
Des deux côtés, un sentiment de pudeur fait qu'on se
contente de cette assertion, quand une enquête plus
approfondie aurait démontré qu'elles ne sont rien

moins que régulières ; car il ne faut pas oublier que des variations dans la quantité et dans la qualité de l'écoulement sont tout aussi importantes à noter qu'aucune autre particularité.

AMÉNORRHÉE.

L'*aménorrhée* consiste dans un trouble fonctionnel de la matrice caractérisé par l'*absence* de la menstruation, la *suppression* d'une menstruation déjà établie ; enfin la fonction peut être, en quelque sorte, déviée et s'effectuer par un mécanisme anormal, ce qui fournit une variété d'aménorrhée avec *menstruation supplémentaire*.

Je ne considérerai donc dans ce chapitre que : 1° l'absence des règles ou mieux les règles qui n'ont jamais paru ; 2° les règles qui, après avoir paru régulièrement pendant un temps, ont cessé de paraître ; 3° enfin les règles qui sont remplacées par un flux d'une autre nature. Quant au temps pendant lequel durent les règles, quant à la qualité ou à la quantité de l'écoulement sanguin, chacun de ces faits sera traité séparément avec détail dans les chapitres suivants.

J'ai à étudier l'aménorrhée ou menstruation absente, qui peut résulter d'une malformation congénitale ou d'un état particulier des fonctions de l'individu.

a. Aménorrhée par malformation congénitale.
b. Aménorrhée simple.

c. Aménorrhée par suppression ou suppression des règles.

d. Menstruation irrégulière.

e. Menstruation supplémentaire.

a. Aménorrhée par vice de conformation.

J'ai, dans la partie physiologique de mon livre, démontré que la menstruation était le symptôme extérieur d'une modification organique qui avait son siége dans les ovaires; que ces organes subissent à deux époques de la vie d'importants changements qui marquent la *puberté* et l'*âge critique*, ou *ménopause*, signalées toutes deux par l'établissement et la suppression des règles. De là, il est facile de conclure qu'un vice de conformation des ovaires, absence ou atrophie, entraîne rigoureusement l'aménorrhée.

Ordinairement, la femme qui se trouve dans ces conditions peut avoir le corps sain et bien développé, et jouir de l'intégrité de toutes les fonctions organiques, la menstruation exceptée. Mais les seins ne sont pas saillants, la voix est plus grave; les signes particuliers du sexe moins marqués; les désirs vénériens peu développés; des poils ombragent la lèvre supérieure, et il existe un mélange singulier de l'homme et de la femme.

Quoique les ovaires soient bien développés, d'autres vices organiques peuvent entraîner avec eux la variété d'aménorrhée qui m'occupe; ces vices organiques, je les ai déjà signalés : ce sont l'absence de l'utérus, les anomalies de développement et les diverses imperforations. (Voir les chapitres consacrés aux vices de conformation de l'utérus et du vagin.)

Si l'utérus manquait complétement, la santé pourrait, malgré cette monstruosité, être parfaite; mais, dans le chapitre qui précède, j'ai noté des anomalies qui s'opposent à l'issue des règles, mais n'empêchent pas la fonction menstruelle de s'établir. Dans de pareilles circonstances, on voit survenir les accidents de la *rétention des règles;* l'utérus mal conformé se distend d'une façon alarmante au point de simuler une grossesse; la femme qui présente une pareille anomalie a les signes extérieurs de la puberté; mais sa santé, restée jusqu'à cette époque parfaite, s'altère, elle maigrit, elle a des douleurs dans le dos, dans le ventre; périodiquement ce malaise s'exaspère, et ces symptômes, qui sont ceux du *molimen hémorrhagique,* indiqueront au médecin l'existence d'un vice de conformation dont un examen indispensable révélera la nature.

Après avoir procédé à cet examen, et avoir reconnu la nature de l'obstacle qui s'oppose à l'issue de l'écoulement menstruel, on cherchera par une opération, inspirée par la nature même de cet obstacle, à rétablir l'écoulement des règles. Si on y réussit, on voit s'écouler, pendant plusieurs jours, un liquide rouge foncé noirâtre. Une fois l'utérus vidé, l'écoulement s'arrête. Pour faciliter l'évacuation du liquide contenu dans la matrice, on pratiquera des injections d'eau tiède; on diminuera les douleurs qui se produisent en entourant le ventre d'une ceinture de flanelle assez large et serrée convenablement.

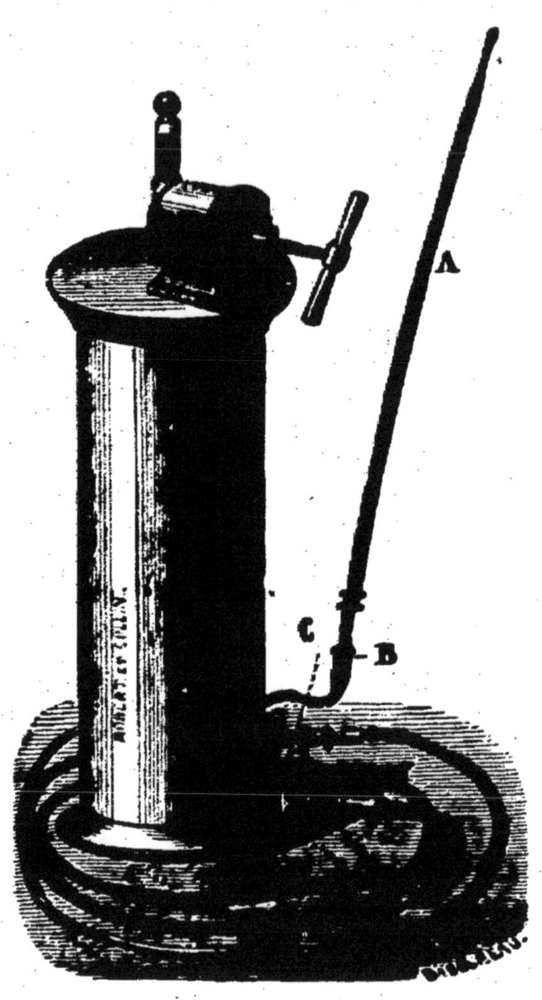

FIGURE 122

Représentant un irrigateur pourvu d'une algalie pour injections intra-utérines.

A C B, algalie pour pénétrer dans la cavité rétrécie du col de la matrice.

Lorsqu'on a obtenu ce résultat, on voit bientôt les menstrues suivre leur cours régulier et la santé revenir graduellement, surtout si on administre à la malade des toniques reconstituants, comme le quinquina et le fer.

Je crois inutile de dire que si l'utérus ou les ovaires manquaient, soit congénitalement, soit à la suite d'une opération chirurgicale, tout traitement deviendrait *superflu*.

b. *Aménorrhée simple.*

J'appelle ainsi la non-apparition des règles à l'époque de la vie où cette évacuation se montre habituellement, alors qu'il a été constaté que les organes génitaux internes et externes étaient constitués normalement.

Cette variété d'aménorrhée se montre chez des femmes d'aspects tout différents : les unes ont les apparences de la plus robuste santé; d'autres, au contraire, ont les attributs de la plus délicate constitution. Cette différence d'aspect chez les malades indique une différence notable dans les symptômes de ce trouble fonctionnel. Une seule chose est identique dans tous les cas, quelle que soit la constitution des malades, c'est la somme des souffrances qu'elles endurent, alors que reparaît périodiquement le molimen hémorrhagique.

Chez celles qui conservent les apparences de la

santé, chaque mois la face se congestionne, il y a de la fièvre, des maux de tête, de très-vives douleurs dans les aines et les reins ; les malades, toutes courbatues, sont, quelle que soit leur énergie, forcées d'interrompre leurs occupations habituelles.

Chez les femmes délicates, les forces diminuent au point d'être presque entièrement abolies : la lumière blesse les yeux ; des douleurs lancinantes dans la tête torturent les malades au point de causer des attaques de nerfs (voir le chapitre consacré à l'*Hystérie*). Ces malaises troublent les digestions, qui deviennent difficiles. Il y a souvent des vomissements bilieux : les malades éprouvent des étouffements, leur respiration est gênée ; elles offrent, en un mot, ce cortége si curieux de symptômes sympathiques et siégeant en dehors de l'utérus, qu'éveillent les maladies de ce dernier organe. Au fur et à mesure que l'occasion de signaler ces retentissements dans les organes voisins de l'ébranlement nerveux produit par une affection de matrice, se montrera, je le ferai, pour prouver combien ces maladies peuvent passer inaperçues, faute d'un examen rigoureux auquel les malades ont quelquefois tant de peine à se soumettre.

Il est des femmes chez lesquelles l'aménorrhée ne s'accompagne d'aucun trouble de santé. Ces femmes sont généralement stériles; pourtant les livres scientifiques contiennent quelques observations de femmes qui ont conçu sans jamais avoir été réglées.

C'est chez les femmes atteintes d'aménorrhée, que s'observe fréquemment une difformité du col utérin révélée par l'examen au spéculum. Le col de la matrice, au lieu d'avoir la forme tronquée qui lui a valu le nom du museau de tanche, présente une forme pointue, allongée, que l'on désigne sous le nom de

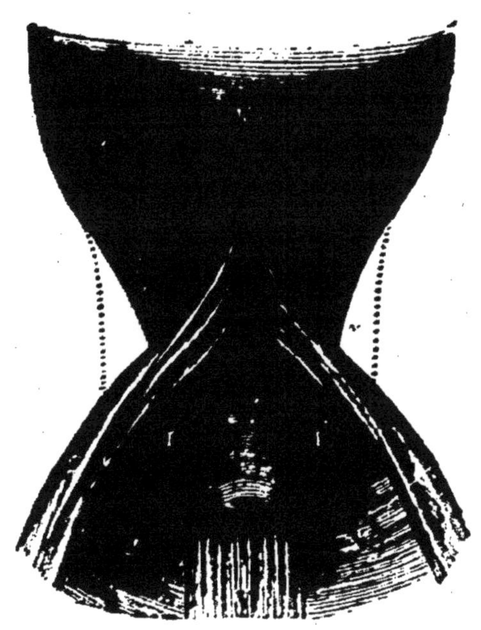

FIGURE 123

Représentant un col de matrice conique.

M, corps de la matrice.
VVV, vagin.
II, culs-de-sac formés autour de la matrice par le vagin.
C, col de la matrice allongé; le pointillé marque les dimensions normales.

col conique; l'orifice utérin est, du reste, normal. (Voir figure 123.)

Il y a des aménorrhées qui ne sont que de simples retards dans l'évolution physiologique qui caractérise la puberté ; les signes extérieurs de cette époque de la vie manquent alors et n'apparaissent que plus tard avec la menstruation. L'aménorrhée n'est due, dans ce cas, qu'à une enfance prolongée.

Plus souvent, la cause de l'aménorrhée doit être recherchée dans les antécédents des malades. Les femmes qui mènent une vie sédentaire et qui, en même temps, ont un régime succulent, et dont la vie est exempte de toute excitation génésique, y sont plus sujettes que d'autres.

L'aménorrhée est encore un symptôme qui indique des troubles dans l'appareil digestif ou dans le système nerveux ; elle peut compliquer cet état particulier de l'organisme que j'étudierai sous le nom de *chlorose* ou *pâles couleurs*. Fréquemment, l'aménorrhée s'accompagne d'un écoulement blanc nommé *fleurs blanches, leucorrhée utérine, catarrhe utérin*. (Voir plus loin.)

Il est difficile d'établir des principes applicables au traitement de cette variété de troubles de la menstruation ; car il est souvent difficile de rattacher cette affection à ses véritables causes. Le traitement variera donc avec la constitution des malades et avec l'époque où il sera employé, suivant que la malade sera à l'époque menstruelle ou dans l'intervalle qui sépare les époques périodiques.

Au moment de la menstruation, si la malade est *pléthorique*, c'est-à-dire de constitution robuste et sanguine, une saignée du bras, des ventouses scarifiées sur les reins, des sangsues à la vulve, pourront amener l'éruption des règles. Il faudra joindre à ces moyens des bains de pieds à la moutarde; des sinapismes promenés le long des membres inférieurs; un léger purgatif, l'usage des tisanes aromatiques et excitantes, comme infusions d'armoise, d'absinthe, de tilleul, de safran. Ces moyens répétés pendant plusieurs époques m'ont souvent réussi. Durant l'intervalle qui sépare les époques, on conseillera l'abstention de tout stimulant, l'exercice sans fatigue, et l'usage répété plusieurs fois, durant ce temps, d'eau de Vichy, de pilules d'aloès ou de poudre de rhubarbe, de bains additionnés de sous-carbonate de soude.

Si la malade est faible, nerveuse, si elle offre quelque maladie qui semble étrangère à l'aménorrhée, on cherchera d'abord à guérir cette affection, et si on y réussit, on administrera à la malade des toniques et des ferrugineux qui fortifieront sa constitution et la rendront apte à soutenir l'espèce de secousse organique produite par la menstruation.

Les toniques que je préfère sont les vins amers de quinquina, de gentiane, de quassia amara, préparés avec des vins blancs généreux comme les vins d'Espagne. Pour les préparations ferrugineuses, leur nombre est grand, et l'indication qui doit présider à leur choix ressortit à l'état des voies digestives chez la malade que l'on soigne. Je citerai les pilules d'iodure de fer, les pilules de Vallet, le fer réduit par l'hydrogène, les eaux minérales naturelles de Vichy, de Vals, de Spa, de Bussang, et surtout l'eau d'Orezza.

Si l'époque menstruelle était accompagnée de grandes douleurs, on joindrait à la médication précitée l'emploi des narcotiques à l'intérieur et à l'extérieur ; des potions opiacées et éthérées alors qu'il existe quelques troubles nerveux ; des cataplasmes et des lavements laudanisés. Quelle que soit la constitution de la malade, au moment de l'époque menstruelle, des bains tièdes et prolongés seront d'excellents auxiliaires, à condition de les prendre avec de grandes précautions contre le refroidissement.

Je crois nécessaire, pour n'y pas revenir, de signaler les divers moyens qui ont été employés pour provoquer l'écoulement des règles. On a préconisé avec raison une hygiène appropriée qui consistait dans l'exercice musculaire bien dirigé, la gymnastique, la natation, l'équitation : ces exercices ne doivent jamais être poussés jusqu'à la fatigue.

L'*hydrothérapie* appliquée sous forme d'immersion, dans un drap mouillé, de douches en jets ou en pluie, sur les reins et le bas ventre, a souvent produit de bons résultats. Depuis la découverte des effets produits par l'électricité sur l'organisme, on a employé les diverses applications de cette force naturelle quelquefois avec science et succès ; mais l'exagération et le charlatanisme ont bientôt exploité les bons effets de cette médication pour vanter des résultats ridicules ou impossibles ; on a vu, surtout en Angleterre, des industriels médicastres vanter les résultats fantastiques de l'électricité, sous forme de cataplasmes, d'injections, voire même de pessaires électriques. Une méthode qui compte de meilleurs résultats, ce sont les frictions stimulantes avec le baume de Fioraventi, ou le liniment ammoniacal, ou la teinture de safran ; les injections vaginales irritantes, ou simplement excitantes, comme les injections d'eau ammoniacale ou d'infusions d'absinthe, etc.

Il y a une classe de médicaments tirés des trois règnes de la nature, auxquels on prête une action favorable à l'écoulement menstruel ; ces médicaments dont la simple énumération remplirait un volume, avaient reçu de cette propriété le nom d'*emménagogues* (μὴν, mois, et ἄγω, je précipite). Bien peu sont restés dans l'arsenal pharmaceutique des médecins sérieux ; et parmi ceux qui sont restés, je citerai cependant quelques médicaments : l'*absinthe*, l'*armoise*, le *safran*, l'*ergot de seigle*, le *sulfure de carbone*, l'*apiol*, principe actif extrait du persil, etc. Il en est d'autres qui sont presque abandonnés, mais dont l'usage intempestif et maladroit fait par les mains non médicales des gens qui prétendent à la connaissance des *simples*, peut être excessivement dangereux, tels sont : l'ergot de seigle, la sabine, la rue, la gratiole, etc.

Je terminerai cette longue énumération en signalant les bienfaits retirés par plusieurs médecins de potions contenant de l'acétate d'ammoniaque (*Esprit de Mindérérus*) à la dose de huit grammes.

c. Aménorrhée par suppression suppression des règles.

Une femme habituellement bien réglée cesse de l'être

sans qu'une grossesse ou l'âge viennent expliquer cette absence du flux menstruel ; il y a *suppression des règles*. Cette suppression peut se produire à toutes les époques de la vie de la femme, depuis la *puberté* jusqu'à l'*âge critique*. Les règles cessent brusquement ou diminuent graduellement jusqu'à la suppression complète de l'écoulement : cette variété d'aménorrhée a des causes nombreuses.

La suppression brusque peut se produire :

1° Après une violente émotion morale, comme la colère, une grande frayeur, un violent chagrin ;

2° Par suite d'un refroidissement subit des pieds ou des mains, surtout pendant la période menstruelle ;

3° Dans le cours d'une affection aiguë, comme la fièvre, la variole, les inflammations du poumon et des autres organes.

Souvent les malades attribuent un état fébrile qui coexiste avec ce brusque changement de la menstruation à cette suppression elle-même, lorsqu'elles ne devraient en accuser que l'imprudence qui en est la cause première ; telles sont, par exemple, les refroidissements brusques, qui, du même coup, causent l'aménorrhée et des accidents aigus du côté de la poitrine.

Les symptômes de cette aménorrhée sont excessivement variables ; il est même difficile d'en faire l'énumération : les plus fréquents sont la migraine, des névralgies à siége variable, des spasmes, des palpitations et enfin l'hystérie. Outre ces conséquences, il en est d'autres plus graves, mais qui diffèrent avec chaque malade, tels sont : l'apparition de symptômes d'inflammation dans divers organes et principalement dans l'utérus ; on voit aussi apparaître sur la peau des éruptions de diverse nature.

Pendant la suppression des règles, les malades sentent à chaque époque les effets du molimen hémorrhagique, tels que maux de reins, pesanteur, gonflement dans le bas-ventre : dans ces circonstances, si un flux quelconque vient à s'établir aux époques, comme des saignements de nez, des flueurs blanches, etc., la malade en ressent du soulagement. Dès que la menstruation reprend son cours, tous ces symptômes disparaissent. Aussi la réapparition des règles dans le cours d'une maladie aiguë est-elle d'un pronostic excessivement favorable. Par ce qui vient d'être dit, on voit de quelle aide sera pour le médecin le récit exact des diverses circonstances qui ont accompagné la suppression des règles.

Lorsque j'ai à traiter des suppressions de règles, je m'informe avec soin des causes qui ont pu amener cet état, et je cherche à rétablir le flux supprimé par l'emploi des moyens énumérés plus haut (voir page 434).

Il arrive souvent que la menstruation ne se supprime pas tout à coup, et cette forme offre une gravité plus grande, car elle est presque constamment liée à d'autres maladies aiguës ou chroniques, comme un état congestif ou inflammatoire de la matrice ou de ses annexes, ou un trouble de l'innervation, de la circulation, ou de la respiration, comme la folie, les maladies du cœur, ou les affections pulmonaires. Lorsqu'elle apparaît dans le cours d'une maladie chronique, comme la phthisie, elle peut être rattachée à un affaiblissement graduel de l'organisme causant une sorte de vieillesse prématurée.

Il est des cas où cette suppression lente succède à une suppression brusque ou dépend d'un changement apporté dans le genre de vie ; aussi voit-on cette aménorrhée se produire fréquemment chez les personnes entrées en religion et chez les prisonnières sous l'influence unique de la claustration.

Lorsque cette forme d'aménorrhée se produit, on remarque d'abord de l'irrégularité dans les époques menstruelles, puis les règles diminuent graduellement de quantité, le sang devient pâle, et souvent il est remplacé par un écoulement blanc qui ne tarde pas à devenir permanent.

Le principal symptôme de cette affection est une altération générale de la santé, que caractérisent des douleurs vagues dans le dos, la poitrine et les reins ; souvent les malades perdent leur fraîcheur et subissent les atteintes d'une sorte de flétrissemennt général.

Si l'absence du flux menstruel était due à une modification physique survenue dans la constitution de la matrice, comme l'oblitération accidentelle de son orifice à la suite d'un accouchement, l'examen au spéculum décèlerait cet accident. Si cet état dépendait d'une grossesse méconnue, le diagnostic de cette dernière s'établirait : par le toucher vaginal, qui dans cette circonstance doit toujours être pratiqué, la malade étant debout : par le brunissement de l'aréole des seins, et enfin par les troubles sympathiques qui accompagnent la conception.

Avant de s'occuper de rappeler les règles, il faut guérir la maladie qui a causé la suppression, et aussitôt qu'elle sera amendée, l'écoulement menstruel se rétablira de lui-même. Si la maladie déterminante est une affection chronique, comme la phthisie, on obtiendra difficilement le résultat désiré. Enfin, on devra essayer des emménagogues et des autres traitements que j'ai cités, page 434.

d. *Menstruation irrégulière.*

Je considère comme une variété d'aménorrhée un écoulement sanguin qui n'offre plus les caractères de périodicité régulière de la menstruation normale; il en est de même des règles qui, tout en conservant leur périodicité habituelle, sont tellement diminuées de quantité, qu'elles suffisent à peine à marquer l'existence de la fonction.

Les symptômes qui caractérisent cet état anormal sont ceux des autres formes d'aménorrhée que je viens de décrire. On voit aussi souvent coïncider, avec ces troubles de la menstruation, un mauvais état des voies digestives, une constipation opiniâtre, en un mot l'ensemble des caractères de la *dyspepsie,* ou digestion difficile; ces divers phénomènes alternent quelquefois avec des intervalles de santé parfaite

Le traitement que j'oppose habituellement aux

troubles de cette nature est le même que celui des autres formes de l'aménorrhée : il est, comme lui, dominé par l'indication du rétablissement régulier de l'écoulement des règles.

e. Menstruation supplémentaire.

J'ai étudié jusqu'ici l'absence des règles et les troubles qu'elle produisait. Je vais maintenant montrer ces troubles suppléés par un effort de la nature, qui remplace la menstruation par les phénomènes curieux que je vais énumérer.

Dans l'étude des causes et du traitement de l'aménorrhée, j'ai montré qu'on pouvait suppléer à l'écoulement menstruel, soit par quelques sangsues appliquées à la partie interne et supérieure des cuisses, près des lèvres, soit par une violente dérivation portant sur toute la constitution, comme une large saignée, un purgatif énergique. J'ai fait voir que cette dérivation prévenait les troubles que cause l'absence de menstruation. La nature a mis ce principe en application, et chez un grand nombre de personnes privées de l'écoulement menstruel, on voit cette fonction être remplacée, à des époques fixes, par un écoulement sanguin, qui se fait par le nombril, les yeux, le nez, les oreilles, les gencives, la peau, la surface d'une plaie ou ulcère. D'autres fois ce sont des pissements de sang (*hématurie*), des vomissements de sang (*hématémèse*), et enfin par des crachements sanguins (*hémoptysies*). D'autres fois un flux hémorrhoïdaire vient suppléer la menstruation supprimée.

Cette dérivation n'est pas toujours produite par un écoulement de sang en nature. Ainsi on a vu des malades chez lesquelles le molimen menstruel était marqué par une salivation abondante ou par un écoulement blanc très-abondant (*leucorrhée utérine* ou *flueurs blanches*).

Un pareil état est appelé par les médecins *menstruation supplémentaire* ou *déviations des règles*. Ce bizarre phénomène peut faire croire à une maladie générale très-grave. Aussi a-t-on pris pour des symptômes de phthisie et de cancer de l'estomac, des crachements et des vomissements de sang qui n'étaient autre chose que des hémorrhagies supplémentaires des règles absentes.

L'état de la santé qui peut rester normale avec une semblable perturbation, et le retour périodique de ces sortes d'hémorrhagies ou de flux, coïncidant avec l'absence des règles, permettront toujours à un médecin observateur d'éviter de pareilles confusions. Cette menstruation supplémentaire, loin d'être un phénomène fâcheux, amène, au contraire, une crise salutaire chez les femmes qui souffrent d'aménorrhée : elle est le plus souvent passagère, et n'altère en rien les autres fonctions de la matrice.

Si le plus souvent les écoulements supplémentaires des règles sont sanguins, il arrive, comme je l'ai dit, que cette suppléance se fait par des *flueurs blanches*. La femme qui présente un pareil état dit qu'*elle est réglée en blanc*. Cet écoulement, sur lequel je reviendrai en parlant de la leucorrhée utérine, offre tous les caractères que présente le molimen hémorrhagique, ainsi que la périodicité qu'il affecte. Ce genre de déviation menstruelle se montre surtout chez les filles délicates et débiles, surtout au moment de la puberté, alors que la fonction menstruelle s'établit.

Ici encore, c'est par les moyens indiqués, en parlant du traitement de l'aménorrhée, page 434, que j'ai réussi à triompher des déviations de la fonction menstruelle et à en établir le cours par les voies normales.

DYSMÉNORRHÉE; RÈGLES DOULOUREUSES.

L'aménorrhée, comme je viens de le montrer dans le chapitre qui précède, est caractérisée par l'absence de la sécrétion menstruelle. La *dysménorrhée* (de δυς; difficile, μήν mois, ῥέω j'écoule) est caractérisée par des douleurs ou coliques plus ou moins violentes, qui précèdent et accompagnent chaque éruption menstruelle, quelle que soit, du reste, la quantité ou la qualité du sang.

La dysménorrhée est rarement accidentelle; elle débute souvent avec la première menstruation et persiste jusqu'à ce qu'elle ait été traitée. Elle offre des symptômes d'intensité variable, qui peuvent être de simples coliques durant quelques heures, ou bien aller jusqu'à des douleurs assez violentes pour provoquer une syncope. La dysménorrhée peut être ramenée à trois formes principales, qui sont :

a. La dysménorrhée névralgique ;

b. La dysménorrhée congestive ou inflammatoire ;

c. La dysménorrhée mécanique, qui est généralement produite par un obstacle siégeant au col utérin.

a. Dysménorrhée névralgique.

On rencontre, surtout chez les femmes qui habitent les grandes villes, des personnes qu'une éducation qui ne tient aucun compte des besoins physiques de notre organisme a surexcitées nerveusement, au point de leur donner un tempérament tout spécial. Ces femmes ont le système nerveux excessivement développé, au préjudice de l'équilibre qui doit régner dans tous les appareils pour le fonctionnement normal des organes. Cet excès d'influx nerveux forme des sujets d'une complexion délicate et d'une sensibilité extrême, et leur constitution qui exigerait, pour n'être pas ébranlée, une vie calme, exempte de toute perturbation, est, à chaque instant, secouée par les émotions morales les plus diverses et par les veilles et les fatigues qu'entraînent les obligations sociales.

C'est chez ces femmes que se montre le genre de trouble menstruel qui m'occupe, et cela indépendamment de leur âge : il semble même être plus fréquent chez les femmes qui ont eu des enfants et chez celles qui ont dépassé trente ans.

Dans ces circonstances, les époques menstruelles constituent des espèces d'attaques névralgiques qui offrent la physionomie la plus variée. Pendant un jour ou deux, avant le moment des règles, les malades éprouvent un malaise général, une sensation de froid qui se localise surtout aux pieds, qu'on ne peut pas réchauffer. En même temps se montrent de violents maux de tête, qui peuvent aller jusqu'à la *migraine* et causer des vomissements; il survient des douleurs de reins qui s'étendent au bas-ventre et aux cuisses. Ces douleurs persistent d'une façon continue ou avec alternative de calme jusqu'à l'apparition des règles, qui se montrent parfois au bout de quelques heures et, dans d'autres cas, après plusieurs jours seulement. Dans des cas exceptionnels, les coliques persistent, malgré l'écoulement sanguin. Souvent, une sensation de pesanteur insupportable vient compliquer le malaise général : c'est la forme la plus douloureuse de la dysménorrhée.

Les règles se montrent quelquefois avant les douleurs ; d'autres fois, elles apparaissent très-lentement en petite quantité, quelquefois même par gouttes; elles peuvent cesser pour reparaître un jour plus tard. Le sang peut être rare, abondant, pâle ou mélangé de caillots. Cet aspect des règles varie suivant les femmes, et, pour la même femme, suivant les époques.

Cette menstruation douloureuse peut être rapportée à une inflammation périodique de l'ovaire, inflammation qui vient exagérer l'évolution physiologique qui se produit chaque mois dans cet organe (voir *Physiologie*, page 121). La douleur que ressentent dans les reins les femmes atteintes de cette affection nent des ovaires et non de la matrice. Pour ce qui est de cette sensation de poussement, sorte de douleur expulsive si désagréable qui constitue le *ténesme utérin*, son siége est au col de l'utérus.

On voit parfois, dans le cours de la dysménorrhée, survenir un phénomène singulier, c'est l'expulsion par morceaux ou dans son entier d'une *fausse membrane* formée par la sécrétion des glandules qui tapissent les parois internes de la matrice, dont cette membrane moule exactement la cavité. Voici le mode de formation de cette fausse membrane :

Par suite de la congestion du sang vers les vaisseaux utérins, au moment de l'époque menstruelle, il se sécrète à toute la face interne de la matrice une fausse membrane, identique à la *membrane caduque* qui tapisse la matrice après la fécondation. Seulement, comme il n'y a pas eu conception et que cette membrane n'a aucune raison d'être, elle est expulsée avec le sang des règles, mais non sans fortes coliques. Le plus fréquemment, l'apparition de cette membrane n'a lieu que chez les femmes et les filles chez lesquelles le système utérin est très-prédominant.

Après avoir esquissé le tableau des symptômes qui accompagnent l'irruption menstruelle dans le cas de dysménorrhée névralgique, il me faut signaler que cet état entraîne une altération générale de la santé, qui persiste, pendant un certain temps, entre les époques, et dont les principaux caractères sont le brisement général, les maux de tête fréquents et les troubles de la digestion.

Pour traiter cette affection avec succès, je tiens compte de la constitution de la malade, de l'état de sa santé générale, de l'âge et de la quantité de l'écoulement sanguin à chaque menstruation. En effet, si la malade n'a pas quarante ans passés, si l'écoulement sanguin est suffisant, il y a presque certitude pour moi de réussir à la guérir en améliorant sa santé générale et en travaillant à rendre sa constitution plus robuste et plus apte à supporter de pareils accidents. En dehors de ces conditions, je ne puis espérer que le soulagement des souffrances et leur disparition lors de l'âge critique.

Mon traitement consiste à tonifier l'organisme pendant l'intervalle des crises, au moyen d'un régime approprié, de l'exercice, des toniques généraux, quinquina, amers et ferrugineux, l'eau de Vichy et les bains alcalins; on peut y joindre l'hydrothérapie sagement employée.

Au moment des crises, je combats la douleur en administrant de l'opium, de la belladone, de l'éther, sous la forme qui convient le mieux à l'état des voies digestives de la malade. Les médecins anglais assurent qu'ils ont obtenu des résultats favorables de l'emploi de la teinture de chanvre indien (*haschih*) dans les mêmes circonstances. On facilitera l'écoulement des règles par des tisanes chaudes, déjà signalées à propos de l'aménorrhée, page 434, par l'administration de potions contenant de l'acétate d'ammoniaque, de l'apiol du docteur Homolle.

Un moyen récemment préconisé et qui semble

avoir produit les résultats les plus favorables dans toutes les affections douloureuses de la matrice, c'est les injections de gaz acide carbonique dans le vagin.

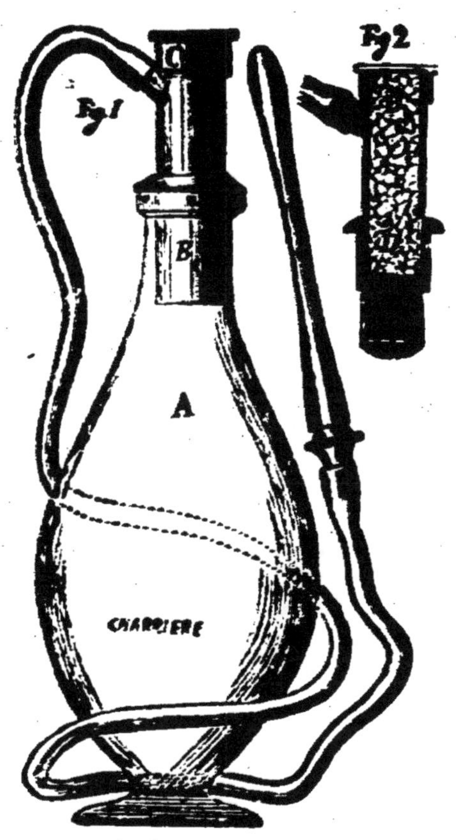

FIGURES 124, 125

Représentant l'injecteur Pordos pour injections de gaz acide carbonique dans le vagin.

La figure 124, ABC, appareil complet; A, carafe; B, bouchon d'étain; C, couvercle-vissé fermant l'appareil.

La figure 125, coupe du bouchon BC; DD, espace rempli de fragments d'éponge reposant sur M, poudre de marbre. Ce bouchon est percé de petits trous qui donnent passage au gaz qui se dégage d'un mélange d'eau, de bicarbonate de soude et d'acide tartrique introduit dans la carafe.

Au moment des coliques, la malade devra garder le repos au lit, se tenir très-chaudement, et on lui fera des applications sur le bas-ventre de serviettes très-chaudes, d'un petit appareil en zinc ou fer-blanc, contenant de l'eau bouillante et entouré de flanelle. On fera des frictions de baume tranquille, de pommade camphrée, par-dessus lesquelles on appliquera de larges cataplasmes de farine de lin très-chauds.

Au moment des époques, il faudra injecter dans le vagin, pendant les deux ou trois jours qui les précèdent, de l'eau chaude ; la malade prendra aussi des grands bains et, à défaut de ces derniers, des bains de siége. On fait aussi placer le siége de la malade au-dessus d'un vase dégageant de la vapeur très-chaude d'eau simple ou de décoction d'armoise ou d'absinthe.

Cette forme de dysménorrhée est excessivement douloureuse; mais, en dehors des souffrances qu'elle entraîne, il est rare qu'elle provoque des conséquences graves ; malheureusement elle est extrêmement tenace.

Chez bon nombre de jeunes filles tous les moyens sont inefficaces, et le mariage, ou même la grossesse seulement, mettent fin à ces souffrances.

b. Dysménorrhée inflammatoire.

Cette variété de dysménorrhée existe chez les femmes dont la constitution est robuste, différant par là de la dysménorrhée névralgique, qui n'atteint que les femmes affaiblies et nerveuses. Si celle-ci se rencontre particulièrement chez les femmes qui ont eu des enfants ou qui ont dépassé trente ans, la forme inflammatoire sévit, sans souci de ces différences physiologiques, sur les femmes et sur les filles non mariées.

Elle se montre sous l'influence du froid, après une violente émotion morale : il est même des jeunes filles aux apparences robustes, chez lesquelles elle apparaît avec la première menstruation pour se continuer à chaque époque.

Les symptômes de la dysménorrhée inflammatoire consistent dans des maux de tête, des rougeurs passagères que les malades caractérisent en disant qu'il leur *monte des bouffées de chaleur à la tête;* puis survient un malaise général, de la courbature, des douleurs dans les reins. Il peut alors y avoir un peu de fièvre, de délire; la lumière vive, le plus léger bruit, agacent les malades. A ces symptômes s'ajoutent une sensation pénible de pesanteur, des coliques : les règles apparaissent, et la malade éprouve un soulagement sensible et même la cessation complète du malaise, qui ne reparaît qu'à l'époque suivante. Le temps pendant lequel dure cet état avant l'apparition des règles est variable, mais il est habituellement plus court que dans la dysménorrhée névralgique.

L'écoulement sanguin est généralement peu abondant : pendant les intervalles des règles la santé n'est pas troublée; on observe fréquemment cependant des flueurs blanches utérines, et, comme dans la forme précédente de dysménorrhée, on peut observer l'expulsion d'une fausse membrane sécrétée par la muqueuse de l'utérus.

La dysménorrhée inflammatoire se rattache habituellement à un état congestif de l'utérus, c'est-à-dire à un commencement d'inflammation de la matrice. Aussi, par le toucher, constate-t-on, chez les femmes dysménorrhéiques, une augmentation de chaleur, une tuméfaction et un ramollissement du col de la matrice; au spéculum, on voit une augmentation de volume, une rougeur intense du museau de tanche, sur lequel siégent quelquefois de légères érosions. Le corps utérin partage l'augmentation de volume du col et s'abaisse dans le vagin. Ces phénomènes constituent une variété d'*engorgement de l'utérus* (voir ce mot).

Lorsque cet état de l'utérus existe, il se produit un ensemble de symptômes qui siégent en dehors de la matrice et qui semblent naître, par sympathie, sous l'influence de la maladie de cet organe. J'étudierai, dans un chapitre spécial, ces divers troubles, déjà signalés, qu'on appelle *irritations réflexes* et dont la véritable cause a échappé jusqu'à ce jour à la plupart des médecins qui ne tiennent pas compte de l'action de la matrice sur l'organisation de la femme.

C'est ici l'occasion de signaler un fait qui trouve son explication dans la connexion physiologique qui unit les mamelles à la matrice. Je veux parler de la tuméfaction douloureuse qui s'observe dans les seins au moment de l'époque menstruelle.

Lorsque la dysménorrhée existe à un fort degré, il y a peu de chances que la conception puisse s'opérer. Cependant, on a vu le mariage amener chez des jeunes filles dysménorrhéiques une augmentation de l'écoulement sanguin, et partant l'amélioration sinon la guérison de la dysménorrhée. Parfois, comme je l'ai déjà signalé, une grossesse est nécessaire pour guérir radicalement la malade de ces règles douloureuses.

Pour guérir cette forme inflammatoire de la menstruation difficile, il faudra, si la malade est vigoureuse, avoir recours aux évacuations sanguines, soit en appliquant des sangsues à la vulve, à la partie interne des cuisses, soit en scarifiant le col utérin, c'est-à-dire en y faisant des mouchetures superficielles avec une lancette. On joindra à ces moyens les bains tièdes prolongés, les injections irritantes ou d'eau chaude dans le vagin : ces derniers moyens, employés avec l'usage des tisanes aromatiques et emménagogues, suffisent quelquefois à amener la guérison et la disparition des phénomènes de la dysménorrhée.

Pendant l'intervalle qui sépare les époques, la malade sera soumise à l'hygiène déjà préconisée plus haut, c'est-à-dire à un exercice modéré, à l'usage fréquent des bains tièdes alcalins; de la tisane de saponaire, mêlée d'eau de Vichy ou de Vals. Au moment de l'époque menstruelle, on combattra la *congestion* par les sinapismes aux poignets ou des bains de mains sinapisés (*manuluves*). J'ai même retiré de très-bons effets de quelques évacuations sanguines pratiquées à cette époque.

S'il existait des érosions ou de légères granulations ulcérées sur le col de l'utérus, on commencerait par les faire disparaître au moyen du traitement que j'indiquerai plus loin. (Voir *Érosions, Granulations du col de l'utérus.*)

c. Dysménorrhée mécanique.

J'ai montré que l'*aménorrhée,* ou la rétention des règles, pouvait dépendre de l'oblitération de l'utérus ou du vagin, par suite d'un des vices de conformation que j'ai étudiés. Il est aussi une forme de *dysménorrhée* qui peut être attribuée à un rétrécissement de l'orifice utérin ou à un rétrécissement total ou partiel du canal qui creuse la cavité du col de la matrice. Ce rétrécissement peut être congénital. C'est alors une malformation ; ou bien dépendre d'une cause morbide, comme l'inflammation des parois de ce conduit après un accouchement difficile.

Je signalerai, pour n'y pas revenir, un fait qui suit presque constamment l'âge critique : c'est l'oblitération de ce canal qui accompagne l'*atrophie,* c'est-à-dire la diminution de volume de la matrice chez les vieilles femmes.

On s'assure de l'existence de ce rétrécissement en explorant la cavité utérine à l'aide de la sonde utérine (voir fig. 67 et 68). Cette exploration, qui a reçu le nom de *cathétérisme utérin,* n'est pas exempte de dangers et ne doit être pratiquée qu'avec beaucoup de précautions et pour des motifs impérieux.

Ce moyen fait reconnaître le rétrécissement et la portion de la cavité utérine où il siége ; mais il sert aussi de moyen de traitement. Il est, en effet, facile de comprendre que le passage de l'instrument dilate l'orifice et cause une irritation directe de l'utérus qui stimule les fonctions de cet organe.

On acquiert encore par le cathétérisme utérin la certitude que la dysménorrhée se rattache à un obstacle mécanique ou à l'une des deux formes qui viennent d'être étudiées. On a vu des dysménorrhées qui persistaient, malgré la destruction de cet obstacle, et d'autres, au contraire, qui cédaient à un traitement qui laissait intacte l'étroitesse du canal utérin.

Les symptômes qui accompagnent cette forme de dysménorrhée sont identiques à ceux des autres formes. Seulement la malade accuse une douleur plus vive dans les aines, douleur qui s'exagère à la pression et s'étend à la partie supérieure des cuisses. Il y a, plus souvent que dans les formes précédentes, tuméfaction ou gonflement du bas-ventre. L'écoulement sanguin se fait d'une manière intermittente, sous forme de caillots de sang, dont la sortie est accompagnée de violentes coliques utérines. (*Ténesme utérin.*)

Les douleurs ressenties dans les aines peuvent être attribuées à une irritation considérable des ovaires. Cette forme de dysménorrhée est une cause fréquente d'inflammation de ces organes. (Voir *Ovarite*, dans le chapitre consacré aux *maladies des ovaires*.)

Une fois le rétrécissement de l'orifice ou du canal

utérin constaté, on emploiera deux méthodes de traitement, la *dilatation* ou l'*incision*, ou même ces deux modes opératoires combinés.

a. La dilatation se pratiquera en introduisant avec ménagement et successivement des bougies en gomme élastique d'un volume de plus en plus considérable. On peut remplacer ces bougies par des petits cônes taillés dans de l'éponge préparée à la cire. Cette éponge, humectée par les sécrétions utérines, se gonfle et dilate progressivement l'orifice utérin. On remplace ces moyens par l'usage de *dilatateurs utérins* construits d'après le principe des spéculums (voir fig. 70 à 83), et portés sur une tige assez longue pour permettre leur introduction dans la cavité utérine. Un principe qu'il ne faut pas oublier dans l'emploi de ces diverses méthodes est de ne jamais faire usage de la force pour introduire les dilatateurs de toute nature. Si on oubliait ou enfreignait ce principe, on verrait se développer une violente inflammation qui se propagerait au péritoine. Or l'inflammation de cette membrane, qui sert d'enveloppe aux organes contenus dans l'abdomen, est toujours une complication très-grave et qu'on doit absolument chercher à éviter.

Quelles que soient les précautions mises en usage, on ne peut éviter une irritation légère de la matrice, qui sera combattue par des grands bains et de fréquentes injections d'eau tiède ou de décoction de racine de guimauve, de têtes de pavot, de feuilles de morelle.

b. L'incision du rétrécissement ou des lèvres du

col qui constituent l'orifice de la matrice a été conseillée dans le but de guérir la dysménorrhée, et des
instruments plus ou moins parfaits ont été inventés
pour effectuer ces incisions. Je déclare que je ne suis
pas partisan de ces moyens mécaniques, qui comptent quelques réussites, mais aussi un grand nombre
d'insuccès. Je préfère l'emploi de la dilatation qui,
bien que moins rapide, est aussi bien moins dangereuse pour les malades, et arrive plus lentement à
produire les résultats durables qu'on est en droit d'espérer de l'incision. Cependant quand, au lieu de
grandes incisions, on se borne à de petites mouchetures
sur le rebord de l'orifice utérin, on facilite beaucoup
la dilatation dont le résultat est ainsi plus prompt.

On emploiera, conjointement avec ces divers
procédés, les moyens médicaux que j'ai indiqués pour
combattre les autres formes de la dysménorrhée. (Voir
page 448.)

MÉTRORRHAGIE, OU RÈGLES EXCESSIVES.

Dans les chapitres qui précèdent, j'ai montré la
menstruation *absente*, la menstruation devenue *difficile et douloureuse* sous l'influence de causes diverses;
il me reste, pour en avoir fini avec les troubles de la
fonction menstruelle, à décrire la *menstruation
excessive*, appelée *ménorrhagie*, lorsque l'écoulement
sanguin, trop considérable, se reproduit aux époques

périodiques, et *métrorrhagie*, ou hémorrhagie utérine, lorsqu'elle a lieu en dehors de ces époques.

L'hémorrhagie utérine, quelle que soit l'époque à laquelle elle se produise, est vulgairement désignée par les femmes sous le nom de *pertes rouges* ou même tout simplement de *pertes.* L'hémorrhagie utérine accompagne la fausse couche, ou *avortement,* et l'*accouchement.*

Dans ces circonstances, elle constitue un phénomène normal de ces actes de l'organisme et ne doit être étudiée dans ce chapitre qu'autant qu'elle dépasse les conditions habituelles et produit, par la quantité considérable de l'écoulement sanguin, un état dangereux pour les malades.

Une menstruation excessive se montre sous diverses formes : les règles peuvent revenir trop fréquemment, être trop abondantes, ou bien se produire alors qu'elles ne doivent pas exister, comme pendant la grossesse et l'allaitement.

La métrorrhagie est un symptôme qui accompagne un grand nombre d'affections utérines, comme les *granulations,* les *ulcérations du col* de la matrice, les *polypes,* les *cancers* de cet organe. Je ne veux, dans ce chapitre, que signaler cette forme d'hémorrhagie utérine, me réservant de la traiter à l'occasion des affections qui la déterminent. Je ne m'occuperai donc ici que des pertes rouges qui sont liées à un trouble fonctionnel de la menstruation, ou qui surviennent sans causes qui puissent les rattacher à une affection de la matrice. C'est ce genre de métrorrhagie qui a été appelé par les pathologistes *métrorrhagie essentielle*.

La métrorrhagie peut se produire sous l'influence de causes bien diverses que l'on peut cependant rattacher :

1° A l'existence d'une maladie qui aurait son siége en dehors de l'utérus;

2° A un état congestif de cet organe;

3° A une altération du sang.

Dans le premier cas, la métrorrhagie constitue un phénomène critique de la maladie et exerce généralement une influence favorable sur cette dernière; aussi voit-on une fièvre typhoïde pendant le cours de laquelle les règles s'étaient suspendues, marcher rapidement vers la guérison, lorsque celles-ci reparaissent sous la forme d'une perte utérine. Il ne faut pourtant pas ériger en règle ce que je viens de dire, car quelquefois cette hémorrhagie, qui alors s'accompagne d'écoulements sanguins par d'autres organes, par suite de l'altération diffluente du sang, doit plutôt faire craindre une terminaison funeste. Je citerai un autre exemple beaucoup plus constant de l'influence favorable du rétablissement de la menstruation : je veux parler du calme qui survient dans certaines formes de la folie après l'apparition d'une menstruation excessive ou d'une hémorrhagie utérine en dehors de l'époque menstruelle. Cette variété de métrorrhagie, que je tenais à éliminer tout d'abord, est généralement passagère et cesse avec l'affection dont elle constitue un phénomène sympathique; c'est contre cette dernière que le médecin devra diriger un traitement qui n'est pas du ressort du présent ouvrage.

C'est la *ménorrhagie* et la *métrorrhagie* dépendantes des deux ordres de causes que j'ai en vue dans ce chapitre.

L'altération du sang qui produit le plus fréquemment la menstruation excessive, est celle qui survient dans la *chlorose* (voir le chapitre consacré à l'étude de cette affection). En effet, cette altération, qui consiste dans la diminution des globules du sang ou, pour être mieux compris, dans la diminution des particules solides qui entrent dans la composition de ce liquide, facilite sa circulation et sa stase dans le parenchyme des organes. Or, parmi ces derniers, l'utérus est certainement celui qui se congestionne le plus facilement, et ces circonstances, aidées du *molimen hémorrhagique* que j'ai signalé, page 426, expliquent suffisamment la fréquence des pertes rouges chez les filles et les femmes atteintes de *pâles couleurs* ou de *chlorose*.

Pour me résumer, je dirai qu'il faut voir dans la ménorrhagie ou la métrorrhagie le résultat d'un état congestif de la matrice qui, gorgée de sang en dehors des limites normales, traduit cet état par des hémorrhagies utérines aux époques menstruelles, sous l'influence de causes peu connues.

Je diviserai l'étude de la menstruation excessive en trois degrés :

Dans le premier, je montrerai l'écoulement sanguin ayant conservé ses qualités normales, étant seulement plus abondant et plus fréquent.

Dans le second, l'écoulement renferme des caillots, et l'examen des organes ne présente aucun changement ni du col ni du corps de la matrice.

Dans le troisième degré, enfin, je comprendrai les écoulements sanguins qui se compliquent d'un changement notable dans la situation et les dimensions de l'utérus.

Premier degré. Les causes les plus fréquentes de cette première division que j'introduis dans les hémorrhagies utérines sont : 1° les grossesses et les allaitements trop répétés, comme cela se produit dans les classes pauvres où l'accroissement rapide de la famille se fait aux dépens de la santé de la mère; 2° une fausse couche ou un accouchement accompagnés d'une hémorrhagie considérable, peuvent encore être suivis de menstruation excessive; 3° enfin les fatigues exagérées, les violentes émotions morales, les excès vénériens.

Dans cette forme de la ménorrhagie, la conception s'opère rarement; mais elle peut cependant se produire, et alors on voit l'hémorrhagie utérine récidiver après l'accouchement. La durée de ces hémorrhagies périodiques est variable; elles cessent quelquefois spontanément au bout de quelques jours; d'autres fois elles exigent, pour s'arrêter, l'emploi de divers moyens.

Dans ce premier degré, la malade ressent, à l'époque de ses règles, les phénomènes du molimen hémorrhagique, puis le sang apparaît avec violence. Son écoulement, au lieu de se limiter à deux ou trois jours, dure dix, quinze jours, et plus, tout en restant dans les conditions normales de quantité d'un écoulement menstruel ; puis, enfin, le sang cesse de couler pour reparaître au bout de quinze jours, trois semaines au plus. L'apparition de ces hémorrhagies est habituellement précédée ou suivie de leucorrhée ou *pertes blanches*, ce qui est une aggravation des symptômes, par suite de la fatigue qui en résulte pour la malade.

Pour combattre ces hémorrhagies, il faut d'abord rechercher avec soin la cause qui les a produites et s'efforcer de la supprimer. Par exemple, si l'on peut rattacher l'écoulement du sang à un allaitement prolongé, on sévrera l'enfant.

Pour arrêter l'écoulement du sang, on aura recours aux moyens et aux médicaments qui ont été appelés par les médecins *hémostatiques* (αἷμα sang, στῶ arrêter).

Une femme atteinte de pertes doit être, avant tout, soumise au repos le plus absolu, et, pour cela, être couchée sur un lit dur, le bassin étant relevé au-dessus du niveau de la tête et des pieds. On maintiendra dans la pièce qu'elle occupe un air frais ; on donnera une boisson froide, tempérante, telle que la limonade préparée avec du citron, et, mieux, avec l'acide sulfurique. Voici la formule que je préfère :

Julep gommeux,	1,000 grammes.
Acide sulfurique dilué,	4 grammes.
Sirop de sucre,	60 grammes.

Mêlez pour une tisane hémostatique, à boire par verres.

Cette boisson ainsi préparée est une tisane agréable, dont les malades peuvent continuer l'usage sans fatigue. L'excipient mucilagineux qui supporte le mieux l'association de l'acide, est celui que l'on préparera avec une décoction de salep. On administrera aussi des potions contenant de l'eau de rabel et de l'extrait de ratanhia, comme dans la formule suivante :

Eau distillée de grande consoude,	100 grammes.
Eau de rabel,	2 grammes.
Extrait de ratanhia,	5 grammes.
Sirop de gomme,	30 grammes.

Mêlez selon l'art pour une potion astringente, à prendre par cuillerées à soupe, chaque heure.

Pendant le temps que durera la métrorrhagie, la malade ne prendra que des aliments froids et en petite quantité : bouillons de bœuf ou de poule légers et froids. Ces moyens suffisent pour arrêter les hémorrhagies peu considérables. Si l'hémorrhagie persistait, on pourrait pratiquer, chez les malades qui ont une constitution assez robuste pour les supporter, de petites saignées du bras, répétées à quelques heures d'intervalles; on appliquera des ventouses sèches ou scarifiées sur la région des reins; la malade prendra des bains de mains sinapisés, et, à défaut de ces derniers, on placera des sinapismes aux poignets.

Si, malgré tout, la perte continue, on appliquera sur le bas-ventre et le haut des cuisses une vessie remplie de glaçons, ou, tout au moins, des linges imbibés d'eau très-froide, qu'il faudra renouveler toutes les cinq minutes. On fera des injections d'eau froide ou additionnées d'alun, d'extrait de saturne (sous-acétate de plomb), de perchlorure de fer, etc.

Les lavements froids ont aussi produit, dans ces cas de métrorrhagies rebelles, d'excellents résultats. Enfin, au cas où ces moyens qui viennent d'être énumérés n'auraient pas réussi, on pourrait plonger la malade dans un grand bain froid où, suivant son état de faiblesse, elle resterait pendant un temps variable. En dernier ressort, on aurait recours au *tamponnement*, qui consiste à introduire dans le vagin de la charpie, de la ouate, du linge coupé mis en boulettes de la grosseur d'une châtaigne, que l'on trempe dans l'eau chargée d'alun ou d'une solution de perchlorure de fer, et que l'on introduit ensuite jusqu'au col de la matrice ; on en pousse de nouvelles quantités jusqu'à ce que le tamponnement arrive au dehors, où on le maintient au moyen d'un bandage ramené autour des reins. Cette opération ne doit être tentée qu'en dernier ressort, car il ne faut pas oublier que l'écoulement sanguin qui m'occupe est plutôt une sécrétion normale exagérée qu'une véritable hémorrhagie.

A l'intérieur, on a retiré de bons effets de divers médicaments, et, en particulier, de la poudre d'ergot de seigle, de l'acide tannique : les Anglais recommandent la teinture de chanvre indien (*haschich*).

Cette ménorrhagie du premier degré entraîne avec elle des troubles généraux assez considérables, surtout si elle se prolonge. On voit apparaître alors une faiblesse générale, des tintements d'oreille. La malade est pâle, antipathique au moindre mouvement, la tête est lourde, il y a des battements dans les tempes, enfin tous les symptômes qui caractérisent une débilitation complète. Il y a pâleur et décoloration des tissus, des lèvres surtout; les yeux sont fatigués et supportent difficilement l'éclat du jour. Comme ces pertes ne cessent jamais tout à coup, et offrent, au moment où elles s'arrêtent, le mélange d'un écoulement blanc avec un écoulement sanguin décoloré, état particulier que les malades désignent par le nom de *pertes roses*, on voit, si la leucorrhée ou les flueurs blanches persistent, apparaître des troubles du côté des organes digestifs. Malgré tous ces symptômes secondaires et ces dérangements de la santé, l'exploration de l'utérus montrera une matrice saine et ayant son col légèrement entr'ouvert.

C'est donc en dehors des époques qu'il faut, par les moyens locaux et généraux, combattre la cause de l'hémorrhagie; on y arrivera surtout par un régime sagement dirigé.

Les malades seront mises à l'abri des intempéries climatériques; leurs vêtements, tout en les abritant du froid, doivent être légers et ne pas être accumulés autour des reins; on retirera un excellent résultat de l'hydrothérapie sagement administrée : le régime sera réparateur, sans être stimulant; on surveillera les voies digestives, et les malades seront tonifiées par l'usage des amers : vin de quinquina, de quassia amara, de gentiane, des ferrugineux sous toutes leurs formes si variées, pilules, sirops, eaux minérales.

On pourra localement faire un usage habituel des injections froides d'eau simple ou additionnées de quelques faibles astringents, comme l'alun ou le perchlorure de fer à la dose de quelques gouttes.

Deuxième degré. Le second degré que j'ai établi dans l'étude de la métrorrhagie se rencontre principalement chez les femmes épuisées par les maladies et les fréquents accouchements; il diffère du premier degré par les nombreux caillots qui accompagnent l'écoulement naturel.

A proprement parler, ce sont les mêmes causes que celles du premier degré; seulement la perte résulte d'un état congestif de la matrice, plus avancé que dans le cas précédent.

La malade voit d'abord apparaître, à une époque menstruelle, un écoulement sanguin accompagné de quelques caillots. A l'époque suivante, les caillots deviennent plus nombreux, leur quantité devient plus considérable à chaque rechute, et, au bout de quelque temps, l'écoulement devient assez abondant pour provoquer des syncopes répétées.

L'exploration des parties génitales faite avec le spéculum montre un col utérin plus entr'ouvert que dans le premier degré, et, autour de l'utérus, on remarque une légère érosion ou quelques granulations; il peut même y avoir un peu d'augmentation dans le volume du corps et du col de la matrice. Les effets produits par cette forme de la menstruation excessive sur la santé générale sont les mêmes que ceux qui résultent du premier degré; seulement ces troubles généraux apparaissent plus rapidement que dans ce dernier cas. Les pertes blanches compliquent presque constamment cette forme de métrorrhagie.

Le traitement que j'ai indiqué pour combattre la première forme, est applicable aux métrorrhagies du second degré. On pourra essayer des astringents plus énergiques. Un des plus puissants est l'extrait de ratanhia qui se prend à la dose de 1 à 8 grammes en bols, ou en pilules, ou en potion (voir la formule, page 463). On prend aussi une infusion de ratanhia concassée : la dose est de 15 à 30 grammes pour un litre d'eau bouillante. Il est bien entendu que ces tisanes s'administrent froides.

On peut aussi prendre de la décoction d'écorce de grenadier, de bistorte, aux mêmes doses; du petit-lait à la dose de 500 grammes par jour, additionné de 5 grammes d'alun et d'autant de teinture de cannelle.

La cannelle est, depuis longtemps, reconnue pour un excellent médicament dans les pertes qui s'accompagnent d'une grande débilité. C'est en poudre qu'elle jouit de sa plus grande efficacité : la dose est de 4 à 8 grammes par jour, en trois ou quatre prises.

Troisième degré. C'est, sans contredit, la forme la plus grave de la métrorrhagie que je range dans ce troisième degré. Dans cette forme, l'écoulement sanguin est plus considérable : l'utérus présente quelques altérations et, de plus, cette forme de pertes utérines atteint aussi bien les femmes fortes que les femmes débilitées, sans distinction de tempérament.

Cette maladie débute habituellement par de l'irrégularité dans la fonction menstruelle. Les femmes deviennent dysménorrhéiques; elles ont des flueurs blanches, et elles ne tardent pas à être atteintes des deux formes de métrorrhagie que je viens de décrire. L'écoulement des règles dure de sept à dix jours, et s'accompagne de l'expulsion de caillots sanguins considérables; il se montre graduellement, et ordinairement disparaît peu à peu, passant, avant de s'arrêter, à l'état d'*eau rousse*, sorte de liquide séreux, incolore, mêlé de caillots, et qui est appelé de ce nom par les malades.

Les conséquences de cette hémorrhagie sont les mêmes que celles qui résultent des deux premières formes; cependant les troubles digestifs sont plus graves et plus fréquents dans cette dernière forme; on peut constater une foule de symptômes sympathiques dont la cause échappe, et qui constituent les *irritations réflexes* que j'étudierai plus loin.

Si on explore les parties génitales de la malade à l'aide d'un spéculum, on trouve le col et le corps de la matrice gonflés et tuméfiés; l'orifice est plus entr'ouvert et laisse couler un liquide visqueux : la muqueuse qui recouvre le col est rouge, quelquefois excoriée, mais plus généralement recouverte de petites granulations fongueuses qui semblent exister dans l'orifice et se propager dans la cavité utérine même. Je reviendrai sur cet état particulier de la matrice qui sera décrit avec la *métrite*, mais je crois utile de faire remarquer que, lorsque cet état existe chez les maades atteintes de pertes utérines, il est généralement consécutif à l'hémorrhagie : il en est de même des *déplacements utérins*, qui compliquent si fréquemment les hémorrhagies utérines, et auxquels je consacrerai un chapitre spécial.

La métrorrhagie est une affection qui est longue à guérir, et qui, dans les cas les plus rebelles mêmes, n'a pas habituellement de terminaisons fatales; les malades finissent toujours par guérir; mais il faut un temps considérable pour que la santé générale soit tout à fait rétablie. Un des premiers signes de guérison est le retour du col de l'utérus à son état normal, et la régularité qui tend à se rétablir dans les époques menstruelles.

Le traitement que l'on doit opposer à cette dernière forme de métrorrhagie est entièrement semblable aux moyens que j'ai indiqués pour combattre les formes précédentes; mais l'écoulement sanguin arrêté, ces moyens deviennent les auxiliaires du traitement, qui doit être entièrement dirigé contre les désordres qu'aura révélés le spéculum. Contre ces lésions, qui sont ordinairement des excoriations ou des granulations, le moyen héroïque par excellence, c'est la cautérisation du col de la matrice et de sa cavité avec des caustiques liquides ou solides. Je reparlerai de ces cautérisations, en traitant de l'inflammation du col de la matrice et des granulations qui le recouvrent. (Voir *Métrite*.)

Cette dernière forme de métrorrhagie est généralement celle que présentent les femmes de trente-cinq à cinquante ans. Elle accompagne d'abord les règles, puis se montre sous forme d'hémorrhagie supplémentaire. C'est alors que les règles, devenues irrégulières, cessent de paraître et sont remplacées pendant quelque temps par de véritables métrorrhagies qui se montrent à des époques indéterminées. Il est facile de comprendre qu'un pareil état doit modifier la santé générale, qui présente les troubles que nous avons énumérés comme les conséquences des différentes formes de métrorrhagie. Si on ajoute que c'est vers quarante ou quarante-cinq ans qu'apparaissent, pour les deux sexes, les affections organiques et incurables, comme le cancer, la diathèse goutteuse, etc., on s'expliquera les craintes qui agitent, à juste titre, toutes les femmes sur cette époque de la vie, ce qui lui a valu le nom d'*âge critique*.

LEUCORRHÉE UTÉRINE; FLUEURS BLANCHES.

Sous le nom de *leucorrhée* (λευκὸς blanc, ῥέω couler), *flux blanc*, *flux muqueux*, *catarrhe utérin*, les médecins désignent généralement la sécrétion exagérée du mucus des glandules qui siégent dans l'épaisseur de la muqueuse utérine. Cette sécrétion exagérée dépend de diverses causes que j'examinerai.

Je vais d'abord bien définir ce que je veux décrire sous le nom de *leucorrhée utérine* : c'est ce que les femmes appellent ordinairement *pertes blanches*, *flueurs blanches* (et, par une altération regrettable de mot, *fleurs*) ; mais sous ces divers noms, les malades confondent tous les écoulements qui ne sont pas sanguins. C'est ainsi que les malades désignent les sécrétions muqueuses provenant de la vulve et du vagin, et les sécrétions purulentes que produit l'inflammation des mêmes organes. Or j'ai déjà étudié ces divers flux en parlant de la vulvite et de la vaginite (voir *Maladies de la vulve et du vagin*). Je ne veux décrire ici que les pertes blanches, qui dépendent d'une altération de la matrice et de son appareil sécrétoire.

Il faut rechercher les causes de la leucorrhée utérine :

1° Dans une altération de l'utérus ou d'un autre organe, dont elle constituera un des symptômes ;

2° Dans une altération du sang ;

3° Dans un état particulier d'excitation des glandules sécréteurs du mucus, qui ne peut se rattacher à une altération organique bien constatée : c'est cette dernière variété qui forme la *leucorrhée essentielle* de certains médecins.

1° Les flueurs blanches utérines peuvent dépendre d'une maladie générale et diathésique, comme la scrofule, l'herpétisme, ou diathèse dartreuse, etc.; d'une affection inflammatoire d'un organe voisin de l'utérus, comme l'inflammation du vagin ou toute autre affec-

tion de ce conduit se propageant par voie de continuité à l'utérus qui lui est contigu. La leucorrhée peut
encore être sympathique d'une affection de l'ovaire
ou d'une maladie de reins, de la vessie ou des
intestins.

La leucorrhée utérine accompagne les diverses
affections de la matrice ; elle existe dans la *métrite,*
lorsque celle-ci entraîne avec elle l'irritation des
follicules muqueux et la formation de granulations.
Après l'avortement ou l'accouchement, on voit persister
un flux blanc, malgré la disparition de toute cause
d'irritation. Enfin, on observera des leucorrhées
rebelles qui seront causées par la présence de tumeurs,
de polypes, de végétations ou d'ulcérations dans la
cavité de la matrice.

2° Une altération du sang, comme celle qui cause
l'*anémie* et la *chlorose,* peut entraîner avec elle la
leucorrhée utérine. Si on remarque que cette altération consiste, comme nous l'avons déjà dit, page 460,
en une diminution considérable des éléments solides
du sang, on comprendra que la chlorose et l'anémie
produisent dans l'organisme une débilité extrême.
Le sang, devenu plus séreux, gorge tous les appareils
sécrétoires de l'économie, et vient, en augmentant les
sécrétions, aggraver la débilité générale. Or l'utérus
est tapissé d'une muqueuse qui contient une grande
quantité de follicules ou glandules, dont la fonction
est de sécréter un mucus. Ce mucus, augmenté par
l'afflux de la sérosité dans la trame des organes
utérins, est excrété et constitue une variété de

leucorrhée. Sous la même influence et en même temps, se montrent des flux diarrhéiques et un état des poumons caractérisé par l'expectoration de crachats muqueux.

3° La leucorrhée essentielle est celle qui semble ne dépendre ni d'une maladie de l'utérus, ni des autres causes qui viennent d'être énumérées. Elle est fréquemment liée à des congestions normales, qui auraient dépassé certaines limites; aussi voit-on, sous l'influence du molimen hémorrhagique qui accompagne la menstruation chez de jeunes femmes délicates, apparaître des flueurs blanches qui précèdent, accompagnent ou suivent l'écoulement sanguin. On voit même, chez les femmes atteintes d'aménorrhée, le flux blanc caractériser à lui seul l'époque des règles qu'il semble suppléer.

Cette sorte de leucorrhée, comme je l'ai déjà dit, peut être le résultat de l'état puerpéral, c'est-à-dire de la période qui suit l'accouchement. Dans ce cas, le flux leucorrhéique semble se rattacher à une congestion qui persisterait après la cessation de sa cause.

A l'âge critique, ou mieux à l'époque à laquelle s'opère la *ménopause*, ou cessation de la fonction menstruelle, la leucorrhée peut se montrer constituant pendant quelque temps une sorte de flux supplémentaire des règles qui se sont supprimées.

Dans un certain nombre de cas, les flueurs blanches peuvent résulter de l'abus des fonctions génitales, de rapprochements sexuels exagérés, de la masturbation et, en général, de toutes les causes qui agissent en surexcitant les organes génitaux.

La leucorrhée pourrait être distinguée en leucorrhée *aiguë* et en leucorrhée *chronique*. C'est principalement à cette dernière forme, qui est de beaucoup la plus fréquente, qu'on a réservé le nom de *catarrhe utérin*. La leucorrhée aiguë, beaucoup plus rare, est généralement caractérisée par des symptômes locaux que révèle l'examen au spéculum, et qui ont pour siége la surface interne ou externe du col utérin. On y observe de la rougeur, de la tuméfaction sans chaleur marquée, un aspect lisse et luisant de la membrane muqueuse; enfin, l'érection et la saillie de glandules isolées.

L'examen du flux leucorrhéique est indispensable pour arriver à la connaissance des causes qui le produisent. Il y a des écoulements plus ou moins abondants; le liquide de ces écoulements peut être blanc, visqueux, analogue à du blanc d'œuf, il empèse alors le linge sans le tacher, en laissant seulement autour de l'endroit où il a séché une auréole d'un gris très-pâle. C'est là la plus générale des formes qu'affectent les pertes blanches.

Mais ce liquide peut être d'un blanc plus épais, jaunâtre, mucoso-purulent, tachant le linge et l'empesant fortement. On y observe même des stries sanguinolentes qui semblent provenir de l'intérieur de la cavité utérine. Entre ces diverses formes, il y a des nuances infinies, qui ne peuvent être décrites. Fréquemment, le liquide qui provient de la matrice se mélange à des écoulements qui dépendent des affections de la vulve et du vagin.

L'abondance de l'écoulement varie. Il est des personnes qui sont à peine mouillées, et il en est d'autres qui sont obligées de se garnir. On en a vu perdre, en un seul jour, jusqu'à plusieurs livres de liquide aqueux. Beaucoup de femmes se plaignent de démangeaisons, de pesanteurs au bas-ventre, de tiraillements aux aines, aux cuisses, et dans tout le voisinage. Il y a même quelquefois des excoriations des lèvres et des cuisses produites par l'acreté des sécrétions, chez les femmes qui ont de l'embonpoint.

A ces symptômes locaux se joignent des symptômes généraux qui suffisent seuls à faire soupçonner le mal caché à un observateur attentif. Lorsque la leucorrhée est chronique, ce qui est le cas le plus fréquent, les malades pâlissent, leur teint devient terne, leurs chairs sont flasques; il y a un état général d'allanguissement, de fatigue; les forces sont diminuées. Les femmes accusent des tiraillements et même de vraies douleurs névralgiques à l'estomac (*Gastralgies*); elles perdent l'appétit, ou bien, au contraire, éprouvent le besoin de manger; mais elles sont vite rassasiées. Il y a parfois des appétits bizarres; les digestions sont lentes et pénibles, les malades sont essoufflées; elles ont des palpitations, des maux de tête; on voit survenir quelquefois des attaques de nerfs, qui sont la manifestation de l'affection nerveuse que je décrirai sous le nom d'*hystérie*.

La guérison est la terminaison habituelle de la

leucorrhée. Elle a rarement lieu spontanément, et plus fréquemment elle cède au traitement que l'on dirige contre elle. Elle cesse quelquefois, chez les jeunes

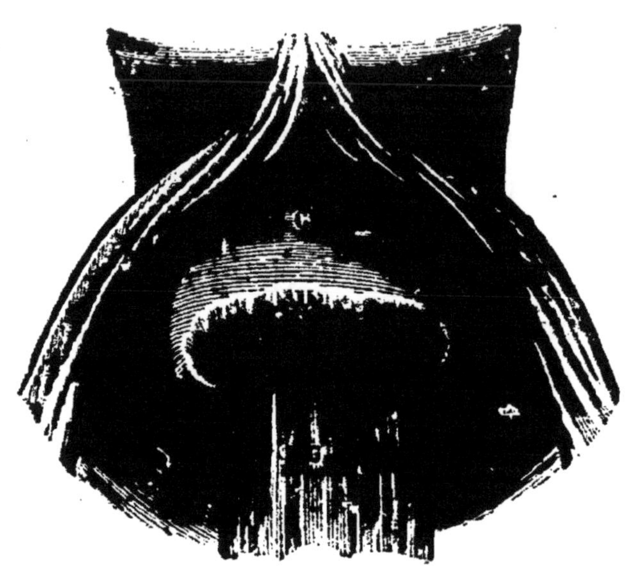

FIGURE 126

Représentant la matrice et son col affecté de catarrhe utérin.

C, col de la matrice très-engorgé.

V V, le fond du vagin, dont on a fendu la paroi antérieure et écarté les lambeaux pour voir le col.

I I, l'ouverture du col de la matrice qui est agrandi par suite de l'engorgement.

U, ulcération circulaire qui règne sur les deux lèvres du col, et pénètre dans la cavité.

G, *glaires visqueuses* sécrétées par les follicules de la cavité du col et du corps utérin, et s'écoulant en nappe par l'orifice I I.

filles, après l'établissement des règles, et chez les femmes après un accouchement ou une maladie aiguë.

La leucorrhée a été accusée de produire des abaissements ou des chutes de l'utérus et du vagin, ce qui est possible; mais elle est probablement plus souvent la conséquence que la cause de ces infirmités. Elle n'est point, comme le pensent souvent les gens du monde, la cause des maladies cancéreuses, bien qu'elle s'y rattache et forme un des symptômes de ces affections : mais ce n'est plus alors une leucorrhée simple.

Le toucher révèlera une augmentation de volume du corps et du col de la matrice. La pression déterminera dans cet organe une sensation douloureuse, si on a affaire à la forme aiguë de la leucorrhée ; mais cette exploration sera sans douleur dans la forme chronique. L'examen au spéculum montre une muqueuse ayant une coloration qui varie du rose-pâle au rouge foncé, et révèlera l'existence des érosions ou des granulations qui caractérisent l'état inflammatoire de la matrice et de son col.

Lorsque la leucorrhée utérine peut être rattachée à une des causes générales que j'ai énumérées en commençant, c'est à cette cause que doit d'abord s'attaquer le traitement ; aussi doit-on, dans le cas où les malades offrent l'apparence de la scrofule ou de toute autre mauvaise constitution, chercher à améliorer cette constitution par les amers et les dépuratifs, en même temps que l'on administre des toniques, des ferrugineux, et que les malades se soumettent à un régime réparateur.

Si la leucorrhée est une affection symptomatique d'un état de maladie de l'utérus ou d'un autre organe, c'est encore contre cette dernière maladie que l'on dirigera le traitement, en employant les moyens que j'indique dans la description de chacune d'elles.

Si la malade est atteinte d'anémie ou de chlorose on travaillera à la reconstitution de son organisme ébranlé en administrant des toniques et des ferrugineux, suivant la méthode que j'indiquerai en traitant de cette maladie (voir *Chlorose*).

Enfin si le flux leucorrhéique se rattache à un simple état congestif de la muqueuse utérine, ou à une autre cause d'excitation ou d'irritation, on essayera des moyens locaux suivants qui ne peuvent servir que d'auxiliaires dans le traitement des pertes blanches dépendant d'autres causes.

Si la leucorrhée est aiguë et douloureuse, ce qui est le cas le plus rare, elle réclame simplement le repos, les bains, les injections émollientes et narcotiques avec la décoction de racine de guimauve, de tête de pavot, de feuilles de morelle ; un régime doux et surtout la continence. Lorsqu'au contraire les flueurs blanches sont anciennes, il faut, si la femme est fortement constituée, ce qui arrive quelquefois, recourir aux boissons acidules, à la limonade minérale, contenant quelques gouttes d'acide sulfurique ou nitrique pour un litre d'eau ; on donne de légers purgatifs, des tisanes sudorifiques et diurétiques, c'est-à-dire qui portent à la peau et aux urines, des bains frais. On associe à ces moyens des injections émollientes d'abord, puis astringentes et aromatiques, comme celles que l'on prépare avec la décoction d'écorce de chêne.

de tan, de gentiane, de feuilles de noyer, avec les infusions de roses de Provins dans du gros vin rouge avec l'eau de goudron, enfin avec les solutions d'acétate de plomb cristallisé (10 à 30 grammes pour un litre d'eau), d'alun aux mêmes doses. On a recommandé comme fort efficaces des injections préparées avec une décoction de pommes de coloquinte, que l'on fait en mettant quatre grammes de coloquinte dans un demi-litre d'eau que l'on réduit aux trois quarts par l'ébullition. Ces diverses injections sont répétées matin et soir, ou même quatre à cinq fois par jour, en faisant passer dans le vagin, au moyen d'un irrigateur, au moins un litre de liquide pour chaque injection.

On a obtenu de très-bons résultats de la poudre de sous-nitrate de bismuth projetée à l'aide du spéculum sur le col utérin et les parois vaginales ; après une ou deux de ces applications, on a vu céder des leucorrhées tenaces.

Les Anglais emploient contre les écoulements blancs les balsamiques, et entre autres le *baume de copahu*. Ce médicament réussit souvent.

Les femmes atteintes de flueurs blanches, dont la cause n'a rien de vénérien, peuvent communiquer *exceptionnellement* la blennorrhagie aux hommes qui auraient des rapports avec elles. Les conditions qui faciliteront cette contagion sont la malpropreté, la répétition du coït et toutes les autres causes d'irritation qui peuvent communiquer à l'écoulement leucorrhéique les qualités d'un liquide purulent.

PHYSOMÉTRIE.

On donne le nom de *physométrie* (φῦσα, vent, et μήτρα, matrice), de *grossesse venteuse*, de *tympanite* ou *pneumatose utérine* à la distension de la matrice par des gaz qui y sont accumulés.

Les anciens expliquaient la présence des gaz dans la matrice par la propriété d'aspiration qu'ils prêtaient à cet organe; pour eux les gaz qui se développent dans l'utérus provenaient de l'air atmosphérique aspiré par la matrice.

Aujourd'hui on admet plus cette hypothèse, et les gaz qui constituent la *physométrie* sont considérés le plus souvent comme les produits d'une putréfaction qui s'est opérée dans l'intérieur de la matrice.

Il faut donc pour que la tympanite utérine se développe :

1° Qu'il y ait dans la cavité de l'utérus un corps organique qui subisse une décomposition putride;

2° Que l'orifice utérin soit oblitéré;

3° Que les parois de cet organe soient altérées dans leur texture pour céder à l'effort expansif des gaz qui tend à entraîner leur dilatation. Ces conditions se trouvent remplies lorsque e c est oblitéré par un rétrécissement accidentel ou par un bouchon de mucus concrété et que la cavité utérine renferme un caillot sanguin ou un produit de conception qui ne s'est pas développé et joue par rapport à la matrice le rôle de corps étranger.

Quelquefois cependant la tympanite utérine est purement nerveuse, et on la voit se développer sans qu'aucun corps étranger existe dans la matrice.

La présence des gaz dans l'utérus donne lieu à une distension quelquefois considérable de cet organe, à une augmentation de volume de l'abdomen qui pourrait faire croire à une grossesse, si le développement trop rapide de l'abdomen ne montrait pas l'impossibilité de l'existence de cet état. La malade atteinte de *grossesse venteuse* ressent des coliques utérines, qui s'irradient dans tout le bas-ventre. On reconnaît cette affection par la percussion, c'est-à-dire en frappant légèrement les parois de l'abdomen avec la pulpe des doigts; il y a de la résonnance comme celle d'un tambour, et cette sonorité s'appelle le *bruit tympanique*.

Les parois du ventre sont tendues, mais élastiques; quelquefois la matrice contient un peu de liquide mêlé avec les gaz. Si on secoue alors les malades, on obtient une sensation de flot liquide et des gargouillements.

Dans ces conditions, que la malade vienne à faire un effort violent, on voit parfois l'obstacle qui empêchait la sortie des gaz contenus dans la matrice, se déplacer : ceux-ci trouvant une issue s'échappent avec bruit par une sorte d'explosion. Aussitôt le ventre reprend son volume normal et les douleurs cessent.

Cette expulsion de gaz s'accompagne habituellement de la sortie d'une petite quantité de liquide sanieux et d'une odeur très-fétide.

La guérison peut être définitive après la sortie spontanée du gaz, mais on voit quelquefois la maladie reparaître sous l'influence persistante des causes qui l'ont produite une première fois.

Lorsque cette affection est accidentelle, elle n'offre aucune gravité; mais si elle se reproduit fréquemment, ce qui arrive habituellement, comme l'expulsion partielle ou totale des gaz est involontaire et peut se produire dans tous les actes de la vie et par le moindre effort, la malade est pour ainsi dire mise hors de la société.

Cette maladie n'entraînant que peu ou point de malaise et guérissant spontanément dans la majorité des cas, il est difficile d'indiquer un mode de traitement. Les malades, lorsqu'il y a des coliques, se trouvent soulagées par l'application de linges chauds ou de grands cataplasmes émollients sur le ventre et par l'usage des bains chauds.

On voit cette singulière maladie se produire passagèrement chez certaines femmes durant le cours d'une attaque d'hystérie; l'expulsion spontanée des gaz marque habituellement la fin de la crise nerveuse : ce sont les *rots utérins*.

HYDROPISIE UTÉRINE. — HYDROMÉTRIE.

La cavité de la matrice peut anormalement se remplir de liquide. Lorsque cette accumulation de liquide existe, il y a *hydropisie utérine* ou *hydrométrie* (ὕδωρ, eau, μήτρα, matrice). Le liquide contenu dans la cavité peut être de la *sérosité* épanchée ou bien du *mucus* sécrété d'une manière exagérée et morbide par les glandules de la muqueuse qui tapisse les parois internes de la matrice.

Cette maladie, lorsqu'elle est constituée par de la sérosité, accompagne constamment la grossesse. C'est une maladie des membranes qui enveloppent l'œuf humain. Le liquide est brun, bourbeux, ressemblant à de la levure de bière ou à du chocolat; très-rarement il est clair ou simplement sanguinolent. Ce liquide est putride et renferme toujours un *embryon*, ou *germe*, arrêté dans son développement et putréfié. Cet état s'accompagne souvent de *physométrie*.

Les causes qui produisent l'*hydrométrie séreuse* sont celles qui sont susceptibles d'arrêter le germe dans son développement, comme un coup sur le ventre : on ne peut les prévoir toutes, car elles sont très-variables.

L'*hydrométrie muqueuse* ne diffère de la précédente que par la nature du liquide qui, dans ce dernier cas, est constitué par un mucus plus ou moins altéré, produit par une sécrétion exagérée de la muqueuse utérine et modifiée par l'inflammation. Cette accumulation de mucosité s'explique par un rétrécissement ou une oblitération du canal utérin qui s'oppose à leur libre écoulement au dehors.

L'hydrométrie muqueuse est en général symptomatique d'une *métrite interne* compliquée d'une imperforation du canal utérin. Elle peut se reproduire périodiquement et compléter une des formes de la *dysménorrhée*.

Les symptômes qui sont communs aux deux variétés d'hydrométrie sont : la suppression des règles, l'augmentation de volume de la matrice qui peut se constater par le toucher, la distension du ventre, l'engorgement des seins. Les malades ressentent de la pesanteur au périnée, des douleurs dans les reins, les aines. Il y a trouble des fonctions digestives, pâleur, gonflement de jambes et faiblesse générale.

En palpant le ventre, on constate la tumeur, on éprouve la sensation de flot ; si on percute, au lieu de la sonorité de la physométrie, on trouvera de la matité.

L'absence des mouvements du fœtus et des battements de son cœur différencient cette affection de la grossesse.

Le plus souvent on voit les hydrométries se terminer spontanément par l'évacuation hors de la cavité utérine du liquide qu'elle renferme ; cette évacuation peut s'opérer tantôt quelques semaines, tantôt plusieurs mois après son début.

Les hydrométries ne sont pas des affections graves : elles n'offrent d'importance qu'au point de vue de la génération, car simulant souvent une grossesse, elles entretiennent des espérances qui finissent par d'amères déceptions.

Pour l'hydrométrie muqueuse, le meilleur moyen de la guérir est de traiter la métrite qui cause cette affection et de dilater l'orifice utérin pour favoriser l'issue des mucosités.

Pour l'hydrométrie séreuse, on fera sortir le liquide en ponctionnant les membranes qui le renferment, en dilatant le col utérin et en facilitant à l'aide de l'*ergot de seigle,* les contractions utérines qui doivent expulser les débris de l'œuf, cause première de la maladie.

MÔLES UTÉRINES.

Jadis on donnait le nom de *môles* d'une manière très-vague à toute masse informe rendue par l'utérus, qu'elle ait été constituée par un caillot sanguin, par des tumeurs détachées ou par un produit de conception altéré.

Aujourd'hui on ne donne le nom de *môles,* ou *faux germe,* qu'à un produit de conception non développé et altéré. On peut donc regarder les môles comme constituées par les restes des enveloppes du germe anormalement développées, ou s'étant modifiées plus ou moins après la mort et la destruction d'un embryon ou même d'un fœtus qui s'est décomposé en tout ou en partie.

Les *vraies môles* se divisent en :

a. *Môles charnues;*
b. *Môles vésiculaires hydatiformes.*

a. La *môle charnue* se présente, comme son nom l'indique, sous l'aspect d'une masse de chair d'un volume variable. Sa structure rappelle plus ou moins celle de l'œuf humain, surtout celle du *placenta,* ou *arrière-faix, délivre;* si elle est peu ancienne, elle a des vaisseaux et présente une masse rougeâtre gorgée de sang; lorsqu'elle est plus vieille, sa teinte est rose pâle , sa consistance plus ferme la rapproche des tissus fibreux comme l'est le tissu des muscles. On trouve habituellement dans la môle une cavité remplie de sérosité; au milieu de cette sérosité nage un caillot sanguin, ou des débris d'embryon décomposé, os, poils, etc.

b. Les *môles hydatiformes* ou *vésiculaires,* qu'on a encore appelées *hydatides* de l'utérus, sont constituées par le développement exagéré des glandes et villosités qui entrent dans la structure des enveloppes de l'œuf. Par suite de la destruction précoce du germe, elles forment des vésicules ou ampoules volumineuses remplies d'une sérosité limpide, elles peuvent être disposées en grappe et ressembler alors à une *grappe de raisin.* Si les môles charnues sont habituellement uniques, il n'est pas rare de voir des môles vésiculaires multiples; elles sont alors d'un plus petit volume et isolées ou réunies entre elles par quelques points.

Les symptômes que cause la présence de ces môles dans la matrice, sont entièrement analogues à ceux que produit la grossesse qui débute; aussi a-t-on donné à ces affections les noms de *fausses grossesses* et aux môles celui de *faux germes.*

Cependant cette prétendue grossesse ne tarde pas à montrer une évolution irrégulière : le ventre cesse de se développer, le volume de la matrice reste stationnaire :

des métrorrhagies ou pertes rouges se reproduisent fréquemment; elles sont précédées et suivies d'un écoulement séreux et sanguinolent (eaux rousses), d'une odeur fétide. Enfin, la femme ressent des douleurs analogues à celles qui marquent l'accouchement, et, après de nombreux efforts expulsifs, elle rend par le vagin une masse informe qu'on reconnaît pour une môle; ce qui met fin à toutes les souffrances.

La durée du séjour des môles dans la matrice est excessivement variable; elles en sortent habituellement au bout de quelques semaines, mais peuvent y séjourner plusieurs mois. L'expulsion des môles est en tout semblable à l'accouchement; il en est de faciles et de difficiles; les accidents consécutifs à cette expulsion sont les mêmes que les *suites de couches*.

On comprend combien il est facile de confondre la présence d'une môle dans l'utérus avec une grossesse qui débute; cependant, lorsqu'on verra des métrorrhagies fréquentes se montrer, le développement du ventre s'arrêter, et que l'on reconnaîtra les signes de la *physométrie* ou de l'*hydrométrie*, qui compliquent fréquemment l'existence des môles, on sera en droit de soupçonner leur présence, surtout si l'oreille appliquée sur l'abdomen de la femme ne perçoit pas les battements du cœur du fœtus.

Les môles utérines ne présentent pas de dangers sérieux, et la maladie est presque toujours terminée par l'expulsion naturelle du faux germe. Cependant on observe quelquefois après cette expulsion les accidents qui compliquent les *fausses couches* et l'accouchement normal.

On facilitera l'expulsion de la môle, en administrant de l'ergot de seigle qui excitera les contractions de l'utérus, alors que les douleurs expulsives se seront montrées ; à défaut de contractions utérines, on s'aiderait, pour extraire la môle, de la main ou du forceps, suivant les règles de la pratique des accouchements.

Les soins à donner à la femme, après l'expulsion d'une môle, sont les mêmes que ceux qui sont prescrits après l'accouchement ; on fera de fréquentes injections tièdes et émollientes pour laver et enlever les débris organiques que peuvent laisser les môles et qui causeraient sans cela des hémorrhagies et des symptômes de putridité.

CONCRÉTIONS SANGUINES DANS LA MATRICE.

La matrice peut renfermer des môles qui ne résultent pas de produits de conception dégénérés ou transformés. Ces môles ont été appelées *fausses môles ;* elles consistent en *concrétions sanguines* provenant de l'organisation de caillots sanguins.

C'est aux concrétions de cette nature qu'il faut rapporter les cas de môles observées chez des filles vierges, des religieuses cloîtrées, des femmes veuves continentes, et des vieilles femmes qui ne pouvaient pas être *soupçonnées.*

Les caillots sanguins qui forment les concrétions que l'on rencontre dans la matrice, peuvent provenir du sang menstruel ou d'une métrorrhagie ; ils se forment chaque fois qu'il existe un obstacle au libre écoulement du sang dans le conduit du canal utérin ou à son orifice, le *museau de tanche*.

Le sang peut alors former, par la résorption de ses éléments liquides, un ou plusieurs caillots, de volume variable ; on en a vu qui ne dépassaient pas le volume d'une noisette, tandis que d'autres remplissaient la cavité utérine et égalaient bien le volume d'une poire. Ces caillots se moulent habituellement sur la cavité qui les renferme. Ils ont une forme sphérique et aplatie. Plus le caillot sanguin vieillit dans la matrice, plus il s'organise et prend les caractères et les qualités du tissu fibreux. En subissant cette organisation, le caillot durcit, se décolore, prend une teinte d'un blanc jaunâtre, et se recouvre d'une sorte de fausse membrane qui l'enveloppe complétement.

La présence de ces concrétions sanguines dans la cavité de la matrice cause un développement anormal de cet organe et des parois de l'abdomen ; en même temps les règles deviennent difficiles et douloureuses. Cet état de dysménorrhée est remplacé par des métrorrhagies répétées qui affaiblissent beaucoup les malades.

Le traitement que l'on doit opposer à ces concrétions sanguines est indiqué par les accidents que causent les corps étrangers de la matrice ; il faut en provoquer l'expulsion et y aider par les moyens indiqués

au chapitre des môles et qui sont propres à causer les
contractions utérines. On peut tenter d'extraire directement avec les doigts ces concrétions du col de
l'utérus, mais il ne faut recourir à ces tentatives d'extraction qu'alors que le col de la matrice est suffisamment dilaté et que le caillot se présente à l'orifice du
museau de tanche.

CONGESTION DE LA MATRICE.

La *congestion de l'utérus* est une affection de la
matrice qui est caractérisée par l'afflux permanent et
exagéré du sang dans les vaisseaux d'une partie ou
de la totalité de l'utérus, d'où résulte, pour cet organe, une augmentation variable de poids et de volume, et pour les malades, une sensation plus ou
moins vague, plus ou moins marquée de pesanteur et
de douleur.

La congestion de l'utérus est excessivement fréquente ; un grand nombre de causes peuvent la produire. Entre toutes, je signalerai d'abord une autre
maladie de l'utérus, ou la présence d'une tumeur quelconque, par exemple, tumeur dont le développement
insensible ne se traduira que par la congestion. Cette
tumeur, dont le mode d'action est analogue à celui
d'une épine enfoncée dans les tissus, irrite les parois
de la matrice, provoque et retient autour d'elle un
afflux plus considérable de sang. De là viennent les
congestions de la matrice et les hémorrhagies utérines

qui accompagnent ia présence de toute espèce de tumeurs. La même action congestive est exercée par les affections de l'ovaire qui réagissent alors sur la matrice, dont la congestion, comme on le voit, peut être symptomatique d'une autre affection de l'utérus ou de ses annexes.

La congestion de l'utérus peut encore dépendre d'un état particulier du sang, si on se rappelle ce que j'ai écrit plus haut à propos de la menstruation difficile chez les femmes de constitution robuste (page 450). Il est facile de comprendre que, lorsque le sang est trop riche, trop abondant, il circule moins facilement, ce qui constitue la *pléthore*; tous les organes s'engorgent, aussi bien les vaisseaux de l'utérus que ceux des autres organes, ce qui produit la dysménorrhée que j'ai signalée. Les règles, lorsqu'elles paraissent, ne font pas cesser cet état, qui persiste et ne disparaît que par un traitement approprié.

Une cause diamétralement opposée à la précédente, et qui produit cependant le même résultat, c'est-à-dire la congestion de l'utérus, c'est l'altération du sang, qui consiste dans la diminution de ses éléments constitutifs, en un mot dans son appauvrissement; cet état est consécutif à certains empoisonnements, aux fièvres putrides, aux hémorrhagies considérables. Cette congestion s'explique par la prédominance des éléments liquides du sang qui, n'étant plus retenus par les particules solides qui entrent dans la composition de ce liquide organique, transsudent à travers les parois vasculaires et viennent imbiber la substance des organes, qui par là même s'engorgent et se congestionnent.

La congestion utérine peut encore être provoquée par les douleurs nerveuses de la matrice, par le molimen hémorrhagique, qui accompagne la menstruation. Cette dernière cause agit surtout chez les personnes débiles et fatiguées. A l'âge critique il arrive fréquemment de voir la congestion de la matrice remplacer les règles qui cessent de couler. Enfin, l'excitation vénérienne cause encore cette affection ; mais il n'y a pas seulement que l'excitation qui résulte de l'abus du coït ou de l'onanisme, qui produise ce résultat ; on le voit se produire chez les femmes dont l'imagination vive et lascive surexcite nerveusement les organes génitaux.

Les symptômes de la congestion utérine sont cette sensation de pesanteur incommode que j'ai notée au début de cette description : en même temps se montrent des douleurs de vessie, des troubles de la digestion, qui sont les *effets sympathiques* de la maladie utérine, et sur lesquels je reviendrai en parlant des symptômes de la *métrite* et des *irritations réflexes*, produites par les maladies de la matrice. (Voir les chapitres consacrés à ces affections.)

La congestion de la matrice peut ne donner lieu qu'à des symptômes qui se montrent seulement aux époques menstruelles ; elle est alors intermittente et caractérisée par une *dysménorrhée* (voyez ce mot) très-douloureuse, l'écoulement menstruel est faible et incomplet. Mais elle peut être aussi permanente, continue ; elle offre alors des périodes plus douloureuses, sous l'influence du retour des règles, des émotions morales ou de la constipation.

Dans ces circonstances, si on pratique le toucher vaginal, l'utérus semble plus gros, si on le soulève avec le doigt il paraît plus lourd, le col de la matrice et le vagin sont plus chauds ; il peut y avoir un léger écoulement muqueux, quelquefois sanguinolent ; l'urine est excrétée plus souvent par la vessie, et cette excrétion plus fréquente s'accompagne de picotements de chaleur, de cuisson : c'est ce qui constitue la *dysurie.*

Ces symptômes qui ressemblent à ceux de l'inflammation de l'utérus, ou *métrite,* pourraient amener une confusion entre ces deux affections dont l'une n'est souvent que le début de l'autre. On les distinguera par la durée qui est plus longue dans la métrite, et par la pression du bas-ventre qui est douloureuse dans ce dernier cas et qui l'est rarement dans la simple congestion. Il en est de même de l'exploration des organes par le toucher.

En général lorsque la congestion utérine est simple et qu'elle ne dépend pas d'une autre maladie, elle cède facilement à de légers purgatifs, combinés aux grands bains tièdes, aux injections émollientes et aux lavements additionnés de quelques gouttes de laudanum.

Ces moyens seront simplement des calmants et de bons auxiliaires du traitement, si la congestion est causée par quelque autre affection. Lorsque c'est la *pléthore,* on obtiendra de bons résultats des évacuations sanguines locales ou générales ; si c'est un appauvrissement de sang, on aura recours au régime fortifiant et aux toniques, et si c'est une autre maladie, qu'elle ait son siége dans l'utérus ou dans un organe éloigné, on commencera par la guérir avant de traiter la congestion.

MÉTRITE.

On appelle *métrite*, l'inflammation de la matrice. Cette inflammation peut affecter le tissu qui forme le parenchyme de l'utérus ou la membrane muqueuse qui tapisse le col et la cavité de cet organe : de là des divisions à apporter dans l étude de l'inflammation de la matrice.

Cette inflammation peut avoir une cause actuelle et alors elle revét une forme aiguë qui exige un traitement spécial ; mais sous l'influence des causes persistantes, comme la *congestion* que j'ai étudiée dans le chapitre précédent, la *métrite* peut se traduire par des poussées inflammatoires qui récidivent fréquemment : ces récidives entrainent des modifications dans la matrice, modifications qui constituent la *métrite chronique.*

J'étudierai donc :

1° *La métrite aiguë,*

2° *La métrite chronique,*

3° *L'inflammation de la muqueuse utérine* qui comporte elle-même quelques subdivisions.

Il est bon, avant de commencer, que je fasse remarquer au lecteur que, si, pour la facilité de la description, j'ai créé ces types indépendants les uns des autres, il arrive fréquemment dans la pratique que ces divers types sont combinés entre eux de façon à constituer une affection complexe participant de chacun de ces types.

1° *Métrite aiguë.*

La métrite aiguë, ou inflammation de l'utérus, est une affection siégeant dans l'épaisseur même des tissus qui constituent la matrice : cet organe est alors entièrement envahi par l'inflammation, ce qui a valu à cette affection le nom de *métrite parenchymateuse.*

La métrite aiguë est une affection qui atteint la femme à partir de la puberté ; cependant les femmes ayant eu des rapports conjugaux y sont plus exposées que les vierges ; chez ces dernières la cause unique qui produit la métrite, après les blessures accidentelles de l'utérus, c'est la répétition des congestions qui accompagnent les règles, congestions que j'ai déjà signalées.

Chez les femmes mariées, on peut affirmer que les grossesses répétées, les accouchements prématurés, les avortements (*fausses couches*), les excès vénériens sont les principales causes de la métrite. On peut aussi joindre à ces diverses causes les troubles de la menstruation.

Les *fausses couches* ou accouchements prématurés et avortements, produiront presque fatalement la métrite lorsqu'ils auront été provoqués par des manœuvres criminelles, et cette affection présentera d'autant plus de gravité que le médecin, bien que soupçonnant cette cause, ne verra pas son opinion confirmée par un aveu que la conscience et la honte retiendront sur les lèvres des femmes coupables de s'être soumises à de semblables manœuvres.

Les abus vénériens, comme la masturbation, les excès de coït produiront la métrite, surtout chez les femmes d'une constitution mauvaise ou altérée par la scrofule, la phthisie, les excitations d'une vie licencieuse ou au contraire laborieuse et pleine de veilles.

L'accouchement normal s'accompagne toujours d'un état inflammatoire de l'utérus qui est le type parfait de la métrite aiguë. Si cet état est exagéré, il constitue la *métrite puerpérale;* lorsque cette forme d'inflammation de la matrice se propage au *péritoine* et se complique d'infection purulente, on a la *fièvre puerpérale*, cette maladie si redoutable chez les femmes en couches, et qui sévit épidémiquement; il ne rentre pas dans le cadre de mon livre de traiter les maladies spéciales aux femmes en couches; aussi me contenterai-je d'indiquer cette funeste maladie qui se produit surtout dans les hôpitaux, sous l'influence de causes encore mal définies.

Dans la métrite aiguë, la matrice est agrandie; son volume peut doubler, quelquefois même tripler ; son poids est aussi plus considérable. Sous l'influence de cette maladie, les organes annexes s'enflamment par contiguïté; ainsi on observe des *ovarites*, des *phlegmons péri-utérins* et même, conséquence plus grave, la *péritonite* (voir ces mots).

Les symptômes de la métrite comme tous ceux des affections utérines peuvent être divisés en :

a. *Symptômes locaux*,
b. *Symptômes sympathiques ou réactionnels*,
c. *Symptômes fonctionnels*.

a. *Symptômes locaux.*

On reconnaît l'existence de ces symptômes par les divers modes d'exploration qui ont été indiqués au commencement de cet ouvrage. Le toucher vaginal fait reconnaître l'augmentation de volume et de poids de la matrice, la consistance de ses parois, les déplacements qu'elle a pu éprouver, enfin le doigt constatera encore la température de l'organe et son degré de sensibilité. En effet, le contact du doigt éveille, dans le cas de métrite aiguë, une douleur vive.

Le toucher rectal, combiné au toucher vaginal, délimitera la position exacte occupée par l'utérus.

Le spéculum constatera et contrôlera les résultats du toucher : de plus, il indiquera 1° les modifications de couleur du tissu utérin; 2° l'état de la muqueuse qui tapisse la matrice, membrane qui peut participer de l'inflammation de cet organe; 3° si la métrite se complique de l'inflammation du vagin; 4° l'existence et la nature de l'écoulement qui accompagne la métrite.

b. *Symptômes sympathiques* ou *réactionnels.*

Ces symptômes existent dans toutes les maladies de la matrice. Ils sont connus sous le nom d'*irritations réflexes*. Je leur consacrerai sous cette dénomination un des chapitres suivants. Les symptômes généraux et sympathiques précèdent fréquemment, dans la métrite, les symptômes locaux; c'est ainsi qu'avant que l'attention soit éveillée par ceux-ci, on voit survenir, chez les femmes atteintes de métrite, les troubles généraux les plus variés. L'humeur devient triste, les malades ont un caractère bizarre, leurs digestions sont mauvaises. Dans les cas les plus graves, il y a de la fièvre, des frissons; le bas-ventre est le siége de douleurs sourdes, plus ou moins vives, qui s'exagèrent à la moindre pression ou au moindre mouvement; les malades ne peuvent marcher que courbées sur elles-mêmes; il y a de la constipation; l'accomplissement des fonctions habituelles est douloureuse ; les malades éprouvent des tiraillements, des élancements fort vifs dans les cuisses, les aines et les reins ; enfin, lorsque l'affection est plus intense, il peut y avoir des vomissements.

c. *Symptômes fonctionnels.*

Tout d'abord je dirai que la métrite peut produire les diverses variétés de troubles de la menstruation que j'ai étudiées, *aménorrhées*, *dysménorrhées*, *métrorrhagie* (voir ces mots, pages 424, 427, 444, 457).

La métrite entraîne fréquemment la *stérilité*, c'est-à-dire l'impossibilité de concevoir. Cependant elle n'a pas fatalement cette conséquence, et on a vu des femmes atteintes de métrite devenir enceintes. Mais alors l'utérus est mal disposé pour la grossesse, et la femme est alors très-exposée aux fausses couches. Enfin si elle arrive à terme, l'existence de la métrite constitue une prédisposition fâcheuse pour les suites de l'accouchement.

Les rapports conjugaux sont presque toujours douloureux lorsqu'il y a inflammation de la matrice. Aussi les femmes, qui n'en ressentent que de la douleur, se voient forcées de renoncer à ces actes ou de ne s'y soumettre qu'avec répugnance.

On comprend facilement que la métrite se propage à la muqueuse qui tapisse l'utérus et aux glandules qu'elle contient : aussi voit-on ces petites glandes sécréter un liquide plus abondant et constituer un écoulement leucorrhéique.

L'augmentation de poids et de volume de la matrice dans l'affection qui m'occupe, cause des déplacements de l'utérus qui gênent la circulation du sang, et, par la compression du rectum, produisent une constipation opiniâtre.

Une des causes fréquentes de la métrite aiguë, c'est la propagation de l'inflammation blennorrhagique du vagin à la matrice. Cette forme de métrite n'offre rien de particulier dans ses symptômes ni dans le traitement que l'on emploie pour la combattre. Je noterai seulement que son siége de prédilection est la membrane muqueuse qui tapisse le col et la cavité de la matrice, et que, lorsqu'elle existe, elle cause chez les hommes qui ont des rapports avec les femmes qui en sont atteintes une *blennorrhagie virulente* (voir la 12ᵉ édition de mon *Traité des maladies des voies urinaires chez l'homme*).

Le *traitement* de la métrite aiguë consiste, en premier lieu, dans le repos de l'organe malade. La matrice doit être soustraite à toute cause d'excitation ; le repos du corps entier, avec l'immobilité, sont souvent les seuls moyens efficaces contre les douleurs vives qui accompagnent l'inflammation utérine. Lorsque ces dernières existeront, il faudra obliger les malades au repos dans le lit ; couvrir le ventre d'applications émollientes sous formes de cataplasmes ou de compresses imbibées dans des liquides émollients, si les cataplasmes sont trop lourds. En même temps, on fera prendre aux malades des injections intra-vaginales, émollientes et narcotiques, préparées avec la décoction de *guimauve*, de *pavot*, de *feuilles de morelle* ou de *jusquiame*. On entretiendra le ventre libre par quelques lavements. S'il y a de la fièvre, les malades garderont la diète.

On peut arroser les cataplasmes que l'on place sur le bas-ventre des malades de quelques gouttes de *laudanum*, lorsque les douleurs sont très-vives : si le poids des cataplasmes est gênant, on peut remplacer leur application par des onctions faites sur le ventre avec du baume tranquille, de l'huile de camomille camphrée, ou avec la pommade suivante :

Axonge,   60 grammes.
Camphre,   6 grammes.
Laudanum de Sydenham,   8 grammes.

Mêlez selon l'art pour faire une pommade calmante.

Dans les cas d'inflammation grave de la matrice, il ne faut pas craindre de recourir à des fondants énergiques, et on emploiera alors avec succès la préparation suivante :

Cérat de Galien,   30 grammes.
Onguent napolitain double,   30 grammes.
Camphre,   6 grammes.
Extrait de belladone,   6 grammes

Mêlez selon l'art et faites une pommade fondante.

Onctions chaque trois heures sur le bas-ventre, avec gros comme une grosse noix de cette pommade, et cataplasmes de farine de graine de lin, très-larges et très-clairs, par dessus chaque friction.

Il faudra, pendant toute la durée de l'affection, outre les boissons émollientes, faire usage de grands bains, de bains de siége qui sont, dans l'affection présente, d'excellents auxiliaires du traitement.

On a recommandé les émissions sanguines locales sous forme de sangsues et de ventouses aux cuisses et même des scarifications pratiquées sur le col de l'utérus. On a encore préconisé les vésicatoires volants sur le bas-ventre et les reins ; ce sont là des moyens qui peuvent être excessivement utiles, mais dont la disposition doit être entièrement laissée au médecin. On donnera aussi des purgations douces avec l'huile de ricin ou la limonade purgative au citrate de magnésie.

2° *Métrite chronique, ou engorgement de matrice.*

Une des conséquences habituelles de la métrite aiguë, c'est la transformation en *métrite chronique*, qui peut cependant survenir aussi d'emblée, et sans avoir

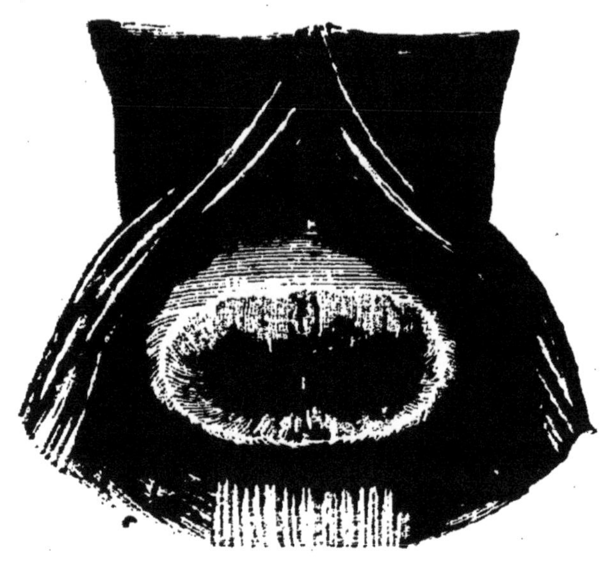

FIGURE 127

Représentant un engorgement chronique du col et de la partie inférieure du corps de la matrice.

C, col de la matrice.
U U, lèvres hypertrophiées du museau de tanche.
I, orifice utérin.
V V, vagin.

préalablement affecté la forme de métrite aiguë. Le caractère essentiel de cette seconde forme de métrite c'est l'*hypertrophie* avec *induration* du parenchyme de la matrice, c'est-à-dire l'augmentation de volume et de dureté de l'organe par une sorte de modification morbide ou d'épaississement interstitiel des parois utérines. Aussi cette forme de métrite a-t-elle été appelée *engorgement de l'utérus.*

La métrite chronique est presque toujours combinée avec les formes *ulcéreuses* et *granuleuses* revêtues par *l'inflammation de la muqueuse utérine* alors que cette inflammation a été de longue durée.

Dans la métrite chronique, cette augmentation de volume de la matrice que j'ai notée à propos de la métrite aiguë existe, mais elle est persistante au lieu d'être passagère comme dans cette première forme de la maladie. La consistance des parois de l'organe n'est plus la même ; elle semble gorgée d'un liquide qui donne au toucher la sensation d'une dureté pâteuse. Malgré l'augmentation de volume du corps utérin, la cavité de l'organe n'est presque jamais agrandie ; souvent même sa capacité est diminuée. On voit par là que l'augmentation de volume de la matrice est entièrement due à l'épaississement des parois qui constituent cet organe.

En raison de cette augmentation de volume, on conçoit que la matrice doit avoir contracté des rapports nouveaux avec les organes abdominaux. Presque toujours elle est *déplacée,* et en état de *relâchement,* ou déviée de différentes sortes ; elle est en *antéversion,* en *rétroflexion,* etc. (voir le chapitre consacré aux *déviations* et aux *déplacements utérins*). Ces déplacements variés, qui peuvent être primitifs, sont le plus souvent consécutifs à l'engorgement et dépendent du poids insolite que l'utérus a acquis.

Comme pour la métrite aiguë, les symptômes de l'*engorgement* de la matrice sont locaux ou généraux, et ils sont en rapport avec l'état d'induration de l'organe et l'ancienneté de la maladie. Il peut arriver, mais exceptionnellement, que des engorgements chroniques de la matrice, quoique assez étendus, restent tout à fait latents, c'est-à-dire qu'ils ne se révèlent par aucun trouble fonctionnel. Les malades qui ont une métrite chronique, ressentent dans la région de l'hypogastre une douleur sourde continue, qui s'exaspère par moments et surtout après une fatigue ou bien aux époques menstruelles ; elle augmente communément par la pression et cause, avec une sensation de pesanteur au périnée, des tiraillements dans les aines et dans le haut des cuisses. En même temps se montrent les *troubles réactionnels* ou *sympathiques :* les malades ne peuvent aller à la selle sans efforts douloureux ; elles ont des envies fréquentes d'uriner, de la cuisson pendant l'émission de ce liquide, ces accidents dépendent pour la plupart de la compression exercée par la matrice, augmentée de volume, sur les organes qui lui sont connexes, la *vessie* et le *rectum* (voir *Anatomie*, fig. 6).

Il y a des troubles variés dans la menstruation, et un cortége de souffrances vagues qui augmentent par la marche et qui rendent les malades très-irritables.

Comme dans la métrite aiguë, les rapports sexuels deviennent douloureux et répugnent aux malades.

L'exploration directe de la matrice, pratiquée par le toucher rectal et vaginal et par le spéculum, donne des signes positifs : comme pour la métrite aiguë, on constate, par le toucher, l'augmentation de volume et de poids, si surtout on y joint la palpation abdominale ; on constate encore, à l'aide de ces moyens, les divers déplacements qui accompagnent habituellement ces engorgements de la matrice. L'exploration par le spéculum fait voir l'engorgement du col, et les changements survenus dans sa coloration normale.

Ces divers examens sont moins douloureux dans la métrite chronique que dans la métrite aiguë.

Outre ces divers symptômes, l'engorgement de la matrice peut produire des troubles de la digestion, de fréquentes migraines et un état nerveux qui peut aller jusqu'à l'hystérie (voir le chapitre consacré à cette affection); on observe fréquemment un ballonnement du ventre dû à l'accumulation des gaz dans les intestins ; on appelle cet état *tympanite*. Les seins peuvent devenir le siége d'un gonflement douloureux.

Quel que soit son mode d'apparition, la métrite chronique ou engorgement de la matrice n'est pas une affection à marche continue. Qu'elle soit survenue d'emblée ou qu'elle se soit montrée consécutivement à la métrite aiguë, on voit cette maladie présenter des alternatives d'apparente guérison et des récidives marquées par l'exaspération de tous les symptômes ; les rémissions sont de durée variable ; elles peuvent être assez longues pour faire supposer une guérison complète. Ces rémissions se montrent lorsque les malades se soumettent ponctuellement aux règles les plus sévères de l'hygiène ; elles sont favorisées par l'écoulement des règles ; mais le moindre excès, le moindre écart de régime, suffisent à faire que la maladie révèle de nouveau son existence par une période d'exacerbation.

La cause de ces rechutes est facile à expliquer, si on se rappelle quel rôle important la matrice joue dans l'économie de la femme, et combien sont variées les influences physiques et morales qui agissent sur cet organe. Aussi peut-on dire que si, au point de vue de la question de vie ou de mort, l'engorgement chronique de la matrice est une affection légère, elle n'est pas moins une maladie extrêmement fâcheuse, si l'on tient compte des incommodités et des privations de toute sorte qu'elle entraîne. Elle n'est pas incurable, mais la guérison la plus prompte se fait toujours attendre quelquefois plusieurs mois.

Le traitement de la métrite chronique doit s'adresser à la maladie elle-même, et surtout aux causes qui l'entretiennent ; on cherche à vaincre l'engorgement de la matrice et l'induration des tissus épaissis, par une médication révulsive énergique, comme les évacuations sanguines de toutes formes, saignées, ventouses scarifiées, sangsues. On avait été jusqu'à proposer d'appliquer directement des sangsues sur le col de la matrice ; mais l'expérience m'a démontré que cette méthode est fort désagréable pour les malades, d'une application minutieuse et difficile, et que ses résultats ne répondent pas à ce que l'on attendait d'elle. Aussi ai-je complétement abandonné cette méthode. Ce qui vient d'être dit des sangsues placées sur le col de la matrice, peut s'appliquer aux cataplasmes internes, qui avaient été préconisés dans le même cas. On obtient d'excellents résultats des bains de siége, des grands bains ordinaires et du repos prolongé dans la position horizontale.

On joindra à ces remèdes les préceptes d'hygiène que j'ai indiqués en parlant de la métrite aiguë. Si, malgré ces moyens, l'engorgement persiste, on pourra essayer : 1° des *vésicatoires volants répétés* sur le bas-ventre ; 2° des *douches froides* sur le col de la matrice faites avec un irrigateur ; 3° de l'usage d'une solution d'*iodure de potassium* à l'intérieur.

Quelques praticiens, dans les cas de métrite chronique rebelle, ont conseillé la cautérisation au fer rouge porté directement sur le col de la matrice. Mais ce moyen violent, outre qu'il est loin de produire les résultats désirés, est tellement effrayant pour les malades, qu'il est tout à fait abandonné pour cette circonstance, et réservé seulement pour les cas où on redoute le début d'un cancer.

L'emploi des bains de mer, des eaux de Saint-Sauveur, d'Ussat, de Bagnères-de-Bigorre, doit être aussi conseillé quand il n'y a plus d'inflammation et qu'un état de langueur et d'inertie de toute l'organisation s'oppose seul au retour de la santé.

8° *Inflammation de la muqueuse utérine.*

Pour avoir terminé l'étude des inflammations qui peuvent siéger à la matrice, il ne me reste qu'à parler de l'inflammation de la muqueuse qui recouvre la face externe et l'intérieur du col et du corps de l'utérus. Je dirai que cette inflammation siége surtout à la portion externe de la muqueuse et sur celle qui tapisse la cavité du col : aussi avait-on nommé cette forme de l'inflammation, *métrite du col.*

L'inflammation de la membrane muqueuse de la matrice est une affection qui revêt des aspects variés ; on observe des cas qui ne présentent que les phénomènes de la simple *congestion*, et d'autres qui montrent ceux de l'*ulcération*. Aussi, diviserai-je ces formes quant à la description des symptômes, me réservant de faire un tableau d'ensemble pour le traitement. L'inflammation de la muqueuse utérine offre donc à étudier les formes suivantes :

a. La simple congestion du col de l'utérus, ou *engorgement aigu du col ;*

b. L'inflammation du col et de sa cavité, ou *métrite du col ;*

c. L'inflammation du col de la matrice avec irritation et apparition de *papilles hypertrophiées,* ou *métrite granuleuse ,*

d. L'érosion et l'ulcération venant compliquer l'inflammation et donnant lieu à la forme dite *métrite ulcéreuse , c.* L'inflammation de la muqueuse utérine ayant persisté assez longtemps pour modifier la consistance du col utérin, ce qui donne lieu à l'*engorgement chronique du col de la matrice.*

a. *Congestion du col de l'utérus.*

Le col de la matrice et sa cavité sont les parties le plus fréquemment congestionnées de tout l'organe. On le comprendra facilement, si l'on se rappelle que c'est cette partie de la matrice qui est surtout recouverte par la membrane muqueuse, riche en petits vaisseaux et en glandules sécréteurs, et si, à cette richesse d'organisation, on ajoute que, par sa situation, cette portion inférieure de la matrice est exposée à de nombreuses causes d'inflammation. Aussi, les femmes sont-elles bien plus souvent atteintes d'une affection du col de la matrice que d'une inflammation du reste de l'organe.

La leucorrhée, ou *flueurs blanches*, les troubles de la menstruation, que j'ai décrits sous les noms d'*aménorrhée*, de *dysménorrhée*, les *déplacements* que je décrirai plus loin, sont presque toujours les conséquences d'une maladie du col de la matrice.

Les maladies du col peuvent atteindre toutes les femmes, vierges et femmes mariées ; mais ce sont surtout ces dernières, et, parmi elles, celles qui ont eu des enfants, qui sont le plus fréquemment atteintes de ces affections.

La cause la plus fréquente de la congestion du col est la menstruation excessive (voir *Ménorrhagie*). En effet le molimen congestif mensuel est exagéré, il se répète chaque mois et finit par constituer une habitude pour l'organe qui en est le siége; le même phénomène se produit lorsqu'un refroidissement subit vient arrêter l'écoulement des règles et immobiliser, par cet arrêt, la congestion passagère qui accompagne cet écoulement. Après les troubles de la menstruation, viennent comme causes de la congestion du col de la matrice, les grossesses et couches répétées, les avortements, les excès de coït, les injections irritantes dont quelques femmes abusent dans un but de coquetterie, l'introduction, dans le vagin, de pessaires ou de tout autre corps étranger, enfin la présence de *Polypes* ou de *tumeurs fibreuses* dans la cavité de l'utérus.

Les symptômes sont obscurs pendant longtemps; ils sont, comme phénomènes sympathiques, entièrement analogues à ceux que j'ai notés à propos de la métrite : on remarque seulement l'existence de points douloureux plus nombreux que dans l'inflammation du corps de la matrice. Ces points douloureux sont des *névralgies* ou douleurs nerveuses, sympathiques de la maladie utérine (voir *Irritations réflexes, ou névralgies de l'utérus*). Les règles deviennent irrégulières, il y a un écoulement blanc, visqueux, opalin, plus épais que celui de la métrite et qui a été comparé à du *blanc d'œuf*. Les femmes qui sont atteintes de cette congestion voient, aux moments des époques menstruelles, leur maladie s'exaspérer au point de leur causer la fièvre (voir *Dysménorrhée*). Le prurit vulvaire accompagne souvent la congestion du col de la matrice.

Les rapports sexuels deviennent douloureux, la conception n'est pas impossible, mais la grossesse vient alors augmenter tous les phénomènes douloureux de la maladie, et il est fréquent de la voir se terminer par une fausse couche.

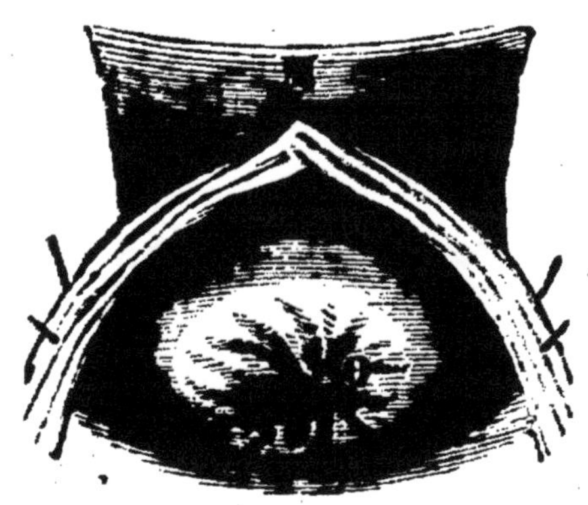

FIGURE 123

Représentant le lacis de vaisseaux veineux, qui accompagne souvent l'engorgement du col et indique une tendance aux hémorrhagies.

M, corps de la matrice.
O, lacis veineux.
L, orifice de la matrice.

Les symptômes de la congestion du col de la matrice sont donc excessivement variés; leur intensité n'est pas constante, aussi le médecin ne peut-il être fixé sur la nature de la maladie qui les cause, que par l'exploration directe. Il faut réunir les deux modes d'exploration, le toucher et le spéculum.

Au toucher, le col paraît plus large, mou, il cède à la pression et semble être déprimé, une de ses lèvres déborde de l'autre, son orifice *agrandi* semble au toucher comme crevassé ; cette augmentation du col de l'utérus constitue l'*engorgement du col de la matrice*. Au spéculum on trouve le col rouge, tuméfié ; sa coloration rouge peut aller jusqu'au violet livide ; l'orifice utérin est plus ou moins largement entr'ouvert et laisse passer un écoulement visqueux, épais et opaque.

b. *Métrite du col de la matrice.*

La métrite du col de la matrice est l'inflammation de la muqueuse qui recouvre cette portion de l'utérus et la cavité dont elle est creusée. Cette inflammation qui n'est qu'une sorte de complication de la congestion persistante, est combinée à cette dernière forme et en présente tous les symptômes. Seulement on constate en outre l'affection de la muqueuse même, qui est boursouflée, rouge, brillante et qui a perdu son aspect velouté, onctueux ; le col d'abord se ramollit, puis l'inflammation envahissant le tissu que recouvre la muqueuse, il s'indure et, devenu plus pesant, il se déplace et s'abaisse dans le vagin.

Si on examine le col au spéculum, on le trouve d'un rouge vif, dont les teintes peuvent varier ; cette colora-

tion ne peut s'apercevoir qu'autant qu'on a eulevé le
muco-pus qui recouvre sa surface. Au-dessous de ce
liquide, dont la présence suffit à faire distinguer l'inflammation du col de la congestion dans laquelle on

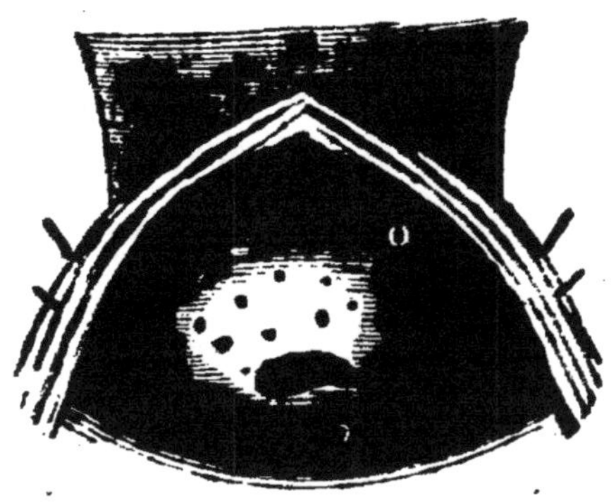

FIGURE 129

Representant le pointillé rougeâtre (engorgement des follicules
précédant l'ulcération.

M, corps de la matrice
OO, points rougeâtres.

ne trouve que du simple écoulement leucorrhéique, on
voit la surface du col recouverte de diverses éruptions
papuleuses ou vésiculeuses, de fausses membranes
blanchâtres (diphthérite) et de glandules hypertrophiées et remplies de muco-pus. L'orifice utérin est
élargi, entr'ouvert, déprimé ; l'état de la muqueuse se
propage à l'intérieur de sa cavité. Toute cette surface
muqueuse du col et de sa cavité saigne au moindre
contact et il faut, pour en examiner l'aspect, détacher,
avec un bourdonnet de charpie porté au bout de lon-

gues pinces (fig. 65), le mucus épais et gluant qui la tapisse, opération qui suffit à faire saigner toute cette surface malade.

L'inflammation du col de la matrice a les mêmes causes que la congestion qui vient d'être étudiée. Elle atteint de préférence les femmes mariées, offre les symptômes de la congestion, mais mieux marqués. Les douleurs névralgiques sont plus aiguës, les rapprochements sexuels sont excessivement douloureux, presque impossibles, et les pertes blanches et la ménorrhagie sont considérablement augmentées.

c. *Métrite granuleuse.*

On appelle de ce nom la métrite qui se complique de la saillie et de l'ulcération végétante des papilles muqueuses qui apparaissent sur les lèvres du col et à la surface de cet organe, sous forme de *granulations*, qui varient entre le volume d'un pois et celui d'un grain de moutarde; lorsqu'elles sont volumineuses, elles sont blanchâtres, comme pédiculées; autrement elles sont disposées en semis d'apparence blanchâtre; elles sont alors vésiculaires, transparentes et non pédiculées; elles sont molles, fongueuses, saignantes au moindre contact et donnent au col de la matrice, lorsqu'on l'examine au spéculum, l'aspect d'un tissu analogue d'apparence à la framboise. Conjointement à ces granulations, qui caractérisent une inflammation aiguë ou chronique du col de la matrice, se montrent

sur le col d autres éruptions et, plus souvent que
d'autres, de larges vésicules ombiliquées rappelant les
vésicules de la *petite vérole*.

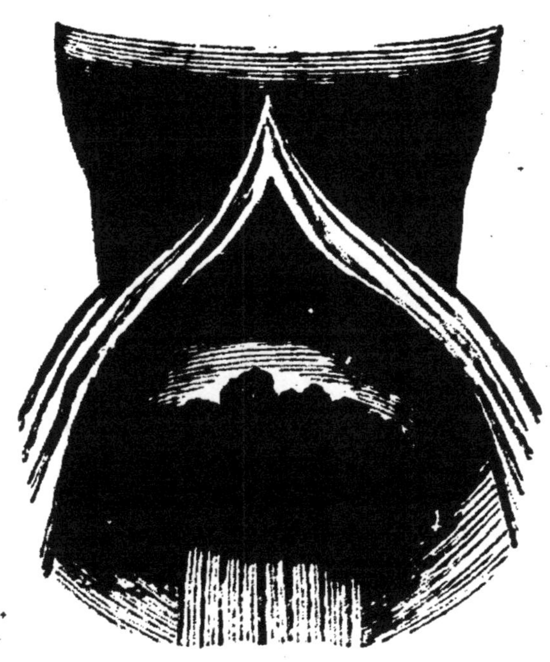

FIGURE 130

*Représentant les granulations ou fongosités saignantes ayant envahi
les deux lèvres du col utérin.*

P, granulations.
V V, culs-de-sac du vagin.
I, orifice de la matrice.

Les *symptômes* de la métrite granuleuse sont ceux
des autres formes de métrite que j'ai déjà décrites ;
l'œil voit les granulations à l'aide du spéculum, et le
doigt constate leur existence par le toucher. J'ajoute-

rai que cette métrite s'accompagne d'une leucorrhée habituellement rougeâtre striée de sang ; que le sang même s'écoule parfois par petites quantités. La menstruation est profondément troublée. La métrite granuleuse est, de toutes les variétés d'inflammation de l'utérus, celle qui est la plus longue à guérir, c'est le type de la *métrite chronique du col de l'utérus*.

Les *causes* de la métrite granuleuse sont celles des

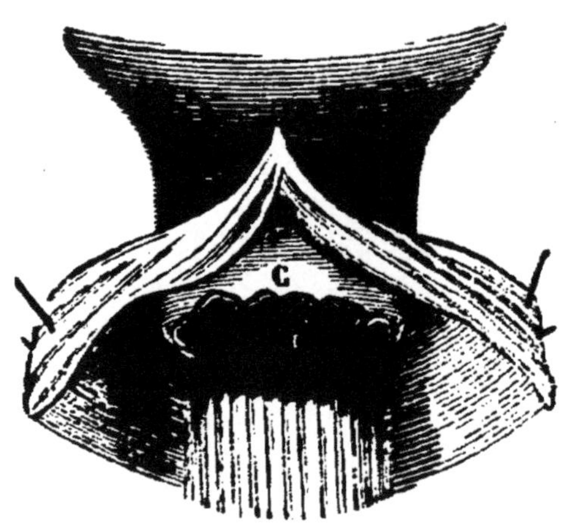

FIGURE 131

Représentant des granulations ulcérées du col de la matrice.

C, granulations ulcérées.
I, orifice de la matrice.

autres formes de métrite, seulement les excès vénériens trop répétés entretenant dans la membrane muqueuse de l'utérus une surexcitation qui maintient les papilles vasculaires dans un état continuel d'excitation, la forme granuleuse paraît être celle qu'affectionne l'inflammation du col de la matrice chez les femmes qui font abus du coït. Après ces excitations vénériennes, les causes les plus fréquentes des granulations sont la malpropreté, les pessaires, les corps étrangers introduits dans le vagin.

d. *Métrite ulcéreuse.*

L'inflammation de la muqueuse du col de la matrice peut provoquer des ulcérations de cette muqueuse. Ce résultat se produit au bout d'un temps qui est excessivement variable; cependant on peut dire que ces ulcérations ne se montrent qu'après une longue durée de l'inflammation.

Les ulcérations du col de la matrice peuvent consister en une dénudation de la muqueuse avec hypertrophie des papilles; c'est la forme que je viens d'étudier sous le nom de *métrite granuleuse*. Dans cette forme, en effet, la muqueuse a perdu l'*épithélium* qui la recouvre, et ces papilles, mises à nu, sont *érodées et fongueuses;* elles augmentent de volume et constituent des granulations. Outre cette forme d'ulcération végétante sur laquelle je reviendrai à propos du traitement, la *métrite ulcéreuse* revêt des formes qui varient, depuis la simple érosion jusqu'à l'ulcération type, c'est-à-dire jusqu'à la petite plaie excavée et à bords irréguliers, tendant plutôt à s'accroître qu'à se cicatriser.

Les ulcérations de la muqueuse utérine peuvent

siéger au pourtour de l'orifice, sur la surface du col et dans sa cavité. Elles débutent habituellement au pourtour de l'orifice. A leur début, la muqueuse est d'un rouge vif; elle est couverte de petites saillies moins volumineuses que les granulations; quelquefois on voit, au niveau des points les plus colorés, se former une vésicule analogue aux aphthes qui siégent à la

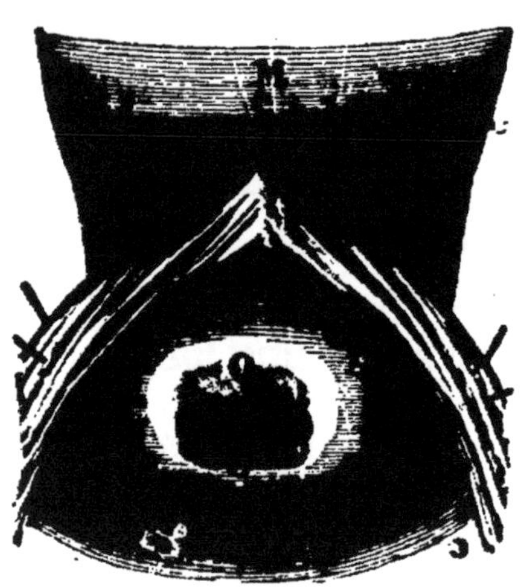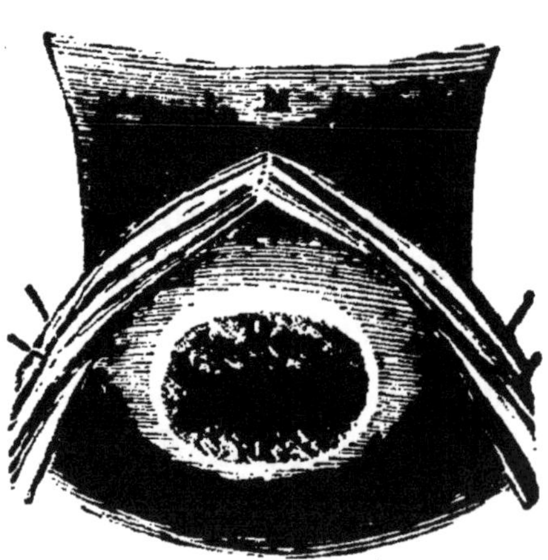

FIGURES

132   133

Représentant des ulcérations très-superficielles du col de la matrice et de sa cavité.

M M, corps de la matrice.
O O, dans les deux figures, limites de l'ulcération
1 1, orifices utérins.

bouche; cette vésicule, en se desséchant et en disparaissant, laisse à sa place une légère ulcération.

Cette propriété singulière qu'ont les granulations

et les ulcérations de s'étendre et d'envahir la cavité du col et même du corps, prouve, comme je le montrerai par une des observations que je rapporte, que c'est à tort que l'on croirait la guérison obtenue parce que l'ulcération externe aurait disparu.

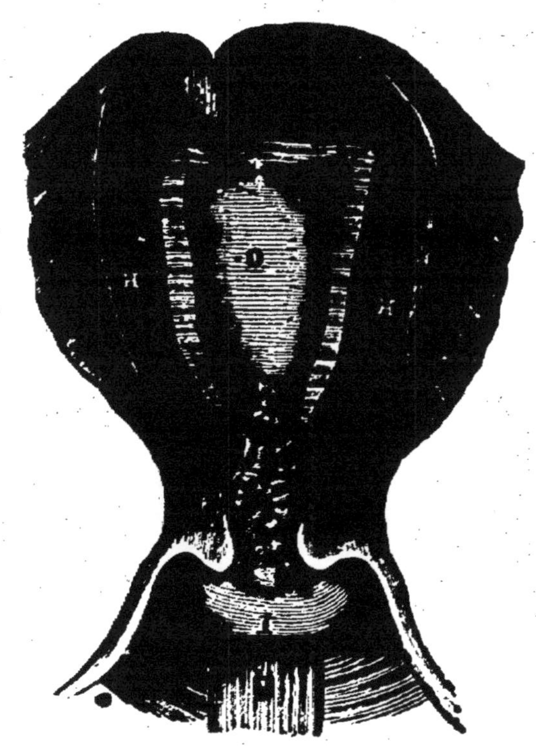

FIGURE 134.

Représentant l'intérieur du corps et du col de la matrice, pour montrer les ulcérations de la cavité ou col.

H H, coupe de la paroi utérine.
O, cavité de la matrice.
C, ulcérations consécutives aux granulations.
I, lèvre du museau de tanche.
V, vagin.

Ces ulcérations se produisent à tous les âges, *même chez les vierges;* chez les femmes mariées, elles peuvent être une *cause de stérilité.* C'est à la suite de ces ulcérations qu'apparaissent des saillies rouges, molles, assez volumineuses, séparées par des fissures, granulations connues sous le nom de *fongosités utérines* et qui causent des pertes rouges irrégulières,

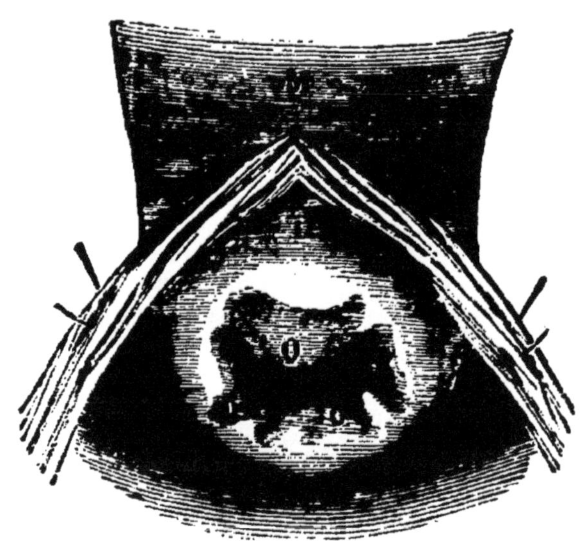

FIGURE 135

Représentant une ulcération fongueuse du col de la matrice.

M, corps de la matrice.
OOO, limites de l'ulcération.
L, orifice utérin.

apparaissant principalement après les rapports sexuels et s'accompagnant de l'issue de sang coagulé en caillots.

L'ulcération présente quelquefois un autre aspect. Elle peut s'étendre en surface et en profondeur et, dans ce dernier cas, s'étendre au point de dépasser les limites de la muqueuse; on voit alors une ulcération nettement coupée, à bords irréguliers; le fond est granuleux, recouvert de pus; d'autres fois, les bords de l'ulcère sont durs, élevés, rugueux; il y a autour de l'ulcération une teinte livide, qui marque la limite des tissus durcis par l'inflammation.

C'est le spéculum qui révèle l'aspect des ulcérations qui viennent d'être décrites. Lorsqu'on pratique le toucher et qu'on a affaire à une érosion, ou à une ulcération simple, peu profonde, granuleuse, elles donnent la sensation de tissus dénudés, érectiles, comme *veloutés*. Les papilles se redressent au contact du doigt, comme les poils du velours. Pour les ulcères qui creusent le col de l'utérus, le spéculum révèle la perte de substance, et au toucher on constate que l'utérus est abaissé, que le col est hypertrophié et irrégulier à sa surface.

Les symptômes généraux et sympathiques sont ceux des autres formes de métrite : seulement la leucorrhée est plus abondante et plus opiniâtre. Dans les ulcères qui s'étendent en profondeur, les douleurs sont plus vives, il y a sensation de brûlure. Pendant les rapports intimes et aux époques des règles, ces douleurs deviennent insupportables.

e. *Métrite avec induration du col de l'utérus.*

Toutes les formes de métrite que je viens de passer en revue s'accompagnent d'une augmentation plus ou moins considérable dans le volume du col de l'utérus. Cette augmentation de volume est la conséquence fatale de la congestion vasculaire qui accompagne

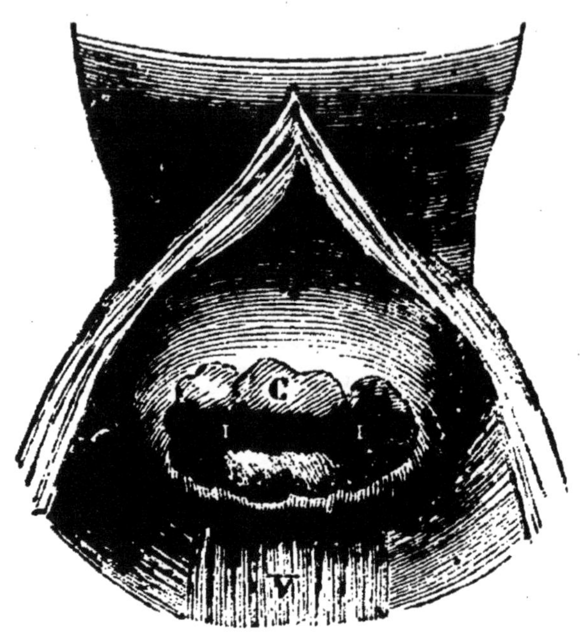

FIGURE 136

Représentant un engorgement avec ulcération très-prononcée des deux lèvres et de la cavité du col de la matrice.

U, col de la matrice.
C, ulcération.
I I, orifice utérin.
V, vagin.

toute inflammation. Cet état congestif persiste tant que dure l'inflammation : or celle-ci ayant quelquefois une durée considérable, cet état anormal apporte dans la structure des tissus une modification morbide qui est l'*induration* et qui consiste dans un accroissement dans le volume et la consistance de l'organe ou de la portion d'organe qui en est le siége.

L'augmentation de volume du col de la matrice et l'*induration* de cette portion de l'organe constituent l'*engorgement chronique* du col, *engorgement partiel* de quelques auteurs. Le col de la matrice ainsi tuméfié peut acquérir le volume du poing. Chez les femmes qui ont eu des enfants, il présente un aspect lobulé ; quelquefois une seule lèvre s'indure et s'hypertrophie. Dans ce cas, c'est presque toujours la lèvre inférieure.

Les symptômes de l'hypertrophie du col consistent dans une sensation de gêne et de pesanteur incommode. Cet état, qu'on peut facilement constater par le toucher et le spéculum, prédispose singulièrement aux *déplacements utérins*.

Traitement des diverses formes de métrite.

Lorsque le col de la matrice est le siége d'une congestion ou d'une inflammation aiguë, il faut appliquer un traitement entièrement semblable à celui que j'indique pour combattre l'inflammation aiguë du corps de la matrice (voir page 500).

Pour les autres formes de métrite du col, métrite granuleuse et ulcéreuse, on emploiera encore la médication déjà recommandée ; seulement on y adjoindra divers moyens qui tendent à substituer au travail ulcératif un travail de cicatrisation. Pour cela on a

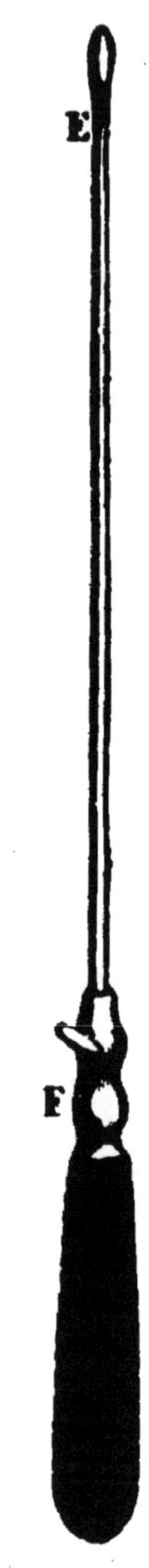

E
F

FIGURES 137, 138

*Représentant un petit cautère olivaire pour brûler au fer rouge
un point quelconque de la cavité du col de la matrice.*

E, cautère.
F, manche.
> La figure 137 montre une autre forme de ce cautère.

essayé un grand nombre de remèdes locaux et généraux, tels sont : les *cautérisations* répétées avec le
nitrate d'argent, le nitrate acide de mercure, la potasse
caustique, etc.; les injections et insufflations de poudres et de substances astringentes, comme le tannin,
l'alun, l'acétate de plomb, le sulfate de cuivre, de
zinc, et les cataplasmes internes mentionnés page 217.

Les cautérisations au nitrate acide de mercure ou
au nitrate d'argent sont les procédés les plus employés,
si on y joint surtout l'emploi de poudres résineuses ou
de sous-nitrate de bismuth; pour moi, je préfère à
l usage de ces poudres le procédé suivant : après
chacune des cautérisations que je pratique, je fais
introduire dans le vagin en contact avec le col de la
matrice un sachet qui renferme un mélange composé de
poudre de roses rouges et d'alun, ou de poudre de tan ;
on renouvelle ce sachet une ou deux fois par jour.

Quel que soit le mode de cautérisations que l'on
pratique, il sera inefficace pour tarir les écoulements
sympathiques qui viennent *du corps* et *de la cavité du
col* de la matrice et guérir les affections qui les
produisent, si l'on ne met pas le médicament en contact direct avec le mal. Il faudra donc cautériser non-

seulement la surface du col, mais encore, de toute nécessité, porter le remède profondément, pour trouver
le siége du mal et pénétrer même dans l'orifice utérin
et dans la cavité dont le col et le corps sont creusés,
ce qui ne peut se réaliser qu'à l'aide d'instruments
spéciaux. Je me sers souvent, dans ce but, d'une
sonde en gomme élastique ou en gutta-percha percée
à ses deux extrémités ; j'introduis à un bout une pommade faite avec l'alun calciné, le nitrate d'argent ou
l'extrait de ratanhia et l'axonge ; puis, au moyen d'un
petit piston qui glisse dans la sonde, je pousse cette
pommade dans la cavité même du corps ou du col de
la matrice. Ces pommades ont, sur les injections
liquides, l'avantage de rester plus longtemps en contact avec le mal, et de pouvoir pénétrer ainsi plus
profondément dans les replis et les anfractuosités de
la membrane et des follicules muqueux.

Lorsque les ulcérations sont profondes et anciennes
et qu'en outre on a épuisé les divers caustiques indiqués plus haut, on retire quelquefois de bons résultats
de la cautérisation du col de la matrice avec le *fer
rouge*. Pour pratiquer cette cautérisation, on emploie
des *cautères* ayant la forme représentée dans les
figures 137 à 141, portés au *rouge-blanc* ; cette cautérisation est faite sur le col après qu'on a préalablement
introduit dans le vagin un spéculum de bois, de corne,
d'ivoire, ou de toute autre substance mauvaise con-
ductrice de la chaleur, de façon à isoler et protéger
ses parois. Cette opération est plus effrayante que douloureuse, et la sensation est d'autant moins pénible que

le fer est porté à un rouge plus intense ; après la cautérisation, on recouvre le bas-ventre de compresses imbibées d'eau froide. Quelques jours plus tard, il y a une exaspération de tous les symptômes, qui fait craindre une augmentation dans la gravité de la maladie ; cette aggravation n'est autre chose que le travail inflammatoire et suppuratif destiné à éliminer l'*escharre* produite par la cautérisation, c'est-à-dire la portion de tissu mortifié par cette opération.

Après la chute de l'escharre, dans les cas favorables, le col de la matrice, au lieu d'être le siége d'une ulcération, est devenu celui d'une plaie de bonne apparence et qui tend à se cicatriser. Pour activer ce résultat, il faut quelquefois renouveler la cautérisation.

Lorsque le col est recouvert de ces granulations volumineuses, charnues, molles, saignantes, qui constituent les *fongosités utérines*, lorsque sa cavité en est remplie, il se produit, comme je l'ai dit, des pertes de sang qui ne peuvent s'arrêter qu'à la condition qu'on fera disparaître ces granulations qui en sont la cause unique.

Pour obtenir ce résultat, on a employé tous les modes de traitement qui viennent d'être énoncés et, il faut l'avouer, ce n'est pas d'une façon constante que l'on réussit, et lorsqu'on arrive à un heureux résultat, ce n'est qu'après un temps assez long.

Récamier, qui était fort audacieux, imagina, pour se débarrasser de ces granulations fongueuses, une opération délicate, mais qui réussit souvent entre des mains expérimentées. Je veux parler de l'*abrasion de*

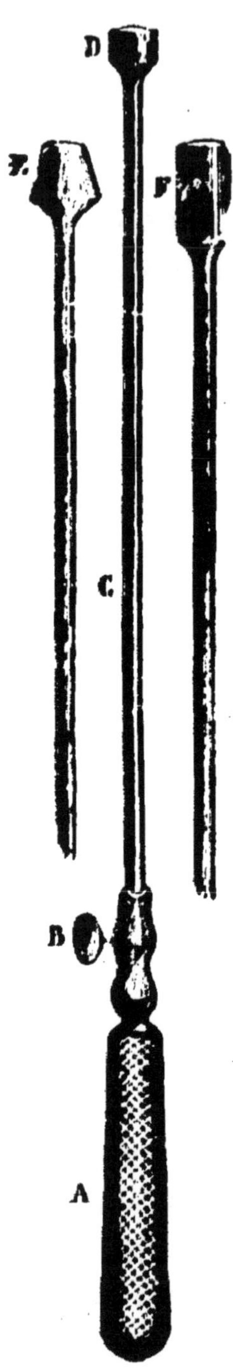

FIGURES 139, 140, 141

Représentant trois différentes formes d'instruments pour cautériser au fer rouge le col de la matrice.

Les figures E, CD, F, représentent les trois principales formes de cautères qu'on fait rougir à blanc, pour les porter directement sur le mal et provoquer une destruction plus ou moins profonde de tissus.

A, manche en bois dans lequel on ajuste l'instrument, après qu'il est chauffé au rouge blanc.

B, vis de pression, qui sert à fixer la tige C D dans le manche A.

la muqueuse utérine, à l'aide d'une *curette* spéciale, qui porte son nom (voir figure 142). Cet instrument, promené à la surface de la muqueuse utérine, racle et détache les granulations. Il faut pratiquer cette opération plusieurs fois avant d'obtenir une guérison complète, et il est vrai d'ajouter que parfois ces fongosités se reproduisent.

Si l'on se rappelle ce que j'ai dit à propos des femmes atteintes de maladies de matrice et surtout dans les cas d'inflammation chronique, on verra que ces femmes sont dans un état de débilité profonde, que leur constitution est délabrée, qu'elles présentent un état de surexcitation nerveuse qui indique la nécessité d'ajouter aux moyens locaux dont il vient d'être parlé les toniques et les reconstituants, comme le fer, le quinquina, les bains froids de rivière, de mer, ou les eaux minérales des Pyrénées, d'Ussat, de Plombières, etc., un régime généreux et un exercice musculaire sagement institué.

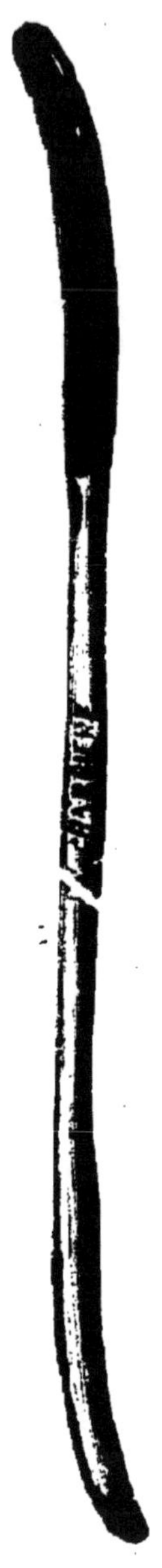

FIGURE 142

*Représentant la curette de Récamier pour enlever les granulations
du col de la matrice.*

VÉGÉTATIONS DU COL DE L'UTÉRUS.

L'orifice de la matrice est quelquefois le siége d'un développement morbide qui a été confondu avec le *cancer* par certains auteurs, et que d'autres, comme *Clarke* et *Hooper,* ont décrit sous les noms de *céphalômes polypoïdes* ou d'*excroissances en choux-fleurs.*

Cette affection est assez rare, elle atteint toutes les femmes, sans distinction d'âge, d'état ou de constitution. Les causes de cette affection sont obscures, on ne peut pas les attribuer aux excès vénériens ou à l'accouchement, puisqu'on l'a rencontrée chez les filles vierges.

On ne peut pas non plus, pour la même raison, la rattacher à l'influence syphilitique.

Ces végétations, ou excroissances, sont des tumeurs très-vasculaires, d'une coloration rouge, d'un aspect granulé, qui peut aller jusqu'à simuler l'apparence et le volume des groseilles; ces granulations sont disposées plus ou moins régulièrement sur le pourtour de l'orifice utérin et sur le col; tantôt elles sont isolées, petites, tantôt, au contraire, elles sont agglomérées et forment une masse irrégulière; elles peuvent être pédiculées et atteindre quelquefois un volume considérable; si l'on applique une ligature à la base de la tumeur, elle cesse d'être turgescente et, diminuant de volume, elle offre l'aspect d'une petite tumeur molle et flasque.

Ces tumeurs sont graves en ce qu'elles peuvent se reproduire fort peu de temps après qu'on les a enlevées; la nature de ces petites tumeurs végétantes les rapproche des *epithelioma*, c'est-à-dire des

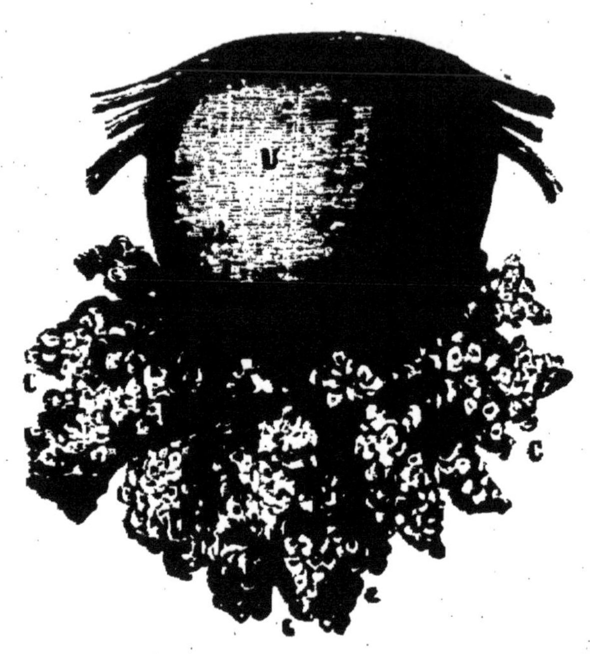

FIGURE 153

Représentant une tumeur végétante du col de la matrice.

U, corps de la matrice.
CCC, végétations au milieu desquelles le col a disparu.

tumeurs formées par un excès de formation des couches d'*épithélium* (voir ce mot dans le *vocabulaire*), qui recouvrent la muqueuse du col utérin; ces couches s'amassent sous forme de papilles et elles pénètrent peu à peu les profondeurs du tissu utérin, donnant naissance à des ulcérations profondes, qui ont une marche envahissante, comme les ulcérations comparatives au cancer, et que je vais décrire plus loin.

Les *symptômes* de ces excroissances sont d'abord un *écoulement aqueux* qui varie de quantité et qui ne tarde pas à être mélangé de sang. Il y a des hémorrhagies au moindre contact, soit à la suite d'un examen ou de rapports sexuels; en même temps se montrent les désordres déjà tant de fois cités du côté des organes digestifs.

Lorsqu'on pratique le toucher, on sent une tumeur offrant les caractères que j'ai indiqués plus haut : on peut suivre son insertion sur la matrice; cette exploration peut s'accompagner de l'écoulement de quelques gouttes de sang, mais elle n'est pas douloureuse, cette tumeur étant insensible. L'examen au spéculum montre une tumeur d'un rouge de chair à aspect granulé.

Ces tumeurs ne peuvent être guéries que par un traitement énergique, comme l'ablation suivie de cautérisation profonde avec le fer rouge ou d'autres caustiques très-puissants.

L'ablation de la tumeur se pratique de deux manières différentes : 1° avec le bistouri, c'est l'*excision*; 2° en passant autour du point d'insertion de la tumeur un fil ciré qui est vigoureusement serré, et qui, s'opposant à la circulation du sang dans la tumeur, empêche sa nutrition, cause sa gangrène et sa chute, c'est la *ligature*.

Quel que soit le procédé employé pour faire l'ablation de la tumeur, celle-ci enlevée, on cautérisera profondément la plaie consécutive jusqu'à parfaite cicatrisation, et la malade sera guérie, sinon pour toujours, au moins pour un certain temps. Dans cette appréhension, on devra visiter la malade de temps à autre, pour arrêter, à son début, toute tentative de récidive.

TUMEURS FIBREUSES ET POLYPES DE LA MATRICE.

Une des affections les plus fréquentes de la matrice, c'est la dégénérescence fibreuse, c'est-à-dire la production exagérée en un de ses points du tissu fibreux. Ce tissu est formé de fibres jaunâtres diversement contournées et entrecroisées formant des masses de formes variables et d'une dureté presque cartilagineuse.

Lorsque ces tumeurs, qui ont été appelées d'une manière générale, *fibrômes*, sont incluses dans le tissu utérin, elles s'appellent *tumeurs*, ou *corps fibreux*; si, au contraire, elles tiennent à la matrice par un point quelconque de son corps ou de son col sous formes d'excroissances rattachées par un pédicule plus ou moins large, elles sont appelées *polypes fibreux*. Tous les polypes ne sont pas fibreux; ce nom a été donné à toutes les excroissances qui sont attachées par un pédicule plus ou moins large à la surface muqueuse du col ou du corps de la matrice.

Si le lecteur veut se reporter à ce que j'ai décrit sous le nom de *môles utérines*, page 485, il y verra la description des *polypes mous*, qui ne diffèrent des *elles* que par l'adjonction d'un pédicule constitué *par* un tissu si peu résistant que le poids de la tumeur *suffit* à lui faire subir une élongation telle, que cette *dernière* peut venir parfois faire saillie à l'orifice de la *vulve*, entre les grandes lèvres.

Une dernière variété de polypes, ce sont ceux qui *ont* constitués par l'hypertrophie d'un de ces *follicules*, ou *glandules,* qui entrent dans la constitution de *la* muqueuse utérine. Ces follicules sont destinés à sé*créter* le mucus qui lubrifie le col utérin ; ces polypes, *généralement* peu volumineux, ayant un court pédi*cule,* forment une troisième variété de polypes ; ce *sont* les *polypes folliculaires.*

a. *Tumeurs, ou corps fibreux.*

Quelles sont les *causes* qui produisent ces tumeurs, *quelquefois* si considérables dans l'épaisseur des pa*rois* de cet organe qu'elles forment un véritable corps *étranger?* C'est ce que je ne pourrais dire ; on a ce*pendant* remarqué que cette dégénérescence atteignait *de* préférence les célibataires et les femmes lympha*tiques.* Les corps fibreux de l'utérus sont habituelle*ment* multiples, et leur volume paraît d'autant moins *considérable* qu'ils sont plus nombreux. Leur diffé*rence* de volume est extraordinairement variable ; il *en existe* qui sont gros comme des lentilles ; d'autres, *au* contraire, ont un volume qui dépasse le poing, et *dont* le poids peut aller jusqu'à plusieurs livres. Cette *variation* dans le volume explique comment, dans le

plus grand nombre des cas, les corps fibreux de l'u-
térus passent inaperçus; c'est quand ils sont peu volumineux, ensevelis dans le tissu de la matrice, ou

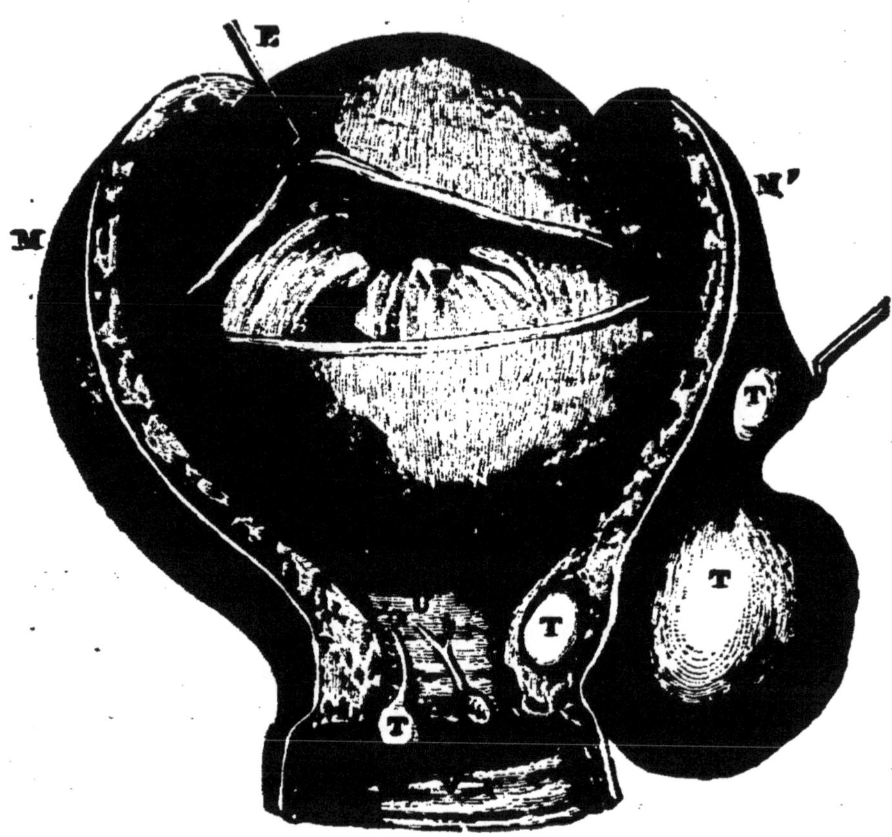

FIGURE 144

Représentant diverses tumeurs fibreuses du col de la matrice

A T, corps fibreux, volumineux, développé à l'intérieur de la matrice ; E est
une érigne qui maintient un lambeau d'une coupe faite pour montrer la structure interne de cette tumeur.

A M, parois de la matrice.

T T T, corps fibreux dans l'épaisseur des parois et à la surface externe.

U, col de la matrice.

T U, polype fibreux du col.

V, vagin.

quand ils ne font saillie que du côté du péritoine. S'ils sont plus voisins de la surface interne de la matrice, ils ne produiront pas d'autres accidents que la leucorrhée (flueurs blanches), et quelques désordres dans les règles, s'ils restent d'un petit volume.

Les corps fibreux sont arrondis, globuleux, lenticulaires; quand il en existe plusieurs, ils peuvent se déformer par une mutuelle compression; ils sont alors oblongs et présentent une forme irrégulièrement arrondie et bosselée.

Ces tumeurs siégent dans toutes les parties de la matrice, aux angles, sur la ligne médiane, au col, dans l'épaisseur du tissu qui forme les parois de l'utérus.

Les corps fibreux, lorsqu'ils reposent sur la surface externe de la matrice, s'y creusent une loge où ils se maintiennent par des adhérences très-faciles à dilacérer, ce qui fait qu'ils ressemblent plutôt à des corps étrangers qu'à une production organique. La surface externe du péritoine qui les recouvre, ainsi que la matrice, leur forme, avec cette dernière, un moyen d'union plus intime. C'est de la même façon que ces tumeurs se développent à la surface interne ou dans l'épaisseur même du tissu de la matrice; c'est sur la surface interne et surtout aux environs du col que l'on voit ces corps fibreux faire saillie, et, par leur poids, se former un pédicule, ce qui constitue la première variété des polypes que j'ai énumérés, polypes qui ont été appelés *durs* ou *cartilagineux*, à cause de leur consistance. On comprend facilement que de pareilles tumeurs arrivent à déformer la matrice par la traction qu'exerce leur poids, au point où elles prennent insertion sur les parois de l'organe.

Les tumeurs fibreuses, *polypes* ou *corps*, ont une marche commune qui peut être divisée en trois phases. Lorsqu'elles se forment, elles sont *charnues et molles*, elles ont l'apparence du tissu musculaire (*viande de bœuf*), puis elles deviennent *dures et cartilagineuses :* au lieu d'avoir une coloration rouge ou rosée, elles sont blanchâtres, jaunâtres; si on les coupe, leur tissu crie sous le scalpel; il offre une apparence striée analogue aux tendons cuits, qu'on appelle *tirants ;* enfin, de la consistance cartilagineuse qu'elles ont alors, elles passent à une sorte de *dureté pierreuse ou osseuse;* si on les coupe, leur tissu semble homogène et ne montre plus l'apparence fibreuse facile à constater dans les états précédents.

Les symptômes produits par les corps fibreux varient suivant le siége qu'ils occupent et suivant leur volume, comme je l'ai fait pressentir plus haut. Je distinguerai donc les symptômes que produisent les corps fibreux selon qu'ils seront : 1° *sous-péritonéaux*, c'est-à-dire siégeant à la surface externe de la matrice, sous le péritoine ; 2° *parenchymateux*, c'est-à-dire compris dans l'épaisseur de la paroi utérine; 3° *sous-muqueux* et à l'état de *polypes* lorsqu'ils siégent à la surface interne de la matrice.

1° Les corps fibreux qui se développent à la surface externe de la matrice, sous le péritoine, ne donnent lieu à aucun symptôme, si ce n'est que, lorsqu'en se développant ils acquièrent un volume tel, qu'ils gênent ou compriment plus ou moins les organes voisins de la matrice ; dans ce cas, les organes les plus fréquemment éprouvés sont la matrice et la vessie. Lorsque cet état de compression existe, il y a des troubles digestifs, la malade éprouve un sentiment de malaise et de pesanteur douloureuse au niveau de la matrice, sensation de malaise qui disparaît lorsque la tumeur fibreuse cesse de s'accroître, par l'habitude que prennent les organes de ce voisinage gênant. Cette variété de corps fibreux peut être constatée par la palpation abdominale qui découvre une tumeur plus ou moins arrondie, siégeant dans la cavité du bassin ; cette tumeur qui fait une saillie variable est dure et sans douleur à la pression.

2° Les corps fibreux qui naissent dans l'épaisseur même du tissu utérin restent longtemps ignorés, si surtout ils sont petits, et siégent dans la partie supérieure du corps de la matrice ; ceux du col, bien que d'un petit volume, causent des symptômes qui conduisent les malades près du médecin. On reconnaît facilement leur existence par le toucher vaginal. Lorsque les corps fibreux développés dans le corps de la matrice y acquièrent un volume considérable, ils troublent les fonctions de la matrice ; il y a des flueurs blanches abondantes, et si les femmes sont régulièrement menstruées, leurs règles se dérangent ; il y a des retards ; elles deviennent douloureuses, il survient des pertes sanguines fréquentes ; si ces malades sont mariées, la conception peut avoir lieu, mais ces femmes sont presque fatalement vouées aux avortements (fausses-couches). Aussi est-il du devoir du médecin d'engager les femmes mariées qui ont des polypes ou des corps fibreux à ne pas s'exposer à devenir enceintes. Les corps fibreux du corps de l'utérus peuvent, comme les précédents, causer des phénomènes de compression qui se compliquent de l'épuisement produit par les pertes abondantes qu'ils occasionnent. Cette affection n'a pas la gravité qu'on pourrait penser. C'est ce que démontre, dans les hôpitaux, la quantité énorme de cadavres portant de ces tumeurs fibreuses et appartenant à des femmes mortes de toute autre maladie.

b. *Polypes durs, fibreux* ou *sarcomateux.*

Ces polypes forment la deuxième variété des tumeurs que j'ai énoncées en commençant ce chapitre ; j'ai montré, en faisant l'histoire des corps fibreux, que les polypes durs ne sont pas autre chose que ces corps fibreux développés à la surface interne de la matrice et rattachés à cette dernière par des pédicules plus ou moins longs qui prennent insertion sur le col ou le corps de la matrice.

c. *Polypes mous, vésiculaires* ou *folliculaires.*

En définissant cette variété au début de ce chapitre, j'ai renvoyé le lecteur à celui qui traite des *Môles utérines.* En effet, ces tumeurs sont fournies par une ou plusieurs vésicules très-développées, réunies par une

enveloppe mince et contenant dans ses loges, unique
ou multiples, un liquide épais et visqueux. Ces polypes ont été appelés de ce nom parce qu'un pédicule
étroit les rattache à la matrice; s'ils n'avaient pas de
pédicule, on pourrait les décrire comme des *kystes*.
c'est-à-dire des tumeurs liquides, à enveloppes particulières, qui se seraient développées sur la paroi interne de la matrice.

Quelle que soit la variété à laquelle ils appartiennent,
les polypes utérins sont une des plus fréquentes affections de l'utérus chez les femmes de trente à quarante
ans. Il n'y a pas de considération d'antécédents ou de
constitution qui puisse expliquer leur formation.

Les symptômes varient selon qu'un polype est dur
ou mou.

Lorsque les polypes sont durs ou fibreux, on peut
leur considérer *trois périodes*, selon qu'ils sont contenus dans la cavité de la matrice, dans la cavité du col,
ou bien qu'ils sont descendus dans le vagin.

Les symptômes de la première période sont identiques à ceux que j'ai décrits pour les corps fibreux développés à la surface interne de la matrice; ils sont
du reste fort obscurs.

Pendant la seconde période, il y a des douleurs dans
les reins, les aines, des flueurs blanches, une sensation
de pesanteur qui se fait sentir dans le vagin et au fondement. Si le polype est volumineux, il est souvent
arrêté au col et ne peut le franchir; il peut faire
augmenter de volume la matrice et faire obstacle à
l'écoulement des règles: les seins se gonflent sympathi-

quement et cet état simule la grossesse. Si, au contraire, le polype dilate le col utérin, il y a des hémorrhagies utérines abondantes et répétées qui affaiblissent les malades et qui, jointes aux phénomènes de gêne circulatoire et de compression qu'entraîne la présence des polypes, peuvent amener les accidents les plus graves.

Dans la troisième période, le polype est descendu dans le vagin ; il exerce alors sur les organes voisins une pression plus ou moins forte qui peut avoir pour résultats des envies plus fréquentes d'uriner. La défécation est rendue difficile et la destruction de la cloison recto-vaginale peut se produire, en suite de l'irritation exercée par le frottement du polype sur les parois vaginales qui s'enflamment et deviennent le siége d'une suppuration qui peut amener sa perforation.

Dans cette dernière période, le pédicule du polype qui traverse la cavité du col cause les mêmes symptômes que ceux produits par le polype arrêté dans la cavité du col, et qui viennent d'être décrits après les hémorrhagies utérines ; on voit enfin, lorsque le polype se montre à la vulve, la matrice abaissée sous son poids, l'urètre comprimé, dévié de sa direction habituelle, et cette tumeur polypeuse souillée par l'urine et les matières fécales ; quelquefois même le polype dépasse l'orifice vulvaire, pend assez bas entre les cuisses et reste longtemps dans cette situation sans produire de symptômes graves.

La présence d'un polype, pas plus que celle d'un corps fibreux, ne s'oppose à la fécondation et à la conception; mais, comme je l'ai dit à propos de ces derniers, il prédispose presque fatalement aux avortements ou fausses couches.

Lorsque le pédicule qui soutient le polype est très-mince, il peut s'allonger tellement qu'il se rompt, et la malade en est débarrassée : c'est la terminaison la plus heureuse. Mais si un prompt remède n'est pas apporté à ces tumeurs, elles s'ulcèrent et deviennent le siége d'une suppuration qui peut avoir de graves résultats pour les malades; outre la mauvaise odeur qu'entraîne cette suppuration, la déperdition d'humeur peut être assez abondante pour exténuer la malade. Quelquefois on voit aussi survenir la gangrène du polype.

Tant que le polype est enfermé dans la cavité de la matrice, le toucher vaginal ne fournira aucune indication; mais, lorsqu'il est descendu dans le vagin ou que l'insertion de son pédicule est située sur le col, il donnera la sensation d'une tumeur volumineuse, pyriforme, isolée des parois du vagin, et, en la circonscrivant avec le doigt, on pourra suivre son contour jusqu'à l'insertion de son pédicule sur le col, ou jusqu'à l'orifice de la matrice, quand ce pédicule pénètre dans la cavité de cet organe.

Les symptômes des polypes *mous*, *muqueux* ou *folliculaires*, sont identiques à ceux des polypes durs; seulement le toucher vaginal révèlera une tumeur moins dure que celle fournie par les polypes fibreux; cette tumeur pourra même être molle et fluctuante, comme si elle était remplie de liquide.

On ne peut pas dire quel est le degré de gravité d'un polype; en général, ce pronostic est subordonné à l'état de santé générale des malades; il varie aussi suivant le volume et la situation de cette production morbide.

On doit comprendre, en lisant la description des *corps fibreux*, que le traitement à leur opposer doit se borner à combattre les complications et les désordres sympathiques qu'ils causent, surtout lorsqu'ils siégent à la face externe de la matrice, sous le péritoine ou dans l'épaisseur même des parois de l'utérus. Ainsi, contre la constipation, on emploiera les purgatifs légers; si la vessie est comprimée, on la videra en sondant la malade. On a tenté, mais c'est là une pratique exceptionnelle, d'enlever les corps fibreux de l'utérus, quel que soit le point de cet organe qu'ils occupent. Pour cela, on abaissait l'utérus et, après avoir fait une incision à la matrice pour arriver à la tumeur, on la disséquait et on la détachait du point qu'elle occupait. C'est là une pratique hasardeuse que je ne conseillerais que dans des cas tout à fait exceptionnels, dans lesquels la gravité des complications nécessiterait, d'une façon impérieuse, une décision extrême.

Le seul mode de traitement qui réussisse contre les *polypes mous* ou *fibreux* accessibles à la vue, c'est le traitement chirurgical. De nombreuses méthodes ont été employées et sont encore mises en usage pour remplir la seule indication de traitement fournie par l'existence d'un polype, indication qui se résume dans la destruction et l'extirpation de cette production morbide. Ces diverses méthodes sont :

1° *L'arrachement;*
2° *Le broiement;*
3° *La cautérisation et l'incision;*
4° *La torsion;*
5° *La ligature;*
6° *L'excision.*

1° L'*arrachement* n'est guère applicable qu'aux polypes mous rattachés à la matrice par un pédicule large; c'est une méthode très-ancienne, qui consiste à saisir le polype, le plus près de son point d'insertion, avec des pinces dites *pinces à polypes* (voir la figure 107) et à tirer sur le pédicule avec assez de force pour le détacher de la matrice et arracher ainsi toute la tumeur.

2° Le *broiement* consistait à écraser dans divers sens le polype avec de fortes pinces à mors plats; ce broiement produisait au sein de la tumeur une inflammation qui la désorganisait et amenait sa destruction; ce procédé est aujourd'hui entièrement abandonné.

3° La *cautérisation* et l'*incision* sont réservées pour les polypes mous, surtout pour ceux qui sont *vésiculaires* ou *folliculaires*. Par l'incision, on évacue le liquide contenu dans la cavité du polype, et, par la cautérisation avec le fer rouge ou un autre caustique, on enflamme et on détruit les parois de cette cavité.

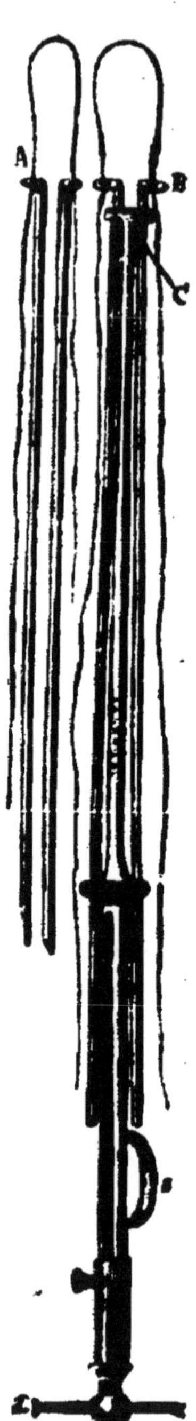

FIGURES 145, 146

*Représentant un porte-nœuds réuni à un serre-nœuds à vis : ces
deux instruments sont assemblés ou peuvent être isolés.*

La figure 145 montre le porte-nœuds isolé. A, ligature prête à être appliquée.
La figure 146 montre deux instruments assemblés. BC, porte-nœuds. DE,
serre-nœuds.

4° Si un polype présentait un pédicule fort long et
grêle, s'il venait faire saillie à la vulve entre les grandes lèvres, on pourrait essayer son extirpation en pratiquant la *torsion* de ce pédicule. Mais ces divers
procédés cèdent tous le pas aux deux suivants, qui
sont véritablement les procédés de la pratique
générale.

5° La *ligature* est le procédé le plus employé. C'est
un moyen très-ancien, et, au temps où on commençait
à l'employer, on la pratiquait en liant le pédicule au-
dessous du col de la matrice; maintenant on pratique
la ligature :

1° Hors du vagin ;

2° Dans le vagin ;

3° Dans la cavité de la matrice même.

a. *Ligature hors du vagin.* C'est le procédé le plus
facile : pour l'employer, on étreint le pédicule du
polype dans une anse de fil serrée et assujettie par un
double nœud. Diverses modifications ont été introduites, selon le génie chirurgical de chaque praticien,
dans la manière d'effectuer cette ligature; mais toutes
aboutissent au même résultat. La ligature appliquée,

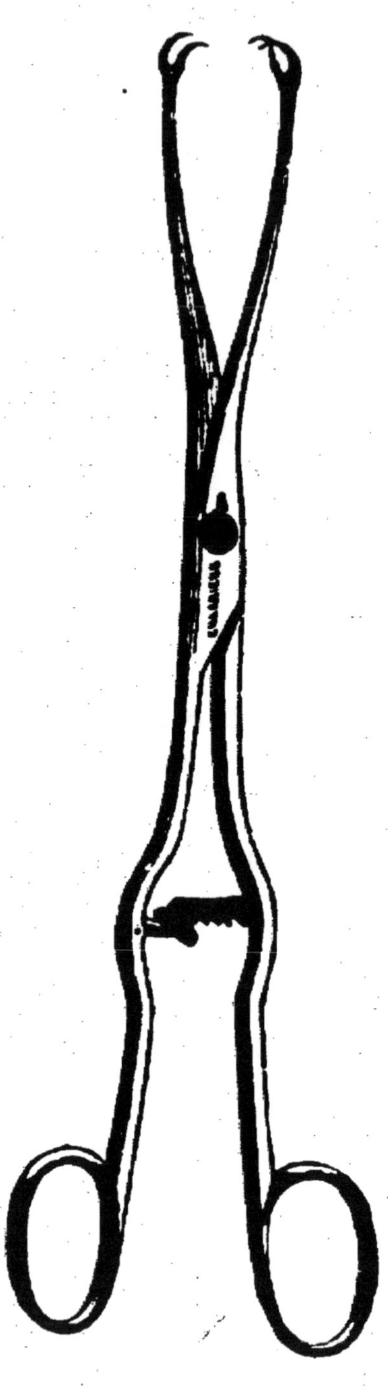

FIGURE 147

Représentant la pince à griffes, dite pince de Museux.

on abandonne le polype à lui-même jusqu'à ce qu'il tombe ; ou, bien mieux encore, on pratique l'excision au-dessous de la ligature.

b. *La ligature des polypes dans le vagin* s'opère à l'aide de divers instruments qui servent à porter une anse de fil autour du pédicule et à exercer ensuite, au moyen d'un autre instrument appelé *serre-nœud* (voir les figures 145, 146), une constriction assez forte sur l'anse du fil pour interrompre toute circulation dans le pédicule, ce qui amène la mortification du polype et sa chute, comme dans le procédé qui précède.

c. *La ligature des polypes dans la cavité de la matrice* s'exécute de la même manière que la ligature dans le vagin ; mais la manœuvre opératoire est plus minutieuse et exige l'emploi de plusieurs *porte-nœuds*.

Lorsqu'on applique une ligature sur le pédicule d'un polype, cette tumeur devient excessivement douloureuse ; elle prend une teinte d'un rouge violacé et elle augmente de volume ; quelques jours après la couleur est encore plus foncée et le polype se ramollit : la surface fournit une sanie brunâtre et fétide ; enfin le polype se détache et tombe. Pour prévenir ce travail, on peut, comme je l'ai dit plus haut, pratiquer l'excision de la tumeur au-dessous de la ligature.

6° Le moyen le plus rapide de détruire les polypes

est sans contredit l'*excision* de cette tumeur à l'aide d'un instrument tranchant; c'est à cette dernière méthode que je donne la préférence, et c'est celle qui est employée aujourd'hui par presque tous les praticiens. L'opération est des plus simples : on saisit le pédicule du polype, le plus près possible de son point d'insertion, avec une pince à griffes dite *pince de Museux* (voir figure 147); le pédicule une fois saisi, on l'amène, par de légères tractions, au niveau de l'orifice vulvaire, puis on le coupe avec un bistouri ou des ciseaux courbés sur le plat (figure 148) : c'est là le procédé le plus simple ; mais si le polype est attaché à la paroi interne de l'utérus par un pédicule large et court, on l'attirera au dehors après avoir débridé l'orifice de la matrice, à l'aide d'érignes ou de pinces volumineuses et même de forceps; on circonscrit le point d'attache de son pédicule, par deux incisions elliptiques, et on extirpe le polype, en séparant de la matrice, par la dissection avec le bistouri, le lambeau de tissu que circonscrivent les deux incisions qui se rejoignent.

Après l'excision, on combattra l'hémorrhagie, qui est assez rare à la suite de cette opération, par des applications de compresses d'eau vinaigrée ou glacée sur le bas-ventre et par des injections astringentes. L'inflammation produite par cette opération sera combattue par le traitement que j'ai indiqué au chapitre de la *métrite* (page 500).

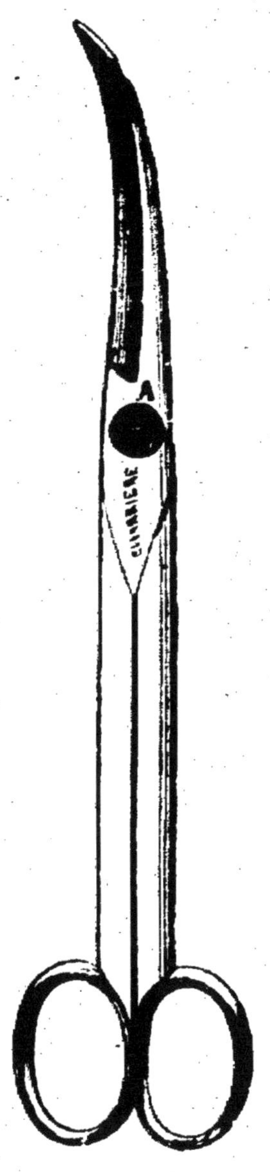

FIGURE 148

Représentant des ciseaux courbés sur le plat.

CANCER DE LA MATRICE.

Le *cancer* est une affection générale, qui consiste dans la production, sur un point quelconque de notre corps, d'un tissu de nouvelle formation. Ce qui caractérise ce tissu, c'est la tendance à l'ulcération et à l'envahissement des organes voisins de son siége et à leur transformation en tissus analogues à lui; si on détruit cette production anormale, elle a une tendance fatale à la reproduction, dans un délai plus ou moins éloigné, sur place ou dans un autre organe que celui qui lui a servi de siége primitif.

Cette nouvelle production, à son début, n'agit que localement : mais bientôt elle agit profondément sur l'organisme, qui en est comme infecté : la nutrition s'altère, la constitution des malades, quelque robuste qu'elle soit, est promptement ébranlée, et il survient un état général de délabrement qui constitue la *cachexie cancéreuse.*

C'est ainsi que cette affreuse maladie justifie le nom de *cancer* que lui avaient donné les anciens, la comparant par là à un crabe hideux dévorant les parties malades. Le mot *cancer* est un dérivé de *carcinome*, qui est encore employé pour désigner le cancer, or carcinome vient du grec καρκίνος, crabe.

La matrice est, de tous les organes de la femme, celui qui est le plus fréquemment le siége au cancer.

Il y a plusieurs *formes* de cancer, qui malheureusement arrivent toutes aux mêmes résultats; l'utérus peut être le siége de toutes les variétés du cancer; celles qui s'y rencontrent surtout sont le *squirrhe* et l'*encéphaloïde.*

Dans le *squirrhe*, le tissu de formation cancéreuse est dur, d'un blanc grisâtre; si on le coupe, il crie sous le scalpel; le tissu dans lequel il siége a augmenté de volume; il est dur, inégal et bosselé; sa consistance, l'apparence d'une de ses coupes, sont *lardacées*.

Dans l'*encéphaloïde*, le tissu sur lequel repose le cancer est transformé en une surface dure, inégale, recouverte de végétations volumineuses en champignons; ces végétations sont fongueuses, d'un rouge noir, violacées, saignantes, qui se détachent à la moindre traction, pour bientôt se reproduire; ces végétations peuvent former des masses qui dépassent trois et quatre fois le volume habituel de l'utérus et de son col.

Lorsque le cancer de la matrice se montre chez une femme qui est encore réglée, les troubles de la menstruation sont les premiers phénomènes qui apparaissent. Ces troubles consistent en une augmentation plus ou moins considérable de la quantité de sang perdu à chaque époque; les époques elles-mêmes deviennent irrégulières et rapprochées; entre chacune d'elles, il arrive que la femme atteinte de cancer, au début, voit, d'une manière intermittente, se produire des écoulements sanguins excessivement clairs (*eaux rousses*), qui cessent pour reparaître sans cause appréciable; en même temps la malade a des *flueurs blanches* abondantes, d'une odeur caractéristique, plus ou moins fétide.

Si le cancer se montre chez une femme qui a cessé d'être réglée, on voit survenir irrégulièrement des pertes utérines rouges, plus ou moins abondantes, pertes qui ne tardent pas à s'accompagner de leucorrhée et d'écoulement séro-sanguinolent.

A son début, le cancer n'est pas une affection excessivement douloureuse ; les malades ne ressentent qu'une sensation de pesanteur incommode, qui s'accompagne de tiraillements dans les aines, dans les cuisses et dans les reins ; cette sensation devient plus pénible par la marche, ce qui fait que les malades se fatiguent facilement. Au moment des règles, ou lorsqu'il se produit des hémorrhagies, elles éprouvent des souffrances aiguës.

Quelques malades conservent des désirs vénériens; ces désirs sont même surexcités chez quelques-unes par du prurit vulvaire, qui se fait sentir d'une manière continue ou intermittente. Chez certaines malades, le coït peut s'accomplir sans qu'elles en ressentent de symptômes particuliers; mais le plus souvent cet acte est excessivement douloureux, même impossible, et, à la suite, on voit se produire un redoublement dans les pertes utérines. Les hommes qui ont des rapports avec des femmes qui portent des cancers ulcérés peuvent contracter une inflammation du canal de l'urètre ou *blennorrhagie*, mais ils ne peuvent jamais contracter une affection analogue à celle de la femme, comme le supposent beaucoup de gens du monde.

Sous l'influence du cancer, il y a des femmes qui éprouvent dans les seins un gonflement douloureux, pénible, qui s'accompagne d'élancements très-vifs et de picotements. Les malades sont inquiètes, leur

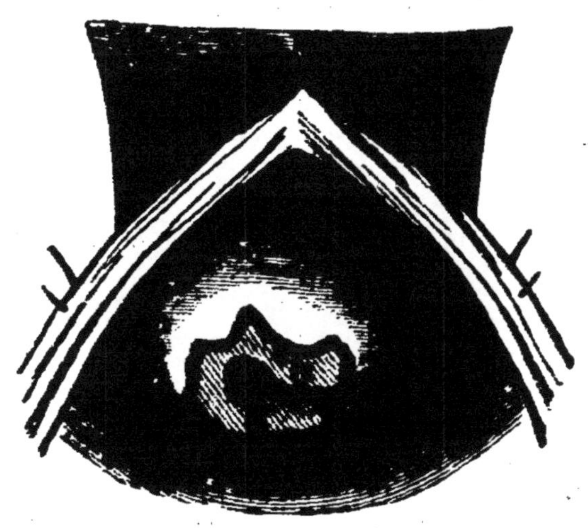

FIGURE 149

Représentant un ulcère cancéreux ayant envahi presque toute la circonférence du col de la matrice.

M, section du corps de la matrice.
OO, ulcère cancéreux.
I, orifice utérin.

humeur s'altère, elles deviennent fantasques, bizarres, jalouses à l'excès; elles semblent en proie à un malaise général et indéfini. Chez quelques-unes, des attaques d'*hystérie* (voir ce mot), disparues depuis longtemps, se montrent de nouveau.

Par le *toucher vaginal*, on constate, si la tumeur est de nature squirrheuse, un col béant, volumineux, dur, douloureux à la pression : cette modification peut

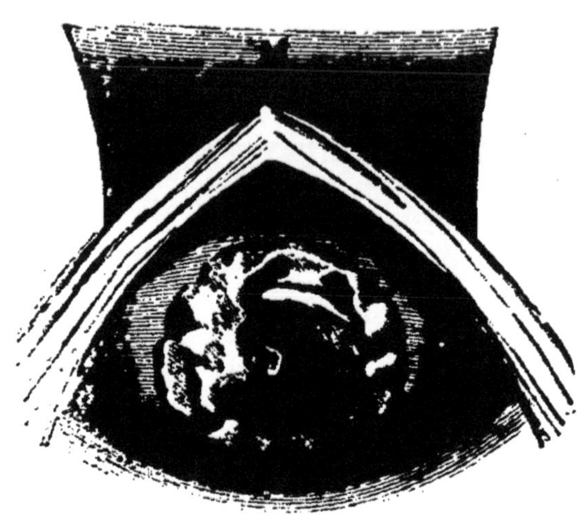

FIGURE 150

Représentant un cancer ulcéré de la même nature que celui de la figure 149, mais à un degré plus avancé.

M, section du corps de la matrice.
O, ulcère étendant ses ravages sur toute la surface du col.

être partielle et n'avoir envahi qu'une des lèvres du col ou une portion du corps de la matrice ; mais elle peut aussi s'être emparée de tout cet organe, qui vient alors faire une saillie plus ou moins considérable à l'hypogastre, saillie que l'on constate par la palpation abdominale ; le toucher vaginal constate encore les *déplacements utérins*, qui sont si fréquents dans le cancer de la matrice. Au toucher vaginal, il faut joindre le *toucher rectal*, et c'est en réunissant ainsi tous les modes d'exploration, que l'on parvient à constater tous les ravages exercés par ce redoutable mal.

Par suite des inflammations de voisinage causées par le cancer, la matrice peut avoir contracté des *adhérences anormales*, qui la déforment et la rendent moins mobile.

Le *spéculum*, qui, dans le cas de cancer, est un mode d'exploration inférieur au toucher, montre un col volumineux d'un blanc gris ou rougeâtre et à surface bosselée.

Les symptômes que je viens de rapporter comme résultant du toucher rectal et vaginal se rapportent surtout à la *forme squirrheuse* du cancer ; dans l'*encéphaloïde* de la matrice, le doigt trouve dans le vagin un organe déformé, envahi par les végétations que j'ai signalées en commençant ; ces végétations saignent au contact du doigt, qui ressent la sensation qu'il éprouverait en touchant une cervelle de mouton, par exemple. Ces champignons cancéreux ont du reste l'apparence extérieure de la cervelle, ce qui leur a valu le nom d'*encéphaloïde*. Ils sont mous, fongueux, et la sérosité sanguinolente brunâtre, dans laquelle ils baignent, a une odeur caractéristique et repoussante.

Quelle que soit la forme du cancer, lorsque la maladie fait des progrès, les douleurs, d'abord rares et presque nulles, deviennent fréquentes, continues et très-vives dans toute la région du bas-ventre et des reins. Les flueurs blanches sont plus abondantes, elles sont moins épaisses, mélangées de sang, et elles ont une odeur caractéristique qu'elles n'avaient pas au début de la maladie. Les hémorrhagies utérines sont plus abondantes et deviennent très-fréquentes.

Ce changement dans la nature de l'écoulement blanc annonce que le travail de l'ulcération commence dans la masse du cancer. C'est à ce moment qu'apparaissent aussi les signes du *dépérissement général*. Quel que soit le point par où débute l'ulcération, on constate bientôt après, par le toucher vaginal, la destruction partielle ou totale du col utérin ; les bords de l'ulcère sont durs, irréguliers, couverts de bourgeons et de fongosités charnues et molles qui baignent dans une sérosité à odeur repoussante (*ichor cancéreux*). Ces fongosités se détachent fréquemment et sont entraînées au dehors par l'écoulement. Dans cette désorganisation, les vaisseaux sont atteints et d'abondantes hémorrhagies viennent attester leur destruction.

Le cancer ne détruit pas seulement l organe qui a été son siége primitif, il envahit et désorganise aussi les organes voisins. Le vagin devient le siége d'ulcérations de nature cancéreuse qui détruisent les cloisons recto-vaginales et vésico-vaginales. Alors les organes génitaux n'offrent plus qu'un cloaque affreux dont l'orifice extérieur est la vulve ; et on voit les urines et les excréments s'échapper involontairement par cette ouverture. Ces désordres ne se produisent qu'au prix de vives douleurs qu'exaspèrent tous les actes naturels et qui hâtent l'apparition de cet état de

marasme qui termine habituellement la maladie chez
les malheureuses qui en sont atteintes.

Lorsque le cancer est arrivé à produire les

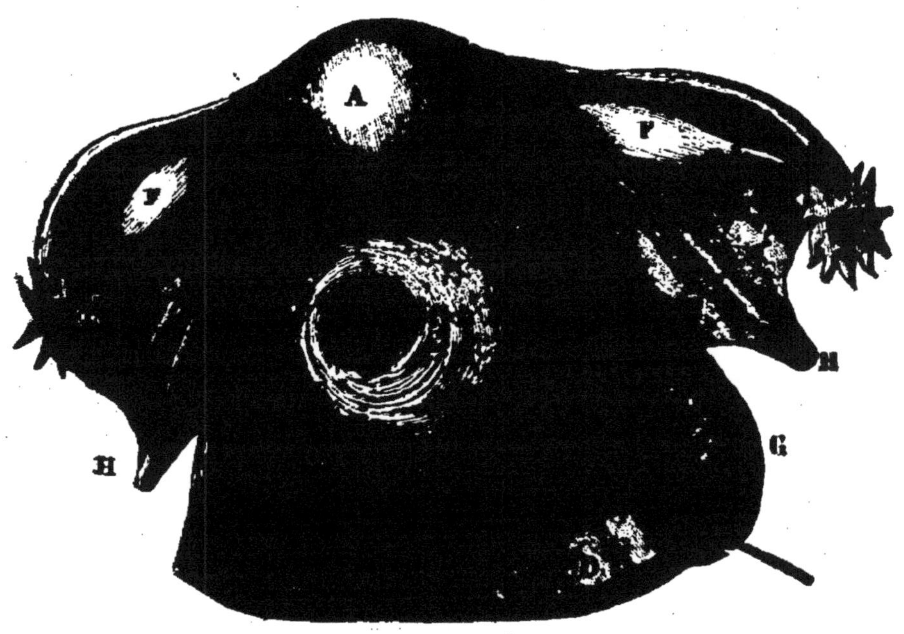

FIGURE 151

*Représentant un cancer squirrheux du col de la matrice d'après
F. Churchill.*

A, corps de la matrice.
F F, ovaires.
H H, ligaments larges et ronds.
R, orifice utérin.
C, lèvre postérieure cancéreuse énormément augmentée de volume.
D, vagin.
G, paroi antérieure de la vessie accolée au vagin.

désordres qui viennent d'être décrits, on voit la malade
déjà amaigrie par les souffrances que lui a causées le
cancer à son début, maigrir encore : l'appétit dimi-

nue, les digestions sont mauvaises, il survient du dévoiement ; la peau, d'abord pâlie, revêt peu à peu une couleur jaune-paille, qui est en quelque sorte caractéristique de l'infection cancéreuse (*cachexie cancéreuse*).

Si, dans sa marche envahissante, le cancer est venu, après avoir détruit la vessie, oblitérer les urétères (voir ces mots dans la partie anatomique de cet ouvrage), ou bien comprimer quelques vaisseaux et s'opposer par là à l'excrétion de l'urine ou à la circulation du sang, on voit la face se bouffir, les jambes et les cuisses œdématiées se gonfler par l'infiltration du sang altéré, par suite de l'obstacle apporté à sa circulation normale par le cancer.

Cette affection n'offre pas toujours la marche que je viens de décrire. Il arrive, mais exceptionnellement, qu'elle reste ignorée fort longtemps, c'est-à-dire pendant cinq ou six mois, de la malade qui en est atteinte. Cela se présente surtout ainsi lorsque le cancer débute par le corps de la matrice. Il peut arriver aussi que, lorsqu'il siége au col utérin, sa nature soit méconnue. On a vu des femmes bien réglées, ayant l'apparence de la plus florissante santé, venir consulter un médecin pour un écoulement blanc, simple en apparence, et ce dernier constatait alors un col de matrice presque déjà détruit par le cancer. Dans ce dernier cas, la femme ne tarde pas à ressentir les symptômes généraux de la maladie, la constitution s'altère, et un cancer qui est resté indolent à son début, traduit plus tard sa présence par des douleurs atroces.

Une des particularités de cette maladie, lorsqu'elle est arrivée à un certain degré de développement, c'est l'intermittence, la rémission des souffrances. Les douleurs caractéristiques lancinantes, *coups de canif ou de couteau*, traversant le bas-ventre *comme un éclair*. viennent par accès à des périodes presque régulières. Parfois la malade restera trois à quatre jours, une semaine, sans rien ressentir, et tout le monde se livre à l'espérance d'une prochaine et définitive guérison, quand l'affreuse réalité reparaît sous forme de ces *douleurs térébrantes*, qui semblent perforer le corps d'outre en outre. Mais, dans les cas les plus habituels, la douleur s'apaise le matin, la journée se passe dans un calme relatif, et c'est à la tombée du jour que le martyre de la pauvre malade recommence pour la torturer toute la nuit.

Le cancer est une affection très-longue, qui dure au moins trois mois, et, en moyenne, de seize à dix-huit mois. On en a vu qui duraient plusieurs années. Le cancer suit ordinairement une marche progressive, surtout dans la forme dite *encéphaloïde*. Dans la forme *squirrheuse*, il peut arriver, mais cela est très-rare, que la maladie affecte une marche chronique si lente, qu'elle dure un grand nombre d'années. La malade peut, de cette manière, atteindre un âge avancé sans éprouver les symptômes que j'ai décrits.

Le cancer de la matrice a toujours une issue fatale. La fin survient, ou prématurément chez les femmes que tuent les douleurs et les hémorrhagies répétées, ou, ce qui est l'habitude, vient tardivement, après la durée que j'ai fixée, terminer cette effrayante maladie.

Le cancer est une affection héréditaire, c'est-à-dire qu'une femme offre une prédisposition plus marquée qu'une autre femme à être atteinte d'un cancer, lorsque quelqu'un de ses ascendants est mort de cette affection; mais l'hérédité est loin d'être inévitable, et, fort heureusement, on voit de nombreuses exceptions à cette règle.

Le cancer se montre le plus fréquemment entre l'âge de quarante-cinq ans à cinquante-cinq ans. Il est excessivement rare de le voir se développer avant vingt ans et après soixante ans. On admet comme prédisposant au cancer une constitution nerveuse, une grande sensibilité morale et des chagrins prolongés; mais ce qui, à mon avis, a une influence plus certaine et plus directe, ce sont les couches et fausses couches répétées : ces dernières surtout, avec les troubles habituels de la menstruation, ont été retrouvées dans les antécédents d'un grand nombre de cancéreuses.

Un fait singulier, que je noterai, c'est qu'un cancer, à son début, ne s'oppose ni à la fécondation, ni à la conception; seulement son développement rend l'accouchement difficile lorsqu'il n'a pas, ce qui est bien plus fréquent, causé l'avortement.

« *Guérir le cancer,* » c'est une prétention élevée dans chaque pays par des médicastres plus ou moins diplômés, qui ont, pour ce faire, des remèdes secrets, tous produits quintessenciés des *simples,* des *merveil-*

leux simples, dont on fait un si grand usage pour duper les crédules.

Le *cancer confirmé* est une affection organique devant laquelle la médecine est impuissante ; elle peut combattre quelques symptômes, diminuer la douleur, relever les forces épuisées des malades : c'est là ce qui constitue le *traitement palliatif*.

Ce qui a fait le succès apparent de certains *guérisseurs de cancer*, c'est que parfois le diagnostic est difficile, et qu'on a décoré du nom de cancer des affections graves en apparence de la matrice, *mais dont la nature était bénigne*. Aussi, pour prévenir ces fâcheuses erreurs, ne saurais-je trop engager les femmes à ne jamais garder la plus légère indisposition de l'appareil utérin sans se soumettre aux instructions que j'ai indiquées, et, dans le cas où le malaise persisterait, à ne pas hésiter à se confier au médecin de leur choix et à se résigner promptement à l'examen local des parties, qui lèvera toute incertitude et permettra d'instituer un traitement rationnel.

A la chirurgie seule appartient de tenter le *traitement curatif* du cancer ; encore faut-il se souvenir de ce qui a été dit dans le cours de la description qui précède : la destruction locale du cancer, par une méthode de traitement chirurgical quelle qu'elle soit, ne s'oppose que bien rarement à la reproduction du cancer dans un temps indéterminé, à son siége primitif ou dans toute autre partie du corps.

a. Traitement chirurgical.

Ce traitement, qui est le seul radical, ne peut être employé que pour les cancers qui ne sont pas encore trop avancés et qui peuvent être *complétement* délimités par nos méthodes d'exploration et atteints en entier par nos instruments. C'est ce qui arrive lorsque le cancer est borné au col de la matrice, que ce dernier soit partiellement ou totalement envahi.

On a employé, pour détruire les cancers de la matrice, les *caustiques* et l'*excision.*

1° Les *caustiques*, employés pour détruire le cancer du col de la matrice, sont, en première ligne : 1° le *fer rouge ;* 2° la *potasse caustique* ou la *pâte de Vienne.* Si ces cautérisations réussissent quelquefois à guérir le cancer, elles ont aussi, en cas d'insuccès, l'inconvénient d'en exciter la marche et de rendre la maladie bien plus rapide.

2° L'*excision du col de la matrice* a été conseillée vers la fin du siècle dernier et pratiquée la première fois, en 1801, par un chirurgien nommé *Osiander.* C'est une opération facile : il suffit d'amener le col cancéreux à l'orifice de la vulve à l'aide d'une pince de Museux, ou de fortes érignes plantées dans le tissu sain (voir fig. 147); puis de circonscrire et d'enlever avec le bistouri toute la portion malade : on cautérise ensuite la plaie au fer rouge. Cette opération a réussi quelquefois, mais elle est irrationnelle, et, malgré ses succès, on peut la dire meurtrière.

Lisfranc présenta un jour à l'Académie de médecine un travail sur la guérison du cancer de la matrice appuyé sur cinquante-deux observations de femmes traitées à l'hôpital de la Pitié. Il prétendait avoir quitté ces femmes dans un parfait état de santé. Malgaigne, six mois plus tard, vint présenter à la tribune de l'Académie la contre-partie de ce travail : c'était les extraits mortuaires de ces mêmes femmes, qui avaient succombé à la récidive du cancer dans un temps plus ou moins court.

L'*amputation du col* n'a pas été la seule opération tentée. On a essayé, et, je le dirai tout de suite, avec de tristes résultats, l'extirpation de la matrice tout entière, soit par le vagin, soit en pratiquant une incision à l'hypogastre.

b. Traitement palliatif.

Toutes les fois qu'il ne sera pas prudent d'entreprendre la cure radicale du cancer, il faudra combattre les symptômes qui l'accompagnent. Pour cela, il faut placer les malades dans de bonnes conditions hygiéniques. On imposera aux personnes qui entourent la malade la charge d'un traitement moral qui consistera à rassurer la malade et à éloigner l'inquiétude et la tristesse qui s'emparent d'elle d'une façon si opiniâtre.

S'il y a des douleurs, on les calmera par des narcotiques et surtout par l'opium qu'on donnera à l'intérieur ou qu'on ajoutera, sous forme de laudanum, aux lavements et aux autres médicaments externes dont on fera usage. Les injections vaginales avec les décoctions de jusquiame, de belladone, de datura stramonium ont une bonne action calmante. On aura aussi recours aux suppositoires opiacés introduits chaque soir dans le fondement.

S'il y a des hémorrhagies, on emploiera les divers moyens que j'ai préconisés au chapitre de la métrorrhagie et spécialement le perchlorure de fer.

Contre l'odeur fétide de l'écoulement, on oppose surtout des injections légèrement chlorurées; on emploie aussi l'eau de charbon, l'eau de suie, la solution étendue de créosote ou d'acide phénique

NÉVRALGIES DE L'UTÉRUS.

La sensibilité de la matrice, à l'état sain, est peu développée, et les diverses opérations qu'on pratique sur cet organe causent peu de douleur; mais, en dehors de cette sensibilité propre qui paraît être obtuse, il en est une qui fait de la matrice un centre de souffrances vives et fréquentes; en effet, cet organe, *lorsqu'il est malade,* développe divers symptômes sympathiques qui semblent siéger dans d'autres organes et qui pourtant se rattachent intimement à l'état de maladie de l'utérus. Ces divers phénomènes constituent une classe de symptômes douloureux déjà signalés à diverses reprises dans le cours de ce livre, sous le nom d'*irritations réflexes*, ou *sympathiques*. En dehors des *irritations réflexes* qu'elle cause, la matrice peut être le siége de douleurs vives que ne peut expliquer l'examen le plus attentif; cet état particulier a été désigné sous le nom d'*hystéralgie*, de *matrice irritable*; je vais, après avoir rappelé les *irritations réflexes* dont j'ai déjà parlé, étudier cet état particulier de souffrance, qui est une véritable *névralgie utérine*.

Les irritations réflexes peuvent se rapporter ou à des troubles de la menstruation ou aux diverses maladies de matrice précédemment décrites. Ces irritations sont :

1° Une douleur de tête siégeant au front ou derrière la tête, douleur qui est exagérée par le bruit, la lumière;

2° Le gonflement douloureux des seins; cet état devient plus marqué aux époques menstruelles;

3° Un point douloureux sous le sein gauche; cette douleur, qui est très-vive, gêne la respiration; elle est augmentée par la pression et peut faire croire à une maladie de cœur ou de poitrine, car elle entraîne quelquefois une petite toux sèche que l'on désigne dans le monde, d'une manière générale, par le nom de *toux d'irritation*;

4° Une douleur vive au coccyx (voir, page 326, ce qui a été dit de la *coccyodynie*);

5° Une sensation de constriction, d'étouffement, dans la poitrine;

6° Des douleurs vagues dans les intestins avec tiraillements d'estomac, chaleur et malaise dans tout le ventre; ce qui a fait souvent prendre pour une *gastralgie* des souffrances procédant de la matrice;

7° Une douleur sourde avec pesanteur dans les reins; c'est là le plus fréquent et le plus constant de tous ces phénomènes sympathiques;

8° La difficulté d'uriner, la sensation de cuisson et la douleur causée par cet acte, qui peuvent faire croire à une maladie de vessie;

9° L'irritabilité des ovaires, caractérisée par une douleur assez vive dans les aines et siégeant plus ordinairement dans le côté gauche;

10° Enfin une douleur très-vive qui peut siéger dans le pied, les lassitudes des cuisses, faiblesses dans les genoux; ces douleurs peuvent être assez vives pour empêcher la marche. On a la certitude que ces derniers phénomènes se rattachent à une maladie de matrice, parce qu'ils résistent aux divers moyens mis en œuvre pour les combattre et qu'ils disparaissent spontanément lorsque la maladie utérine est guérie; de plus, ces douleurs ne s'observent avec ces caractères de persistance que chez des femmes atteintes de maladies de matrice.

Ces divers phénomènes peuvent être atténués par les divers calmants qu'on leur oppose; mais on n'obtient leur cure définitive qu'en guérissant les maladies utérines qui les causent.

L'*hystéralgie*, ou névralgie de la matrice, est une maladie qui a pour symptômes des élancements très-vifs ressentis dans la matrice et qui s'étendent à la vessie, aux reins et dans les aines; ces douleurs durent un temps qui peut varier de quelques heures à plusieurs jours; la douleur même varie d'intensité dans le cours de l'accès, cette maladie étant elle-même intermittente et ne se produisant qu'à des intervalles variables. Ces élancements s'accompagnent de quelques-unes des irritations réflexes énumérées ci-dessus *et d'une exagération considérable dans l'impressionnabilité morale de la malade.* Ces douleurs s'exaspèrent habituellement par la marche ou lorsque les malades restent debout. Comme je l'ai dit, la durée de chaque accès et la réunion de ces accès forment une période qui est séparée par un intervalle de repos d'une autre période dont le retour n'offre rien de régulier.

Pendant l'accès ou la période de crise, la fonction menstruelle n'est pas troublée et, si on examine l'utérus, on ne trouve aucune lésion ; quelquefois le col de la matrice paraît un peu augmenté de volume et de rigidité; mais ce n'est pas là un symptôme constant. Ce qui est plus habituel, c'est une augmentation dans la sensibilité locale qui est éveillée par la pression, le toucher et les rapports conjugaux. Il peut arriver que ces deux dernières causes produisent des douleurs intolérables.

Cette maladie ne se montre pas avant la puberté ; elle atteint exceptionnellement les filles vierges, et elle n'a pas été observée après l'âge critique. Elle ne compromet pas la vie des malades, et malgré sa durée qui, bien que variable, peut être longue, elle ne se complique pas d'une autre maladie de matrice ; elle paraît un obstacle à la conception.

Les causes de l'hystéralgie peuvent provenir du tempérament nerveux et excitable des malades : ce sont les émotions vives, les passions érotiques contrariées, l'exercice ou une fatigue exagérée pendant les règles, après une couche ou une fausse couche, les excès de coït, la masturbation, les longs voyages en voiture, l'usage intempestif des injections astringentes.

Le traitement de cette maladie consiste à calmer la douleur et à prévenir le retour des accès. Il faut d'abord, pour arriver à ces résultats désirés, prescrire le repos dans la situation horizontale, défendre l'exercice trop prolongé à pied ou en voiture ; on appliquera sur le bas-ventre, dans la région correspondant à la matrice, des vésicatoires volants, et sur les reins des ventouses sèches et même scarifiées. On a retiré de très-bons effets de ces moyens. On obtiendra un grand soulagement en pratiquant sur le col de la matrice deux fois par jour des injections ou des irrigations d'eau d'abord chaude et puis froide.

On a employé à l'intérieur le sulfate de quinine, l'opium et d'autres narcotiques ; on a conseillé localement de légères cautérisations avec un caustique quelconque : ce dernier moyen réussit bien souvent lorsqu'on y joint les grands bains prolongés. Je ne conseillerai pas le débridement du col de la matrice, conseillé cependant par quelques auteurs. Enfin, on a retiré de bons effets en faisant dégager sur le col de la matrice des vapeurs de chloroforme. Quel que soit le mode de traitement que l'on adopte, il faut soumettre les malades à un régime fortifiant et à l'usage des toniques et des ferrugineux.

HÉMATOCÈLE PÉRI-UTÉRINE.

En décrivant la matrice, j'ai dit, page 46, qu'elle est enveloppée à l'extérieur par le *péritoine*. Cette membrane, en enveloppant l'utérus, forme des replis dont un, plus considérable, se trouve situé entre l'utérus et le rectum ; ces divers replis, et surtout le dernier, peuvent devenir le siége d'un épanchement sanguin. Cet amas de sang épanché dans la cavité pelvienne constitue la maladie qui a reçu le nom d'*hématocèle rétro-utérine* (κήλη, tumeur ; αἷμα, sang).

Ces collections sanguines ne siégent pas exclusivement dans la portion rétro-utérine que je viens d'indiquer ; elles peuvent aussi se produire dans quelques autres replis du péritoine, même autour de l'ovaire, dans l'épaisseur des ligaments larges, ou dans celle du tissu cellulaire lâche qui unit le péritoine à la matrice. (Voir *Anatomie*, page 46.)

L'hématocèle est une maladie qui doit attirer toute l'attention du praticien, puisqu'elle peut entraîner la péritonite dont j'ai, à diverses reprises, signalé la gravité.

Ce n'est qu'après l'établissement de la menstruation et jusqu'à l'âge critique seulement que l'en observe cette affection. Son développement coïncide presque constamment avec un trouble de la menstruation, et on a expliqué sa production par une déviation de l'hémorrhagie accompagnant l'évolution ovarienne. Dans l'état normal, lorsque périodiquement, il se produit une rupture d'une vésicule de Graaf, cette rupture s'accompagne d'une légère extravasation sanguine (voir *Physiologie*, page 120). Si sous l'influence de diverses causes, comme, par exemple, la congestion de l'ovaire, cette extravasation est plus considérable que d'habitude, le sang, extravasé hors des conduits naturels, se répand dans les replis sous-péritonéaux, et c'est ainsi que se produit l'hématocèle.

Il y a bien d'autres causes de cette maladie qui ont été admises par les auteurs; mais en dehors de la congestion ovarienne, et peut-être de la suppression des règles par un obstacle mécanique, aucune d'elles ne peut être sérieusement mise en avant.

C'est au moment des règles que l'hématocèle se produit habituellement. Que la menstruation se soit montrée ou qu'elle ait été supprimée, l'hématocèle aparaît subitement, offrant des symptômes très-graves et très-intenses qui rappellent ceux des péritonites aiguës. C'est d'abord un frisson glacial avec refroidissement des extrémités; les malades ressentent des douleurs vives, profondes, dans tout le bas-ventre qui est distendu, douloureux à la pression. C'est à ce moment que les malades sont forcés de s'aliter. Il y a des vomissements, de la constipation;

la malade ne peut pas uriner sans douleur; une sorte
d'irritation générale paraît avoir envahi tous les
organes contenus dans la ceinture osseuse qui constitue
le bassin. Ces symptômes vont en augmentant pendant quelques jours (trois ou quatre au plus); puis ils
déclinent peu à peu, la fièvre s'éteint et les douleurs
abdominales, d'aiguës qu'elles étaient, deviennent
plus sourdes et moins continues.

Il se forme dans le bas-ventre une tumeur limitée,
arrondie, mais mal circonscrite; ses limites sont marquées par une sorte d'empâtement qui résiste à la
pression; cette tumeur a un caractère essentiel : elle
n'est pas mobile, et comme elle est assez profondément située dans la cavité du bassin, elle peut être
limitée par le toucher vaginal et rectal. Alors que
cette tumeur est développée et qu'elle offre les caractères qui précèdent et qui peuvent se constater par la
palpation abdominale, tout symptôme n'a pas cessé
pour les malades, qui restent pâles, faibles et qui souffrent toujours de la constipation, d'une sensation de
pesanteur et d'élancements douloureux qui reviennent à chaque instant.

Si on pratique le toucher vaginal, on constate
d'abord une étroitesse anormale du vagin, qui est
due au refoulement de l'utérus et de la paroi vaginale par la tumeur sanguine; on sent que cette
tumeur n'est ni mobile, ni rattachée à la matrice :
qu'au contraire, elle en est parfaitement distincte;
la matrice est déviée, déplacée, à la partie postérieure du col; on sent, lorsque l'hématocèle siége

dans le repli rétro-utérin, une tumeur lisse arrondie, molle, plus ou moins fluctuante. Si on pratique le toucher rectal, on trouve aussi le calibre intestinal diminué par la saillie que fait la tumeur dans sa cavité et on constate ce qu'avait déjà enseigné le toucher vaginal. En joignant à ces deux modes d'exploration la palpation abdominale, on limitera exactement la tumeur, aont le volume peut varier de la grosseur d'un œuf à celle du poing. Enfin, si on complète l'examen des organes génitaux par l'examen au spéculum, on constatera, à l'aide de cet instrument, que la muqueuse vaginale, au niveau de la tumeur, offre une coloration bleuâtre ecchymotique, et qu'elle est parfois très-amincie.

L'hématocèle est donc une affection qui offre une invasion subite, des symptômes très-aigus, puis une marche chronique offrant des phénomènes de compression, lorsque l'amas sanguin est assez considérable pour les produire ; l'hématocèle n'atteint pas toujours ce volume dès la première hémorrhagie. Le plus souvent, ce n'est qu'après des hémorrhagies successives, se produisant à des intervalles variables et au moment des époques menstruelles, que l'on voit la tumeur acquérir un volume gênant pour les organes voisins ; chacune de ces hémorrhagies est marquée par un retour d'acuité dans les symptômes.

Lorsque l'hématocèle a revêtu la forme chronique qui vient d'être décrite, il peut se terminer de diverses manières ; soit par *résolution :* alors on voit la tumeur diminuer lentement, mais progressivement

de volume. Sa consistance augmente, et peu à peu
réduite à un petit volume, elle finit par disparaître
complétement, soit par résorption, soit par l'ouverture de la tumeur sanguine dans le rectum ou le
vagin. Les malades rendent alors un sang noirâtre,
visqueux, quelquefois mélangé à un peu de pus ; la
quantité de ce sang peut varier de quelques cuillerées ou s'élever à plus d'un litre ; quelle que soit la voie
que prend le liquide pour sortir, on peut être exposé
à voir cette évacuation se compliquer de péritonite.

Si le sang ne se résorbe pas, ou n'est pas évacué
comme je viens de le dire, il se transforme en abcès,
et l'état des malades, sous l'influence d'une collection
purulente plus ou moins considérable, devient toujours
très-grave. Elles ont des accès de fièvre, des frissons,
des sueurs abondantes ; l'appétit et le sommeil se perdent, et on voit se développer tous les symptômes qui
caractérisaient chez les anciens la *fièvre hectique*.
Enfin le pus se fraye une issue au dehors, soit par la
peau, la vessie, le vagin, ou par le rectum. Les malades alors éprouvent un soulagement notable ; la tumeur se vide peu à peu ; mais la convalescence est
toujours longue et difficile.

Quelle que soit l'issue de l'hématocèle, c'est toujours
une maladie d'une durée assez longue et qui dépasse
plusieurs mois.

» Pour traiter cette maladie et prévenir la terminaison par suppuration, il faut, le plus tôt possible, combattre les symptômes aigus par le repos, la diète, les
topiques émollients. les émissions sanguines, des

pommades fondantes (voir page 101), des vésicatoires volants, des purgations, l'iodure de potassium. Ces symptômes calmés, il faut attendre de la nature une des terminaisons de l'hématocèle, soit l'évacuation spontanée de la tumeur sanguine avec des complications ou mieux sa résolution plus lente, mais certaine et complétement sans dangers.

Enfin, si l'hématocèle arrivé à sa période de chronicité, n'offrait aucune tendance vers les terminaisons signalées, si la malade dépérissait et donnait des craintes pour sa santé générale, il faudrait, à l'aide du trocart (voir fig. 100 et 101) ou du bistouri, pratiquer l'évacuation de cette tumeur.

Avant de faire cette operation, il faut s'assurer que le point où l'on va plonger le bistouri ou le trocart n'est traversé par aucun vaisseau important, et il faut avoir soin de garnir le pavillon du trocart avec lequel on fait la ponction d'une peau de baudruche, qui s'accolant sur l'orifice de la canule du trocart fera l'effet d'une petite soupape flottante permettant la sortie du liquide et s'opposant à la pénétration de l'air.

A l'aide de cette précaution, on diminuera les dangers de cette ouverture, l'évacuation chirurgicale et artificielle de la tumeur exposant aux mêmes complications que l'évacuation naturelle et spontanée.

INFLAMMATION ET ABCÈS DU BASSIN.

La matrice est recouverte par le péritoine, elle est en rapport en avant avec la vessie et en arrière avec le rectum. Entre les replis du péritoine qui forment les *ligaments larges*, entre le péritoine et la matrice, entre cette dernière et le rectum se trouve répandu un tissu cellulaire à mailles larges qui sert de moyen d'union à ces différents organes (voir *Anatomie*, p. 46). Ce tissu cellulaire peut, sous l'influence de diverses causes, devenir le siége d'inflammation. Cette inflammation amène souvent des abcès; aussi a-t-elle été nommée *pelvi-métrite, phlegmon péri-utérin, phlegmon des ligaments larges.*

Cette inflammation et ces abcès se montrent après les accouchements difficiles, surtout après ceux qui ont nécessité l'emploi des forceps; après les avortements ou fausses couches naturelles ou provoquées. Cependant ces dernières offrent plus fréquemment cette complication que les fausses couches spontanées. L'inflammation du tissu cellulaire péri-utérin peut aussi naître par contiguïté; une inflammation de la matrice peut alors, comme je l'ai noté, se propager aux ovaires, et par là aux ligaments larges dans lesquels sont suspendus tous ces organes. Après ces causes qui sont les plus fréquentes et les principales, je signalerai les excès du coït pendant les règles; le cathétérisme utérin, les cautérisations intempestives et mal faites du col de la matrice et de sa cavité ; enfin la blennorrhagie.

Lorsqu'une femme est atteinte de *pelvi-métrite* ou d'inflammation du tissu cellulaire péri-utérin, elle accuse une douleur d'intensité variable dans la cavité du bassin ; cette douleur augmente par la pression exercée sur le bas-ventre, par la station debout, la marche et les efforts nécessaires pour satisfaire aux besoins naturels. En même temps, l'état général de la malade est mauvais ; elle n'a plus d'appétit, sa langue est blanche, ses digestions deviennent difficiles ; elle a continuellement de *petites fièvres* qui cessent pour reparaître bientôt, et c'est alors que, suivant la place occupée par la tumeur dans le bassin, apparaissent les symptômes locaux ; ainsi, lorsque la tumeur envahit les *ligaments larges* (voir *Anatomie*, page 46), il y a constipation, ballonnement du ventre : si l'inflammation s'attaque au tissu cellulaire qui sépare le vagin de la vessie, ce sont les désordres de la *miction* qui dominent ; la malade n'urine plus qu'avec douleur ; si, au contraire, le tissu cellulaire qui existe entre le rectum et le vagin est le siége de l'inflammation, la malade a la sensation d'un corps étranger qui remplirait le rectum ; elle éprouve des douleurs expulsives et de faux besoins de défécation qui exagèrent ces souffrances.

On reconnaîtra le siége et le volume de la tumeur phlegmoneuse que cause l'inflammation du tissu cellulaire péri-utérin. en combinant la palpation abdominale avec le toucher rectal et le toucher vaginal.

Lorsque le phlegmon ou l'inflammation qui le produit siége dans les ligaments larges, on peut, par la palpation, découvrir, à travers les parois abdominales, une tumeur douloureuse dirigée obliquement et dans le sens de l'aine. Si on pratique le toucher vaginal ou rectal, on sent cette tumeur occupant un des côtés du bassin et repoussant souvent la matrice du côté opposé. (Voir le chapitre des déplacements de la matrice.)

Lorsque la tumeur phlegmoneuse s'est développée dans l'épaisseur de la paroi recto-vaginale, on peut pratiquer le *double toucher* simultanément par le rectum et le vagin. On introduit alors l'index dans le rectum et le pouce de la même main dans le vagin, en repoussant en haut le plus possible le périnée avec l'espace interdigitaire, et en embrassant ainsi la tumeur par sa partie inférieure, on presse alternativement avec un des doigts, tandis que l'autre reste appliqué sur le point opposé de la tumeur. On perçoit ainsi la sensation de flot (*fluctuation*) si la tumeur est en voie de s'abcéder, et la sensation d'empâtement si elle est encore à l'état de phlegmon.

Si le phlegmon envahit le cul-de sac postérieur du vagin et la paroi recto-vaginale, le doigt introduit dans le vagin découvre derrière le col une tumeur dure, habituellement grosse comme une châtaigne, douloureuse et rénitente.

Lorsque la tumeur siége dans le cul-de-sac antérieur, ce dernier est rempli; le toucher donne la même sensation que pour le cul-de-sac postérieur, seulement on constate un déplacement du col de la matrice qui est plus ou moins refoulé en bas et fléchi en avant sur le corps de la matrice.

Les diverses tumeurs que je viens de passer en revue ont, comme l'hématocèle, deux terminaisons. Elles entrent en *résolution* d'une manière entièrement analogue à celle décrite pour l'hématocèle; ou, ce qui arrive malheureusement plus souvent, elles suppurent, c'est-à-dire que l'empâtement fait peu à peu place à du pus, et la tumeur, de solide qu'elle était, devient liquide et fluctuante. Alors elle s'ouvre spontanément, ou bien on la vide au moyen d'une opération, comme il sera dit au traitemen

Cette terminaison par suppuration s'accompagne de quelques symptômes particuliers : la malade est prise d'une fièvre que caractérisent des frissons répétés; il y a de l'inappétence, de la faiblesse; l'haleine est fétide, et, en même temps, la tumeur augmente de volume et vient faire saillie dans la région hypogastrique, dans le vagin ou dans le rectum. Les symptômes de compression que j'ai notés deviennent plus intenses.

Cette formation du pus se fait plus ou moins rapidement. Chez quelques malades, elle existe au bout de quelques jours, tandis que, chez d'autres, le pus n'est formé qu'au bout de six semaines ou deux mois. Lorsque le pus est formé, il s'échappe par diverses voies, mais les plus fréquentes sont : le vagin, le rectum, puis vient la vessie et l'urètre, les parois de l'abdomen et le péritoine. L'ouverture dans la cavité du péritoine est très-rare, parce que l'inflammation a fait contracter des adhérences qui le protégent contre cette terminaison ; néanmoins, si cette terminai-son avait lieu, on verrait apparaître subitement une péritonite, comme je l'ai déjà dit à propos de l'hématocèle.

La quantité de pus évacué après l'ouverture de ces abcès est variable, et ce pus est tantôt inodore, d'autres fois excessivement fétide. Lorsque la tumeur est vidée, si la cavité qui contenait le pus est circonscrite, on voit ses parois s'accoler, et la convalescence se montre au fur et à mesure que s'opère la cicatrisation. Mais si cette cavité est vaste, il peut arriver que le pus continue à être sécrété ; il peut survenir des accidents, l'infection purulente.

On voit, par la description que je viens de faire, que l'inflammation d'un point quelconque du tissu cellulaire, si abondant autour de l'utérus, est une complication grave des maladies de matrice ; cependant on a exagéré le danger de cette terminaison, qui est moins souvent funeste que ne l'ont écrit certains auteurs.

Lorsqu'on aura constaté l'existence d'un phlegmon péri-utérin au début, on essayera d'enrayer sa marche par les émollients, le repos, les émissions sanguines, les vésicatoires volants répétés, les applications de pommades fondantes sur le bas-ventre.

Mais lorsque le pus est formé, que faut-il faire ? Attendre l'ouverture spontanée de l'abcès ou favoriser l'évacuation du pus par une ponction ou un autre mode d'ouverture chirurgicale ? Si l'abcès proémine dans le vagin, il faudra préférer une opération chirurgicale à l'ouverture spontanée, et, dans ce cas, on agira suivant les méthodes indiquées pour l'hématocèle.

DÉPLACEMENTS DE LA MATRICE.

La matrice est suspendue dans la cavité du bassin par les ligaments larges et les ligaments ronds ; elle est isolée des organes qui l'avoisinent et n'est fixée au reste du corps que par les ligaments que je viens de nommer. Les ligaments larges sont deux replis du péritoine, assez larges pour lui permettre de flotter, pour ainsi dire, dans l'excavation du bassin et d'y exécuter des mouvements plus ou moins étendus (voir M, fig. 6). Cette grande mobilité de l'utérus explique la facilité de son ampliation pendant la grossesse, et ses *nombreux déplacements.*

La direction normale de l'*axe* de la matrice est oblique de haut en bas et d'arrière en avant. (Voir *Anatomie,* page 39.)

Les *déplacements de la matrice* sont tous les changements accidentels qui peuvent survenir dans la situation de l'utérus par rapport à son axe normal ou à sa position au milieu des autres organes.

Le mode de connexion de l'utérus et ses rapports anatomiques font que, de tous les organes, la matrice est celui dont les déplacements sont les plus nombreux et les plus importants par les troubles qu'ils apportent dans les fonctions de l'organe et dans la santé générale des malades.

Je diviserai l'étude de ces déplacements en plusieurs catégories, qui sont :

1° *L'abaissement total* de l'organe appelé *chute de la matrice*, ou *prolapsus* de l'utérus.

2° Le *renversement* de la matrice, c'est-à-dire la saillie de la paroi interne de cet organe à travers l'orifice de son col ; l'organe est retourné comme un gant, et sa paroi interne est devenue externe : c'est ce qu'on appelle l'*inversion* de la matrice.

3° Les *inclinaisons* de l'utérus par rapport à son axe normal ont reçu le nom de *versions* de la matrice : si le *corps* de cet organe est incliné en avant, il y a *antéversion ;* si au contraire il est incliné en arrière, il y a *rétroversion*.

4° Lorsque l'utérus est fléchi ou plié sur lui-même, on dit qu'il y a *flexion* de l'utérus; si le corps de la matrice est plié sur son col en avant, c'est l'*antéflexion ;* si c'est en arrière, il est en *rétroflexion*, et si l'inclinaison a lieu latéralement, suivant le côté où existe l'inclinaison on appelle ces déplacements *latéroflexions droite* ou *gauche*.

1° *Prolapsus, ou chute de la matrice.*

L'abaissement de la matrice peut être plus ou moins considérable; on a même réservé des noms particuliers aux divers degrés de cette affection.

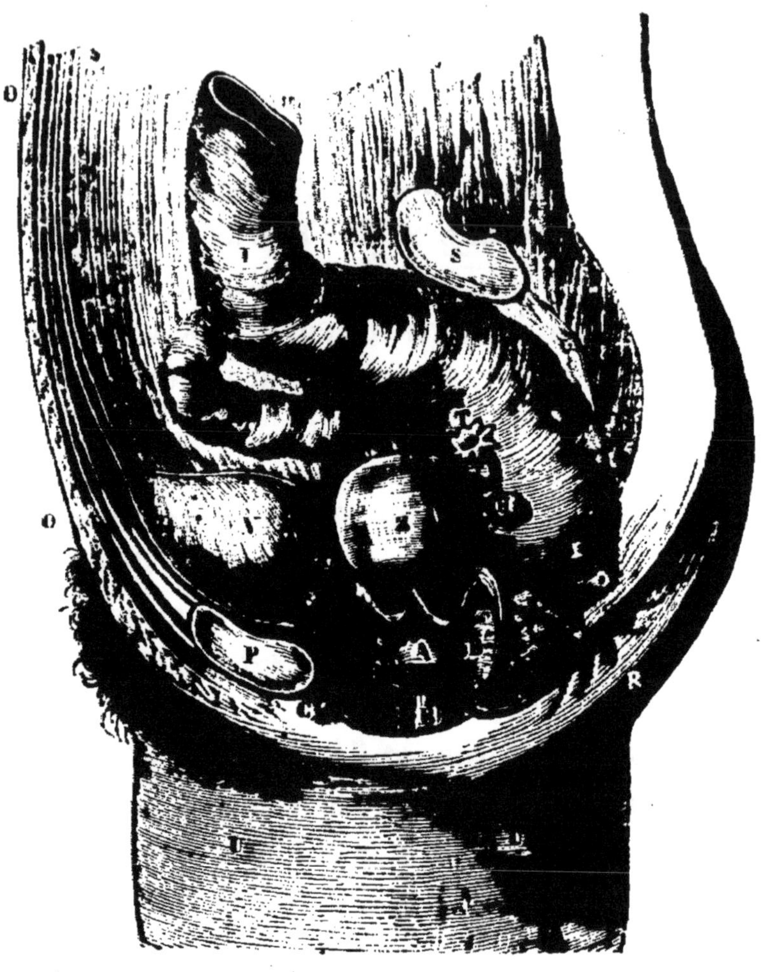

FIGURE 152

Représentant l'abaissement de la matrice et le relâchement des ligaments.

(Coupe d'avant en arrière sur la ligne médiane.)

UU, la face interne de la cuisse droite.

OO, la paroi antérieure du ventre.

II, l'intestin rectum.

h, l'anus.

V, la vessie.
P, le pubis.
S, articulation de l'os iliaque avec le sacrum.
C, clitoris.
H T, ovaire et trompe du côté droit.
Z, corps de la matrice abaissée et comprimant V, la vessie, II, le rectum.
A, col de la matrice qui vient faire saillie dans le vagin.
B B' B'', le vagin modifié par la présence de la matrice.

Ainsi l'*abaissement* est le commencement du prolapsus. La matrice descend vers la partie inférieure du bassin, en conservant à peu près sa direction, elle n'est que plus basse (voir fig. 152). La partie supérieure du vagin est dilatée pour recevoir le corps de l'organe, ou bien il se fait un pli à ce conduit, dont la partie supérieure est aussi abaissée.

Dans la *descente*, le museau de tanche paraît à la vulve; la matrice remplit tout le vagin, lequel s'est retourné sur lui-même comme un doigt de gant. La direction de l'utérus est nécessairement changée, et son axe se confond avec celui du vagin. (Voir fig. 153.)

On appelle *chute* ou *précipitation* de la matrice la situation dans laquelle cet organe a tout à fait franchi la vulve et pend entre les cuisses. Elle est recouverte par le vagin tout à fait retourné, et ce conduit contient alors la matrice, ses annexes, ovaires et trompes, la vessie, une partie du rectum et des autres intestins. C'est donc une chute de la matrice, compliquée d'un prolapsus total du vagin. (Voir page 365 et figure 109.)

Les causes du prolapsus, quel que soit son degré, tiennent à un état maladif du vagin et du bassin;

d'autres se rattachent à l'abdomen, à la laxité anormale des liens qui fixent la matrice. Enfin, il en est d'autres qui tiennent à la matrice elle-même.

C'est ainsi que la largeur du bassin, le relâchement du vagin et les déplacements ou hernies vaginales (voir ces mots), favorisent le prolapsus de la matrice. Il en est de même du relâchement des ligaments larges et ronds qui fixent la matrice. Ce relâchement est dû aux chutes sur les pieds et surtout aux accouchements fréquents ou difficiles : c'est la cause la plus fréquente, comme le prouvent les statistiques qui montrent que la presque totalité des chutes de la matrice ne s'observent que chez les femmes qui ont été plusieurs fois mères. Enfin, il est facile de comprendre que toutes les maladies qui augmentent le poids et le volume de la matrice en facilitent l'abaissement. Ainsi agissent la métrite chronique, les polypes, les môles, le cancer, etc. (Voir ces mots.)

Lorsque l'abaissement de la matrice est au premier ou au second degré, on rencontre, lorsqu'on pratique le toucher vaginal, à une distance plus ou moins rapprochée de la vulve, une tumeur pyriforme à grosse extrémité tournée en haut, et à petite extrémité percée d'une fente transversale (*museau de tanche*) : c'est la matrice.

On peut promener le doigt autour de la tumeur dans toute sa hauteur jusqu'à ce qu'il soit arrêté par le cul-de-sac du vagin.

Lorsque la chute est complète, on observe les symptômes rapportés à propos du prolapsus du vagin,

page 365. Ce déplacement cause des douleurs sourdes dans tout le bas-ventre; des tiraillements dans les aines. En même temps se montrent, du côté de la

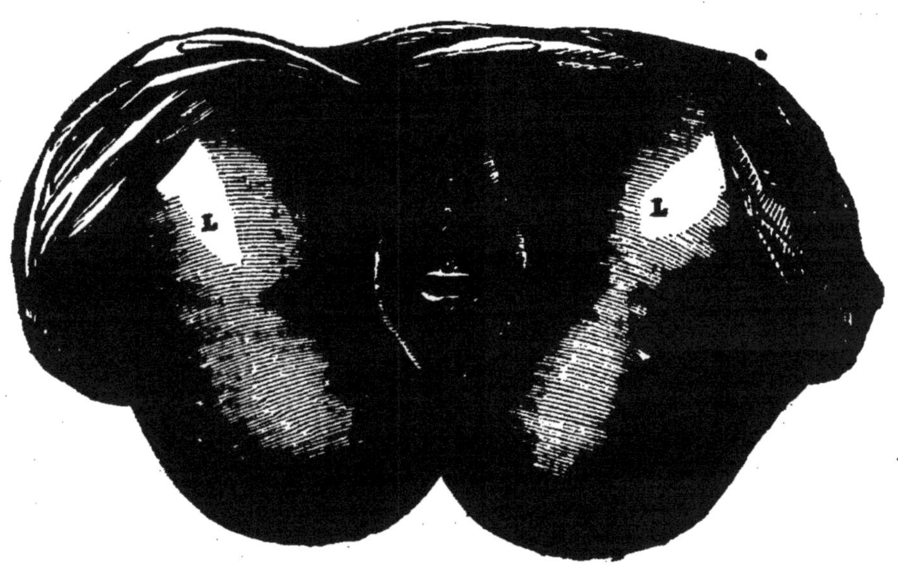

FIGURE 153

Représentant une chute de la matrice dans laquelle cet organe vient faire saillie entre les grandes lèvres.

L L, face interne des cuisses.
C C, orifice de la matrice, ou museau de tanche.
I I, grandes lèvres.
O, rectum.

vessie, les phénomènes qui accompagnent la *cystocèle* et la *rectocèle* (voir ces mots, pages 359 et 363). Les malades éprouvent la sensation d'un corps qui voudrait franchir la vulve; il y a un abondant écoulement de flueurs blanches ; les digestions sont difficiles et les malades éprouvent des tiraillements d'estomac. Ces divers symptômes varient d'intensité selon les malades : la marche les augmente et cause de légères excoriations sur les parois vaginales et sur la partie supérieure des cuisses.

La chute de la matrice diminue les chances de la fécondation ; mais cependant la conception n'est impossible à aucun degré, même lorsqu'il y a chute complète.

Lorsque l'abaissement de l'utérus est abandonné à lui-même, il tend incessamment à faire des progrès. On a pourtant observé des guérisons spontanées dues à des adhérences contractées entre l'utérus et les parois du bassin, sous l'influence d'une inflammation partielle du péritoine ou de la vaginite. Lorsque la chute est complète, la muqueuse qui recouvre la paroi de l'utérus et les parois du vagin qui font saillie au dehors, ne tarde pas à devenir le siége d'une modification qui lui fait perdre ses caractères de membrane muqueuse et la convertit en une membrane qui a l'apparence de la peau. Cette transformation peut être une cause d'erreur, et on a vu des maladies prises pour des polypes et des femmes atteintes de chute complète, considérées comme des *hermaphrodites*.

Si, dans ces conditions, une femme devient enceinte, ce qui est possible, comme je l'ai dit, il est rare que sa grossesse arrive à terme. Si la grossesse se termine bien, et que la femme après l'accouchement garde un repos absolu au lit pendant six semaines, elle peut voir disparaître complétement son abaissement de matrice, parce qu'en opérant son mouvement de retrait, la matrice se sera replacée dans sa situation normale.

L'abaissement de l'utérus est d'une cure plus ou moins facile suivant son degré, mais, quelle que soit la possibilité de la guérison, la descente de la matrice, même la chute complète, ne peut compromettre la vie des malades.

2° *Renversement de la matrice.*

Le renversement de la matrice, qu'on appelle aussi *inversion* ou *introversion* de la matrice, consiste, comme je l'ai dit, dans un changement de rapports tel que la paroi interne de la matrice devient externe; en un mot, cet organe se retourne à la façon d'un doigt de gant, d'un bas, etc. Ce déplacement, qui paraît inexplicable *a priori*, devient plus facile à comprendre si l'on réfléchit qu'il ne se produit qu'après l'accouchement.

Le renversement de la matrice peut être complet ou incomplet. Le renversement incomplet est celui dans lequel la paroi interne vient faire une saillie plus ou moins considérable entre les lèvres du museau de tanche. Dans le renversement complet, le col de la matrice devient un anneau à travers lequel la matrice se renverse tout entière.

La cause la plus fréquente de l'inversion de la matrice, c'est l'accouchement. Or, dans l'accouchement, deux circonstances favorisent le déplacement que je décris : 1° la pression des intestins sur le fond de l'utérus; 2° les tractions exercées sur le placenta, encore adhérent au fond de l'utérus, lorsqu'on veut activer la délivrance. Le même phénomène peut se produire spontanément lorsque le cordon s'enroule autour du fœtus dans un accouchement naturel d'ailleurs. L'action de ces diverses causes est favorisée par l'inertie ou par le relâchement des parois utérines, et c'est lorsque cette inertie existe que la pression suffit à produire le renversement de la matrice. En dehors de l'état puerpéral, le renversement de la matrice peut se produire par la traction exercée sur sa paroi interne par le pédicule d'un polype qui a franchi le col et s'est développé dans le vagin.

Lorsque le renversement est complet, on trouve à l'entrée du vagin une tumeur qui est ordinairement volumineuse, mollasse, en partie réductible, d'un rouge brun et sanglant, humide, au moins dans les premiers temps, quelquefois plus pâle et desséchée à la longue. Son volume subit des modifications par intervalles, quand des anses intestinales viennent s'y placer. Le doigt, introduit entre la tumeur et le vagin, arrive à un cul-de-sac circulaire qui est à une hauteur variable, et toujours précédé d'un bourrelet qui est formé par le museau de tanche qui n'a pu être effacé.

Lorsque le renversement est incomplet, la tumeur qui fait saillie à travers le museau de tanche est plus ou moins considérable, mais elle ne sort pas du vagin ; on peut cependant la voir au moyen du spéculum ou en écartant avec les doigts l'entrée du vagin. La surface de la tumeur est lisse, humide, d'un rouge violet, comme parsemée d'ecchymoses ; le doigt, dans le toucher vaginal, sent que le museau de tanche n'est pas situé en bas de la tumeur, ce qui distingue nettement le renversement de l'utérus du prolapsus. Lorsqu'on fait remonter le doigt entre cette tumeur et les parois du vagin, on sent un anneau qui n'est pas autre chose que l'orifice utérin qui couronne le fond du vagin, et embrasse, sans lui adhérer, le pédicule que forme le renversement.

La palpation hypogastrique, pratiquée après qu'on aura fait évacuer le rectum et la vessie et mis les muscles abdominaux en état de relâchement, montrera que la matrice a complétement abandonné sa situation habituelle.

Un des signes fonctionnels les plus graves, c'est l'hémorrhagie qui accompagne constamment ce déplacement et qui persiste souvent durant un temps très-long, mais avec beaucoup moins d'intensité qu'au moment où le déplacement s'est opéré. La malade ressent de vives douleurs, des tiraillements dans les reins, dans les aines : ces douleurs sont si vives et il s'y joint une sensation de pesanteur si insupportable que souvent il survient des évanouissements.

Lorsque la matrice, ainsi renversée, est abandonnée à elle-même ou qu'elle ne peut être réduite, c'est-à-dire remise en place, il se développe une violente inflammation qui provoque son étranglement.

Or, si on ajoute à ce résultat l'hémorrhagie qui accompagne la production du déplacement et l'état de puerpéralité dans lequel il s'opère habituellement, on verra que le renversement de la matrice est un accident grave auquel il faut apporter un prompt remède.

3° *Obliquités ou versions de la matrice*.

J'ai déjà dit que les obliquités ou versions de 'utérus sont les changements dans l'inclinaison physiologique et normale de l'utérus, ou mieux, par rapport à son axe propre, et non les déviations par rapport à l'axe du corps entier. Cette version ou obliquité de la matrice peut se produire dans tous les sens, mais je ne décrirai que les deux principales qui sont :

a. l'antéversion,
b. la rétroversion.

Ces déplacements sont très-rarement isolés, et presque toujours ils sont unis au prolapsus, et cela s'explique suffisamment si l'on réfléchit que les causes des obliquités de l'utérus sont identiques aux causes du prolapsus, et que les mêmes indications thérapeutiques en ressortent pour la guérison de ces divers déplacements.

a. L'*antéversion* est l'inclinaison du fond de l'utérus en avant ; c'est un déplacement qu'entraînent presque toujours les prolapsus de la matrice, ainsi qu'un certain nombre de grossesses.

Les causes de l'antéversion sont celles du prolapsus de la matrice (voir page 585). Outre ces causes, on a noté, comme produisant l'inclinaison en avant du corps de la matrice, l'engorgement partiel du col utérin siégeant à la lèvre antérieure; la tuméfaction de cette lèvre a pour résultat de faire basculer tout l'organe, de manière que son corps soit incliné en avant et son col porté en arrière.

Les symptômes fonctionnels de l'antéversion sont ceux du prolapsus de la matrice; il faut y joindre comme symptômes particuliers à l'antéversion une sensation de pesanteur que la femme perçoit à la vessie et au rectum, surtout pendant la marche. Cette sensation est produite par la compression exercée par la matrice sur ces deux organes; cette compression est assez puissante pour produire la constipation, la fréquence des besoins d'uriner, et même la rétention d'urine. Ordinairement, ces irritations de la vessie cessent lorsque la malade se couche sur le dos.

Le toucher, pratiqué sur une femme atteinte d'antéversion, permet de constater ce déplacement; mais il doit être pratiqué la femme étant debout. Le doigt introduit dans le vagin sent alors une portion de la paroi inférieure de la matrice : c'est le corps de cet organe. En suivant cette paroi, on constate la présence du col en arrière; au-dessus du col se trouve un vide qui correspond à la concavité formée par le sacrum : ce vide peut encore être constaté par le toucher rectal. Le col est toujours situé fort en arrière, et lorsque l'utérus est complétement basculé,

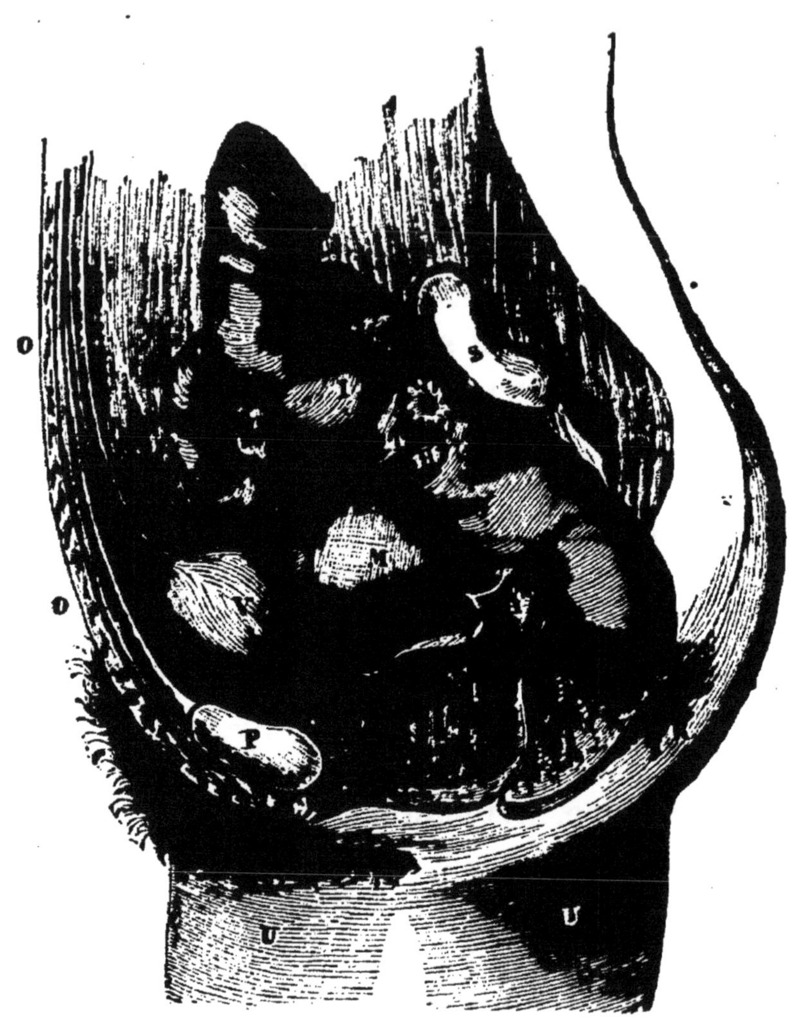

FIGURE 154

Représentant l'antéversion de la matrice.

(Coupe d'avant en arrière sur la ligne médiane.)

O O O, parois du ventre.
U U, cuisses.
B B, vagin.
M A, matrice en antéversion.

I, intestin rectum.
R, anus, orifice externe de cet intestin.
V, vessie.
C, clitoris.
P, pubis.
S, articulation de l'os iliaque avec l'os sacrum.
T, trompe de Fallope gauche.
H, ovaire du même côté.

il est très-difficile de l'atteindre. On peut remettre la matrice dans sa position normale en soulevant le fond avec le doigt; ou bien encore en accrochant le col et en l'attirant en avant, mais aussitôt qu'on le lâche, l'organe reprend, par un mouvement de bascule, sa situation vicieuse (voir fig. 154).

L'antéversion est un déplacement grave par les conséquences qu'il peut produire. En dehors de ces symptômes particuliers, surtout lorsqu'il y a grossesse ou développement anormal de l'organe, qui alors bascule entièrement et s'enclave dans le bassin, cette déviation peut produire l'avortement, et, au moment de l'accouchement, devenir un obstacle à l'expulsion du fœtus. Je reparlerai, du reste, de ces diverses conséquences un peu plus loin, en traitant de la *rétroversion* qui en offre de complétement analogues.

L'antéversion peut s'opposer à la conception. En effet, dans ce déplacement, le col est appliqué sur paroi postérieure du vagin, et son orifice se trouve de cette manière presque entièrement oblitéré; malgré cette circonstance, on ne peut pas affirmer que l'antéversion entraîne absolument la stérilité.

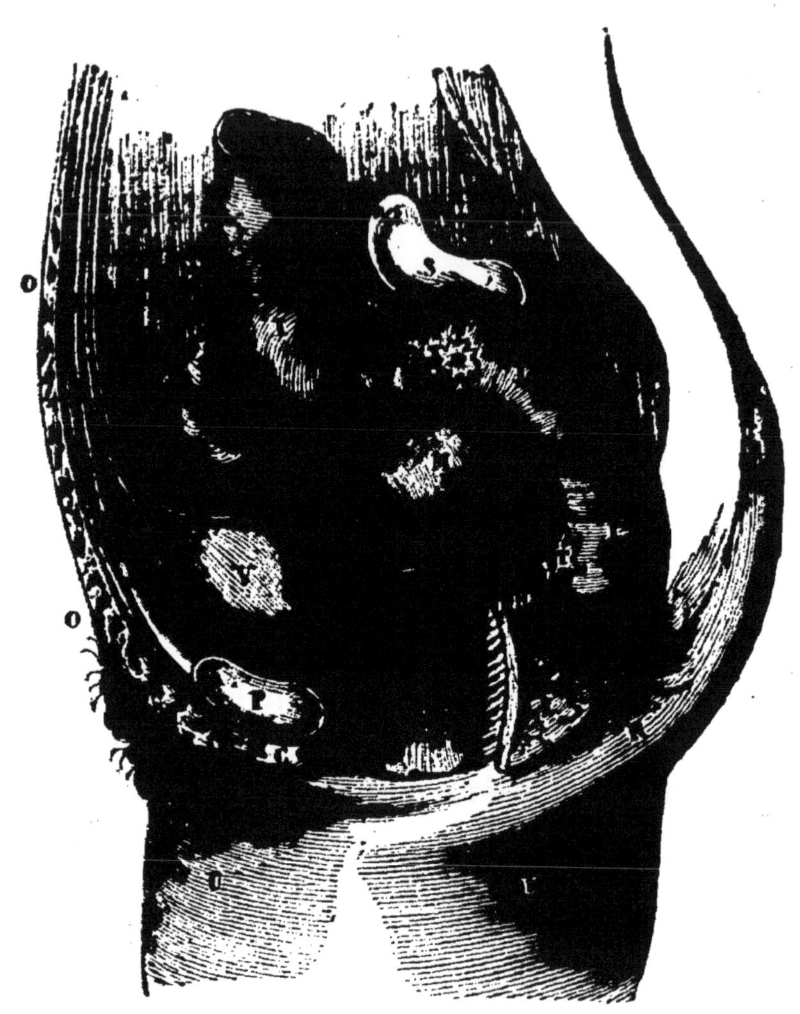

FIGURE 155

Représentant la retroversion de la matrice.

(Même coupe que pour la figure précédente. Pour les lettres dont
la signification n'est pas donnée ici, se reporter à la figure 154.)

H T, l'ovaire et la trompe du côté droit.

H' T', les mêmes organes du côté gauche.

M, le corps de la matrice renversé en arrière et gênant l'intestin
   rectum I I I.

A, col de la matrice porté contre la vessie qu'il déprime.

b. La *rétroversion* est un déplacement qui consiste dans l'inclinaison du fond de l'utérus en arrière ; ce déplacement se produit, comme le précédent, à la suite de plusieurs grossesses, mais il est moins fréquent que l'antéversion (voir fig. 155).

Les causes de la rétroversion sont nombreuses ; les plus habituelles sont un relâchement des ligaments de la matrice, l'augmentation de volume de cet organe, soit par le produit de la conception, soit par une maladie quelconque, engorgements chroniques de l'utérus, polypes ou cancer. Si avec ces prédispositions on imagine un effort musculaire considérable, un coup violent, une chute, la production de la rétroversion sera expliquée.

Dans la rétroversion, le corps de la matrice est placé en arrière, et le col est situé en avant. Dans cette position, le corps de la matrice presse sur le rectum, le comprime et s'oppose à la sortie des matières fécales ; celles-ci s'accumulent au-dessus de l'obstacle et augmentent la rétroversion ; d'un autre côté, l'accumulation de l'urine dans la vessie fait remonter le col, et de là encore une nouvelle cause pour exagérer la bascule de la matrice. Les autres symptômes de ces déplacements sont les mêmes que ceux de *l'antéversion.* Pour s'assurer de l'existence de la rétroversion, il faut absolument que le toucher vienne corroborer les symptômes qui viennent d'être énumérés ; si on le pratique, il fera découvrir une tumeur arrondie, de consistance variée, selon qu'il y aura grossesse ou engorgement ; la matrice semble occuper toute l'excavation du bassin, elle repouse le vagin qui forme, sur sa paroi postérieure, des rides plus volumineuses qu'à l'état normal; ce canal est raccourci en arrière, et, en avant, il semble s'être allongé, au point que le doigt explorateur ne peut atteindre que difficilement le col utérin qui se trouve situé en haut et en avant derrière l'os du pubis. Il peut arriver même que le doigt ne puisse atteindre le col de la matrice, et cela par suite du degré du renversement, lequel peut être tel, que le fond de la matrice sera plus abaissé que le col.

Le toucher rectal fait sentir la tumeur pressant contre le rectum, et occupant souvent la partie la plus inférieure de la concavité du sacrum.

La rétroversion est un déplacement grave, surtout lorsqu'il y a grossesse, et cela pour la même raison que l'antéversion, c'est-à-dire par la possibilité de l'*enclavement* de la matrice dans le petit bassin. Cet enclavement est une espèce d'étranglement, et c'est un des plus énergiques, puisqu'il est opéré par la ceinture osseuse qui forme la partie inférieure du bassin.

4° *Flexions.*

Comme pour les déplacements qui précèdent, il y a flexion en avant ou *antéflexion,* flexion en arrière ou *rétroflexion;* enfin flexion sur les côtés ou *latéro-flexion.*

a. Dans l'*antéflexion*, le col se trouve en place; le fond de l'organe fléchi et replié en avant forme un angle avec le col. Cette situation est telle que l'utérus forme une courbure dont la concavité est antérieure (voir fig. 156).

b. Dans la *rétroflexion*, le col conserve encore sa situation normale; le fond de l'organe, au lieu d'être plié et fléchi en avant, est plié et fléchi en arrière; la courbure que forme la matrice ainsi fléchie a sa concavité postérieure.

Les inflexions de l'utérus sont les déplacements les plus fréquents de ceux qui ont été étudiés; ils s'observent chez toutes les femmes, depuis les enfants qui viennent de naître jusque chez les femmes de l'âge le plus avancé. Ces inflexions s'expliquent par la mollesse du tissu utérin chez les enfants et chez quelques femmes; ce manque de consistance fait que la matrice cède et fléchit sous la pression intestinale. Mais, comme je l'ai déjà dit, pour que cette pression produise une flexion de l'utérus, il faut que le tissu de cet organe soit ramolli ou mal constitué. Les adhérences anormales de la matrice avec les parois du bassin ou les organes adjacents peuvent encore déterminer les inflexions de l'utérus. Il en est de même des accidents de la grossesse et de l'accouchement.

Les symptômes fonctionnels des inflexions sont entièrement analogues à ceux des autres déviations. Comme dans celles qui viennent d'être étudiées, ce sont : la constipation, les envies fréquentes

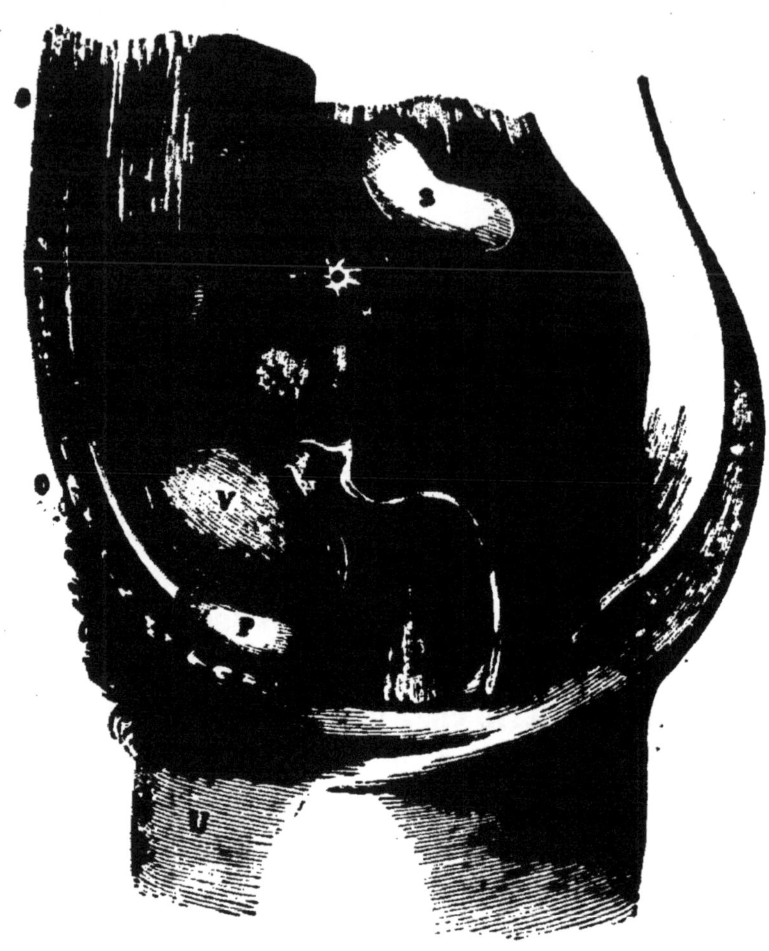

FIGURE 156

Représentant l'antéflexion de la matrice.

(Même coupe que les figures précédentes.)

OOO, parois du ventre.
UU, cuisses.
II, intestin rectum aboutissant à l'anus R.
TH, trompe et ovaire du côté gauche.
M, corps de la matrice fléchi sur le col à
BB, vagin.
C, clitoris.

A, pubis.
V, vessie comprimée par le col de la matrice *A*.
S, articulation de l'os iliaque et du sacrum.

d'uriner, etc. Souvent, ces flexions peuvent exister sans qu'il y ait écoulement de flueurs blanches, tandis que cet écoulement complique presque fatalement les autres déplacements.

S'il y a *antéflexion,* on constate par le toucher, au-dessus du col qui occupe sa place ordinaire, une dépression transversale formée par la flexion du corps sur le col, et, en suivant, on sent la saillie que fait en avant le fond de la matrice. Lorsqu'il y a *rétroflexion,* le toucher donne la même sensation ; mais c'est alors la paroi postérieure de l'organe qu'il faut suivre avec le doigt. Dans ce dernier cas, le toucher rectal constatera la saillie faite par le corps de la matrice dans l'intestin.

Les *latéroflexions* se constatent de la même manière : ce sont des déviations assez fréquentes, qui s'observent aussi bien du côté droit que du côté gauche (voir fig. 157).

Les diverses flexions de la matrice peuvent et sont même habituellement compliquées d'abaissement, de rétroversion, et plus souvent d'inflammation siégeant dans les ligaments larges. Les flexions utérines n'ont de gravité que dans la grossesse ; elles amènent plus fréquemment que les autres déviations l'avortement, en provoquant de la part de la femme des efforts d'expulsion.

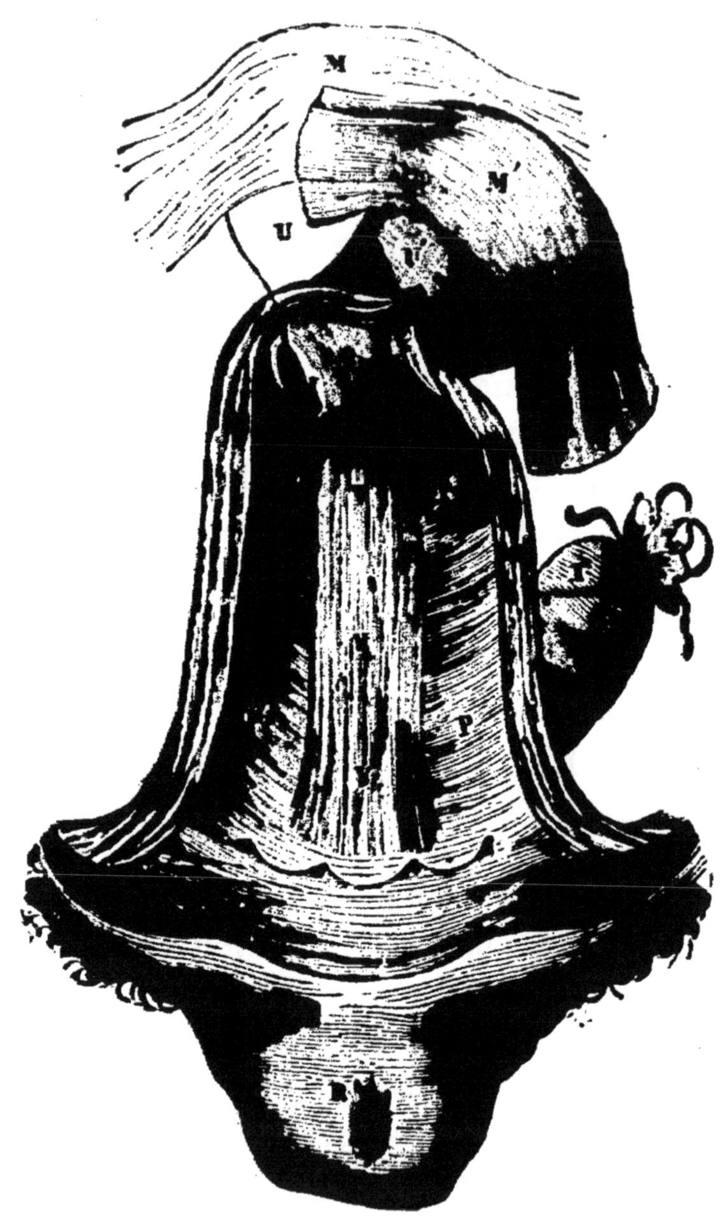

FIGURE 157

Représentant l'inclinaison latérale (latéro-flexion) gauche de la matrice.

M U, indique la situation normale de la matrice.
M' U', inclinaison latérale de la matrice,
I, col de la matrice,
P P' V V', vagin ouvert pour laisser voir la matrice déplacée.
I, rectum,
A, anus.

Traitement.

Dans tous les déplacements que je viens d'étudier, le traitement que l'on pratique a pour but de ramener la matrice à sa situation normale, et les moyens mis en usage pour arriver à ce résultat sont excessivement variés. Je les étudierai dans l'ordre suivi pour décrire les déplacements, et, pour chacun d'eux, j'exposerai le *traitement palliatif* et le *traitement curatif*.

1° Dans l'*abaissement de la matrice*, la position suffit quelquefois à remettre la matrice dans sa situation normale. Chez un grand nombre de femmes, cette réduction s'opère par le repos dans la situation horizontale (*décubitus dorsal*). Mais quelquefois, lorsque le déplacement est ancien, la matrice a augmenté de volume et ne peut pas reprendre sa place, bien qu'on la soumette à de légères pressions pour arriver à ce résultat. On facilitera cette réduction par le repos du lit, des fomentations émollientes et de grands bains. Cette réduction obtenue, on maintiendra la matrice en appliquant un *pessaire* convenable.

Le pessaire est un instrument que l'on introduit dans le vagin où il demeure. Il sert à maintenir la matrice ou les parois vaginales dans leur situation normale. L'arsenal des anciens chirurgiens contenait des pessaires fabriqués avec toute espèce de substances : *bois, ivoire, étain, plomb, argent,* etc. Il y avait aussi des pessaires de toutes formes ; aujourd'hui on n'emploie plus guère que des pessaires en gomme élastique et en caoutchouc, qui ont sur les anciens pessaires l'avantage d'être plus légers, plus souples, et surtout moins coûteux.

On donne aux pessaires des dimensions et des formes qui varient avec l'état des organes et la nature

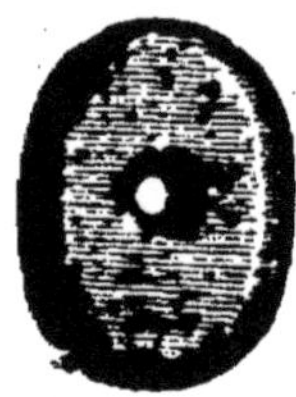 

FIGURES

158   159

Représentant des pessaires dits en forme de gimblette.

La figure 158 représente un pessaire en gimblette allongée.
La figure 159, un pessaire en gimblette circulaire.

des déplacements que l'on veut combattre. Je ne puis décrire toutes les formes de pessaires ; je vais seulement les énumérer, renvoyant aux figures jointes à cet article (1). Il y a des pessaires en *gimblette ovale ou allongée* (fig. 158, 159), en *bondons* (fig. 108, 161), en *raquette* (fig. 162) ; enfin il y a les pessaires à tige

(1) Ces figures proviennent du catalogue de M. Galante, fabricant.

qui, au lieu de prendre seulement leurs points d'appui sur une zone circulaire de la surface interne du vagin, prennent leurs points d'appui à l'extérieur, sur un lien qui varie ; ces pessaires sont encore dits *pessaires à bilboquet ou à tiges* (fig. 160).

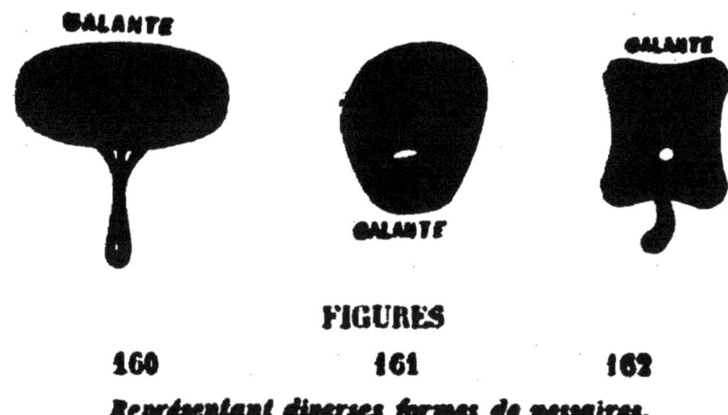

FIGURES

160   161   162

Représentant diverses formes de pessaires.

La figure 160 représente un pessaire à tige.
La figure 161 un pessaire en forme de bondon.
La figure 162 un pessaire en forme de raquette.

Dans ces derniers temps, on a modifié avantageusement la fabrication des pessaires, en y introduisant le caoutchouc vulcanisé. On fait avec cette substance des pessaires de toutes formes, que l'on gonfle en y introduisant de l'air avec une pelotte insufflatrice. Ces pessaires qu'on place dégonflés, sont d'une introduction bien plus facile que les pessaires dits *en gomme élastique*, qui sont fabriqués avec des moules en tissus feutrés sur lesquels on étend plusieurs couches épaisses d'huile siccative appelée gomme élastique. Les pessaires à air ont aussi l'avantage de se mouler d'une manière plus exacte sur les parties qu'ils doivent soutenir : ils sont souples et incommodent moins les malades ; leur entretien est facile, ils ne peuvent pas s'enchatonner ni causer par leur séjour les accidents signalés page 348. Les figures 163, 164 représentent divers pessaires à air ou à insufflation. Les fig. 165, 166 montrent comment on s'y prend pour gonfler ces pessaires, dont l'invention est due au docteur Gariel. La figure 167 montre un de ces pessaires mis en place,

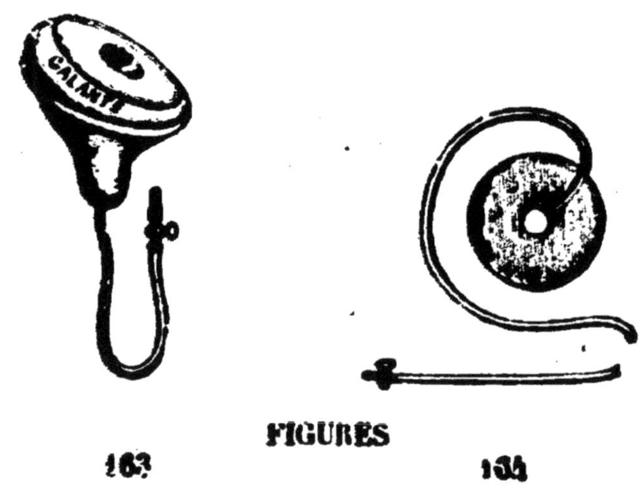

FIGURES

163   164

Représentant deux pessaires a air insufflé.

La figure 163 présente un pessaire à anneau et à plan incliné pour rétroflexions.

La figure 164 présente un pessaire en gimblette circulaire.

Quelle que soit la forme des pessaires, ils sont habituellement creusés en cuvette sur la face qui doit être en contact avec le col de la matrice, et ils présentent un trou central destiné à l'écoulement du sang menstruel ou des matières qui peuvent sortir du col

de la matrice. Ceux qui n'ont pas de tige doivent être
entourés d'un cordonnet de soie, pour être facilement
retirés du vagin ; dans les pessaires à air, le fil de
soie est remplacé par le petit tube muni d'un robinet
qui sert à les gonfler.

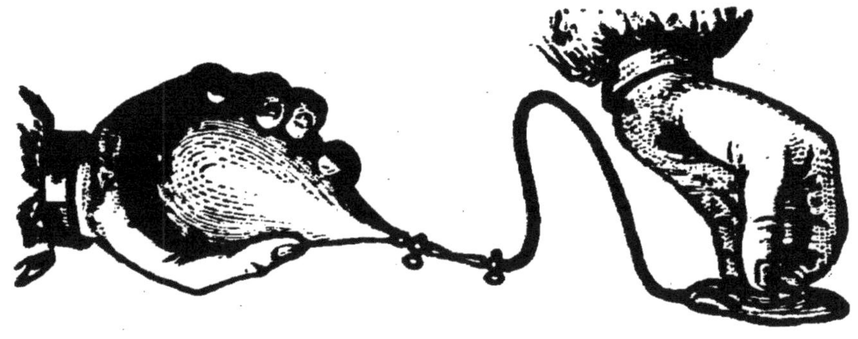

FIGURE 165

Représentant le gonflement d'un pessaire à air.

Une des mains soutient le pessaire, tandis que l'autre presse la pelote
insufflatrice.

Pour placer un pessaire, on fait prendre à la malade
la position indiquée pour pratiquer l'examen au spéculum, et, après avoir préalablement graissé l'instrument, on l'introduit par une de ses extrémités. Qu'il
soit ovale ou allongé, une fois dans le vagin, on le
tourne en travers, de manière à ce que sa face concave regarde en haut, pour s'adapter au col de la matrice. Si le pessaire a une tige, on le fixe par un cordon
passé à travers une ouverture pratiquée dans la tige,
et on fixe le cordon à une ceinture. Si le pessaire est

à air, on le presse dans la main, pour le réduire à son plus petit volume; on le pousse dans le vagin, on y adapte la pelote insufflatrice, et on le gonfle.

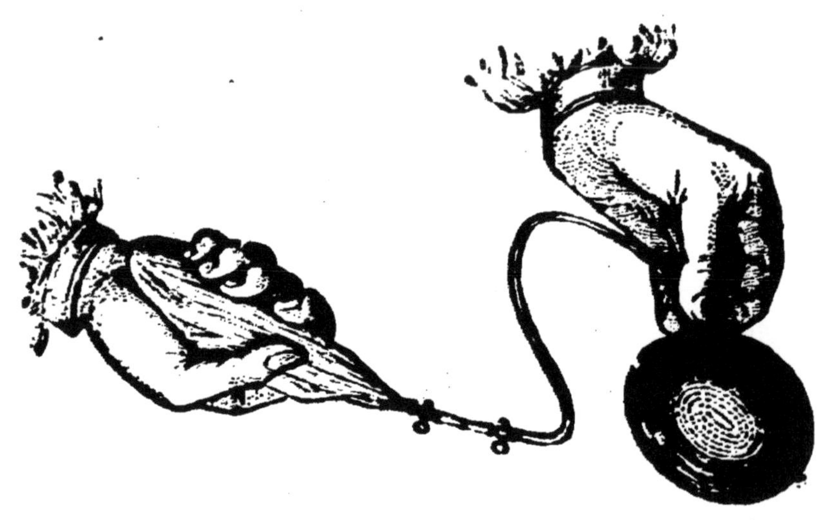

FIGURE 166

Représentant le pessaire à air gonflé.

Les pessaires causent toujours dans les premiers temps de leur application une certaine gêne et un écoulement leucorrhéique. Les femmes qui portent un pessaire doivent en prendre un grand soin, et, tous les trois à quatre jours au moins, cet instrument doit être retiré, lavé et remis en place; c'est pour cela qu'il ne faut jamais négliger de placer autour des pessaires ordinaires, qui n'ont ni tige ni tube, un fil solide qui en facilite l'extraction; si la malade négligeait ces soins, elle s'exposerait aux accidents signalés page 348.

Dans l'abaissement de la matrice, on emploie l'un des pessaires qui viennent d'être décrits ; si la chute

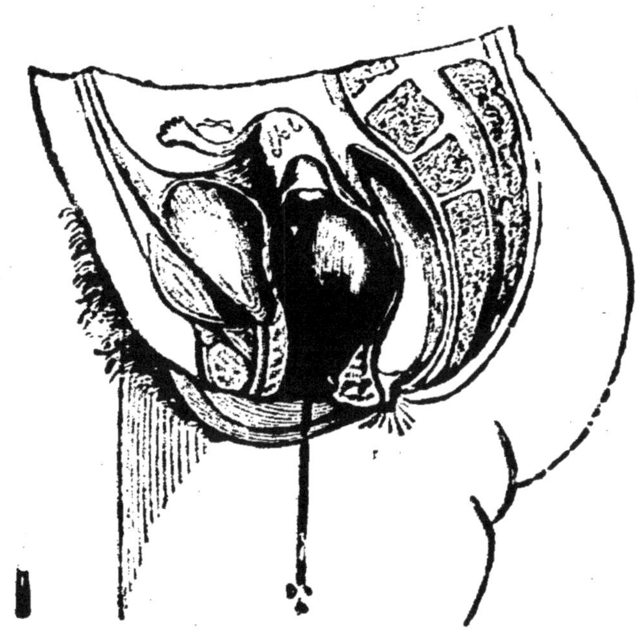

FIGURE 167

Représentant un pessaire à air mis en place.

est complète et que l'organe soit volumineux et pesant, et qu'il existe en même temps une rupture du périnée, on peut employer, pour maintenir la matrice réduite, un appareil qui a été appelé *hystérophore* (de ὑστέρα, matrice, et φέρω, je porte). Il y en a de plusieurs espèces ; un des meilleurs est l'hystérophore de Roser, modifié par Charrière. Voir figure 168, pour la description de cet instrument. On peut le remplacer

par la ceinture périnéale du docteur Gariel, pourvue
d'une pelote à air insufflé (voir fig. 169).

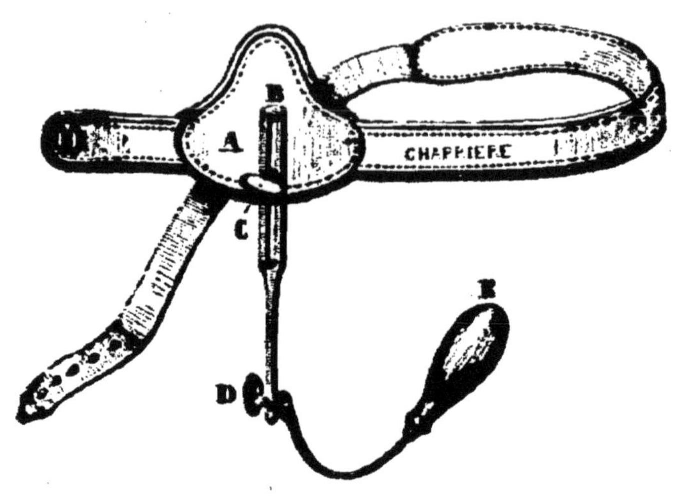

FIGURE 168

Représentant l'hystérophore de Roser modifié par Charrière.

A, plaque et ceinture hypogastrique.
BC, tige mobile courant sur la vis C et servant à graduer la profondeur à
    laquelle le pessaire doit être placé.
D, vis fixant un ressort à la tige mobile DC. Ce ressort rigide supporte une
    pelote-pessaire E.

Pour guérir *radicalement* les prolapsus utérins ou
chutes de la matrice, on a préconisé diverses opérations qui toutes ont pour but de rétrécir le vagin.
Pour arriver à ce résultat, on a excisé des lambeaux
de la muqueuse vaginale, et on a réuni ces plaies, de
manière à ce que le calibre du vagin soit diminué.
Quelques praticiens ont employé, pour arriver à ce
résultat, des cautérisations profondes, à la suite des-

quelles il se forme des brides cicatricielles qui atteignent le but qu'on s'était proposé.

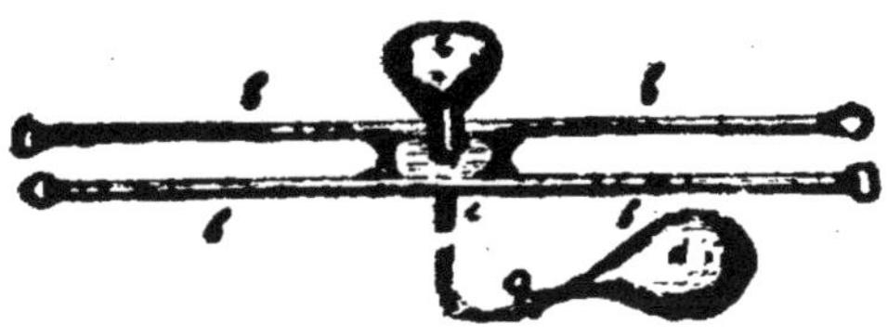

FIGURE 169

Représentant la pelote périnéale de Gariel.

b b sont des cordons de caoutchouc qui se fixent à une ceinture hypogastrique, *c c* est un pessaire à air insufflé supporté par un diaphragme en caoutchouc, *d*, pelote d'insufflation.

On a même employé contre la chute de la matrice l'ablation d'une portion de cet organe; mais, il faut le dire, l'amputation du col de l'utérus est une opération que l'expérience générale n'a pas sanctionnée, et que rejettent tous les praticiens.

Le traitement palliatif de la descente de matrice consistera, après la réduction de l'organe et l'application d'un pessaire, dans des injections ou des introductions de sachets astringents, et dans le repos au lit longtemps prolongé. Par cette dernière méthode, on peut espérer de guérir un abaissement de matrice récent et peu considérable.

2° Dans l'*antéversion*, il faut, comme dans le déplacement précédent, commencer le traitement par la réduction de la matrice.

Dans bien des cas, la matrice reprend spontanément sa situation normale, soit par la réplétion de la vessie, soit par l'évacuation des matières que peut contenir le rectum. Si le déplacement reconnaissait pour cause l'inflammation de la matrice, le traitement de cette maladie et le repos au lit suffiraient à rendre la matrice apte à reprendre d'elle-même sa position normale. On ne doit remédier au déplacement mécanique qu'après avoir soigné la maladie qui peut l'avoir causé, et quand tout l'élément inflammatoire a complétement disparu.

Le manuel opératoire, pour réduire la matrice, présente peu de difficultés sérieuses. Il faut, avec l'index de la main droite, accrocher le col de la matrice et la ramener en avant, tandis qu'avec l'autre main, on repousse doucement, à travers les parois de l'abdomen, le fond de cet organe. Après cette opération, qui doit être faite avec la plus grande lenteur, la malade restera couchée sur le dos pendant plusieurs jours.

On a recommandé dans ces déplacements les pessaires à tige ou à bilboquet (voir fig. 160); mais ces moyens sont rarement utiles, et leur usage peut être quelquefois nuisible.

Lorsque l'antéversion se produit à la fin de la grossesse, il n'y a rien à faire que de prescrire le repos au lit, et, au moment de l'accouchement, le meilleur moyen de soulager la malade, c'est de repousser avec la main le corps de la matrice en arrière et en haut. En agissant de cette manière, on mettra le fœtus en rapport avec les directions naturelles du bassin, et le *travail* avancera plus rapidement.

Lorsqu'il y a *rétroversion*, on agira, pour remettre la matrice en place, en sens inverse du mode opératoire que je viens de décrire pour replacer la matrice affectée d'antéversion. Ainsi, au lieu de repousser le fond de l'organe à travers les parois abdominales, on le repoussera en avant en introduisant un doigt dans le rectum, et, comme pour ce dernier déplacement, le repos prolongé et les soins indiqués au traitement palliatif de l'abaissement suffiront à maintenir la matrice dans sa position normale.

Lorsque le déplacement est considérable et qu'il est ancien, on voit la matrice, une fois réduite, retomber promptement dans sa position anormale. On a employé, pour remédier à ces déplacements opiniâtres, divers moyens mécaniques. Je parlerai tout d'abord du *redresseur utérin* vanté par M. Simpson. Ce redresseur n'est pas autre chose qu'une tige métallique, ou sonde utérine (voir fig. 69, 70), que l'on introduit dans la matrice, et qui la redresse et la maintient dans sa situation normale. C'est un moyen dangereux, qui paraît tout d'abord atteindre le but pour lequel on l'emploie, mais qui, à cause de la violente inflammation qu'il peut produire, doit être rejeté. Si cependant on se décidait à l'essayer, la malade devrait rester au lit et, à la moindre douleur, il faudrait retirer l'appareil. On a aussi proposé divers pessaires, entre autres le pessaire en cylindre échancré de Hervez de Chégoin; enfin les pessaires leviers qui

agissent en distendant les culs-de-sac vaginaux, et
dont l'emploi paraît préférable aux autres moyens

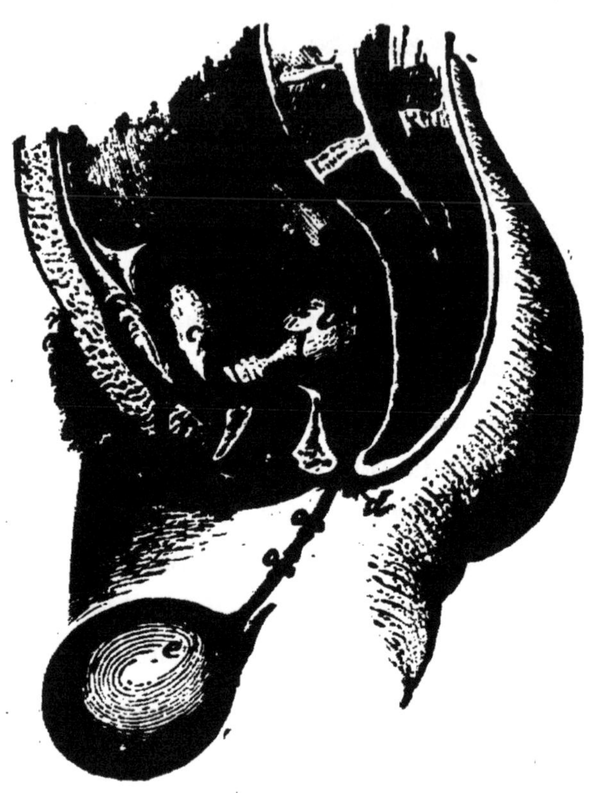

FIGURE 170

*Représentant une pelote réductrice non gonflée introduite dans le
rectum pour redresser l'utérus en rétroversion.*

a, matrice.
b, parois du vagin.
c, vessie.
d, anus.
e, pelote insufflatrice.

mécaniques. Ils agissent par une pression douce
et continue, ne risquent pas, comme l'appareil

Simpson, de provoquer la métrite, et ne s'opposent pas aux rapports sexuels. Leur usage peut être continué, comme celui des autres pessaires, pendant plusieurs mois.

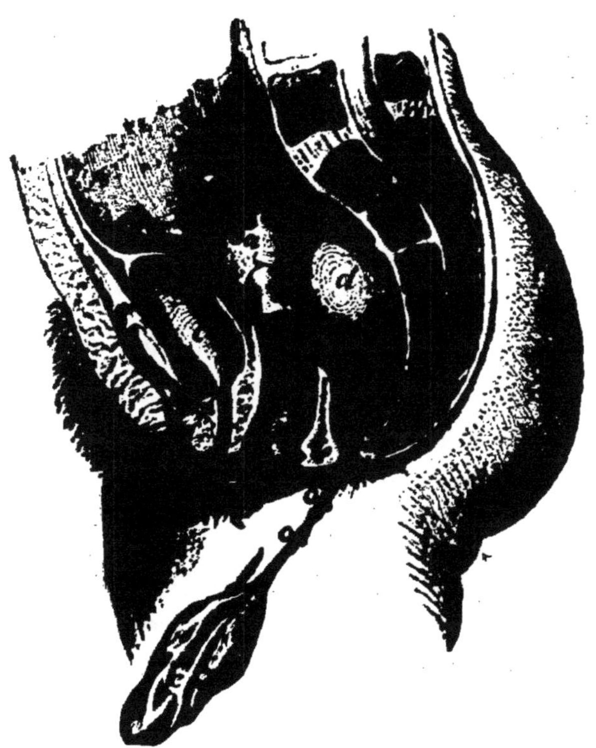

FIGURE 171

Représentant la réduction de la matrice en rétroversion, produite par la pelote réductrice.

(Voir pour l'explication des lettres la figure 170.)

Pendant la grossesse, les moyens que je viens de décrire peuvent échouer, parce que la matrice devient plus lourde et que le déplacement se reproduit jusqu'à ce que son volume soit assez considérable pour qu'elle s'élève au-dessus du petit bassin.

La manœuvre de réduction de la matrice en rétroversion est quelquefois plus difficile que celle qu'on oppose à l'antéversion, en ce que le doigt introduit dans le rectum ne suffit pas pour repousser le fond de l'organe. On a imaginé de suppléer à ce doigt en introduisant dans le rectum une pelote dégonflée en caoutchouc comme pour celle des pessaires à air (fig. 170 et 171) et à la gonfler ensuite. Cette pelote est appelée *pelote réductrice*. Une fois introduite, on la gonfle comme le pessaire Gariel, à l'aide d'une pelote insufflatrice, et son gonflement réduit la matrice et la maintient dans sa position normale. (Voir fig. 171.)

On a proposé, pour la cure radicale de l'antéversion et de la rétroversion, une opération qui consiste à exciter par des moyens chirurgicaux, *avivement* ou *cautérisations*, une inflammation qui amène l'adhérence entre la surface externe du col de la matrice et la paroi correspondante du vagin. Cette opération a été pratiquée avec succès, au dire de son auteur, mais elle ne me paraît pas infaillible.

La guérison des *flexions* de la matrice est très-difficile. On a opposé à ce genre de déplacement le redressement utérin : c'est un procédé que j'ai signalé et jugé, page 613; il vaut mieux ne pas l'employer, d'autant plus que ces déplacements n'emportent pas avec eux des troubles sérieux dans la santé des malades. On a essayé avec quelque succès l'électrisation méthodique de la matrice pour en combattre les flexions : c'est un moyen qui ne doit être mis en pratique que par un médecin habitué au maniement de l'électricité, d'autant plus que le succès est très-problématique, même dans les meilleures conditions de traitement.

Il me faut indiquer, pour en finir avec le traitement des divers déplacements de la matrice, un appareil qui sert d'auxiliaire aux divers moyens indiqués, et qui peut, bien appliqué, diminuer les douleurs que causent les versions et les flexions de l'utérus : je veux parler de la *ceinture hypogastrique* (voir fig. 172). Cet

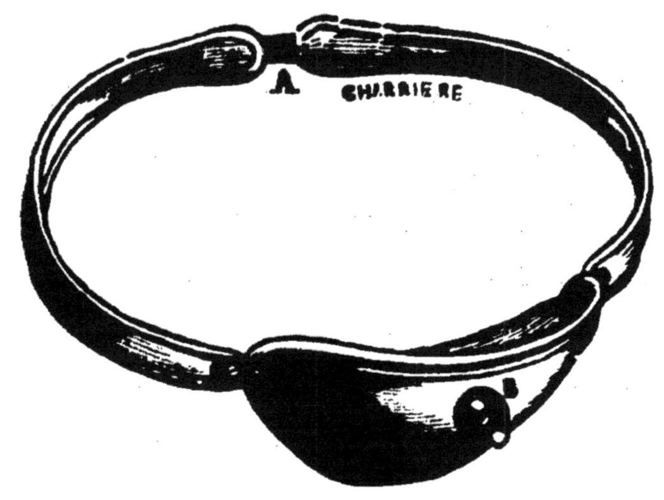

FIGURE 172

Representant une ceinture hypogastrique.

A, courroie qui sert à fixer la ceinture.
B, vis servant à faire varier l'inclinaison de la pelote.

appareil entoure fortement les reins et est muni d'une pelote qui presse sur le bas-ventre au-dessus des pubis ; par cette pression, elle repousse en arrière les organes déplacés. Il faut avoir soin que cette pelote exerce une pression modérée et ne fasse que soutenir l'utérus, par une pression modérée, comme pourrait l'exercer la main d'un chirurgien. Cette ceinture produit d'excellents résultats dans les cas d'antéflexion et d'antéversion. Dans les déplacements postérieurs, rétroversion et rétroflexion, elle exerce une action moins directe ; elle doit cependant être appliquée, car elle soulage encore la malade en fixant la matrice déviée et en soutenant en partie la masse intestinale qui vient presser sur cet organe.

Il y a un grand nombre de ceintures hypogastriques ; elles se composent habituellement d'une plaque métallique, de forme elliptique, doublée de tissus garnis de peau de daim, le tout formant une pelote montée sur un ressort, sur lequel on peut lui faire prendre une inclinaison variable, suivant le déplacement que l'on veut combattre. Ce ressort est lui-même garni et muni de deux courroies qui forment une ceinture que l'on peut serrer à volonté. Quel que soit le modèle de ceinture hypogastrique que l'on adopte, il faut ne l'employer qu'après l'avoir essayée avec soin : une pelote trop saillante ou mal construite manquerait entièrement son effet ; elle repousserait la matrice vers le vagin, et, en pareil cas, les douleurs, au lieu d'être soulagées, seraient augmentées.

MALADIES DES OVAIRES.

L'ovaire est le plus important des organes annexés à la matrice; il est soumis aux mêmes influences qu'elle, et la plupart des affections de l'utérus ont du retentissement dans l'ovaire. Étudier en détail toutes les maladies qui peuvent atteindre l'ovaire, serait recommencer l'étude des maladies que je viens de décrire dans les chapitres qui précèdent. Je consacrerai cependant une description spéciale :

1° A *l'oblitération des trompes de Fallope;*
2° A *l'inflammation des ovaires,* ou *ovarites;*
3° Enfin à une maladie qui semble avoir son siége de prédilection dans les ovaires, je veux parler des *kystes de l'ovaire.*

Outre ces affections, dans le détail desquelles je vais entrer, l'ovaire peut encore être le siége de maladies organiques, comme celles qui ont été décrites lorsqu'il était question de la matrice. C'est ainsi que l'on rencontre des tumeurs fibreuses, des cancers de l'ovaire, etc.

Les *trompes de Fallope* ne peuvent être séparées des ovaires. Les maladies qui les atteignent leur sont communes avec ces derniers organes. Une seule maladie offre quelque intérêt, c'est celle que j'étudierai particulièrement, *l'oblitération des trompes,* parce qu'elle entraîne avec elle la stérilité.

Avant de commencer, je veux signaler quelques anomalies qui siégent fréquemment aux ovaires. Il y a d'abord les *hernies de l'ovaire,* c'est-à-dire les déplacements de ces organes qui, par des causes variées, quittent leur position naturelle, pour venir faire saillie dans l'aine ou dans l'épaisseur d'une des grandes lèvres. Ces déplacements peuvent être congénitaux ou se produire accidentellement, après une chute ou un violent effort. Outre ces déplacements, il en est d'autres qui sont de simples déviations, peu importantes pour tout autre organe, mais qui pour ceux-ci en acquièrent une très-grande, en mettant les ovaires hors de la portée de la trompe, et conséquemment hors de service. En effet, pendant la grossesse, au moment où la matrice subit un mouvement d'élévation, l'ovaire, qui suit cette ascension de la matrice dans l'abdomen, peut être le siége d'une inflammation et contracter alors des adhérences qui le retiennent d'une manière permanente dans une position vicieuse. Il peut se replier en haut, en bas, à droite, à gauche, et être rendu ainsi incapable de ses fonctions. (Voir *Physiologie,* page 119.)

Ces déplacements sont sans remède. Le chirurgien ne peut rien faire contre les conséquences inévitables qui résultent de cette déviation quand elle a lieu des deux côtés à la fois, c'est-à-dire la stérilité.

En parlant des vices de conformation de la matrice, j'ai signalé des cas d'absence de cet organe. Ordinairement, ces absences de la matrice s'accompagnent de l'absence des ovaires. Cependant il n'en est pas toujours ainsi, et lorsque les ovaires existent sans la matrice ou avec une matrice rudimentaire, les femmes ressentent les symptômes de l'établissement des crises menstruelles.

OBLITÉRATION DES TROMPES DE FALLOPE.

Les trompes utérines sont des canaux qui jouent un rôle considérable dans la fécondation. Elles servent, à chaque époque menstruelle, de voie de transmission à l'ovule résultant de ce phénomène physiologique, pour arriver dans la cavité de la matrice, où la conception s'opérera à la suite du contact de cet ovule avec le sperme de l'homme (voir *Physiologie*, page 116). Si une maladie vient à altérer ces trompes, auxquelles leur rôle a valu le nom d'*oviductes*, la femme sera nécessairement stérile, puisque le contact du sperme et de l'ovule ne pourra plus s'opérer.

Les trompes de Fallope sont le siége de plusieurs maladies, mais je ne décrirai que celle qui est la plus fréquente, et qui est non-seulement consécutive aux diverses maladies de ces canaux, mais encore aux maladies de l'ovaire, de la matrice et des ligaments larges. Cette maladie est *l'oblitération* d'une ou des deux trompes de Fallope.

L'oblitération, c'est-à-dire l'imperméabilité des trompes de Fallope, peut résulter de l'inflammation aiguë ou chronique de ces canaux ou d'un dépôt de productions morbides au sein de ces conduits, comme la *matière cancéreuse*.

L'oblitération des trompes peut exister à l'extrémité de ce conduit, dans la portion frangée. Il arrive fréquemment que l'oblitération ait pour cause une adhérence anormale de cette portion avec l'ovaire ou un organe voisin, enfin une portion quelconque de la trompe peut être le siége de l'obstacle; mais le canal est très-rarement oblitéré dans toute sa longueur.

Lorsque les trompes sont oblitérées, elles peuvent devenir le siége d'une accumulation de liquide séreux ou sanguin qui les dilate considérablement, et qui donne lieu aux symptômes que je décrirai en parlant de l'hydropisie qui siége dans les ovaires.

Les causes les plus fréquentes de l'oblitération des trompes sont les maladies de la matrice ou des ovaires, surtout l'inflammation de ces organes, qui peut se propager par voisinage jusqu'aux trompes, et qui produit, dans leur trajet, des adhérences cicatricielles qui les oblitèrent.

Si une seule des deux trompes est oblitérée, la

fécondation peut encore s'opérer ; mais si les deux trompes sont fermées par des obstacles résultant de la propagation de l'inflammation et du cancer, cet acte devient impossible, comme il est facile de le comprendre par le rôle qui est dévolu à ces organes. C'est par l'oblitération des trompes qu'on a expliqué la rareté de la fécondation chez les prostituées. D'après les médecins qui ont accepté cette explication, ces femmes devraient aux excès qu'entraîne leur profession une inflammation de la matrice et des ovaires, qui se propagerait aux trompes et qui déterminerait leur occlusion, entraînant de cette façon l'infécondité.

L'oblitération des trompes est une affection qui ne peut réclamer aucun traitement. S'il y avait, par suite de cette maladie, une accumulation de liquide dans la trompe, on pratiquerait une ponction pour évacuer ce liquide, en suivant les règles qui seront indiquées plus loin en parlant des hydropisies enkystées de l'ovaire.

Il peut arriver que l'oblitération de la trompe soit incomplète, mais qu'elle soit suffisante pour arrêter l'ovule dans son parcours. La conception peut alors s'opérer, mais l'ovule, au lieu de se développer dans la matrice, se développera là où la fécondation a eu lieu, c'est-à-dire dans la trompe même. Ce développement d'un fœtus, en dehors de la cavité de la matrice, s'appelle *grossesse extra-utérine.*

Cette grossesse anormale ne se termine pas par l'accouchement. Habituellement, le fœtus reste incomplet, et les membranes de l'œuf forment les parois d'un kyste dans lequel le produit de la conception s'altère et se décompose. Après plusieurs années quelquefois, ce kyste se termine par un abcès qui donne issue aux débris du produit de la conception dégénérée. Cette terminaison entraîne presque toujours la *péritonite*. Lorsque le médecin peut reconnaître la nature d'une tumeur de ce genre, on peut tenter son extirpation en pratiquant *l'ovariotomie*. (Voir la description de cette opération au chapitre des *Kystes de l'ovaire*.)

INFLAMMATION DES OVAIRES.

L'inflammation de l'ovaire, ou *ovarite*, consiste dans l'inflammation du tissu même de cet organe. Il est alors considérablement augmenté de volume et peut égaler la grosseur du poing. Lorsque l'ovaire a atteint ce volume, il comprime l'utérus, le rectum, la vessie, et peut, par suite de l'inflammation, contracter avec ces organes des adhérences qui, plus tard, troublent ses fonctions physiologiques.

L'ovarite a des causes nombreuses, et la principale, celle que je dois citer avant toutes les autres, c'est l'accouchement. L'ovarite fait encore partie de ce cortége de maladies qui sont consécutives à l'enfantement et que les femmes appellent *suites de couches*. Après l'accouchement, et en dehors de l'état puerpéral, l'ovarite se montre fréquemment à la suite d'une suppression brusque des règles, ou bien à la suite d'une violence quelconque exercée sur le bas-ventre, comme une chute ou un coup sur cette région. Enfin l'ovaire peut s'enflammer sympathiquement à la suite d'inflammation de la matrice. On a même admis que la blennorrhagie chez la femme, qui se propage, comme je l'ai indiqué, de la vulve au vagin, et à tous les autres organes génitaux externes (voir page 253), se propageait de la même manière du vagin à la matrice, et de celle-ci aux ovaires : de là une *ovarite blennorrhagique*. Ce mode d'envahissement que suit l'inflammation blennorrhagique expliquerait pour certains auteurs les *péritonites* qui compliquent, très-rarement, il est vrai, la blennorrhagie chez la femme.

·Presque toujours l'ovarite débute par une douleur vive ou sourde, mais toujours profonde, que les malades accusent à la partie inférieure du pli de l'aine. Cette douleur s'exagère par la pression, par la marche, et, sous l'influence de cette dernière excitation, on la voit devenir assez vive pour déterminer de la fièvre et même des vomissements.

Si on examine le ventre avec soin, on constate une tumeur plus ou moins volumineuse, qui a la forme d'un ovale allongé et placé presque toujours obliquement dans le sens du pli de l'aine : elle est dure, tendue, ne communique aucune coloration à la peau et est très-douloureuse à la pression. On peut limiter ses dimensions par la palpation, hormis son épaisseur; on sent seulement qu'elle plonge dans le bassin.

Si on pratique le toucher vaginal, on constate d'abord un déplacement utérin produit par la tumeur, et on sent une dureté douloureuse, en haut du vagin, dans le côté correspondant à la partie malade.

Les mouvements que l'on imprime à l'utérus se transmettent à la tumeur, et réciproquement. Enfin on connaîtra les rapports de la tumeur avec le rectum en pratiquant le toucher rectal.

Cette tumeur, qui indique l'inflammation, peut, après s'être accrue, rester quelques jours stationnaire, et l'on voit l'engorgement inflammatoire diminuer et même disparaître au bout de dix à quinze jours : on dit alors qu'il y a eu *résolution*. Malheureusement les choses ne se passent pas toujours de cette manière. La *suppuration* de cette tumeur est beaucoup plus fréquente que la résolution ; elle est annoncée par une recrudescence des symptômes inflammatoires, et, plus tard, par des *frissons* et des *sueurs nocturnes :* en même temps la tumeur est plus molle, on peut même sentir la *fluctuation* ou sensation de flot; c'est à ce moment qu'apparaissent les phénomènes sympathiques produits par la compression qu'exerce la tumeur sur les organes voisins; c'est aussi à ce moment que l'ovaire contracte des adhérences avec ces mêmes organes. On constate ces adhérences, et les nouveaux rapports qu'elle crée à l'ovaire, en pratiquant le toucher vaginal et le toucher rectal.

Lorsque la tumeur est dans l'état qui vient d'être décrit, le pus s'ouvre une voie pour s'échapper à l'extérieur. Ces voies sont nombreuses, et souvent l'abcès fourni par l'ovaire enflammé se vide dans un organe voisin, *matrice*, *vessie*, et plus spécialement le *rectum*, ou bien encore le pus se fraye un chemin à *travers les parois abdominales*. Lorsque l'abcès s'ouvre dans le péritoine, ce qui arrive très-rarement, la malade peut voir survenir une péritonite fort grave. Ce cas excepté, une fois que le pus s'est ouvert une issue à l'extérieur, il se produit un soulagement notable, l'écoulement du pus continue jusqu'à ce que la cavité de l'abcès soit vidée, ce qui demande quelques jours. Puis l'écoulement se tarit, et alors les malades se rétablissent promptement. Il peut arriver que l'écoulement du pus cesse, parce que sa communication avec l'extérieur est rétrécie ou oblitérée. Dans ce cas, le pus remplit de nouveau la cavité de l'abcès, et les accidents que je viens de décrire se renouvellent jusqu'à ce que le pus se fraye une nouvelle voie ; ces récidives peuvent se montrer un grand nombre de fois. Il peut encore arriver que l'orifice qui fait communiquer l'abcès avec l'extérieur ne se cicatrise pas, et l'ouverture forme *une fistule* par laquelle subsiste un léger suintement pendant un temps plus ou moins long.

Lors même que la terminaison de l'ovarite est favorable, on voit persister à la place de la tumeur un petit noyau d'engorgement qui est induré, qui ne disparaît que très-lentement, et qui peut même, au bout de plusieurs années, devenir le point de départ de nouvelles récidives. Ces récidives s'accompagnent quelquefois de *métrorrhagie*, ou *pertes* considérables et très-opiniâtres.

On a remarqué que les femmes jeunes, d'un tempérament sanguin et ayant les passions vives, sont plus exposées que d'autres à contracter des ovarites.

Lorsqu'on est appelé à soigner une ovarite à son début, il y a beaucoup de chances de réussir à l'amener à résolution par l'emploi des moyens suivants : application de douze ou quinze sangsues sur le point douloureux ; bains tièdes, répétés et prolongés ; applications sur le ventre d'une couche de la pommade calmante indiquée page 505, et par-dessus la pommade, larges cataplasmes de farine de lin, fréquemment renouvelés ; on administrera de légers purgatifs ou des lavements qui tiendront le ventre libre, et lorsque la période inflammatoire sera dissipée, que la tumeur paraîtra diminuer, on achèvera le traitement en appliquant dessus plusieurs vésicatoires volants. Mais si la suppuration s'établit, on doit faire ses efforts pour l'attirer vers la peau. Dans ce but, on applique un caustique au niveau de la tumeur. C'est habituellement une petite pastille de *pâte de Vienne*. Ce caustique détruit les tissus de la paroi abdominale dans une épaisseur peu considérable ; lorsque l'escharre (voir le vocabulaire) est formée, on la fend, et on applique dans le fond de l'incision une seconde pastille de caustique. On s'avance ainsi progressivement de couche en couche, et on arrive lentement dans la cavité de l'abcès, après avoir déterminé l'adhérence de ses parois avec celles de l'abdomen par l'inflammation produite par ces applications répétées de caustique.

On reconnaîtra, par le toucher, si l'abcès a de la tendance à s'ouvrir dans le rectum ou dans le vagin, et lorsqu'on s'en sera assuré, il ne faut pas hésiter, dès qu'on sent la fluctuation, à ouvrir le foyer avec un trocart ou un bistouri. Après avoir favorisé l'issue du pus par une position convenable, on amènera l'accollement des parois de l'abcès et du trajet fistuleux en faisant, à travers celui-ci, quelques injections avec des liquides irritants. Si l'ouverture du trajet restait fistuleuse, une grossesse influerait favorablement sur la guérison : l'utérus se développant comprime les parois de l'abcès et amène la cicatrisation de la fistule.

HYDROPISIE ENKYSTÉE DE L'OVAIRE.

On appelle *hydropisie enkystée de l'ovaire* une accumulation de liquide dans cet organe. Ce liquide se trouve renfermé dans une ou plusieurs *cellules* ou *kystes*. Lorsque le liquide est renfermé dans une seule poche, le kyste est dit *uniloculaire*; mais si cette poche contient plusieurs loges entièrement isolées, ou communiquant entre elles, le kyste est dit *multiloculaire*.

Quel que soit le nombre des kystes, l'hydropisie de l'ovaire est une maladie dont le développement est excessivement lent.

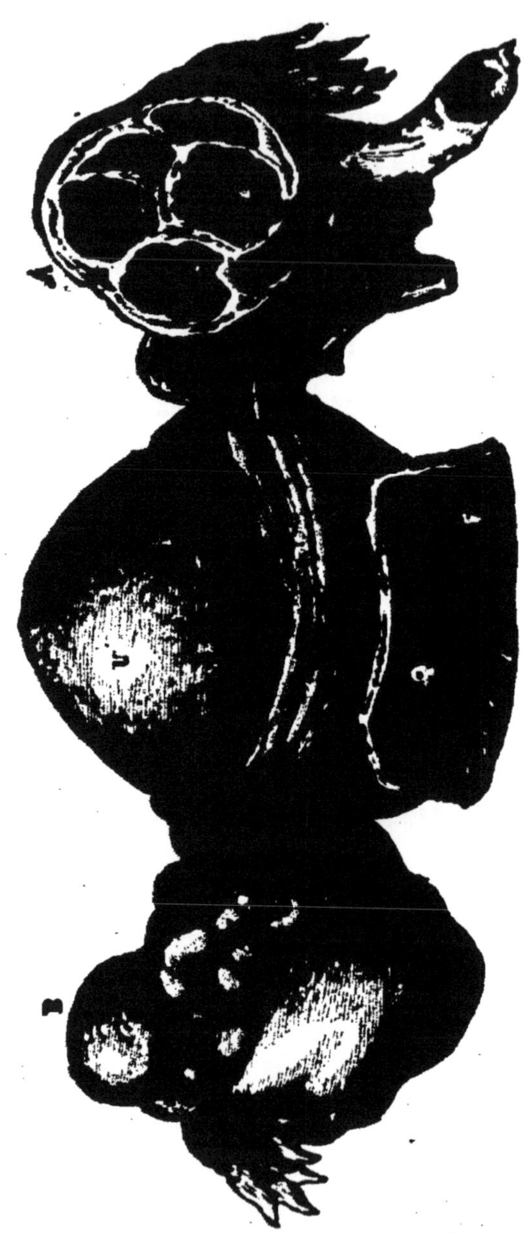

FIGURE 173

Représentant des kystes multiloculaires siégeant dans les deux ovaires.

A B, les deux ovaires envahis par les kystes ; l'un d'eux, l'ovaire A, a été
ouvert pour laisser voir l'aspect du kyste multiloculaire.
U, matrice.
V, portion du vagin qui s'insère au col de la matrice.

L'hydropisie de l'ovaire est une maladie très-rare avant la puberté ; on l'observe bien plus fréquemment après l'époque de la cessation des règles, et vers cette époque même. La vieillesse paraît en être exempte. On est d'accord que la constitution scrofuleuse et les grossesses répétées prédisposent à cette maladie.

On divise les kystes de l'ovaire, comme je l'ai dit, en :

1° *Kystes uniloculaires,*
2° *Kystes multiloculaires,*
3° *Kystes aréolaires.*

1° *Kystes uniloculaires.* Dans cette variété, l'ovaire est converti en une poche à parois très-résistantes, et qui se développe au point de dépasser le volume de la matrice au terme de la grossesse.

2° Les *kystes multiloculaires* sont composés par un nombre plus ou moins considérable de poches distinctes, sans communication aucune les unes avec les autres. Habituellement, ces différents kystes présentent une inégalité de volume. (Voir fig. 173.)

3° Les *kystes aréolaires* sont des kystes multiloculaires dont toutes les loges communiquent, ce qui transforme l'ovaire en une vaste poche à mailles, de différentes dimensions, renfermant une matière qui peut avoir l'apparence du blanc d'œuf non cuit, la consistance du miel ou d'une gelée de fruits.

Tous ces kystes renferment un liquide. Or la quantité de ce liquide varie énormément. On a vu des kystes contenir depuis un jusqu'à vingt et vingt-cinq litres ; on peut dire que la quantité de ce liquide n'est limitée que par le degré d'intensibilité de la paroi abdominale. Une fois évacué, il se reproduit avec une extrême rapidité, lorsqu'on a ponctionné la tumeur une première fois. *Martineau* rapporta avoir tiré d'un seul kyste en un an, 450 litres de liquide, et, sur la même malade, en vingt-cinq ans, après avoir pratiqué quatre-vingts ponctions, 6,550 litres.

Ce liquide n'a pas toujours le même aspect. Il est généralement alcalin, d'apparence grasse, jaunâtre ; on l'a vu brun foncé ou même noir. Sa *transparence* diminue en raison de sa coloration ; sa *consistance* peut être celle du jus de viande pris en gelée, surtout dans les petits kystes. Il peut être mélangé à des débris de fœtus ou d'œuf humain. Ce liquide peut varier de consistance et de couleur dans les différentes loges d'un même kyste.

Outre le liquide contenu par ces kystes, on rencontre souvent une quantité plus ou moins considérable de matière solide qui diminue la capacité du kyste ovarique : cette matière solide forme à la tumeur une sorte de pédicule.

On comprend qu'une pareille affection doit changer
les rapports de position des ovaires avec les organes
voisins ; il faut, dans les opérations que l'on pratique

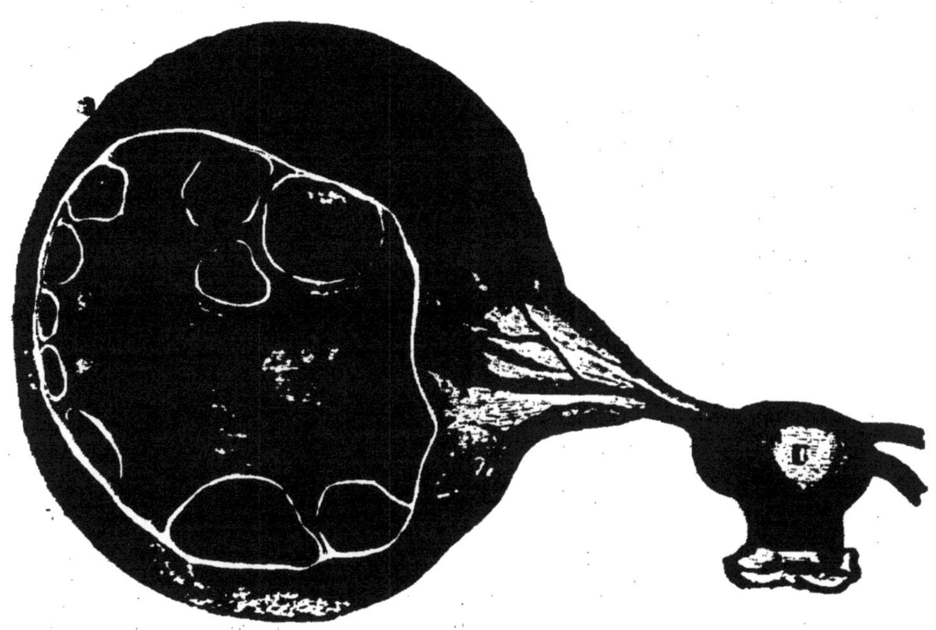

FIGURE 174

Représentant un kyste aréolaire de l'ovaire droit.

U, la matrice.

pour guérir ces kystes, tenir un compte sérieux de
ces déplacements, car l'ovaire contracte des adhérences qu'il faut savoir prévoir lorsque l'on veut
l'extirper.

L'hydropisie peut atteindre un seul ovaire qui est
alors très-développé : c'est là le cas le plus fréquent ;
mais quelquefois les deux ovaires sont le siége de

kystes. Alors l'un d'eux est excessivement développé, tandis que l'autre ne dépasse pas le volume du poing ou même d'une grosse orange.

En dehors des conditions de fréquence et d'âge que j'ai rapportées plus haut, il est difficile de dire à quelles causes on peut attribuer cette maladie. On a signalé, comme pouvant la provoquer, les diverses maladies utérines que j'ai décrites, les ovarites répétées, les avortements, *les accouchements fréquents et la stérilité,* le célibat, etc. On a aussi cherché à expliquer leur développement par un fœtus anormalement développé dans l'ovaire. Cette *grossesse extra-utérine* (voir page 623) serait prouvée par les débris de fœtus, poils, os, dents, que l'on retrouve fréquemment dans le liquide des kystes ovariques, et par l'analogie d'apparence de ces kystes ainsi formés avec les *môles utérines* (voir la description de ces dernières, page 485).

Les symptômes de cette maladie sont de deux sortes : les uns tiennent aux phénomènes de compression et d'irritation causés dans l'abdomen par la présence de cette tumeur; les autres dépendent de cette tumeur elle-même.

L'intensité des premiers symptômes, que j'appellerai *symptômes sympathiques,* est en rapport avec le développement de la tumeur. L'intensité des autres symptômes, que j'appellerai *particuliers,* est en rapport avec l'âge de la maladie, c'est-à-dire le degré où elle est arrivée.

Au début, les symptômes sont trompeurs : ce sont

ceux de la grossesse, et presque toutes les femmes se croient enceintes. Mais à mesure que la tumeur se développe, elles reviennent de leur erreur, et voici ce qu'on observe : la tumeur, par le volume qu'elle a acquis, comprime le rectum ; il se produit alors des alternatives de *constipation* et de *dysenterie* avec selles aqueuses. Il y a souvent production d'hémorrhoïdes ; en même temps, la compression de la vessie amène de la *dysurie*, et la malade ressent de vives douleurs dans les reins.

Si on pratique le toucher, on sent, entre le vagin et le rectum, une tumeur fluctuante, qui fait saillie entre ces deux conduits : l'utérus est abaissé ; il y a même d'autres déplacements. Ces symptômes sont ceux que produit la tumeur tant qu'elle est contenue dans l'excavation du bassin ; mais, en augmentant de volume, elle s'élève dans l'abdomen, et ces symptômes font place aux suivants : la constipation et la dysurie disparaissent ; il y a incontinence d'urine, des hémorrhoïdes ; la circulation du sang dans les membres inférieurs se fait mal : aussi les pieds et les jambes enflent-ils. Les intestins, le foie, sont comprimés ; les digestions deviennent mauvaises, la malade respire très-difficilement, ce qui s'appelle *dyspnée*. La malade est obligée de garder un repos complet, ce qui change son humeur : son caractère devient acariâtre ; le ventre est énormément distendu (voir fig. 175). Si on frappe légèrement avec le bout des doigts réunis en faisceau un des côtés du ventre, l'autre main, posée à plat de l'autre côté, reçoit la sensation du choc éprouvé par le liquide, la sensation de flot : on la produit aussi en secouant un peu la malade.

Il y a beaucoup de cas dans lesquels les malades ont été prises de crises marquées par des douleurs vives

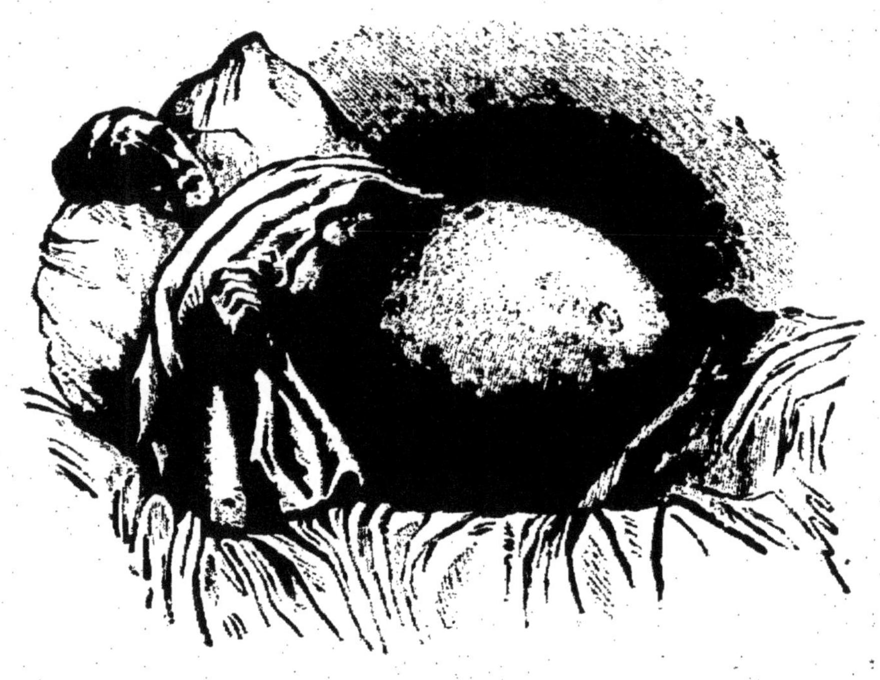

FIGURE 175

Représentant l'aspect du ventre chez une femme atteinte d'hydropisie enkystée de l'ovaire.

dans l'abdomen, de la fièvre et des vomissements. Ces crises, qui se répètent souvent, annoncent une inflammation partielle de la tumeur. Mais dans la grande majorité des cas, ces symptômes aigus manquent, et la malade n'éprouve que très-peu de gêne, jusqu'au jour où la tumeur, devenue très-volumineuse, empêche la respiration et produit une sensation péni-ble de distension. A ce moment, la constitution est épuisée, et les accidents d'hydropisie se produisent de toutes parts. Les parois abdominales sont parfois si sensibles que la malade ne peut supporter la moindre pression. Elle s'amaigrit, passe des nuits sans som-meil, perd l'appétit, et est prise de fièvre hectique. La mort surviendrait par épuisement si la chirurgie ne venait à son secours.

Comme je l'ai dit, le développement de cette mala-die est très-lent, et il peut persister pendant nombre d'années sans provoquer d'autres complications que la gêne matérielle. On a l'observation d'une femme qui eut un kyste de l'ovaire pendant cinquante-huit ans. Les autopsies de femmes âgées de plus de trente-cinq ans, que l'on fait dans les hôpitaux, montrent que presque tous ces cadavres portent des kystes de l'ovaire d'un petit volume, et qui n'ont donné lieu, pendant la vie, à aucune espèce de symptômes : ces petits kystes montrent que cette maladie n'acquiert de gravité que par le volume que peuvent prendre ces sortes de tumeurs.

Cette maladie ne guérit que très-rarement sans l'intervention du chirurgien, et lorsque cette guérison se produit, elle est due à la rupture du kyste et à l'épanchement du liquide au-dehors, par une voie quelconque, trompes, utérus, vagin ou rectum. Si le liquide s'épanche dans la cavité péritonéale, il y pro-duit la péritonite.

On a essayé de guérir cette maladie de diverses manières, et l'on peut ranger ces différentes méthodes sous deux chefs principaux :

a. Le *traitement médical,*
b. Le *traitement chirurgical.*

a. *Traitement médical.*

Il est purement palliatif, et son emploi, au début de la maladie, peut produire quelques bons résultats. Cependant, je l'avoue, j'ai peu de confiance dans l'action des médicaments sur cette hydropisie des ovaires. On a essayé les médicaments *diurétiques* et *diaphorétiques,* c'est-à-dire ceux qui portent aux urines et qui favorisent la sueur, comme *la teinture de scille, de digitale, de colchique,* les *tisanes de chiendent, de bourrache, de squine, de salsepareille*, contenant du *nitrate de potasse,* etc., etc. Après ces médicaments, on a essayé la compression douce de la tumeur combinée avec l'usage des bains chauds; enfin les applications de *teinture d'iode,* les *frictions mercurielles,* etc. A l'aide de tous ces moyens, on obtient très-peu de résultats, et on risque d'altérer les fonctions digestives. Aussi faut-il essayer de triompher de la résistance des malades et leur faire comprendre que le seul moyen radical de guérison consiste à avoir promptement recours aux moyens chirurgicaux.

b. *Traitement chirurgical.*

Il y a plusieurs moyens pour arriver à la guérison des kystes de l'ovaire, ce sont :

1° L'*incision*,
2° La *ponction*,
3° L'*excision*,
4° L'*extirpation*, ou *ovariotomie*.

1° L'*incision* consistait à faire une large incision au kyste à travers les parois de l'abdomen. Cette incision servait à évacuer le liquide que contenait la cavité, et en même temps elle causait la destruction du sac kystique par l'exfoliation de ses parois. Cette méthode, qui compte quelques succès, est entièrement abandonnée aujourd'hui.

2° La *ponction*. C'est là le moyen de la pratique générale. Tous les jours on ponctionne des kystes de l'ovaire ; mais c'est là une opération qui est plutôt palliative que curative, car elle n'amène la guérison complète que très-rarement ; mais, en revanche, c'est une opération peu douloureuse, que l'on peut pratiquer un grand nombre de fois : il y a des malades qui ont été ponctionnées quatre-vingts fois.

Cette opération ne réussit bien que lorsque le kyste est uniloculaire, que le liquide a une consistance qui permet son facile écoulement. Elle est inutile lorsque le kyste est multiloculaire, ou que le liquide est trop épais pour s'écouler par la canule. Ses dangers sont : la péritonite, qui peut se développer à sa suite, et les complications des kystes, comme la présence de débris organiques ou de matière cancéreuse. Dans le premier cas, cette opération amène la suppuration du kyste ; dans le second, elle active la marche du cancer.

On pratique la ponction des kystes ovariques avec les trocarts ordinaires (voir fig. 100, 101), et en prenant les précautions qui sont indiquées page 576. Pour retarder les récidives, qui sont presque inévitables, après avoir ponctionné la tumeur, on exercera sur le ventre une douce compression.

Pour obtenir la cure radicale des kystes ovariques, on a joint à la ponction l'usage d'injections irritantes dans la cavité du kyste, afin de provoquer l'inflammation des parois, et de déterminer de cette manière leur adhérence ; on a tour à tour employé différents liquides : l'alcool, les teintures alcooliques, aux cantharides, par exemple, et le vin chaud. Cette méthode a donné quelques bons résultats. Aujourd'hui le liquide qui est employé et qui réussit le plus souvent, c'est la *teinture d'iode*, que l'on emploie sous la forme du mélange suivant :

Eau distillée,	150 grammes.
Teinture alcoolique d'iode,	100 —
Iodure de potassium,	4 —

Il est bien entendu que l'on modifie la quantité du liquide suivant le volume et la contenance du kyste.

3° L'*excision* du kyste, qui consiste dans l'extirpation d'une portion de la paroi du kyste à travers une incision faite à l'abdomen : c'est une opération que je cite seulement, mais qui paraît n'avoir pas eu de bons résultats.

4° *Extirpation des ovaires, ou ovariotomie.* C'est une opération hardie et très-ancienne, puisqu'on la pratiquait sur des femmes dans l'antiquité pour les employer en guise d'eunuques; de plus, c'est une opération usuelle de la chirurgie vétérinaire.

Cette opération, proposée à diverses reprises et dans divers pays, pour combattre les maladies de l'ovaire, fut constamment repoussée. Il y a quelques années, elle fut essayée par quelques chirurgiens, mais de nombreux insuccès les découragèrent et firent de nouveau abandonner cette opération jusqu'à ce que *Baker-Brown*, en Angleterre, et *Koëberlé* à Strasbourg, la pratiquassent avec assez de succès pour appeler de nouveau l'attention des chirurgiens sur cette délicate opération, qui est trop complexe pour être décrite ici, et qui consiste à extraire complétement la tumeur ovarique à travers une longue incision faite aux parois abdominales.

Lorsque cette opération réussit, la guérison du kyste de l'ovaire est radicale, et on n'a plus à redouter aucune récidive.

NÉVROSE DU SENS GÉNITAL; NYMPHOMANIE.

Il existe de nombreuses maladies qui, bien que produisant des symptômes extérieurs, ne peuvent être rattachées à aucune lésion matérielle ; on suppose qu'elles ont leur siége dans le système nerveux, et, pour cette raison, on les a appelées *névroses*.

La *nymphomanie* (de νύμφη, fille, et μανία, délire) est une névrose qui est caractérisée par une propension irrésistible qui pousse les femmes atteintes de cette maladie à se livrer aux hommes sans aucun souci de leur dignité personnelle et des lois imposées par notre état social ; on a encore appelé cette maladie *fureur utérine*.

Les causes de la *nymphomanie* peuvent varier. On peut la rattacher souvent à une cause dépendant d'une affection des organes génitaux. C'est alors un trouble passager qui cesse avec la guérison de la maladie qui l'a produite : telle est, par exemple, l'excitation génésique qui complique le prurit vulvaire ; mais si la nymphomanie ne reconnaît pas cette cause, ou une autre qui lui soit analogue, c'est alors une forme de la folie, une perversion des facultés de l'intelligence et des sentiments, en un mot une véritable *monomanie*.

On observe la nymphomanie symptomatique lorsqu'il y a du prurit vulvaire, de l'eczéma qui siége aux parties génitales externes ; chez les jeunes filles, elle peut être la conséquence de la constipation opiniâtre, de la présence d'ascarides vermiculaires; on l'a vue se montrer après l'emploi, à l'intérieur et à l'extérieur, de certains médicaments comme les cantharides, la pomme épineuse ou *datura stramonium*, la gratiole ou herbe au pauvre homme.

C'est à leurs propriétés excitantes que ces médicaments doivent leur célébrité, que constate l'histoire des sciences occultes et les fastes de la justice criminelle.

Ainsi le *datura stramonium* était employé par les magiciens et les sorciers quand ils voulaient faire assister au sabbat les gens superstitieux et crédules. C'était encore cette plante que les *endormeurs*, association criminelle, employaient pour commettre des larcins et des viols. Garidel rapporte qu'on brûla à Aix une vieille femme qui, au moyen de semences de datura infusées dans du vin, avait troublé la raison de plusieurs jeunes demoiselles de bonne famille, et profité de leur délire pour les livrer à des libertins. Il y a encore d'autres faits de filles qui furent ainsi déshonorées et rendues mères à leur insu.

On a rapporté des faits analogues consécutifs à l'emploi de la gratiole ou des cantharides.

La nymphomanie qui n'est symptomatique d'aucune affection des organes génitaux, est habituellement causée chez les tempéraments ardents, par la continence prolongée, par un amour contrarié, des lectures, des spectacles, des conversations érotiques, et surtout par l'*onanisme*, ou *masturbation* (voir ce mot). Sous l'influence de ses causes, on voit la femme atteinte de nymphomanie passer par diverses phases qui caractérisent les périodes de la maladie.

Au début, le caractère des malades devient sombre, irritable; elles recherchent la solitude, elles pleurent sans raisons; à ce moment, se montre souvent un délire amoureux, poétique et pur; elles ont un amant idéal, elles le voient et lui tiennent souvent de longs discours. Cette première période a été appelée *érotomanie*. Bientôt après, cette forme poétique du délire disparaît pour faire place à un penchant marqué vers les conversations licencieuses. La femme la mieux élevée ne peut dompter l'obsession qui la pousse à commettre des actions provocatrices que réprouvent sa pudeur et son éducation. Cet état est surtout surexcité par la présence des hommes; cette phase est la transition qui conduit à la période ultime de la maladie. Dans cette période, la femme ne conserve aucune retenue : c'est alors une bacchante effrénée; aux provocations du regard et des gestes, se substituent les provocations directes, et si elle essuie un refus, elle éclate en une violente fureur, son œil en feu excavé dans l'orbite, sa figure vultueuse, ses attitudes, ses gestes, sa conversation, qui sont d'une obscénité révoltante, peignent le désordre de l'âme et l'égarement des sens.

Si les désirs sont satisfaits, soit par le coït ou par la masturbation à laquelle la malade se livre avec frénésie, le délire, loin de se calmer, s'accroît, et on peut appliquer à ces malheureuses ce que le satirique latin a dit de Messaline :

Lassata, sed non satiata.

Cette terrible névrose atteint de préférence les jeunes personnes et les femmes au moment de la ménopause. Dans les deux cas, elle porte le trouble et le désespoir au sein des familles. Lorsque la nymphomanie est due à un trouble des facultés intellectuelles, or lui opposera la séquestration dans un asile spécial et un traitement moral. A l'aide de ces moyens, on obtient des guérisons entremêlées souvent de rechutes.

La nymphomanie symptomatique d'une maladie des organes génitaux externes n'offre pas des caractères aussi tranchés. Généralement, elle complique une maladie dont l'existence est déjà reconnue, et présente d'emblée l'une ou l'autre des deux dernières périodes de la forme mentale que je viens de décrire.

La nymphomanie symptomatique cesse habituellement avec la guérison de la maladie qui la cause; on calme les accès avec des bains chauds prolongés et des applications de froid à l'intérieur et à l'extérieur.

Sous l'empire de ce traitement, la malade est plus calme, et lorsque la guérison se produit par la disparition de la maladie dont elle constituait un des symptômes, la malade revient à elle et reprend les habitudes et les mœurs de la position sociale que lui assigne son éducation. Elle a, dans ce cas, perdu jusqu'au souvenir des débordements dont la maladie était l'unique cause.

OBSERVATIONS DE GUÉRISON

DE

MALADIES DE LA MATRICE ET DE SES ANNEXES.

PREMIÈRE OBSERVATION.

Vingt-cinq ans. Deux enfants. Flueurs blanches abondantes. Douleurs dans le bas-ventre, défaillances, lassitude et courbature générale. Guérison en six semaines.

Madame L....., vingt-cinq ans, femme d'un commerçant, avait eu deux enfants, un à dix-sept et l'autre à vingt ans. A son dernier accouchement elle avait reçu les soins d'une sage-femme, et n'avait été qu'incomplétement rétablie au bout d'un mois. C'est depuis son dernier enfant qu'elle commença à ressentir de la pesanteur dans le bas-ventre et des maux de reins, augmentant surtout à l'approche des règles. Elle n'éprouvait, chaque mois, un peu d'amélioration que pendant une huitaine de jours après la cessation des menstrues. Les règles, au lieu de venir tous les mois, comme auparavant, reparaissaient à trois semaines de distance, et en bien plus grande abondance que d'habitude. Aussitôt qu'elles avaient cessé, elles étaient remplacées par un écoulement blanc jaunâtre, très-abondant, faisant de légères taches jaunes sur le linge. Cet écoulement, si elle venait à marcher un peu, irritait fortement les parties sexuelles et déterminait à l'extérieur des cuissons, de vives démangeaisons, qui n'étaient un peu calmées que par une extrême propreté. Les rapports conjugaux étaient très-douloureux, et n'étaient subis qu'avec la plus grande répugnance, à cause de l'exaspération des souffrances qui en était la suite inévitable. Tiraillements d'estomac continuels, surtout quand la malade restait debout. Il lui semblait alors, selon son expression, qu'on lui tirait les yeux. Elle avait beaucoup maigri, pâli, et son caractère était devenu très-fantasque. Elle avait elle-même la conscience du changement survenu dans son esprit et des agacements que lui causait son mal.

Divers médecins auxquels elle s'était adressée l'avaient traitée, les uns pour une *gastrite*, les autres pour les *flueurs blanches*, et on l'avait mise aux saignées, bains, purgations, injections astringentes. On lui avait prescrit un repos absolu et l'usage de viandes blanches. Ce régime débilitant n'avait pas peu contribué, avec l'abondance des règles et leur fréquente apparition, à lui appauvrir le sang et à rendre les nerfs très-irritables. Une dame de ses amies, et que j'avais guérie d'une semblable maladie, me l'amena, et l'examen que je fis de son mal me permit de constater un engorgement du col de la matrice avec des granulations ulcérées. Je lui fis comprendre facilement que c'était là l'unique cause de toutes ses souffrances, et qu'aussitôt que l'engorgement aurait disparu et que l'ulcération serait cicatrisée, elle reprendrait tous les signes extérieurs d'une santé parfaite. Elle vint me voir tous les huit jours pendant six semaines, et, après cinq cautérisations par mon procédé, elle fut complétement guérie. A chaque huitaine, elle avait un peu d'amélioration, et comprenait d'elle-même que le traitement prescrit était le seul convenable.

Réflexions. J'ai eu occasion de revoir cette dame deux ans après sa guérison. Sa santé s'était parfaitement rétablie comme avant sa seconde grossesse. Les flueurs blanches n'avaient plus reparu, excepté pendant un jour après les règles, et celles-ci ne venaient plus que chaque mois et modérément. Il y a nombre de femmes qui souffrent ainsi du creux de l'estomac, et qui sont traitées pendant des années entières pour des gastrites qu'elles n'ont pas, tandis que la maladie principale fait des progrès. Aussi ne saurais-je trop engager les dames qui sont atteintes de flueurs blanches depuis un certain temps à consentir à l'examen qui permet de constater directement leur maladie et d'y porter remède : car c'est le seul moyen de couper court à une foule de souffrances qui sont la conséquence de ces pertes blanches.

DEUXIÈME OBSERVATION.

Quarante ans. Six accouchements, le dernier à trente-deux ans. Écoulement blanc extrêmement abondant et d'une odeur fétide ; métrite, relâchement de matrice, traitée pendant cinq ans pour une gastrite ; amaigrissement considérable. Guérison des flueurs blanches en deux mois, et retour à la santé en quatre mois.

Madame ......, quarante ans, habitant Paris depuis son mariage, avait toujours été bien portante dans sa jeunesse et pendant les premières années de son mariage. A son cinquième enfant, elle eut une couche très-laborieuse, due à la présentation vicieuse de l'enfant. Elle ne se rétablit qu'imparfaitement, et devint enceinte six mois après. Ce sixième accouchement se passa convenablement ; les suites de couches furent ordinaires ; mais il lui resta des flueurs blanches très-opaques et abondantes, auxquelles elle ne fit pas d'abord beaucoup d'attention, les confondant, d'après le préjugé vulgaire, avec du lait. Comme, au bout d'un an, sa santé générale s'était fort détériorée, elle consulta son médecin, qui, ne la voyant pas alitée, traita sa maladie assez légèrement. Cependant sa santé, loin de s'améliorer, s'altérait de plus en plus, et comme elle souffrait beaucoup de tiraillements, de douleurs à l'estomac, que les digestions étaient difficiles, son appétit capricieux, elle alla consulter un charlatan, qui lui persuada qu'elle avait une *gastrite*. Dans l'espérance de recouvrer la santé, elle suivit son traitement, qui ne fit qu'empirer le mal. Elle réclama successivement les conseils de six médecins différents, et aucun d'eux ne la guérit. Le dernier qui l'avait soignée l'avait examinée au spéculum, et lui avait déclaré qu'elle était atteinte d'un ulcère incurable à la matrice.

Quand cette dame vint me consulter, elle présentait l'état suivant : teinte jaune paille du visage ; yeux excavés, entourés d'un large cercle bleuâtre ; amaigrissement général, sensibilité extrême au froid ; irritabilité du système nerveux, douleurs vives au creux de l'estomac, surtout après les repas ; digestion pénible; constipation opiniâtre ; envies fréquentes d'uriner. Impossibilité de se tenir debout pendant quelque temps sans être prise d'étourdissements, de vertiges ; fatigue extrême pendant la marche; douleurs dans les reins, le bas-ventre, la partie supérieure des cuisses; sensation de brisement général dans tous les membres. Règles extrêmement abondantes venant tous les vingt jours, et durant huit jours consécutifs. Les rapports sexuels, fort douloureux, amènent toujours l'apparence du sang. Écoulement d'un blanc laiteux, tachant fortement le linge en jaune. Le toucher par le vagin permet de reconnaître une chaleur et une sensibilité très-vives de tout le conduit vaginal et du col de la matrice, qui saigne au moindre contact. Après avoir appliqué le spéculum et débarrasse, avec un bourdonnet de charpie, le col utérin des sécrétions qui le recouvraient, je constatai une vive rougeur de tout cet organe et des granulations nombreuses qui occupaient les deux lèvres et la cavité du col. Cet écoulement avait une odeur repoussante, mais qui cependant n'était pas celle du cancer. Je rassurai cette dame sur la gravité de sa maladie, et lui promis sa guérison dans l'espace de trois mois. Je la cautérisai légèrement avec la pierre infernale, et je lui ordonnai quelques grands bains d'eau de son et des injections émollientes d'eau de racine de guimauve, tête de pavot et feuilles de morelle. Je lui fis prendre aussi à chaque repas des pilules composées d'extrait de rhubarbe et de quinquina, pour fortifier l'estomac, faciliter la digestion, et favoriser les garde-robes. Au bout de huit jours, elle éprouvait déjà de l'amélioration, ses douleurs étaient moins vives ; son écoulement blanc n'avait pas sensiblement diminué, mais elle avait eu occasion de voir des dames que j'avais déjà guéries de cette maladie, et elle avait le plus grand espoir. Je renouvelai l'opération précédente ; mais au moyen d'un porte-caustique long et étroit je pus porter le remède assez avant dans la cavité du col, où existaient de nombreuses granulations. Je prévins la malade qu'il sortirait pendant deux à trois jours des débris de chair mêlés à du sang, mais qu'elle n'en devait pas moins suivre la précédente ordonnance. A la visite suivante, elle me dit avoir ressenti pendant trois jours d'assez vives douleurs et des coliques dans le bas-ventre ; mais depuis ce temps elle avait éprouvé une grande amélioration. Son écoulement avait diminué d'abondance et changé de nature, il était beaucoup moins épais et moins coloré. Les digestions se faisaient régulièrement ; plus de douleurs à l'estomac. Ses forces augmentaient de jour en jour, sa gaieté et l'enjouement naturel de son esprit revenaient à vue d'œil. Le mieux, à partir de ce moment, ne fit que s'accroître, et peu à peu tous les symptômes morbides firent place aux signes les moins équivoques d'une santé parfaite.

Remarques. On peut voir, dans ce cas très-grave, la simplicité du traitement, qui, malgré la gravité du pronostic porté par un médecin, triompha rapidement de la désorganisation apparente de la matrice. C'est qu'en effet il ne suffit pas d'introduire le spéculum pour connaître les maladies de matrice ; il n'y a qu'une longue pratique et une grande justesse de coup d'œil qui permettent de distinguer entre elles les affections si nombreuses de cet organe. Il existe, en effet, telle de ces maladies qui, légère en apparence, est cependant incurable et entraînera inévitablement une terminaison fatale ; tandis que d'autres, beaucoup plus graves, pourront être rapidement guéries, si on sait leur opposer un traitement convenable.

TROISIÈME OBSERVATION.

Trente-deux ans. Trois enfants. Métrite ou engorgement chronique de la matrice, traitement de Lisfranc, non suivi de succès; affaiblissement extrême; flueurs blanches abondantes.

Il y a quatre ans, une jeune femme de trente-deux ans vint me consulter pour un engorgement chronique de la matrice, avec pertes blanches abondantes. Mariée à vingt ans, cette dame avait eu trois enfants, à deux et trois ans de distance l'un de l'autre. Ses enfants étaient très-volumineux et le bassin assez étroit; ses accouchements avaient toujours été difficiles. Au dernier même, qui avait eu lieu à l'âge de vingt-sept ans, on avait été obligé de recourir à l'emploi du forceps. Les suites de couches s'étaient assez bien passées; cependant elle était restée faible. Épuisée depuis cinq ans par d'abondantes flueurs blanches, elle s'adressa à son accoucheur, qui la conduisit chez Lisfranc. Ce chirurgien, après avoir constaté la maladie, la soumit au traitement et au régime qu'il infligeait à toutes ses malades. Au bout de dix mois, l'effet de ce traitement, loin d'améliorer la position de la malade, n'avait contribué qu'à l'affaiblir davantage; elle était pâle, avec de violentes palpitations au moindre mouvement. Son estomac capricieux ne pouvait supporter aucun aliment. D'une susceptibilité nerveuse extrême, son imagination s'était exaltée et lui représentait sa position comme celle d'une femme qui doit infailliblement succomber dans les tortures du cancer de la matrice. Elle languit encore dans cette situation pendant deux ans.

Enfin, ayant pris connaissance d'une brochure dans laquelle étaient relatées plusieurs observations de guérison, elle me fit appeler, et je constatai, outre l'engorgement du corps et du col de la matrice, un délabrement profond de toute la constitution et une exaltation de la sensibilité du système nerveux. Les règles, qui venaient encore assez régulièrement, n'étaient plus constituées que par des flueurs blanches rosées. Je fortifiai d'abord le sang au moyen de toniques; puis, quand l'estomac fut remis en meilleur état, je recommandai une nourriture substantielle. Enfin je traitai par des pommades fondantes, des purgatifs doux et des bains d'eau de son frais l'engorgement chronique, qui diminua peu à peu. A mesure que les forces revenaient, son caractère reprenait sa gaieté naturelle, et des images riantes avaient succédé aux idées sombres qui l'obsédaient. Des injections astringentes remédièrent au relâchement, et, au bout de deux mois, elle put marcher sans être essoufflée. Son visage avait repris une coloration rosée; elle digérait indistinctement toute sorte de nourriture. Les flueurs blanches avaient disparu, et le sang des règles avait repris sa teinte foncée habituelle. Je l'envoyai aux bains de mer pour compléter sa guérison, et, après trois semaines de séjour à Dieppe, sa santé était complétement rétablie.

Remarques. J'ai eu déjà occasion de traiter nombre de dames qui avaient été soumises, sans succès, au *traitement de Lisfranc.* Du temps que vivait ce célèbre chirurgien, presque toutes les dames affectées de maladies de matrice allaient réclamer ses soins, et, comme il leur appliquait à toutes la même formule, Dieu sait combien il fit de victimes pour quelques cas très-heureux de guérison ! Ce fameux traitement consistait dans les prescriptions suivantes :

1° Garder le repos dans la position horizontale ;

2° Repos absolu de l'organe malade ;

3° Tous les deux jours prendre un bain simple tiède ; y rester deux heures ;

4° Prendre chaque jour un quart de lavement presque froid, avec addition de 10 grains de camphre dissous dans un jaune d'œuf : on le gardera ;

5° Trois fois par jour faire une injection avec une décoction de racine de guimauve, de feuilles de morelle et de têtes de pavot ;

6° Tous les mois, après la cessation des règles, pratiquer une saignée révulsive d'une palette (cent vingt-cinq à cent cinquante grammes environ) ;

7° Prendre chaque jour une pilule d'un grain (cinq centigrammes) d'extrait de ciguë ; porter successivement jusqu'à quatre grains (vingt centigrammes) la dose de ce médicament ;

8° Prendre pour tisane une infusion de feuilles de saponaire, édulcorée avec du sirop de grandeconsoude ;

9° Pour régime : lait, œufs, légumes, poisson, viandes blanches, eau rougie.

La lecture seule d'une semblable prescription doit faire comprendre son effet débilitant. Une personne bien portante qui se soumettrait à ce régime serait bientôt épuisée. Comment pouvait-il en être différemment des femmes que leur malaise avait déjà considérablement affaiblies?

QUATRIÈME OBSERVATION.

Vingt-huit ans. Cinq enfants. Engorgement et ulcérations du col de la matrice. Quinze cautérisations sans succès en quatre mois de temps. Guérison rapide, en six semaines; par ma méthode.

Madame..., vingt-huit ans, d'une forte constitution, très-sanguine, avait eu cinq enfants, à un an de distance l'un de l'autre. Depuis son dernier accouchement, il y a trois ans, elle est souffrante, quoique conservant toujours l'apparence extérieure d'une très-bonne santé; mais, aussitôt qu'elle marche, elle éprouve des lassitudes dans les reins, le bas-ventre, la partie supérieure des cuisses. Fréquentes envies d'uriner. Pesanteur incommode sur le siége. De temps à autre, élancements passagers et très-douloureux dans le bassin. Les rapports conjugaux augmentent surtout ces élancements. A peine quelques flueurs blanches, qui sont constituées par des mucosités glaireuses, semblables à du blanc d'œuf. Elle consulte son médecin, qui, après l'avoir examinée au spéculum, lui déclare qu'elle est atteinte d'une ulcération au col de la matrice, et qu'elle ne pourra guérir que par la cautérisation. Après avoir pris l'avis de plusieurs dames de ses amies, qui lui disent qu'elles-mêmes ont été guéries par ce moyen, elle se laisse opérer. Quinze cautérisations sont répétées à six ou huit jours d'intervalle; ensuite son médecin lui dit qu'elle est guérie et l'ulcération cicatrisée. Mais comme elle ressentait toujours, à peu de chose près, les mêmes douleurs, elle vint me consulter, sans me dire qu'elle avait été déjà traitée. Quand elle m'eut expliqué le détail de sa position, je lui fis comprendre la nécessité de se soumettre à l'examen, et je lui annonçai qu'elle avait une *ulcération dans la cavité du col*, et qu'il serait nécessaire de la cautériser trois ou quatre fois pour la guérir, sans préjudice du traitement intérieur qu'elle devrait suivre pour faire dissoudre l'engorgement du corps. C'est alors seulement que cette dame me dit qu'elle ne voulait pas se soumettre au traitement que je proposais, puisqu'elle avait été déjà inutilement cautérisée quinze fois. Je lui expliquai l'erreur de son médecin, qui ne s'était adressé qu'à l'ulcère qu'il avait vu, sans se douter que l'ulcération envahissait très-souvent la cavité du col. Enfin elle se décida. Huit jours après elle éprouvait un mieux sensible, et en un mois elle était complétement rétablie.

Remarques. Cet exemple est très-curieux et se représente souvent à mon observation, ce qui fait regretter que beaucoup de praticiens, très-instruits d'ailleurs, entreprennent le traitement de maladies qui exigent des études toutes spéciales. Ainsi fréquemment j'ai occasion d'examiner des dames sur lesquelles je reconnais, soit des engorgements du corps et surtout du col utérin, soit des ulcérations de la cavité du col, et auxquelles leur médecin habituel a dit qu'elles n'étaient atteintes d'aucune de ces affections. On les traite alors inutilement pour des gastrites, des maladies de nerfs, des inflammations d'intestins, et les souffrances persistent toujours au même degré, quand toutefois un traitement intempestif ne vient pas les aggraver, jusqu'à ce qu'on ait enfin reconnu et traité convenablement la cause réelle de la maladie.

CINQUIÈME OBSERVATION.

Trente-huit ans. Un seul enfant à vingt-deux ans. Violents chagrins. Catharre utérin et flueurs blanches très-âcres. Traitement inutile par des injections de toute sorte. Guérison par des cautérisations très-superficielles, faites dans la cavité même du col et du corps de la matrice.

Madame..., âgée de trente-huit ans, eut un seul enfant à l'âge de vingt-deux ans. Jusqu'à trente ans, santé parfaite et pas la moindre trace de flueurs blanches. A cette époque, son mari, qui était dans le commerce, eut à subir des pertes d'argent considérables qui changèrent tout à fait sa position. Madame.... en ressentit un violent chagrin, et sa santé, qui jusque-là n'avait jamais subi la moindre atteinte, s'altéra rapidement. Ses digestions se dérangèrent, son appétit devint capricieux : elle était triste, morose, fuyait la société. Cet état moral réagit promptement sur toute sa constitution qui s'altéra ; elle fut prise de flueurs blanches abondantes, très-âcres, qui tachaient fortement le linge. Son mari fut atteint d'une blennorrhagie, qui le fit, bien à tort, accuser d'infidélité. Le médecin de la famille déclara que madame... avait bien pu être la cause de l'écoulement de son mari. Alors cette dame, qui jusque-là avait toujours négligé sa santé, se mit en traitement. On lui fit faire des injections avec l'eau blanche, l'alun, le tannin, la décoction de roses rouges dans du vin, l'eau de feuilles de noyer, d'écorce de chêne, la solution de sulfate de fer et de nitrate d'argent. Pendant les six mois que durèrent les essais de ces diverses injections, on lui fit prendre intérieurement du vin de quinquina, des pilules de fer, des tisanes de feuilles de saponaire, de noyer, de houblon. L'écoulement s'arrêtait bien momentanément, mais pour reparaître aussitôt qu'on venait à cesser les injections. Au bout de huit mois, le mari fut pris de nouveau de l'accident dont je viens de parler, ce qui, avec le mauvais état des affaires commerciales, mit une désunion complète entre ces deux personnes, qui avaient jusque-là vécu en parfait accord

Une amie de madame... l'amena un jour à ma consultation, et, après l'examen au spéculum, je lui déclarai qu'elle était atteinte de catarrhe utérin et de relâchement des ligaments de la matrice. Au moyen de l'instrument dont j'ai déjà parlé, je pus porter le caustique dans la cavité du col et du corps de la matrice, dont la membrane muqueuse et les follicules étaient le siége d'épaississement, de boursouflement et d'engorgement chronique. Je lui fis prendre des dépuratifs intérieurs et quelques purgations légères tous les huit jours. Elle fit des injections seulement avec de l'eau de racine de guimauve et de tête de pavot. Au bout de trois opérations, son écoulement avait considérablement diminué d'abondance, et n'était plus constitué que par quelques glaires à peine colorées en blanc. Les forces revenaient de jour en jour, avec l'appétit et la facilité de la digestion. Enfin ses idées noires se dissipèrent, et, après deux mois de traitement, je lui annonçai qu'elle était radicalement guérie et qu'elle n'avait plus besoin de faire d'injections pour maintenir sa guérison. Son mari vint me voir quelque temps après, et je l'assurai qu'il n'avait plus aucun accident à redouter. Il renouvela sa visite à peu de distance de là, et confirma mon assertion.

Remarques. Cette observation est intéressante sous deux points de vue principaux :

1° L'inutilité de la plupart des cautérisations, comme on les fait d'ordinaire, pour tarir les écoulements qui viennent du corps et de la cavité du col de la matrice. On en comprendra facilement l'inefficacité si l'on réfléchit que le médicament n'est pas mis en contact direct avec le mal. Il faut, de toute nécessité, porter le remède profondément, pour trouver le siége du mal, et, à moins d'instruments spéciaux, on ne peut pas pénétrer dans la cavité du corps et du col de la matrice. Je me sers souvent, dans des circonstances semblables, du procédé indiqué page 526.

2° Enfin, des accidents se présentent souvent dans la pratique, à propos desquels on est fréquemment consulté. Il n'y a pas même besoin, pour produire une blennorrhagie chez l'homme, que les flueurs blanches de la femme soient aussi abondantes que dans l'observation que je viens de rapporter. A chaque instant, il arrive que le mari est atteint d'écoulement, et cela quand on n'a aucun sujet de suspecter la fidélité de l'un des deux époux : il suffit, dans certains cas, que le rapprochement ait lieu peu de temps avant ou après les règles, que le coït ait été trop longtemps prolongé, ou qu'on ait négligé les précautions hygiéniques indiquées dans mon *Traité pratique des maladies des voies urinaires de l'homme*, 12e édition. Aussi ne saurais-je trop engager les médecins à se tenir sur la plus grande réserve, quand ils sont consultés sur la cause d'une blennorrhagie ; car il peut fort bien arriver que le mari, ayant des doutes sur la fidélité de sa femme, se croie convaincu d'un fait faux, par suite de l'appréciation erronée d'un médecin peu expérimenté.

SIXIÈME OBSERVATION.

Vingt-sept ans. Pas d'enfant. Flueurs blanches abondantes ; engorgement de matrice ; étroitesse remarquable du vagin. Traitement inutile, pendant cinq mois, par les méthodes habituelles. Guérison en six semaines. Cessation de la stérilité.

Madame....., âgée de vingt-sept ans, fut atteinte, deux mois après son mariage, de flueurs blanches extrêmement abondantes, qui déterminèrent bientôt chez elle un amaigrissement considérable, de grands maux d'estomac, de fortes douleurs de reins, de bas-ventre, de cuisses ; le tout compliqué d'un malaise général, d'une sensation de brisement, d'accablement dans tous les membres. Elle perdit bientôt ses couleurs, prit un teint jaune ; ses yeux ternes, d'une expression maladive, s'excavèrent, et furent bordés d'un large cercle bleuâtre. Les rapports conjugaux étaient excessivement douloureux, et, malgré son grand désir d'avoir des enfants, elle restait stérile. Le médecin de la famille, consulté, déclara qu'avant de se prononcer et d'entreprendre un traitement rationnel, un examen au spéculum était nécessaire. Après bien des hésitations, cette jeune femme se résigne ; mais l'introduction du spéculum fut si douloureuse, qu'elle eut une crise de nerfs, et que le docteur dut renoncer à ce moyen d'investigation. Cependant le résultat de son exploration fut qu'il existait un engorgement de la

matrice, et que le vagin était rouge et enflammé.
On fit prendre de grands bains, des injections d'abord
émollientes, puis astringentes, et entre les règles on
fit, à trois reprises différentes, des applications de
sangsues sur le bas-ventre, la partie supérieure des
cuisses, et à l'anus. Ces moyens procuraient un
soulagement momentané; mais le mal reparaissait
tout aussi intense, aussitôt que madame... ralen-
tissait le traitement.

Lassée de ne pas éprouver d'amélioration plus
persistante après cinq mois d'essais, elle vint à ma
consultation, amenée par une dame de ses amies que
j'avais guérie d'une affection pareille, deux ans auparavant. Quand elle m'eut fait part de ses souffrances, je lui fis comprendre qu'un examen local
était indispensable. Se rappelant la crise nerveuse
dans laquelle l'avait jetée une première exploration,
elle ne s'y résolut qu'avec une extrême difficulté. Je
la plaçai sur le *fauteuil spécial que j'ai fait construire
exprès pour cet usage*, et, malgré la grande étroitesse du vagin et l'inflammation des parties, entretenue par le contact habituel de flueurs blanches très-
âcres, j'introduisis l'instrument presque sans douleur.
Je constatai une inflammation très-intense de tout
le vagin, qui était à peu près la seule origine de la
perte blanche. La matrice ne participait que très-peu
à l'irritation. A mesure que je retirais l'instrument,
je touchais superficiellement, avec la pierre, toute la
cavité du vagin, et, en particulier, les follicules
muqueux. Après quatre opérations semblables, faites

à huit jours de distance, et un traitement dépuratif interne régulièrement suivi pendant un mois, j'eus la satisfaction d'annoncer à cette dame qu'elle était complétement guérie. Je revis madame..... six mois plus tard ; elle venait réclamer mes conseils pour une grossesse commençante.

Remarques. Cette observation fournit d'abord un exemple de plus de stérilité causée par une maladie de matrice, état qui cesse avec la cause qui lui avait donné naissance : mais ce n'est qu'accessoirement que je signale cette particularité. Je veux surtout appeler l'attention du lecteur sur la supériorité de ma *méthode d'exploration et de traitement.*

Un grand nombre de femmes, surtout quand elles n'ont pas encore été mères, souffrent beaucoup pour l'introduction du spéculum; ce qui tient à trois causes principales.

La première, c'est l'inhabileté, le défaut d'expérience du médecin pour une opération qui demande beaucoup d'habitude, une grande douceur de main, et la connaissance très-exacte des organes si délicats qu'il s'agit de franchir avec l'instrument.

La seconde dépend de l'instrument lui-même. La plupart des médecins n'ont qu'un spéculum, ou plein ou articulé. Cependant, suivant l'étroitesse des organes ou la nature de la maladie, il est évident qu'on doit avoir recours tantôt au spéculum plein, tantôt au spéculum articulé, à deux, trois ou quatre valves, et enfin que la dimension devra être en rapport avec le degré de dilatation des parties. Aussi faut-il avoir toujours huit ou dix spéculums à sa disposition, tant en *étain* qu'en *maillechort, vermeil, ivoire, ébène, cristal, gutta-percha,* etc.

La troisième cause, enfin, tient à la mauvaise position que l'on fait prendre aux malades, position gênante et pour la malade et pour le médecin, ce qui fait que souvent de graves altérations des organes passent inaperçues. Ordinairement c'est sur le travers d'un lit, sur un canapé ou un fauteuil, qu'on fait placer la malade, dont les pieds reposent sur deux chaises, entre lesquelles se place le médecin. Outre tout ce qu'a de désagréable cette situation, le médecin a presque toujours besoin d'un aide pour tenir la bougie, pendant qu'il opère la malade. Avec l'appareil que j'ai fait construire pour examiner les femmes au spéculum, on évite tous ces inconvénients.

SEPTIÈME OBSERVATION.

Trente-six ans. Quatre enfants. Pas de flueurs blanches; règles abondantes et très-douloureuses toutes les trois semaines. Engorgement du corps et du col de la matrice; granulations ulcérées du col; antéversion de matrice; emploi inutile d'une ceinture hypogastrique pendant deux ans. Guérison en deux mois de mon traitement.

Madame....., trente-six ans, d'une forte constitution, très-grosse, avait eu quatre enfants. Depuis son dernier accouchement, à l'âge de trente ans, elle avait ressenti de fortes douleurs dans les reins, le bas-ventre; ces douleurs devenaient insupportables quand elle avait fait une longue course, ou qu'elle était à l'approche de son époque menstruelle. L'apparition des règles, qui revenaient à trois semaines d'intervalle et très-abondamment, la soulageait pour une huitaine de jours : envies d'uriner très-fréquentes, sensation incommode de pesanteur sur le siége; pas de flueurs blanches. Après avoir inutilement, et d'après le conseil d'une de ses amies, pris des bains, fait des injections, et bu de la tisane de feuilles de saponaire, elle alla consulter une notabilité chirurgicale, qui, après l'avoir touchée, lui déclara qu'elle avait la matrice déplacée, que cet organe s'était mis en travers, et que c'était là la cause des envies fréquentes d'uriner et de la pesanteur du siége. Il pensa que la maladie était incurable, et qu'elle n'éprouverait un peu de soulagement qu'en portant une ceinture hypogastrique. Dans les premiers mois, madame..... ressentit, par l'emploi de cette ceinture, une amélioration notable; mais bientôt les douleurs revinrent aussi intenses qu'auparavant.

Elle vint me consulter alors, et, après l'avoir examinee, je fis voir à son mari, qui l'accompagnait, qu'elle avait une plaie ulcérée au col de la matrice. Quant à l'antéversion, j'annonçai que, dès que la plaie serait cicatrisée, les ligaments de la matrice, reprenant plus de force, relèveraient l'organe. Comme cette dame, malgré l'assurance que lui en donnait son mari, prétendait qu'elle ne pouvait pas avoir de plaie, puisqu'elle n'avait pas de flueurs blanches, *au moyen d'un appareil réflecteur je lui fis voir son mal à elle-même.* En deux mois de traitement dépuratif, et après six cautérisations superficielles, la plaie fut complètement cicatrisée, ainsi qu'elle put le constater elle-même, par le même procédé que la première fois. Bien que la matrice ne fût pas encore remise à sa place naturelle, elle pouvait marcher sans fatigue. Les règles ne venaient plus que chaque mois, modérément et sans douleur, et les urines pouvaient être gardées huit et dix heures sans souffrance.

Remarques. Il arrive souvent que les dames n'ont leur attention éveillée sur la possibilité d'ulcère à la matrice que quand elles ont des flueurs blanches. Or c'est là une grave erreur contre laquelle je ne saurais trop les prémunir. Les ulcérations et les granulations ulcérées du col de la matrice n'entraînent en aucune façon la sécrétion de flueurs blanches, mais sont accompagnées seulement de glaires visqueuses transparentes comme du blanc d'œuf. Comme il arrive fréquemment que ces granulations ne sont que la conséquence d'un engorgement, ou que, quand elles existent depuis quelque temps, la matrice se prend d'inflammation chronique, à ces glaires dont je viens de parler se joint un écoulement blanc plus ou moins abondant, qui seul a le privilège d'attirer l'attention des malades. Dans ce ce cas, l'ulcération se trouve compliquée de *catarrhe utérin ou vaginal. Mais les granulations ulcérées peuvent exister des années entières, sans se compliquer de flueurs blanches,* et comme la réaction sympathique sur le système nerveux est toujours très-intense, il en résulte qu'on traite inutilement les malades pour des gastrites, des maladies de nerfs, et les dames souffrent jusqu'à ce qu'enfin on ait découvert la véritable cause de la maladie.

HUITIÈME OBSERVATION.

Vingt-neuf ans. Suppression brusque des règles par suite de frayeur ; interruption pendant huit mois ; flueurs blanches abondantes ; engorgement et ulcération de matrice. Guérison en six semaines : retour régulier des règles.

Madame..., âgée de vingt-neuf ans, mère de deux enfants, n'ayant pas eu de grossesse depuis trois ans, s'était toujours jusque-là bien portée. Étant dans ses règles, elle ressentit une vive frayeur, à la suite d'un accident dont elle fut témoin involontaire. Le sang s'arrêta, et à partir de ce moment sa santé se dérangea. Elle fut prise de battements de cœur, d'étourdissements, de lassitude dans tous les membres, de douleurs de reins, de bas-ventre, et enfin de flueurs blanches très-épaisses, jaunes, faisant de larges taches sur son linge. La moindre course était une cause de fatigue et d'accablement. Son teint était devenu jaune; ses yeux ternes étaient entourés d'un cercle noirâtre. Quand cette dame vint me consulter, ses règles n'avaient pas reparu depuis huit mois ; seulement chaque mois, à l'époque correspondante aux règles, les flueurs blanches redoublaient d'abondance pendant trois à quatre jours. Elle consulta son médecin ordinaire dès le premier mois de son accident ; celui-ci, par tous les moyens en usage, bains de pieds à la moutarde, vin d'absinthe, infusion de safran, tenta inutilement de faire reparaître les règles.

Comme, loin de s'améliorer, sa position s'aggravait de jour en jour, madame... vint réclamer mes conseils. Après les questions préliminaires, pour me mettre au courant de sa position, je lui fis comprendre que les symptômes qu'elle ressentait pouvaient bien être les indices d'une maladie de matrice, et qu'il était nécessaire d'explorer les organes. Je constatai, en effet, un très-fort engorgement du corps et du col de la matrice, compliqué d'ulcération sur le col et dans sa cavité. Je la soumis au traitement que j'ai déjà eu plusieurs fois occasion d'indiquer, et après huit séances, à huit jours de distance l'une de l'autre, son ulcération fut cicatrisée. La santé s'était progressivement rétablie, et tous les malaises intérieurs avaient disparu. Au moyen d'un traitement tonique ferrugineux, je fortifiai le sang, et les règles revinrent à leur tour, ce qui compléta la guérison.

Remarques. Ce qui est remarquable dans le traitement que j'emploie pour la guérison des engorgements, c'est qu'il n'empêche en aucune façon les malades de vaquer à leurs occupations habituelles. Ainsi, cette dame, qui est à la tête d'une forte maison de commerce, n'interrompit pas ses affaires, et ne cessa pas un seul jour de descendre à son magasin. C'était là son unique préoccupation quand elle se mit entre mes mains ; car elle avait connu une personne qui, pour la même maladie, était obligée de rester étendue sur un canapé toute la journée, et s'il lui avait fallu garder le même repos, elle n'eût consenti qu'avec répugnance à se soumettre au traitement, à cause du préjudice que cette inaction forcée eût causé à ses affaires.

NEUVIÈME OBSERVATION.

Quarante-quatre ans. Six enfants. Toux nerveuse et douleur de côté simulant une maladie de poitrine ; pas de flueurs blanches ; engorgement de matrice. Guérison en deux mois et demi ; cessation de la toux et du point de côte

Madame..., quarante-quatre ans, mère de six enfants, d'un tempérament nerveux, de petite stature, était affectée depuis deux ans d'une toux d'irritation et d'une douleur fixe dans le côté gauche, qui avaien fait craindre qu'elle ne fût attaquée de la poitrine. Elle avait consulté le docteur L...., qui, après l'avoir auscultée, avait déclaré que les poumons étaient en bon état, et que sa toux se dissiperait d'elle-même aussitôt qu'elle cesserait de voir ses règles. Celles-ci, très-abondantes, paraissaient régulièrement chaque mois, et rien ne faisait prévoir qu'elles dussent bientôt cesser. Comme cette toux, fatigante à l'excès, avait énervé cette dame, on consulta successivement divers médecins, dont le traitement resta inefficace.

Quand madame... vint me consulter, elle était amaigrie, pâle, irritable au dernier point, et se croyait destinée à mourir poitrinaire. A divers symptômes qu'elle m'énuméra, je soupçonnai l'existence, au col de la matrice, d'une ulcération que l'examen direct me permit de constater ; et je pus prédire à cette dame que sa toux serait passée, ainsi que le point de côté, dans deux mois, ce qui eut lieu. en effet, dès que l'ulcération fut cicatrisée.

Remarques. Plusieurs fois déjà j'ai eu occasion de traiter des affections de matrice qui simulaient d'autres maladies. Si j'ai rapporté cette observation, c'est qu'elle est surtout remarquable par l'absence de flueurs blanches, et qu'en général on pense que les écoulements leucorrhéiques accompagnent toujours les engorgements. Aussi le mari de cette dame ne crut-il réellement à l'existence de cette maladie chez sa femme que quand, à la seconde visite, je la lui eus fait constater *de visu.*

Mais il n'aurait pas eu besoin de cette preuve, puisque, à mesure que l'ulcération diminuait d'étendue, la toux se dissipait ainsi que le point de côté. Après la cicatrisation de la plaie, les règles ne vinrent plus que modérément, et cette dame recouvra bientôt les signes extérieurs de la plus brillante santé.

DIXIÈME OBSERVATION.

*Quarante-deux ans. Neuf enfants. Fongosités sai-
gnantes du col· de la matrice ; écoulement d'humeur et de sang très-fétide ; cautérisation par le
fer rouge ; persistance des symptômes. Guérison
radicale par ma méthode en quatre mois.*

Madame......, âgée de quarante-deux ans, était
accouchée à trente-huit ans du dernier de ses neuf
enfants. Déjà, avant cette dernière grossesse, elle avait
souffert longtemps dans le bas-ventre, dans les reins,
et ne pouvait faire le moindre exercice sans voir redoubler ses douleurs. Après cet accouchement, elle
eut une violente inflammation de bas-ventre qui la
força de garder le lit pendant deux mois. Après son
rétablissement, elle conserva un écoulement qui devint bientôt rosé et d'une odeur insupportable. Elle
ne distinguait le temps de ses règles que par l'intensité plus considérable de cet écoulement rosé. Amaigrissement prononcé et teinte jaune paille du visage.
Irritabilité nerveuse extrême. Perte de l'appétit. Digestion longue et pénible. Constipation opiniâtre.
Dans l'opinion des parents de cette dame, elle était
atteinte d'un cancer incurable de la matrice ; c'était
aussi l'avis de son médecin ordinaire. Dans cette
occurrence, on alla consulter un chirurgien, qui proposa la cautérisation avec le fer rouge, comme le seul

moyen d'enrayer la marche de la maladie. Cette opération fut excessivement douloureuse, et détermina une violente inflammation de bas-ventre qui retint la malade trois mois au lit. Quand les suites de cette opération furent dissipées, on constata que l'ulcération et les fongosités étaient à peu près dans le même état. Madame..... ne voulut point se soumettre à une deuxième cautérisation et me fit appeler.

Je constatai sur le col utérin, fortement engorgé, l'existence de fongosités saignantes qui avaient envahi les deux lèvres et la cavité de l'organe. La malade était d'une faiblesse extrême, et ne voulait plus entendre parler d'opération. Je me contentai d'un pansement qui m'avait déjà réussi dans un cas semblable, et qui consistait à introduire, tous les jours, sur la partie malade, un sachet composé de poudre de roses rouges et d'alun. En huit jours il y avait déjà une notable amélioration de l'écoulement, dont la fétidité et la teinte rosée avaient disparu. Après quinze jours de ce pansement et d'injections chlorurées, je pus soumettre cette dame à mon traitement ordinaire, et la guérison fut complète en quatre mois.

Remarques. Depuis quelques années on a beaucoup préconisé l'emploi du fer rouge dans le traitement des ulcères de la matrice. Ses plus fongueux partisans ont dû y renoncer en présence de son insuccès presque constant et des violentes inflammations consécutives. On peut voir, par opposition à ce procédé barbare, la bénignité du traitement auquel j'ai dû avoir recours, et son résultat promptement favorable.

ONZIÈME OBSERVATION.

Quarante ans. Trois enfants. Maladie de la matrice confondue avec la folie; flueurs blanches abondantes causées par un catarrhe du vagin; démangeaisons excessives de la vulve; nymphomanie; inutilité du traitement pour rétablir la régularité des fonctions intellectuelles. Guérison, par ma méthode, de la maladie de matrice; résection des petites lèvres; retour à la raison.

Madame......, quarante ans, avait eu trois enfants jusqu'à l'âge de trente ans. A la dernière couche, elle eut une hémorrhagie très-abondante qui mit sa vie en danger. Elle resta au lit pendant quatre mois sans pouvoir se rétablir complétement. Pendant ce temps, ses idées s'exaltèrent, et on put remarquer un grand changement dans son intelligence. Elle était toujours préoccupée de son mal et de sa fin prochaine. Son esprit n'était rempli que de préparatifs de la mort. Incapable de suivre une conversation, elle y mêlait constamment des idées sur ses souffrances. On avait espéré que l'air de la campagne la rétablirait : elle y alla passer deux étés de suite sans la moindre amélioration. Enfin on fit mander un médecin spécialiste pour les maladies mentales. Elles avait bien des flueurs blanches abondantes et des démangeaisons extérieures tellement vives, que la présence du monde était incapable de l'empêcher de porter la main au siége du prurit; par suite des excitations fréquentes provoquées par ces démangeaisons, elle était souvent en proie à un délire érotique, connu sous le nom de *nymphomanie.* Ces actes d'indécence étaient mis sur le compte du dérangement de son esprit. Le médecin dit qu'il ne pouvait la traiter qu'à son établissement, et là, pendant six mois, elle fut baignée et douchée tous les jours, sans le moindre résultat. Le docteur conseilla les bains de mer. Tous ces divers traitements furent inutiles.

On me fit appeler chez cette dame, et je pus constater un profond délabrement de toute l'organisation, dû à six années de souffrances continues. Dans le récit qu'on me fit des diverses phases de la maladie, je remarquai la persistance des flueurs blanches, et surtout les démangeaisons, symptômes qui n'avaient jamais eu le privilége de fixer l'attention des divers médecins qui avaient été appelés, préoccupés qu'ils étaient, avant tout, du dérangement des facultés intellectuelles. Après bien des instances, je pus obtenir de la malade qu'elle se soumît à l'examen, et je constatai un excessif développement des petites lèvres ou nymphes : l'élongation de ces appendices était telle, qu'ils oblitéraient complétement l'entrée du vagin. En les écartant, on voyait une rougeur très-vive, des granulations et des érosions superficielles sur toute la surface de la vulve. L'examen, au moyen du spéculum, de la cavité du vagin permettait de constater l'existence de nombreuses granulations sur toute la surface de ce conduit. Je commençai par faire l'excision des petites lèvres ; après la cicatrisation des deux plaies, je m'occupai de la guérison du vagin. Je portai dans toute la cavité de cet organe une pâte légèrement caustique et astringente, qui cautérisa tous les follicules enflammés. Je renouvelai cette opération tous les huit jours. Dans l'intervalle la malade prenait deux bains, faisait des injections de décoction de feuilles de noyer, et saupoudrait les organes externes de la génération, matin et soir, avec la poudre d'alun et d'amidon. A l'intérieur, j'administrai les toniques et une nourriture substantielle et réparatrice. En trois mois de ce traitement, j'eus la satisfaction de voir guéries non-seulement la maladie de matrice, les démangeaisons et la nymphomanie, mais aussi la prétendue maladie du cerveau. A mesure que l'affection utérine s'améliorait, les idées de la malade devenaient de plus en plus régulières et stables, et, six mois après le début de mon traitement, elle avait repris tous les caractères extérieurs de la plus brillante santé au physique et au moral.

Remarques. Cette observation présente, au plus haut degré d'intensité, un exemple de la réaction sympathique que toutes les maladies de matrice exercent sur le système nerveux. C'est un cas très-rare ; mais cependant il n'est presque pas de malade, souffrant du bas-ventre, qui ne nous présente, en raccourci, pour ainsi dire, l'exemple de madame..... Ainsi, les dames affectées de flueurs blanches sont tristes, moroses, d'humeur inégale, se fâchant ou pleurant pour le motif le plus futile ou même pou.

rien. Elles ont les nerfs agacés, et souffrent névralgies plus ou moins violentes, à des intervalles assez rapprochés. Il est donc facile de comprendre que, s'il existe une faiblesse naturelle de l'intelligence, l'affection de la matrice, si elle reste quelque temps méconnue, pourra, par sa réaction sympathique sur le système nerveux, amener dans les facultés intellectuelles des désordres tels, que l'on arrive à comprendre comment des médecins, même très-expérimentés, ont pu commettre la méprise dont madame..... fut l'objet.

DOUZIÈME OBSERVATION.

Vingt-sept ans. Pas d'enfant. Règles très-douloureuses; flueurs blanches; relâchement de la matrice; emploi inutile d'un pessaire pour combattre ce relâchement. Guérison des flueurs blanches; dilatation du col utérin; cessation de la stérilité.

Madame....., âgée de vingt-sept ans, était mariée depuis dix ans, sans avoir d'enfants, malgré son grand désir d'être mère. Dès avant son mariage, ses règles ne venaient que difficilement, et étaient acccompagnées de violentes coliques qui duraient deux à trois jours. On avait tenté à diverses reprises de faire cesser ces douleurs, mais tous les traitements avaient échoué. Son médecin avait déclaré à ses parents que le mariage la guérirait; mais, loin que cette nouvelle condi-

tion amendât ses douleurs, celles-ci avaient persisté
et s'étaient compliquées de flueurs blanches très-
abondantes qui, en peu de temps, avaient déterminé
un amaigrissement considérable, de violents maux
d'estomac, des palpitations de cœur et la pâleur du
visage. Après trois ans de mariage, cette position se
compliqua d'un relâchement des ligaments de la matrice, tellement intense, que la malade ne pouvait,
sans une extrême fatigue, se livrer au moindre exercice. La marche était particulièrement douloureuse.
Un chirurgien, consulté, reconnut *un relâchement des
ligaments et une descente de matrice*, et conseilla l'emploi d'un pessaire, que la malade devait porter au
moins pendant deux ans. Malgré sa grande répugnance pour ce moyen et les inconvénients qu'il entraîne, madame..... se soumit aux prescriptions du
docteur, dans l'espérance de voir guérir sa descente
de matrice et de pouvoir devenir mère. Vain espoir!
le pessaire redoubla les douleurs, augmenta les flueurs
blanches, et causa une inflammation si violente des
organes du bas-ventre, qu'on fut obligé d'en faire
l'extraction et de renoncer à son usage. La malade
consulta successivement les diverses célébrités médicales qui s'occupent spécialement du traitement des
maladies de matrice. Ce fut en vain. Le mieux qu'elle
éprouvait n'était que passager, et, dès que le traitement était discontinué, les symptômes reparaissaient.
En désespoir de cause, elle consulta divers charlatans
des deux sexes, entre autres une sage-femme qui lui
introduisait, deux fois par jour, dans le vagin, de pe-

tits sachets de farine de lin, avec accompagnement de frictions sur le bas-ventre avec des pommades dites fondantes, et qui n'étaient autres que la graisse de porc plus ou moins purifiée; mais toutes les médications auxquelles elle se soumit n'eurent d'autres résultats que de détériorer sa santé et de délabrer son organisation.

Enfin, ayant pris connaissance d'un de mes livres, elle vint réclamer mes soins. Après qu'elle m'eut fait en détail le récit dont je viens de donner le résumé, je l'examinai et constatai une inflammation des glandes du vagin, du col de la matrice, et un relâchement des ligaments. Le col utérin présentait un rétrécissement qui expliquait suffisamment les douleurs de la menstruation. Je promis à madame ..... de la guérir en trois mois au plus. En effet, par les cautérisations du vagin avec le nitrate d'argent fondu, un régime tonique et des injections astringentes, je fis bientôt cesser les flueurs blanches; j'obtins ensuite la dilatation du col au moyen de bougies de cire, d'ivoire ramolli, et de fragments d'éponge préparés à la cire, introduits dans sa cavité. Je me servis aussi, pour obtenir le même résultat, du dilatateur représenté par les figures 75 et 76. En deux mois et demi, la guérison était complète, et madame ..... pouvait se tenir debout et faire de longues courses, sans ressentir aucune douleur dans le bas-ventre. Ses règles vinrent régulièrement et sans coliques. Enfin, pour comble de satisfaction, elle devint enceinte six mois plus tard, et accoucha fort heureusement. Depuis son accouchement, sa santé s'est maintenue parfaite.

Remarques. Cette observation est fort intéressante. Elle prouve l'*inutilité des pessaires* pour les chutes et les relâchements de matrice. En effet, ces corps étrangers qu'on introduit dans le vagin pour soutenir la matrice, outre qu'ils n'atteignent que très-imparfaitement le but qu'on se propose, sont une cause d'irritation incessante, et même parfois de violentes inflammations; ils exigent des soins de propreté extrêmes, et, en définitive, ne sont qu'un palliatif, puisque, dès qu'on cesse leur emploi, le mal reparaît dans toute son intensité.

Cette observation, outre la guérison des flueurs blanches et le retour à la santé, nous montre la cessation de la stérilité par la dilatation du rétrécissement du col utérin, qui, dans le plus grand nombre de cas, est le seul obstacle à la fécondation.

Mais on n'est pas toujours assez heureux pour obtenir un résultat aussi favorable. Certaines femmes ont un col tellement conique et peu développé, qu'il est impossible d'en obtenir l'agrandissement, soit par dilatation, soit par des incisions que j'ai quelquefois pratiquées avec un grand succès. Quand, à cette disposition déjà très-défavorable, vient se joindre la flexion du col sur le corps, soit en avant, soit en arrière, la *stérilité* qui en est la conséquence est complétement *incurable.*

TROISIÈME PARTIE.

SYPHILIS.

HISTORIQUE DE LA SYPHILIS.

La syphilis est une maladie virulente, qui ne se développe pas spontanément, mais se transmet par contact ou par hérédité, et qui est caractérisée par des lésions locales, bientôt suivies de manifestations générales, dont la marche, grâce aux progrès de la médecine, est aujourd'hui bien déterminée, et dont les symptômes sont *toujours curables.*

Les lésions locales sont les *chancres;* ils constituent les *accidents* dits *primitifs,* et lorsqu'ils sont suivis, ce qui n'est pas constant, comme nous le verrons plus loin, de manifestations générales, celles-ci sont les *accidents consécutifs* ou *constitutionnels,* qui se divisent en deux ordres, les accidents *secondaires* et *tertiaires*, suivant l'époque de leur apparition et leur siége plus ou moins superficiel; cependant je dois dire que cette division n'a rien d'absolu.

En 1530, un poëte médecin de Vérone fit un poëme devenu célèbre, dans lequel un berger, *Syphilus*, ayant outragé le Soleil, fut puni par la maladie qui nous occupe. *Fracastor*, l'auteur de ce poëme, fut donc le premier qui désigna cette affection sous le nom de *syphilis*, nom qui n'a probablement pas d'autre origine, malgré les recherches auxquelles se sont livrés les étymologistes, qui le font venir de σιχλός (haïssable); d'autres de σύν (avec) et φιλεῖν (aimer), parce que cette maladie aurait toujours une origine amoureuse, ou bien de σῦς (pourceau) et φιλεῖν (aimer) voulant, disent-ils, indiquer par là un amour n'ayant pas toute la pureté nécessaire.

La syphilis porte encore les noms de *gorre, mal napolitain, mal français, morbus gallicus, lues venerea, grosse vérole, mal de Saint-Mervius*, etc.

L'origine de la syphilis est sans contredit un des plus curieux problèmes de l'histoire de la médecine, et malgré les efforts faits pour en trouver la solution, les discussions les plus savantes ont laissé la question ce qu'elle était déjà, c'est-à-dire obscure et divisée en de nombreuses opinions, que l'on peut cependant rattacher à deux systèmes. Dans le premier, on admet que la syphilis a existé de toute antiquité, et dans l'autre que son apparition remonte à une date bien plus récente, à la fin du quinzième siècle, de 1494 à 1495.

Ainsi l'époque la plus brillante de l'histoire moderne aurait été, en même temps, celle où toutes les connaissances humaines franchirent le cercle obscurci de ténèbres dans lesquelles les avaient plongées la barbarie, celle où l'homme, se sentant de tous côtés à l'étroit dans son empire, en aurait élargi les bornes par de hardies découvertes; et enfin, pour faire ombre à ce tableau d'un aspect prestigieux, celle où pour la première fois un hideux fléau aurait sévi sur les humains en les souillant d'un virus que quatre siècles de transmissions successives n'ont pas encore épuisé.

On formerait plusieurs volumes si on voulait faire une bibliographie de tout ce qui a été écrit sur la syphilis. Ce n'est pas une mince besogne que de retirer de cette masse de matériaux une introduction historique à l'étude de cette maladie; je l'ai faite sous forme d'esquisse, mais assez complète pour faire comprendre les théories qui règnent actuellement sur cette maladie. On trouvera cette étude dans la 12° édition de notre *Traité des maladies des voies urinaires chez l'homme* (page 516 à 536).

DU VIRUS.

Un virus est un agent vénéneux dont la nature nous échappe, qui pénètre dans notre organisme de différentes façons, et dont l'action s'étend *totius substantiæ* à toute notre substance : pas un élément de notre corps ne peut échapper au puissant modificateur morbide, qui a reçu ce nom de virus

L'observation, l'expérience, font voir que la syphilis ne se développe jamais spontanément chez l'homme. J'ai dit, en la définissant, qu'elle résultait de la transmission de la maladie d'un individu qui en est atteint à un individu sain.

La *syphilis* est donc une *maladie contagieuse*. Les maladies contagieuses doivent avoir pour cause des agents particuliers, surtout lorsque, comme la syphilis, elles diffèrent des autres dans leurs manifestations; cet agent spécial, cause de la syphilis, a reçu le nom de *virus syphilitique*.

L'existence de ce virus fut admise par Fernel en 1545, et depuis, si on l'a niée, c'est pour ne voir dans la syphilis qu'une collection de symptômes se rattachant à diverses maladies, ou bien encore les effets du mercure. Ces explications se sont si bien trouvées contredites par les faits et l'expérience, que personne aujourd'hui n'oserait les soutenir.

Le principe syphilitique existe donc; c'est un agent invisible, sur la nature duquel les recherches faites à l'aide de tous les moyens de l'exploration scientifique actuelle, n'ont donné que des indications insignifiantes aux observateurs. Les uns y ont vu un agent chimique, un poison âcre et corrosif, d'autres ont cru que les animalcules microscopiques (*vibrio lineola*), trouvés dans le pus des ulcérations syphilitiques, jouaient un rôle dans la contagiosité de la syphilis. Ces diverses opinions ne sont que de pures hypothèses; aujourd'hui, comme du temps de Fernel, le virus syphilitique ne peut être apprécié que par ses effets.

Le principe morbifique constitué par le virus existe, et sans me préoccuper si c'est une substance fermentescible, un poison ou un animalcule, comme j'ai avoué l'ignorance de la science actuelle sur sa nature, j'avouerai encore que, malgré l'investigation la plus attentive, on ignore quelles sont les modifications qu'il imprime aux sécrétions qui lui servent cependant d'agent de transmission.

La matière virulente, comme je le montrerai, ne siége pas exclusivement dans la sécrétion des chancres; on la retrouve dans celle des lésions consécutives au chancre, et pour conserver ses propriétés contagieuses, il est nécessaire qu'elle n'ait subi aucune altération. Son mélange avec des acides ou des alcalis détruit cette propriété, qui semble pouvoir se conserver longtemps en dehors de ces conditions. Du pus vénérien ayant été recueilli et enfermé dans des tubes fut retrouvé inoculable au bout de douze à quinze jours.

J'appellerai tout particulièrement l'attention du lecteur sur ce fait que les virus, et entre autres le virus qui m'occupe, peuvent être recueillis sur une plaque de verre, dans un tube, qu'ils peuvent y être conservés un temps plus ou moins long, et ne rien perdre de leurs propriétés infectantes. Ce fait servira à faire comprendre les contagions *médiates*, c'est-à-dire celles qui ne s'opèrent plus d'un individu malade à un individu sain, mais bien par l'intermédiaire passif d'*un organe qui reste sain* ou d'un objet inanimé.

Ces faits de contagion médiate sont de nature à embarrasser un observateur peu attentif, qui pourrait tout d'abord croire à la syphilis se développant d'*emblée*, c'est-à-dire sans contact du virus, ce qui est absolument impossible.

Avant de passer à l'étude des divers modes de transmissions ou de contagiosité de la syphilis, je me résumerai de la manière suivante. Outre le pus sécrété par le chancre, il est aujourd'hui reconnu que quelques-uns des accidents consécutifs à l'accident infectant, sont contagieux. Ce mode de transmission fera, du reste, l'objet d'un chapitre spécial. Mais si l'on demande si les sécrétions normales, sueur, salive, lait d'un individu syphilitique, peuvent transmettre la maladie, je répondrai qu'actuellement, malgré de nombreuses expériences, rien n'autorise à être affirmatif sur ce point : il faut cependant remarquer que ces divers liquides peuvent devenir le *support* du virus et conséquemment agents de contagion. Si leur mélange avec le principe virulent s'opère, ce qui a lieu lorsqu'une lésion, elle-même sécrétante, siége dans les réservoirs des sécrétions normales, le lait pourra communiquer la syphilis s'il passe sur un chancre du mamelon qui l'infecte; il en est de même de la salive alors qu'un chancre ou des plaques muqueuses existent dans la bouche.

Pour ce qui est du sang, des faits bien observés et des expériences consciencieusement faites ne permettent pas le doute, et bien que je doive revenir sur ces faits, je puis tout d'abord dire que le sang des syphilitiques peut être un agent de contagion.

On trouve encore dans les auteurs qui se sont occupés de la syphilis, l'hypothèse suivante : le virus est-il resté identique à lui-même? ou mieux, le virus, malgré ses transmissions successives, depuis que son existence a été notée, s'est-il affaibli? ses manifestations sont-elles toujours les mêmes? Je répondrai, oui, repoussant par la raison et par les faits d'épidémies locales aussi intenses qu'au quinzième siècle, une hypothèse soutenue par des auteurs de quelque valeur, et qui ne peut cependant soutenir un examen sérieux.

Il n'y a qu'un *seul virus syphilitique*. Ce virus ne présente pas toujours des manifestations identiques. Son mode d'action sur l'économie est soumis à des influences variées qui dépendent de la constitution particulière à chaque individu, du climat, de l'hygiène.

Si pour un instant je quitte l'affection que je décris, et que, cherchant un élément de comparaison dans une autre affection virulente dont les modes d'agir mieux connus faciliteront singulièrement au lecteur la compréhension de tout ce qui va suivre, j'aurai réalisé une des parties les plus difficiles du travail que je me suis proposé de faire connaître.

Tout le monde sait que la *vaccination*, que nos lois ont rendue obligatoire, a pour but de préserver de l'infection variolique les individus qui s'y soumettent.

Or on a observé que, malgré ce préservatif, qui

réussit parfaitement chez certaines personnes, il en est d'autres que la variole atteint; mais il est incontestable que la maladie est plus bénigne et n'offre pas la physionomie que présente la variole de ceux qui n'ont pas été vaccinés.

Si le virus vaccin n'a pas constamment une action préservatrice, si même je montre qu'il existe des individus qui sont absolument réfractaires à son action, et si enfin j'ajoute que la revaccination n'est opérée avec succès que dans la proportion de 10 pour 100 sur ceux qui s'y soumettent, j'aurai énoncé tous les termes qui vont servir à ma comparaison.

Le virus syphilitique supposé dans l'économie se traduira par une première manifestation, le *chancre;* si son introduction n'a pas rencontré de modificateur, l'infection sera complète, et la malade présentera, suivant le degré d'infection, des manifestations successives d'empoisonnement général.

Si, dans de bonnes conditions, j'inocule sous la peau d'un enfant du *virus vaccinal,* la vaccine suivra son cours, j'aurai une éruption caractéristique, et le petit malade aura acquis la préservation que je me suis proposée en le vaccinant.

Maintenant, une femme ayant eu la vérole, c'est-à-dire ayant présenté des manifestations syphilitiques, se soumet à une nouvelle source d'infection : qu'arrivera-t-il? ou cette femme contractera un chancre, qui bien qu'analogue au premier n'en aura pas tous les caractères, et qui surtout ne sera suivi d'aucune manifestation constitutionnelle; ou bien la maladie se développera avec son intensité et sa physionomie habituelle.

Si je vaccine une personne déjà vaccinée ou qui a eu la variole, il arrive de même que j'obtiens une éruption bâtarde (fausse vaccine) ou une varioloïde, c'est-à-dire une variole bénigne et n'offrant que les caractères éloignés de la vraie variole. Quelquefois cependant, et c'est là le cas le plus rare, il y aura une variole confluente malgré la vaccination, et le résultat de la vaccination sera une vaccine parfaite.

Or, dans le premier cas, en vertu de la loi pathologique qui veut que les virus ne se doublent pas (*non bis ibidem*), je serais en présence d'une économie infectée par un virus, dont la sphère d'action est inépuisée et qui ne cédera pas sa place à une nouvelle portion du même virus, malgré la tentative d'introduction, d'où résulte l'accident local, la varioloïde, ou la fausse vaccine.

Dans le second cas, au contraire, le virus épuisé a disparu par ces manifestations individuelles ; l'économie est de nouveau un terrain favorable à une nouvelle infection. Comment et dans quel espace de temps s'opère cet épuisement ? C'est là un problème dont la solution est rendue presque impossible par les conditions de réceptivité de l'individu et la qualité du virus, et qui peuvent varier pour chaque économie et pour chaque inoculation.

Enfin, il est des femmes qui, plus heureuses qu'Achille, semblent être complétement invulnérables à Vénus, même au talon, et qui peuvent impunément s'exposer à tous les modes de contagion connus de la syphilis et cela sans la contracter.

De même, il est des enfants qui ne peuvent être vaccinés avec succès, et l'armée, où la vaccination est pratiquée sans exception, nous fournit des exemples de soldats chez qui l'inoculation du vaccin n'a jamais réussi.

Ces derniers faits, dont on pourrait trouver des analogues dans la résistance que montrent certains individus à l'action des poisons, des venins, etc., sont des sujets très-intéressants dont la cause nous est complétement inconnue.

Je ferai remarquer que cette qualité singulière qui met certaines femmes à l'abri de l'action des virus, n'est pas constante pour la même femme, et que telle qui aujourd'hui s'est sciemment exposée avec impunité à l'infection ne pourra pas s'y soustraire demain. La tolérance que présentent les gens en proie à l'intoxication alcoolique pour l'opium qu'ils supportent à hautes doses dans cet état, tolérance qui cesse quand l'alcoolisation disparaît, me fournit un exemple pour étayer ma proposition.

Si parmi mes lecteurs il en est qui ont suivi avec attention mon parallèle entre l'action du virus syphilitique et du virus vaccin, je puis conclure et me résumer avec fruit pour ceux-là, dans les propositions suivantes :

1° Le virus syphilitique est unique ;

2° Son introduction dans l'économie produit une série de manifestations constituant la syphilis ;

3° Il y a un accident primitif constant (le chancre); mais cet accident n'indique pas absolument la fatalité de l'infection générale de toute notre organisation, qui est la syphilis ;

4° Les manifestations consécutives au chancre, qui constituent l'*infection*, sont seules caractéristiques de la syphilis acquise ;

5° L'action du virus peut produire un accident local, analogue à l'accident primitif, mais qui ne sera suivi d'aucune manifestation constitutionnelle, comme la vaccination produit souvent la fausse vaccine ;

6° Ce résultat se montre presque constamment chez celles qui auront été infectées une première fois, quelle que soit l'origine de l'infection ;

7° Et aussi chez celles qui, en vertu d'une prédisposition singulière et tout individuelle, sont réfractaires à la pénétration interne du virus ;

8° Le virus produira une nouvelle infection sur celles chez lesquelles une première infection est guérie ou épuisée.

J'aurai donc à décrire un chancre qui sera suivi d'infection, *chancre infectant induré*, et un *chancre simple mou*, ulcération locale qui ne donnera naissance qu'à des accidents locaux.

Je vais étudier maintenant les divers modes de transmission de la syphilis, ne faisant qu'énoncer certains d'entre eux, que je réserverai pour des chapitres spéciaux; puis j'étudierai les chancres; c'est dans l'étude de ces accidents que j'examinerai a doctrine dite *Dualiste*, me réservant de montrer combien sa séduisante et spécieuse facilité a contribué à la propager.

DES DIFFÉRENTS MODES DE TRANSMISSION
DE LA SYPHILIS.

Je l'ai prouvé par ce qui précède, la syphilis ne peut plus aujourd'hui être considérée comme une maladie miasmatique, et les anciens récits de contagion par l'air tiennent du merveilleux et non de la réalité; il faut, pour qu'il y ait infection, contact du liquide virulent avec un tissu organisé; l'excitation vénérienne n'est même pas nécessaire, comme on le disait au temps de Nicolas de Blégny et de Fallope.

Le mode de transmission le plus ordinaire consiste donc dans l'insertion du virus sur un point de la peau ou de membrane muqueuse d'un individu sain, quelle que soit d'ailleurs la source d'infection. Après ce contact, il se produit sur le point contaminé une lésion spéciale qui est le chancre.

Cette lésion étant le premier effet appréciable de la maladie, prouve indubitablement que la malade *a été contagionnée*. Ce mode de transmission est celui qui a reçu le nom d'*Inoculation* ou de syphilis *inoculée*.

La syphilis s'inocule *médiatement* ou *immédiatement*, comme je l'ai déjà dit; la *contagion médiate* est celle qui s'opère d'un individu malade à un individu sain par l'intermédiaire d'un autre individu resté sain, ou par un objet inanimé qui sert de support au virus.

Quelques exemples feront, du reste, mieux comprendre ce mode d'inoculation :

M. Clerc rapporte que dans « l'année 1856, il lui
« avait été donné d'observer une femme portant sur
« la caroncule lacrymale de l'œil gauche, un chancre
« qu'il annonça être un chancre infectant, c'est-à-
« dire un chancre qui serait suivi de lésions constitu
« tionnelles, et après lesquelles, en effet, se manifesta
« une syphilide papuleuse. Eh bien ! chez cette
« femme, il lui fut impossible de se rendre compte
« des conditions de contagion qui avaient précédé
« le chancre de l'œil.

« Les organes génitaux de cette malade minutieu
« sement explorés, furent trouvés sains. Son mari,
« qui fut examiné avec le même soin, n'était atteint
« d'aucune affection syphilitique.

« La malade affirme qu'aucun acte, qu'aucune
« circonstance de son existence ne pouvaient lui venir
« en aide pour expliquer l'origine de son mal. Elle
« blanchissait et réparait des dentelles, des mou
« choirs brodés, et différents objets de toilette appar
« tenant à des femmes galantes; et elle avait peut-
« être, disait-elle, essuyé ses yeux avec l'un de ces
« objets ayant servi à une personne malade. »

Dans cette observation, le *médium*, qui a servi d'agent de transmission, échappe à l'investigation, et l'observateur, pour expliquer l'infection, en est réduit aux suppositions. Voici maintenant des faits très-connus dans lesquels le médium est évident.

On trouve dans *Fabrice de Hilden* qu'une fille de distinction, âgée de quinze ans, assista à un bal de carnaval, où, par une licence qui passe la décence, les filles échangèrent d'habits avec les garçons. Peu de temps après, elle fut trouvée atteinte d'un ulcère aux organes génitaux. Ayant fait de plus amples informations, relativement au jeune homme dont elle avait revêtu les habits, on sut qu'il était gravement infecté de la vérole.

L'étude de la transmission des accidents secondaires me fournira l'occasion de rapporter quelques nouveaux exemples de contagions *médiates*.

Pour terminer, je dirai que le virus syphilitique peut encore être déposé sur nos organes ou nos tissus, y séjourner sans produire aucune action, car cette action nécessite certaines conditions qui peuvent ne pas exister, et ce virus servir ensuite à des contagions médiates analogues à celles dont les pipes, les rasoirs, le masque ou autres objets souillés de pus virulent, viennent de fournir des exemples.

Les rapprochements sexuels sont fréquemment l'objet de ce dépôt du virus syphilitique sur les organes génitaux.

Il n'est pas un seul écrivain qui se soit occupé de syphilis sans rapporter des exemples qui prouvent que la contagion n'est pas fatale dans l'acte génital. Il y a de nombreux exemples de femmes malades ayant pratiqué le coït avec plusieurs individus, dont les uns étaient infectés, tandis que les autres échappaient à la contagion, quoique les conditions du rapprochement fussent les mêmes pour tous. Nicolas de Blégny, en 1674, notait déjà ce fait : « Il y a, » disait-il, « bien longtemps qu'on a expérimenté qu'il est « possible de demeurer sain après avoir eu la com- « pagnie d'une personne impure.... On a vu bien des « fois que, de trois ou quatre hommes qui ont vu une « femme publique, quelques-uns ont été gâtés, sans « que les autres aient eu de mal. »

Cullerier a fait deux expériences dans lesquelles du pus virulent, déposé dans le vagin d'une femme et retiré après trente-cinq minutes de séjour, ne donna lieu à aucune contagion. Ce résultat, déjà signalé par Swédiaur, montre qu'une femme peut conserver du virus qui contaminera l'homme avec lequel elle aura des rapports, sans pour cela être elle-même contaminée.

L'inoculation est donc le seul mode de transmission de la syphilis *entre les personnes adultes;* ce fait acquiert une nouvelle preuve par la non-contamination des individus vivant au milieu des hôpitaux de vénériens et ayant avec eux de perpétuels rapports de voisinage.

Pour éclairer le diagnostic, on a quelquefois inoculé du pus vénérien à l'aide de la lancette : c'est encore un mode de contagion médiate : ce moyen est appelé *inoculation artificielle,* en opposition de l'*inoculation accidentelle,* qui résulte de la *contagion immédiate* et des autres modes de contagions médiates.

Le mode de transmission par inoculation s'opérera toutes les fois que le virus syphilitique sera déposé sur un point de la peau ou des muqueuses d'un individu sain, et qu'il trouve réunies *les conditions locales et générales de son action.*

Le développement de la syphilis *n'est donc jamais spontané,* et reconnaît toujours pour cause la *contagion par une personne infectée.* Ainsi, tandis qu'il peut survenir une blennorrhagie après les rapports sexuels de deux personnes parfaitement saines, on n'est jamais atteint de vérole que par suite de relations avec une personne qui en est elle-même *actuellement* infectée.

La condition la plus favorable à l'absorption du virus syphilitique est une ulcération, une érosion, une petite plaie : l'inoculation de ce principe morbide peut se faire aussi par son séjour dans des replis de membrane, dans la cavité d'un follicule, comme il en existe tant aux organes génitaux. Une surface qui ne présente point de plaie peut aussi devenir le siége de l'absorption ; il suffit d'un contact plus ou moins prolongé qui ramollit l'épiderme et imprègne les tissus. L'augmentation d'activité de la vie pendant le coït, le gonflement, la turgescence des tissus qui en est la conséquence, favorisent beaucoup cette absorption. Plus le coït sera prolongé, plus il y aura de chances pour la pénétration du virus. La grosseur du membre viril et l'étroitesse du vagin sont aussi des causes qui favorisent l'inoculation syphilitique ; par opposition, si les parties génitales de la femme sont larges et le membre viril peu volumineux, il y aura moins de chances d'infection.

Le chancre est la voie d'infection syphilitique la plus habituelle. Pendant longtemps on a cru que c'était la seule ; quelques syphiliographes même le pensent encore. Mais il est maintenant parfaitement avéré que des rapports sexuels avec des individus ne présentant actuellement aucun chancre peuvent donner la maladie vénérienne. Ainsi tous les symptômes constitutionnels qui sont accompagnés d'une sécrétion humide, sont contagieux (voir la transmission des accidents secondaires).

L'inoculation n'est pas le seul mode de la transmission de la syphilis ; elle peut aussi se transmettre héréditairement d'un père infecté à l'enfant qu'il procrée, d'une mère syphilitique à l'enfant qu'elle conçoit. Les divers modes de la *transmission héréditaire* seront étudiés dans un chapitre spécial.

Je note seulement qu'en l'absence de tout symptôme vénérien actuellement apparent, un individu qui a eu la syphilis et qui, par suite d'un traitement incomplet, n'a été que *blanchi*, voit se développer en lui, plusieurs années après qu'il se croit guéri, des symptômes d'infection syphilitique. Dans ce cas, il communique la vérole aux enfants qu'il procrée. La syphilis peut donc coïncider, chez un individu, avec toutes les apparences extérieures de la santé : la maladie existe alors à l'*état latent*.

Le sperme, contaminé par le principe syphilitique, donne à l'ovule fécondé le germe du mal, qui se développe avec le produit de la conception et cause la mort prématurée de l'enfant, si l'art n'intervient pas à temps.

Dans les premiers moments de sa formation, l'embryon peut être très-sain, et recevoir, à une époque plus ou moins avancée de la vie intra-utérine, la viciation vérolique du fait de la mère elle-même récemment atteinte.

Par opposé, il arrive que l'enfant procréé par un père infecté transmet à sa mère, pendant la grossesse, la maladie vénérienne dont tous ses organes sont imprégnés (voir plus loin les observations rapportées à l'article *Contagion des accidents secondaires*).

La connaissance de ces faits, qui se renouvellent malheureusement très-souvent, est fort importante pour le praticien. C'est elle qui rend compte des fréquents avortements auxquels sont exposées certaines femmes; avortements qui ne cessent que par un traitement anti-vénérien sagement administré, soit au père, soit à la mère, ou bien, selon l'occurrence, à tous deux à la fois.

Ces considérations préliminaires une fois posées, j'arrive à la *description du chancre induré*, parce que, dans l'immense majorité des cas, il est l'accident par lequel le virus syphilitique pénètre dans nos organes; j'indiquerai ensuite son traitement et les diverses maladies qui en sont la conséquence.

DU CHANCRE INFECTANT OU INDURÉ.

Cette espèce de chancre est, à proprement parler, le *chancre à vérole*.

Le *chancre induré* et toutes les conséquences générales qu'il entraîne, forment un ensemble de symptômes auxquels on a donné différents noms que j'ai déjà énumérés. Maintenant on n'emploie plus guère que deux expressions : *vérole*, mot un peu brutal et qui sonne mal dans le monde, et *syphilis*.

Cette première manifestation, aujourd'hui décrite par les auteurs sous les noms d'*ulcère syphilitique primitif*, de *chancre huntérien*, de *chancre infectant*, de *chancre induré*, est la première, et, sans contredit, la plus importante des manifestations de la syphilis.

Ce qui caractérise le plus singulièrement l'action du virus, c'est de ne manifester son action qu'après un certain laps de temps qui a été désigné sous le nom de *période d'incubation*.

Les plus anciens syphiliographes ont noté cette période, et, depuis leurs écrits, elle a été admise par tous les auteurs qui les ont suivis, à l'exception de M. Ricord qui, durant longtemps, nia cette période, que par un jeu d'esprit il avait appelée période d'*in-observation*, « beaucoup de malades ne s'apercevant, « disait-il, de l'existence d'une ulcération que lors-

« qu'elle a déjà acquis un assez grand dévelop-
« pement. »

Si cette remarque est incontestablement vraie pour quelques cas, elle ne peut s'appliquer à tous les malades; il suffit pour le démontrer de citer les nombreuses observations de médecins et d'élèves en médecine qui, après des coïts suspects, s'examinant chaque jour avec soin, constataient tous une période d'incubation avant l'apparition de l'accident.

Période d'incubation.

On désigne sous le nom de *période d'incubation* l'intervalle qui s'écoule entre un coït infectant et l'apparition des symptômes. Cet espace de temps est très-variable, suivant des circonstances qui restent le plus souvent inconnues. Habituellement, c'est du dixième jour au vingt-cinquième jour qu'apparaissent les premières manifestations; il y a cependant des inoculations encore plus longues. Quand il existe une solution de continuité, érosion ou déchirure, les symptômes se montrent plus tôt. Mais quand l'absorption a eu lieu, rien ne peut empêcher le développement de la maladie. Le fait suivant, tiré de la pratique de M. Clerc, en est une preuve irréfutable.

« Le 17 novembre 1864, une fille insoumise fut
« internée à Saint-Lazare et placée dans notre
« service.

« Le 15 décembre, à la visite, notre attention fut
« appelée sur une excoriation singulière de la peau
« de la lèvre supérieure près de la commissure labiale
« du côté droit.

« Après un examen attentif, nous pensons qu'il
« s'agit d'un chancre infectant à la période de
« début ; ce diagnostic fut ultérieurement confirmé
« par le volume de l'induration, le développement
« des ganglions sous-maxillaires et une syphilide
« papuleuse.

« Pressée de questions sur les circonstances qui
« avaient pu déterminer ce chancre, cette fille nous
« avoua que, pendant son séjour au dépôt de la pré-
« fecture de police, deux ou trois jours avant d'entrer
« à Saint-Lazare, elle avait consenti, pour la mo-
« dique somme de 2 francs, à se livrer, sur une de
« ses compagnes d'infortune, à une pratique de
« libertinage que révélait assez le siége du chancre. »

Le virus syphilitique était donc resté à l'état latent
pendant quatre semaines entières. C'est ce que l'on
désigne sous le nom d'*incubation*. Il est admis par tous
les praticiens que, pendant ce temps d'incubation,
l'individu, qui sera dans quelques jours inévitablement atteint de symptômes syphilitiques, ne peut
rien communiquer à une personne saine avec laquelle
il aurait des relations. Pour qu'il y ait contagion, il
faut une surface suppurante.

Le *chancre induré* se développe d'une *façon lente et
insidieuse;* c'est une ulcération *essentiellement indolente* et dont les débuts contrastent fâcheusement avec

les conséquences générales d'empoisonnement du sang qu'elle doit fatalement produire.

On voit d'abord une petite plaie, que les malades prennent pour une simple écorchure, à forme arrondie, dont le fond est grisâtre et lisse. Les bords descendent par une pente insensible vers le fond, de façon que l'ulcère prend l'aspect d'une petite coupe.

Les bords du chancre induré sont adhérents. Loin d'être d'un rouge vif, violacés, ils sont blafards et roides. Mais le caractère essentiel, c'est l'*induration*. Au bout de cinq à six jours, le chancre infectant commence à s'indurer, de façon qu'il semble que la plaie repose sur la moitié *d'un pois sec*. Il apparaît, au début, sous la forme d'une légère *érosion* recouverte plus tard d'une couche pseudo-membraneuse *diphthéritique* qui, à la loupe, présente l'aspect du *frai de grenouille*.

L'induration se montre à une époque variable; sa forme n'est pas toujours celle que je donne comme étant la plus générale: ce symptôme manque souvent chez la femme, ou est extrêmement fugitif.

Le chancre induré ne fournit qu'une suppuration peu abondante d'un liquide sanieux et mal lié, mais qui, dans la période d'augment, a la fâcheuse propriété de reproduire, s'il est placé dans des conditions favorables, un chancre infectant comme la plaie d'origine.

Cette variété de chancre est le plus souvent unique. Il peut tendre de lui-même à la cicatrisation spontanée; mais une particularité digne d'être notée, c'est que la cicatrice qui lui succède présente, lorsqu'il siége sur la peau, une teinte bronzée très-remarquable.

Le chancre infectant produit une tuméfaction dure et indolente des ganglions du pli de l'aine. Ces engorgements, qui ne viennent pas très-gros, mais qui sont remarquablement durs, ne tendent presque jamais à la suppuration.

Si l'on ne considérait que les conséquences locales, le chancre induré est bien plus bénin que le chancre mou, que nous étudierons après celui-ci; il est en général unique, ne tend pas à s'étendre; il est sans douleur, et les bubons qu'il provoque ne suppurent pas; mais toutes ces conditions favorables du début sont bien annihilées par les conséquences inévitables, fatales, qui découlent de cette petite plaie. Le chancre induré est le prélude d'un *empoisonnement du sang*, dont les symptômes, comme je le dirai plus loin, ne tardent pas à se manifester sur toutes les parties du corps, et qui exigent, autant pour en prévenir les terribles effets que pour les faire disparaître quand on n'a pas pu les empêcher de se développer, l'emploi du *mercure* et de l'*iodure de potassium*.

D'après ce que j'ai dit plus haut, le lecteur doit avoir compris que le chancre peut se rencontrer sur toutes les parties du corps.

Les points où on l'observe le plus souvent *chez la femme* sont : les grandes lèvres, les petites lèvres, la fourchette, le col de l'utérus, les parois du vagin, le pli de l'aine et l'anus ; on en voit encore qui siégent aux lèvres, aux gencives, à la langue, aux paupières, aux oreilles, aux doigts.

Le chancre existe le plus souvent *seul ;* mais, quand il y en a *plusieurs,* cela n'augmente ni ne diminue la gravité du mal. *Un seul suffit pour produire tous les désordres dont je parlerai plus loin.*

Quand le chancre existe sur une membrane muqueuse, on voit toujours la plaie à nu avec les caractères que je viens d'indiquer ; quand il est implanté sur la peau, *ulcère syphilitique cutané,* il se recouvre de croûtes jaunâtres ou brunes et peut simuler un *ecthyma ;* mais si l'on soulève la croûte, on voit l'ulcère avec tous ses caractères.

Tant qu'il n'a pas été cautérisé, et pendant une dizaine de jours à compter de son apparition, le chancre jouit de la funeste propriété de *produire du pus* ou *virus syphilitique* inoculable. C'est pendant ce temps qu'il jouit de la propriété virulente, *à son maximum d'intensité.*

Chez la femme, la conformation des organes génitaux rend plus difficile pour elle la constatation du chancre qui, chez elle, parcourt plus rapidement ses périodes et s'indure moins souvent que chez l'homme ; aussi le chancre guérit souvent tout seul et sans que la malade ait eu la conscience de son apparition, ou bien elle en aura constaté la présence, mais sans se douter de sa nature. On le confond avec les petites ulcérations qui surviennent de temps à autre aux parties génitales (*Herpès labialis*) ; des soins de propreté ayant suffi pour le faire disparaître, la malade reste dans une *sécurité trompeuse*.

D'autres fois, surtout quand la malade est d'une constitution lymphatique, ou détériorée par les privations ou les excès, le chancre passe à l'état *diphthéritique* ou *phagédénique* : c'est le *chancre rongeur*; cette complication sera traitée plus loin avec détails.

Le chancre le plus simple demande habituellement chez la femme de huit à quinze jours pour sa guérison complète. Quand il se complique d'induration, de phagédénisme, de gangrène, la terminaison peut se faire attendre de six semaines à deux mois.

Le chancre par lui-même n'amène jamais la mort; cependant j'ai vu quelques ulcères vénériens, offrant les complications qui viennent d'être énoncées, mettre sérieusement en danger les jours de la malade.

Traitement.

Il est maintenant hors de doute que l'ulcère syphilitique guérit fréquemment seul. Cependant, comme la guérison peut être tardive, et que, pendant tout le temps qu'il dure, le chancre peut se compliquer d'induration, la malade devra réclamer le plus tôt possible les secours de la science.

La première indication à remplir est d'arrêter le mal dans son développement, d'anéantir le chancre au début, s'il est possible. La cautérisation permet d'atteindre ce but : on a recours à quatre agents principaux :

1° Le *nitrate d'argent fondu*, ou *pierre infernale*

2° Le *nitrate acide liquide de mercure*;

3° Le *caustique carbo-sulfurique*, formé d'acide sulfurique uni à de la poudre de charbon végétal ou à de la poudre de safran, dans des proportions nécessaires pour former une pâte demi-solide;

4° Le *caustique de Vienne* (mélange de chaux vive et de potasse à l'alcool).

Voici la manière d'opérer : on nettoie et on dessèche la plaie avec de la charpie, et on cautérise profondément la base du chancre, pour réduire l'ulcère spécifique à l'état d'une plaie simple et non contagieuse; on renouvelle trois à quatre fois la cautérisation, à un ou deux jours de distance. Si l'on a recours au caustique carbo-sulfurique ou au caustique de Vienne, une seule application suffit. Au bout de quelques jours, l'escarrhe produite par la cautérisation se détache, et la plaie marche rapidement vers la guérison. On doit, jusqu'à parfaite cicatrisation, laver la plaie trois à quatre fois par jour avec du vin aromatique ou une solution légère de chlorure d'oxyde de calcium ou de sodium ou de perchlorure de fer, et isoler le chancre des parties voisines, en le recouvrant de quelques brins de charpie imbibés de ces liquides ou imprégnés de la pommade suivante :

Prenez : Pommade aux concombres,	20 grammes.
Calomel à la vapeur,	2 grammes.
Laudanum de Sydenham,	1 gramme.

Mêlez très-exactement.

Quelques praticiens remplacent, dans cette formule, le calomel à la vapeur par un gramme de proto-iodure de mercure, de turbith minéral ou de précipité blanc.

Quand le chancre est induré, il faut avoir spécialement recours à la cautérisation avec un pinceau de charpie imbibé de *nitrate acide liquide de mercure,* ou avec le *caustique carbo-sulfurique*, en même temps qu'on administre intérieurement le traitement dépuratif interne dont je parlerai plus loin.

Quelques praticiens avaient proposé d'exciser la partie sur laquelle s'était développé le chancre, afin d'éviter l'infection générale; mais cette opération ne met nullement à l'abri de la récidive (voir *Incubation,* page 700), et l'on a fréquemment vu la plaie résultant de cette opération se transformer elle-même en chancre.

Est-il nécessaire, pour guérir un chancre, de recourir à une médication interne, et ce traitement intérieur préserve-t-il des accidents consécutifs d'infection constitutionnelle?

A ces deux importantes questions, je n'hésite pas à répondre négativement.

Il est constant que l'ulcère vénérien primitif peut guérir par la seule cautérisation. Plus on aura traité le chancre à une époque rapprochée de son apparition, moins on aura à redouter une infection constitutionnelle. Cependant, il faut toujours être sur ses gardes, et j'ai l'habitude, dans ce cas, de prévenir mes malades, pour qu'elles sachent en quoi consistent les premiers symptômes d'infection générale, et qu'elles viennent de suite m'en informer. J'ai eu bien souvent occasion de donner des soins à des personnes atteintes de vérole constitutionnelle, et qui, après la guérison d'un chancre, avaient cependant suivi un traitement interne bien méthodique. Aussi, après la cure d'un chancre, je me contente de faire prendre à la malade un ou deux purgatifs et quelques bains, en lui recommandant de me venir trouver à la première manifestation des accidents secondaires.

Quand le *chancre s'est compliqué d'induration*, la malade doit suivre un traitement général dépuratif interne, immédiatement et sans attendre l'apparition d'autres symptômes d'infection générale. Souvent, du reste, ce traitement constitutionnel est indispensable pour la cicatrisation du chancre induré.

Le *bubon* ou mieux la ganglionite indurée ou spécifique, qui accompagne si fréquemment le chancre, réclame impérieusement un traitement dépuratif interne et fondant (voir plus loin).

CHANCRE SIMPLE MOU OU (CHANCRE SANS VÉROLE).

Les organes génitaux des deux sexes peuvent offrir à l'observateur une seconde variété d'ulcérations qui, comme celle que je viens de décrire, a pour source la contagion, et qui peuvent elles-mêmes se transmettre, soit par *inoculation artificielle* ou *accidentelle*,

offrant les mêmes cas de contagion *médiate* et *immédiate*, que le chancre induré.

Elles diffèrent de celui-ci par les caractères qui leur sont particuliers et qui vont être exposés ci-dessous, mais je noterai d'abord qu'elles ne sont pas suivies d'infection générale, et que leur action reste limitée à la partie affectée, ou ne s'étend qu'aux ganglions qui reçoivent les vaisseaux lymphatiques de la région sur laquelle elles siégent, et alors ces ganglions s'enflamment et suppurent.

Ce sont ces ulcérations contagieuses qui ont été appelées *ulcères vénériens, chancre simple, non infec-tant, non induré, mou, chancroïde.*

Comme je l'ai fait pressentir en traitant du virus syphilitique, page 683, tous les auteurs contem-porains admettent l'existence de ces ulcérations et leur caractère contagieux; mais les opinions sont partagées relativement à leur *nature*, c'est-à-dire à la cause qui les produit : les uns, et je suis de ceux-là, y voient une *action locale* du virus syphi-litique ; les autres, l'action d'un *virus spécial*, ce sont les dualistes, et enfin d'autres avancent que ces ulcérations sont complétement étrangères à la syphilis.

Les deux premières opinions méritent seules d'ê-tre discutées. La théorie unitéiste, qui est la plus an-cienne, croit que le chancre infectant et le chancre non infectant, émanent d'une cause unique, le *virus syphilique*, virus dont l'action peut se généraliser dans l'économie tout entière, produisant alors le *chancre dit infectant*, ou rester locale, suivant l'inter-

vention ou la non-intervention de certaines conditions physiologiques ou pathologiques que nous avons
analysées en parlant du virus; dans ce dernier cas,
la lésion produite est un chancre mou. Cette théorie
s'était appuyée sur des preuves fausses, jusqu'à ce que
les dualistes survenant, eussent forcé ses partisans à
s'entourer de preuves plus rigoureuses, qui sont tirées
de l'inoculation artificielle ou accidentelle du virus
chez des individus syphilitiques, et par l'analogie que
présente l'action du virus syphilitique avec le virus
vaccin (voir page 687).

La théorie dualiste dont l'origine remonte à 1814,
époque à laquelle *Carmichaël*, médecin anglais, en
posa les prémisses, qui servirent à MM. Prieur et
Bassereau à émettre en 1851 cette doctrine qui a ramené à elle presque tous les syphiliogistes, et dont la
formule à l'égard du point qui nous occupe peut être
rapportée de la manière suivante :

Deux virus donnent naissance, l'un au chancre
infectant, l'autre au chancre simple. Ces deux affections diffèrent entre elles autant que la variole diffère
de la gale. Ces novateurs tirent leurs preuves d'un
historique qu'ils ont édifié à leur usage, de faits d'inoculation artificielle mal interprétés, et surtout enfin
de leur féconde imagination, comme le prouvera la
création qu'ils ont faite d'un nouveau chancre, le
chancre mixte, qui sert à expliquer tout ce qui pourrait les gêner dans l'énonciation de leur théorie. Je ne
veux pas, dans cet ouvrage tout pratique, entrer plus
avant dans la discussion de ces hypothèses, je me

contenterai de dire plus loin quelques mots du *chancre mixte*.

Avant de passer à la description du chancre mou, je ferai remarquer que deux des caractères principaux de cette ulcération, sont l'absence d'*incubation* et d'*induration*. Ces deux caractères, qui sont surtout invoqués par les dualistes pour prouver la différence des deux virus, n'ont pas une grande valeur, car l'incubation varie de durée dans le chancre infectant, elle n'est même pas constante et il en est de même de l'induration.

On a expliqué ces anomalies de mille façons diverses, mais toutes ces explications étant hypothétiques, je n'y attacherai aucune importance.

Apparition et développement du chancre mou.

Quand un individu a été exposé à la contagion du virus syphilitique, et qu'il s'est trouvé dans des conditions favorables d'absorption, voici ce qui se passe

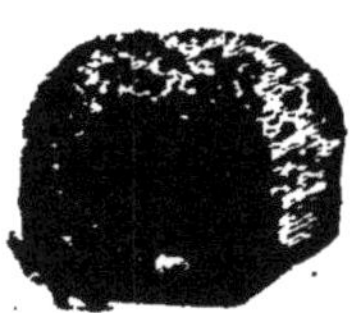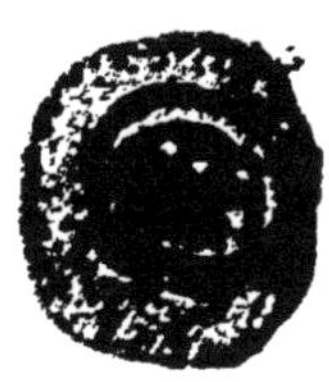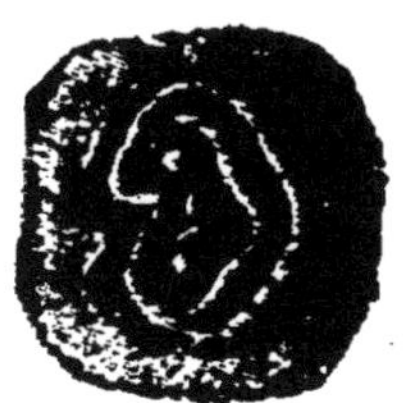

FIGURES

176   177   178   179

Représentant des chancres mous, ou ulcères vénériens simples, à divers degrés d'évolution.

lorsqu'un chancre mou doit résulter de cette infection; car, ainsi que je le dirai plus loin, d'autres symptômes peuvent aussi se manifester primitivement :

Au bout de deux jours au plus tôt ou cinq au plus tard, il survient de la démangeaison, une légère chaleur à la place que doit envahir le chancre; puis une élevure rouge de forme papuleuse; on voit se développer, au centre de cette élevure, une petite vésicule remplie de sérosité, qui se trouble bientôt et devient purulente. La pustule augmente rapidement ainsi que l'auréole rougeâtre sur laquelle elle est assise. L'épiderme qui recouvre cette pustule *se crève bientôt* (fig. 176), et l'on aperçoit *une ulcération faite comme avec un emporte-pièce, dont les bords sont taillés à pic, déchiquetés, décollés, tendant à se renverser en dehors, dont l'ouverture est moins étendue que le fond* (figures 177, 178). *Le fond de la plaie est d'un gris sale, irrégulier et comme vermoulu. Le pourtour ou la base sur laquelle elle repose est engorgée, empâtée* (fig. 179). *Le pus que fournit cet ulcère est gris, mal lié, mêlé de débris de chair et de sang.* Il a une réaction alcaline et contient fréquemment des animacules microscopiques, auxquels on a donné les noms de *trichomonas, vibrio lineola.*

Tels sont les caractères spéciaux du chancre mou ou ulcère vénérien primitif. Les malades ne s'aperçoivent quelquefois de l'ulcération que lorsqu'elle existe déjà depuis plusieurs jours.

Cette espèce d'ulcération tend à s'agrandir et à envahir les tissus environnants. Elle sécrète un pus qui est surtout remarquable par la propriété qu'il conserve pendant assez longtemps de reproduire un ulcère en tout semblable à lui-même.

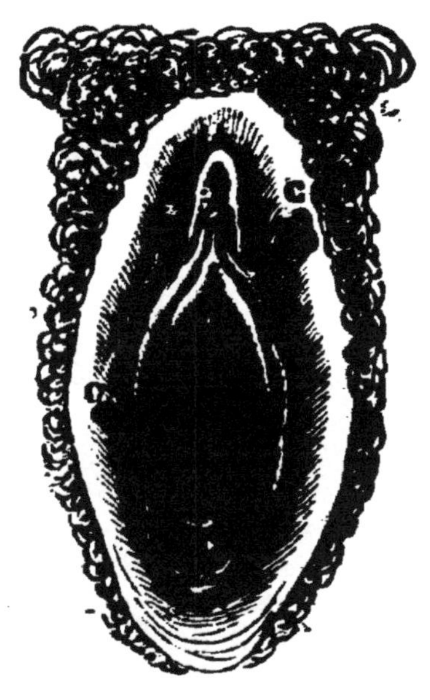

FIGURE 180

Représentant, à la surface interne des grandes lèvres et à la fourchette, trois chancres à divers degrés de développement.

CCC, bouts des chancres mous.

Après une période d'état, l'ulcération tend à la cicatrisation. Le fond de la plaie se déterge, des bourgeons charnus se développent, et le chancre, transformé en plaie simple, tend à la cicatrisation de la circonférence au centre.

Le plus souvent ce chancre, loin d'être unique comme le *chancre induré*, est *multiple*, et quand je

vois une malade me présenter cinq ou six plaies, je
suis tout d'abord, avant tout examen, rassuré plus

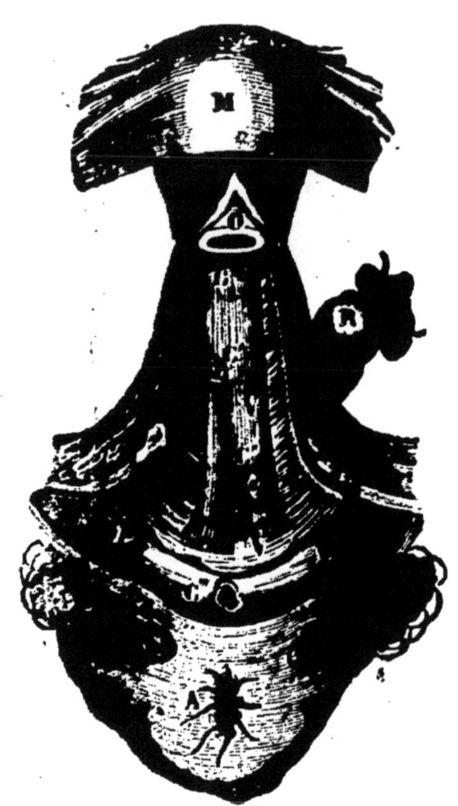

FIGURE 181

*Représentant des chancres mous sur la fourchette et sur la paroi
du vagin, à des périodes différentes de développement.*

M, matrice.
O, col de la matrice.
V, vagin.
R, rectum.
PP, orifice du vagin.
A, anus.
C C' C", chancres siégeant à divers endroits des organes génitaux.

que si elle n'en présentait qu'une seule. Le grand nombre d'ulcérations que présente cette variété de chancre tient à une série d'inoculations qui se sont produites par le fait du voisinage; aussi est-il important pour les éviter d'isoler et de dessécher les surfaces voisines.

Le chancre mou a une remarquable et fâcheuse tendance à envahir et à ronger les tissus voisins, et à devenir *serpigineux, phagédénique,* surtout chez les femmes d'une constitution lymphatique ou altérée par les excès, les privations.

Une autre particularité du chancre mou, c'est de donner facilement naissance à l'inflammation des *ganglions superficiels* de l'aine, et de former ainsi des *bubons inflammatoires,* qui tendent promptement à la suppuration, et dont le pus a des propriétés spécifiques qui le rendent inoculable et apte à engendrer des plaies analogues au chancre mou primordial.

Enfin, le caractère distinctif et très-rassurant de l'ulcère dont je viens de donner les principaux signalements, c'est qu'il est et reste toujours une affection locale, qui borne ses effets à la région qu'il attaque; qu'il n'a jamais de retentissement général, et qu'il ne s'accompagne pas d'*accidents constitutionnels.* Il n'exige *aucune préparation mercurielle pour le combattre.* En d'autres termes, il n'empoisonne pas le sang, c'est le *chancre sans vérole.*

Son traitement est purement local et entièrement identique à celui que j'ai enseigné pour le chancre induré.

DU SIÉGE DES CHANCRES.

Toutes les régions accessibles de notre enveloppe tégumentaire, peau et muqueuse, peuvent devenir le siége de chancres, à condition qu'artificiellement ou accidentellement, du virus syphilitique ait été déposé à leur surface; que ce dépôt soit artificiel ou accidentel, le chancre se produira au point où ce dernier a été fait.

Je parlerai tout d'abord du chancre induré, et avant d'étudier ses localisations, je rappellerai que ce chancre est rarement multiple, quel que soit son siége; c'est là un de ses meilleurs caractères, comme le prouvent les chiffres suivants. On peut dire que dans les *quatre cinquièmes* des cas, le chancre infectant est unique ou solitaire sur la même malade.

De plus, le chancre infectant ne donne pas lieu aux inoculations de voisinage, qui sont si fréquentes avec le chancre mou, et qui font qu'un chancre solitaire au début, peut, si on ne prend pas de précaution contre la tendance qu'il a de s'inoculer aux surfaces qui ont avec lui le moindre contact, se multiplier au point de dépasser le nombre de vingt.

Ce phénomène trouve son application dans ce qui a été dit précédemment, à propos du rôle joué par le virus dans l'économie. Quand, après *l'inoculation*, le chancre *apparaît*, il s'est écoulé, entre l'inoculation et l'apparition de la lésion primitive, un certain laps

de temps que nous avons appelé *incubation ;* c'est
pendant ce temps que la propagation du virus dans
l'économie s'opère, et, lorsque le chancre apparaît,
l'*infection* existe. Il n'en est que la première manifestation. Or j'ai démontré, en traitant du virus,
qu'il est difficile et très-rare de voir une infection
virulente se doubler.

De là je tire une conséquence toute simple, que
vérifie du reste l'expérience et l'observation ; c'est que
lorsqu'il existe des chancres indurés multiples, ils
sont tous du même âge, c'est-à-dire qu'ils apparaissent
tous ensemble, ayant été contractés tous au même
moment, ce qui n'arrive pas pour la pullulation du
chancre simple, qui résulte du transport du virus sur
des points voisins du siége du chancre primitif, de
l'inoculation et du développement de nouveaux chancres ; faits qui ne peuvent se produire qu'en raison de
la qualité non infectieuse de ce premier chancre. Le
siége du chancre induré est excessivement variable,
les rapports de contact qui peuvent avoir lieu entre
un individu sain et un individu syphilitique étant
très-divers, comme le prouvera l'étude des accidents
secondaires.

Cependant, l'acte génital étant le mode de propagation le plus ordinaire, c'est sur les parties génitales
que siégent, le plus habituellement, les chancres infectants. Si on veut tenir compte de l'immoralité qui
règne parfois dans les rapports sexuels, des écarts
d'imagination qu'entraînent ces rapports, on verra
que cet acte est fréquemment accompli dans des con-

ditions contre nature qui doivent multiplier les chancres sur des organes tout à fait étrangers à ceux qui composent l'appareil génital : de là des chancres de l'anus, de la bouche, des mamelles, etc.

On peut donc distinguer les chancres par rapport à leur siége, en chancres génitaux et en chancres extra-génitaux.

Le chancre génital le plus fréquent chez la femme est celui qui siége à la vulve sur les grandes et petites lèvres, sur la fourchette. La raison de cette fréquence se trouve : 1° dans la facilité avec laquelle les écorchures et les érosions se produisent à cet endroit durant le coït; 2° les replis de la muqueuse des lèvres offrent au virus, outre les chances d'un dépôt facile, celles d'un séjour prolongé. Après cette région, qui est le siège des deux tiers des cas de chancres infectants, le lecteur verra, dans le tableau suivant, les siéges de prédilection des chancres, et il lui sera facile d'en déduire l'ordre de fréquence.

Cent treize malades ont servi de base d'observation pour la formation de ce tableau :

Chancres génitaux.

Grandes lèvres	25
Petites lèvres	29
Fourchette	16
Col utérin	1
Méat urinaire	2
Pli de l'aine	3
Vestibule	2
Périnée	4

Chancres extra-génitaux.

Bouche (sans désignation de partie)   4
Lèvres   7
Langue.   1
Base de la luette   1
Nez.   3
Cuisses.   3
Front.   2
Cou   1
Anus   7
Fesses   2

Les chancres extra-génitaux, plus fréquents chez la femme que chez l'homme, prouvent le peu de moralité qui règne dans les rapports sexuels, pour expliquer cette différence dans le nombre des chancres extra-génitaux, il suffit de remarquer que les hommes jouent généralement dans les actes de libertinage un rôle actif qui exclut les chances d'infection extra-génitale : j'ajouterai que la maladie mettant un frein à la satisfaction d'appétits vénériens dépravés, diminue aussi le nombre de ces chances (1).

Sans entrer dans des détails qui blesseraient la pudeur et que ne comporterait pas ce livre, je ferai remarquer qu'un grand nombre de chancres de la bouche, et ceux qui siégent à l'œil résultent, pour la plupart, de transmissions d'accidents secondaires par contagions médiates.

On a des observations de chancres infectants siégeant

(1) Voir dans la 12ᵉ édition de mon *Traité des Maladies des voies urinaires chez l'homme*, le chapitre consacré à la syphilis et les tableaux qui y sont joints.

dans le sourcil, sur le front, à la pommette, au nez et dans les narines. Je terminerai en rapportant

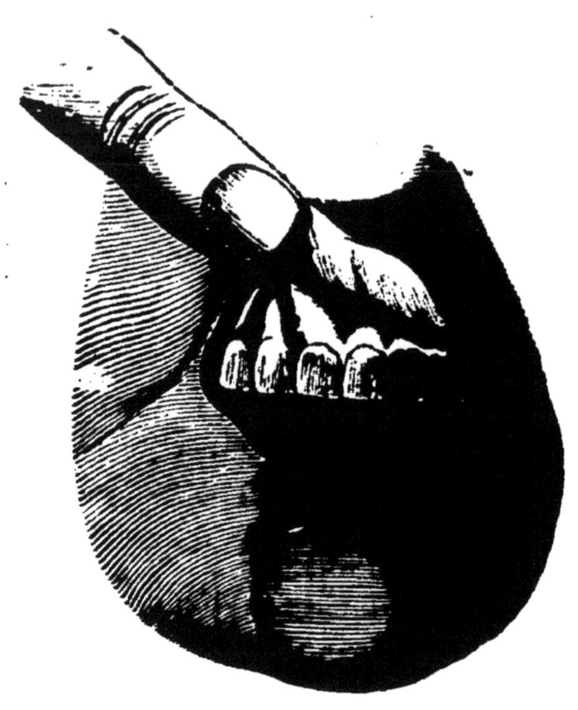

FIGURE 182

Representant un chancre, ou ulcère vénérien primitif, ayant son siége sur la gencive de la mâchoire supérieure.

un fait trouvé dans la thèse de M. Lacaire-Iver, qui offre un curieux exemple de contagion médicale :

« Un officier en garnison à Paris contracta la vé-
« role par un chancre infectant de la joue, communi-
« qué de la manière suivante : le barbier du régiment
« l'avait coupé en le rasant, et, comme c'est l'habi-
« tude dans cette profession, il avait tâché de remé-

« dier à sa maladresse en pressant fortement avec le
« doigt la plaie qu'il avait ouverte. Quelques jours
« après, un chancre induré s'était déclaré. Le barbier,
« examiné. présenta un chancre de même espèce que
« celui de l'officier. »

Un grand nombre de chancres extra-génitaux infectants passent inaperçus des malades, et ceci est
surtout vrai pour les chancres qui siégent à l'anus,
cette affection, comme je l'ai déjà dit, étant très-peu
douloureuse, n'inquiète la malade qu'autant qu'elle
est accessible à la vue.

Je viens de démontrer péremptoirement que le
chancre infectant n'a pas de siége exclusif, et c'est ce
que je vais faire maintenant pour le chancre simple,
qui peut tout aussi bien se montrer dans les diverses
régions du corps et même à la tête.

Il y a quelques années à peine que l'école du Midi,
alors entièrement composée d'*unicistes*, érigeait en
loi que tout *chancre céphalique*, c'est-à-dire siégeant
à la tête, était induré et infectant; cette loi, fruit
d'une observation clinique peu rigoureuse, servait à
défendre l'hypothèse de l'influence du terrain qui
faisait dépendre l'infection du siége de l'inoculation;
d'après ces spécieux arguments, on était fatalement
vérolé lorsqu'on avait exposé sa tête à l'infection...
Cette loi et les arrêts qui en ressortent sont faux; si
la fréquence du chancre induré céphalique est plus
considérable, il faut en chercher la raison dans les
considérations suivantes : 1° la bouche, comme le
montrera le chapitre suivant, est fréquemment le

siége d'accidents secondaires qui, méconnus par la malade ou par ceux qui ont avec elle des rapports, peut médiatement ou immédiatement donner naissance à des chancres infectants ; le mal de Chavanne-Lure, sorte d'épidémie de chancres labiaux, dont l'histoire est rapportée dans notre traité des maladies des voies urinaires chez l'homme, se propageait uniquement par les baisers familiers ou par l'usage de verres, de pipes, etc., ayant servi aux personnes déjà malades ; quelques lignes plus haut je disais que le chancre induré était presque indolent ; son aspect est généralement celui d'une écorchure bénigne ; en somme, son aspect général peut ne pas éveiller l'attention des débauchés qui se livrent aux rapports *ab ore ;* ces conditions n'existent plus pour le chancre simple, comme le montre le tableau comparatif du diagnostic des deux espèces de chancres qui termine ces considérations, page 724.

3° Le chancre simple, en dehors des organes génitaux où il attire spécialement l'attention de l'observateur, peut être confondu avec un grand nombre d'ulcérations de nature variée, n'étant pas induré et devenant fréquemment le siége de complications qui lui donnent la physionomie d'affections phlegmoneuses ordinaires.

Il me suffira de rapporter quelques observations de chancres *céphaliques non infectants* pour que la conviction se fasse dans l'esprit de mes lecteurs sur la possibilité de ce siége pour les chancres simples.

« Des médecins de Saint-Lazare rapportent :

« qu'une femme est entrée dans cette prison por-
« tant des chancres aux parties génitales : elle était
« atteinte en même temps d'une légère inflammation
« de l'œil droit, dont l'angle interne était le siége
« d'une très-légère érosion ; en y portant les doigts
« imprégnés du virus provenant des chancres, l'éro-
« sion se transforma en chancre. »

Ricord, dans son Iconographie clinique, rapporte
l'observation d'un jeune homme atteint d'un ulcère
virulent primitif de la gencive contracté par le fait de
l'application de la bouche sur les organes génitaux

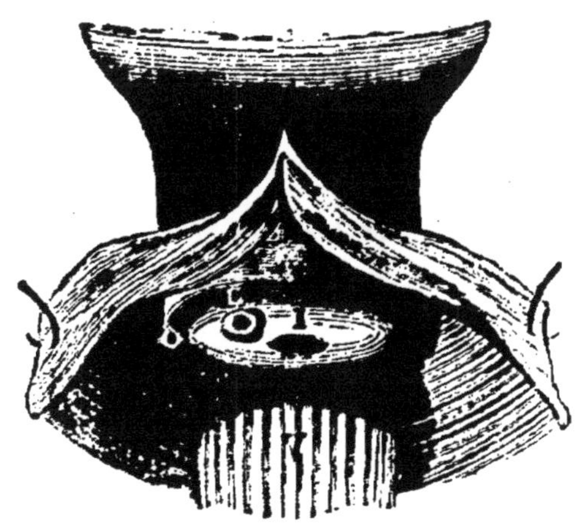

FIGURE 183

Représentant un chancre induré siégeant sur le col de la matrice.

I, col de la matrice.
C, chancre induré.
V, vagin.

d'une femme affectée de chancre, ulcère qui ne fut
suivi d'aucune infection constitutionnelle.

On trouvera des faits analogues dans l'*Union médicale du 20 mai 1858* et dans la *thèse de M. Buzenet* (21 août 1858), etc., etc. Je n'insisterai pas plus longtemps sur ce point, et ne me préoccuperai pas autrement du siége des chancres simples, qui ne peut donner lieu à aucune considération qui n'ait été examinée, lorsqu'il a été question des chancres infectants.

TABLEAU DU DIAGNOSTIC DIFFÉRENTIEL DES CHANCRES.

Voici un tableau dans lequel on trouvera, résumées synoptiquement, les différences qui existent entre les deux espèces de chancres, au point de vue du diagnostic.

Chancre simple.	Chancre infectant.
Incubation.	
Nulle.	Variable de 5 à 25 jours
Début. Forme initiale.	
Vésico-pustuleux.	Débute fréquemment par une excoriation superficielle précédée, suivant quelques observateurs, d'une papule.
Nombre. Siége.	
Multiple dès le début et se multipliant encore par des contacts successifs, siége sur toutes les régions, plus rarement extra-génital que le chancre infectant.	Presque toujours solitaire, pas d'inoculation de voisinage, siége partout.
Forme. Configuration.	
Régulier comme pustule, devenant rapidement irrégulier, festonné, anguleux sur ses bords.	Arrondi, régulier symétrique, fréquemment cupuliforme.

Chancre simple.	**Chancre infectant.**

Ulcération.

Passe à l'état ulcéreux dès les premiers jours de son apparition.	Non-ulcération, ou ne survenant que tardivement, sous certaines influences.

Aspect.

Ulcération offrant des bords à pic décollés, anfractueux, un fond pultacé blanchâtre, suppurant abondamment et se cicatrisant par bourgeonnement.	Ulcération à bords de niveau avec le fond ou fuyant en pente douce; le fond est ecchymotique, livide, irisé, pointillé (*aspect de frai de grenouilles*), lisse et sans bourgeons.

Sensation au toucher.

Souplesse des bords, du fond; pas d'induration.	Induration caractéristique en cupule ou étendue en lame (parcheminée), elle est très-fugitive chez la femme.

Complications locales.

Gangrène, phagédénisme, serpiginisme fréquents.	Excessivement rares.

Sensation.

Douloureux.	Complétement indolore.

Conséquences immédiates.

Bubon, ou adénite mono-ganglionnaire suppurant fatalement; lymphite, ou inflammation des vaisseaux lymphatiques fréquente.	Adénite poly - ganglionnaire, sans réaction inflammatoire; induration de plusieurs ganglions; suppuration très-rare.
L'adénite siége dans la pléiade ganglionnaire symétrique de l'ulcération,	L'adénite indurée se généralise à tous les ganglions du corps.

Conséquences médiales ou éloignées.

Nulle.	Syphilis constitutionnelle.

Durée.

Moyenne de 15 à 25 jours.	Moyenne de 8 à 15 jours.

Inoculation artificielle.

Se réinocule indéfiniment au porteur du chancr ou à un individu sain.	Ne peut être réinoculé au porteur ou à un individu ayant eu déjà la syphilis.

DU CHANCRE MIXTE ET DE LA COEXISTENCE DES AFFECTIONS VÉNÉRIENNES.

Il me reste à parler, pour en avoir fini avec les diverses espèces de chancres, de celui que créa l'école de Lyon pour faciliter l'exposition de ses doctrines ; je veux parler du *chancre mixte*.

Je suppose, pour bien me faire comprendre, une femme atteinte d'un chancre simple ayant des rapports intimes avec un homme présentant des accidents syphilitiques contagieux, chancre infectant ou plaques muqueuses, cette femme contractera l'infection syphilitique, et le chancre qu'elle portait subira, par le fait de cette nouvelle contagion, des modifications qui lui donneront l'aspect et les propriétés des deux chancres dont elle a subi l'influence.

Ainsi, ce chancre mixte présenterait deux âges. Pendant le premier, son inoculation au porteur, ou à tout autre individu, donnerait comme résultat positif un chancre simple, au bout d'un certain temps (celui nécessaire à l'incubation), son inoculation donnerait, pratiqué sur le porteur ou sur un individu ayant eu la syphilis, un chancre simple, et, sur un individu sain un chancre infectant mixte jouissant des mêmes propriétés que celui qui lui a donné naissance.

Ce chancre mixte aurait la physionomie des deux chancres ; il est infectant, s'indure tardivement, s'ulcère facilement, donne lieu à l'induration de la pléiade ganglionnaire et au bubon chancreux mono-ganglionnaire. Il ne peut résulter que de trois causes naturelles possibles :

1° Une femme saine coïte avec un homme ayant deux chancres. Sur la même région, chancre simple et chancre induré, ou bien ayant des accidents secon-daires et un chancre simple.

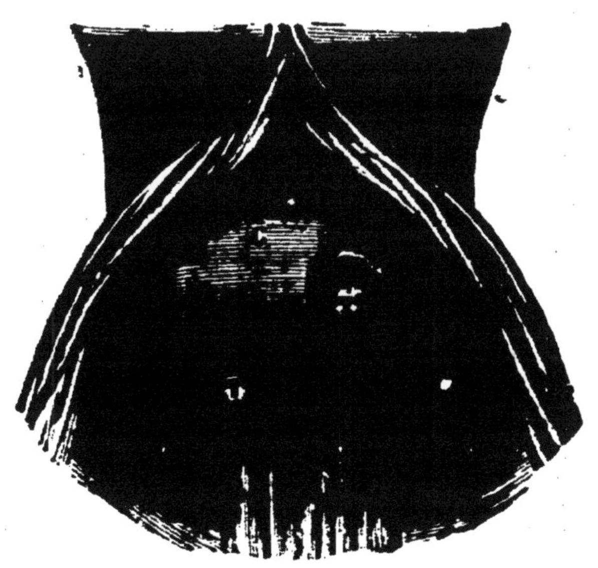

FIGURE 184

Représentant deux chancres siégeant sur les lèvres du col de la matrice.

V V, vagin.
C, col de la matrice engorgé.
I, ouverture du col de la matrice.
T T', deux chancres siégeant sur les lèvres du col.

2° Une femme ayant un chancre induré coïte avec un homme ayant un chancre simple.

3° Une femme vierge de syphilis et ayant un chancre simple, coïte avec un homme ayant un chancre induré ou un accident secondaire.

Ceci m'amène à parler de la coexistence ou de la simultanéité des maladies vénériennes sur le même individu. En signalant la possibilité de ces faits, j'admettrai l'existence possible d'une ulcération infectante, sur laquelle peut se développer une ulcération simple, mais je nierai la possibilité de la transmission de cette ulcération hybride, dans sa forme, à un autre individu; il me suffira de rappeler la différence de marche entre les deux ulcérations primitives, pour montrer que l'une d'elles ne deviendra contagieuse que lorsque l'autre aura cessé de l'être, et que conséquemment de la contagiosité de ce Janus chancreux, peut ressortir tantôt un chancre simple, tantôt un chancre infectant, mais jamais un chancre à double face comme le chancre mixte de l'école de Lyon.

Je me résumerai en disant que le même sujet peut présenter une syphilis constitutionnelle et un chancre simple, ou un chancre induré et un chancre simple, ou ces deux chancres et la blennorrhagie.

COMPLICATIONS DES CHANCRES.

Ces chancres, en dehors de leurs conséquences, offrent des complications qui leur sont communes, et qui, cependant, accompagnent bien plus fréquemment le chancre simple que le chancre infectant.

Ces complications sont :

a. *L'inflammation.*
b. *La gangrène.*
c. *La diphthérite.*
d. *Le phagédénisme.*

a. *Inflammation.*

Le travail d'ulcération qui accompagne habituellement le chancre simple, peut quelquefois avoir assez d'intensité pour constituer une véritable complication. On voit alors la rougeur s'étendre, la base sur laquelle repose l'ulcère s'engorge et prend une consistance telle que cette dureté inflammatoire vient compliquer le diagnostic en simulant l'induration. La suppuration change de caractère, elle est sanieuse; l'ulcère devient saignant et douloureux; cet état peut s'accompagner d'un peu de fièvre.

Il est d'ordinaire causé par la malpropreté des excès de coït, par la fatigue, les pansements mal faits, ou bien l'application intempestive de topiques irritants, comme la poudre d'alun. Ces mêmes causes produisent des effets analogues sur le chancre induré qu'elles amènent à l'ulcération, phénomène rare dans ces sortes de chancres.

b. *Gangrène.*

Si la complication inflammatoire que je viens de décrire n'est pas arrêtée, et que les chancres restent soumis aux mêmes causes, celles-ci agissent avec plus de violence. Sous cette influence, et surtout sous l'influence des excès alcooliques, la gangrène apparaît sous formes de petits points brunâtres, qui se réunissent rapidement. La partie sphacélée s'entoure d'un cercle rougeâtre qui établit la limite des tissus qui doivent se séparer. La partie mortifiée revêt une teinte grise ou noire, elle est molle, diffluente, insensible et répand une odeur insupportable caractéristique; l'élimination de cette partie se fait partiellement ou d'un seul coup, laissant à découvert une ulcération simple qui se cicatrise assez vite.

Ce qui précède présente le tableau le plus favorable de cette complication; mais parfois la gangrène fait de grands ravages en très-peu de temps. On ne peut pas espérer d'arrêter la maladie, elle se limite d'une façon toute spontanée; le rôle du médecin se borne à soutenir les forces de la malade, à panser la plaie de façon à favoriser la chute de l'escharre, et par des topiques appropriés (poudre de quinquina, de charbon, d'acide phénique), lotions chlorurées, à s'opposer à l'infection causée par les matières putrides. Si la chute de l'escharre causait des hémorrhagies, on les arrêterait avec la solution de perchlorure de fer.

c. *Diphthérite.*

Il arrive que la surface des chancres se recouvre d'une couche *pseudo-membraneuse*, constituant l'état pultacé ou *diphthéritique*. Cette couche de fausses membranes est d'une apparence pulpeuse molle et vernissée; cette altération occupe toute l'étendue de la plaie, ou se présente sous forme d'îlots séparés par des points au niveau desquels l'ulcère a conservé son aspect ordinaire. Cette complication n'est pas très-rare chez la femme, et survient sous des influences constitutionnelles dont la nature est ignorée.

Le pansement des plaies affectées de diphthérite doit se faire plusieurs fois par jour avec du jus de citron.

d. *Phagédénisme.*

Le *phagédénisme* est la complication la plus grave que peuvent revêtir les chancres; elle prend deux formes, la forme *serpigineuse*, de beaucoup la plus commune, et la forme *térébrante :* la première s'étend en surface, la deuxième en profondeur. Cette complication est très-rare dans les chancres infectants, et plus fréquente dans les chancres simples.

Il est un fait singulier qui m'a été affirmé par divers observateurs dignes de foi, c'est la fréquence relative de cette complication chez les indigènes de l'Afrique, Arabes ou nègres ; on sait que chez ces populations la syphilis n'a que des symptômes constitutionnels bénins.

La production de cette complication, qui n'est bien connue que depuis les travaux de Ricord, est due à des prédispositions individuelles, qu'on peut diviser en causes locales et en causes générales. Parmi les premières, qui sont plutôt occasionnelles, on a noté l'action fâcheuse de certains topiques, et particulièrement celle des pommades mercurielles malencontreusement appliquées. Parmi les causes générales, on peut noter le sexe : le phagédénisme semble être plus fréquent chez l'homme que chez la femme ; puis l'alcoolisme et le tempérament lymphatique.

Sous l'influence du phagédénisme, le chancre revêt l'aspect d'une ulcération plus ou moins profonde, mais ne dépassant jamais la couche celluleuse sous-cutanée. Cette ulcération envahit les parties voisines ; ses bords sont irréguliers, décollés dans une étendue variable ; ils sont épais, engorgés, durs et douloureux : quelquefois ils sont amincis. Quand ils ont été durs et qu'ils s'amincissent, ce changement annonce la cicatrisation ; une auréole violacée circonscrit les bords, qui sont le siége d'une démangeaison insupportable ; le fond de la plaie est recouvert d'une couche grisâtre sanieuse ; si l'affection dure et que l'ulcération s'étende, on trouve des îlots cicatriciels, de telle sorte qu'il n'est pas rare d'observer une large cicatrice circonscrite de toute part par l'ulcération phagédénique qui lui forme une véritable bordure.

Sa suppuration varie, tantôt abondante, d'autres fois épaisse, sanieuse. La douleur peut exister, mais n'est pas constante. Quelle que soit l'étendue de ces ulcérations, elles n'ont de retentissement sur la santé générale qu'autant que la malade se trouve placée dans de mauvaises conditions hygiéniques. La description qui vient d'être faite s'applique spécialement à la forme dite *serpigineuse*; dans la forme *térébrante*, l'ulcération va creusant, sans respecter les couches profondes, ni les organes qu'elles abritent.

La marche du phagédénisme, généralement lente dans la forme *serpigineuse*, dans laquelle elle présente des intermittences, est plus rapide dans la *térébrante*; cette marche est si capricieuse, qu'on ne peut assigner à la maladie une durée limitée. Malgré toute sa gravité, cette complication n'entraîne avec elle que très-exceptionnellement des conséquences funestes.

On lui oppose un traitement à la fois général et local. Le premier consiste dans un régime essentiellement tonique, dans l'administration du fer, du quinquina; la médication locale consiste à éloigner avec soin tous les topiques gras. Quelquefois il faut recourir à des cautérisations énergiques. Dans les cas ordinaires, le traitement peut se borner à remplir les indications suivantes :

Si le chancre prend un caractère diphthéritique, phagédénique, rongeant, la pâte de Vienne, le nitrate acide liquide de mercure, sont quelquefois insuffisants. Il faut alors avoir recours au tartrate ferrico-potassique dont l'action modificatrice semble avoir, dans cette circonstance, une propriété toute spécifique. On l'emploie à l'extérieur en pansements, en même temps qu'on l'administre intérieurement :

> Prenez : Eau distillée,   200 grammes.
>   Tartrate ferrico-potassique, 30 grammes.
> Faites dissoudre.

On panse les ulcérations deux fois par jour, avec de la charpie imbibée de cette solution.

A l'intérieur, on l'administre à la dose de trois cuillerées à soupe dans trois tasses de tisane de feuilles de chicorée ou de saponaire, matin, midi et soir.

Dans les cas rebelles, on retire de très-grands avantages de l'emploi de la *pâte arsenicale de Rousselot* ou de la poudre suivante :

> Prenez : Acide arsénieux blanc en poudre, 1 partie.
>   Amidon pulvérisé,   1,000 parties.
> Mêlez exactement

ADÉNITES OU BUBONS.

Le corps humain est tout entier parcouru par un réseau flexueux de vaisseaux blancs qui ont été appelés *vaisseaux lymphatiques*. Au milieu du lacis que forment ces vaisseaux, se trouvent de distance en distance de petits ronflements ovoïdes, sortes de réservoirs constituant les *ganglions lymphatiques*. Ces vais seaux, qui sont excessivement ténus, rampent dans nos tissus et superficiellement sous la peau. Les parties génitales offrent un réseau lymphatique très-riche, qui aboutit à de nombreux ganglions placés dans les régions inguinales ; ces assemblages de ganglions ont reçu le nom de *pléiade ganglionnaire.*

La moindre écorchure sur le trajet de ces vaisseaux amène quelquefois les accidents suivants : un *angéioleucite,* ou inflammation des vaisseaux blancs, une *lymphangite,* et enfin une *adénite.* Pour bien me faire comprendre, je supposerai une femme qui s'est écorchée le dessus du pied : si elle continue à marcher et néglige cette écorchure, elle ne tardera pas à observer des plaques d'un rose pâle, disposées sur toute la longueur de la jambe et de la cuisse, du pied à l'aine : c'est l'*angéioleucite;* en même temps le membre inférieur deviendra douloureux et la malade s'apercevra qu'un cordon en forme de chapelet, sensible au toucher, siége sous les taches rouges que je viens de décrire : c'est la *lymphangite ;* enfin les ganglions de l'aine, qu'on ne peut pas habituellement sentir avec les doigts, auront augmenté de volume, au point que l'un d'eux égalera une grosse aveline ; ils seront douloureux, la peau deviendra rouge et tendue, c'est l'*adénite* ou *bubon.*

Après ce court préliminaire, le lecteur comprendra plus facilement l'action exercée par le virus syphilitique sur le réseau lymphatique. Cette action n'est pas la même pour les deux espèces de chancres, comme il a été dit plus haut ; le chancre simple cause un engorgement inflammatoire siégeant sur un seul ganglion ; le chancre infectant cause un engorgement de la pléiade ganglionnaire tout entière, et cet engorgement est indolent, induré, mais ne suppure qu'exceptionnellement.

On a spécialement réservé le nom de *bubon* à l'adénite inguinale qui accompagne le chancre simple ; cette adénite est toujours inflammatoire.

La cause première du *bubon,* c'est la plaie chancreuse. Elle peut agir comme une cause irritante, à la manière de l'écorchure du pied que je signalais il y a quelques lignes ; ce mode d'agir est le plus fréquent. Dans ce cas, l'adénite est simple, entièrement analogue à celle que j'ai notée comme complication possible de la vulvite et de la vaginite blennorrhagique ; le bubon qui en résulte est dit sympathique. Mais si à l'action irritante causée au système lymphatique par la présence de la plaie, se joint l'absorption du liquide virulent, l'adénite suppure fatalement et donne naissance à un *bubon chancreux,* ou *chancre ganglionnaire ;* la production de ces bubons est favorisée par une constitution lymphatique, scrofuleuse ou débilitée par les excès.

Les premiers symptômes des bubons, qu'ils soient sympathiques ou chancreux, sont les mêmes ; on voit constamment, au début, un des ganglions dans lesquels vont se rendre les lymphatiques de la région où siége le chancre, augmenter de volume ; ce ganglion forme alors une petite tumeur roulant sous la peau et causant une sensation de gêne, qui bientôt devient de la douleur, qui s'augmente à mesure que le processus inflammatoire suit sa marche ; le tissu cellulaire qui environne le ganglion s'empâte, la tuméfaction devenue diffuse, ne tarde pas à se limiter ; à mesure que le pus se forme, la peau tendue devient rouge, douloureuse ; la tumeur ramollie devient fluctuante ; le travail ulcératif de la peau commence, et par l'ouverture qui en résulte, s'écoule un pus plus ou moins louable. Là s'arrête la ressemblance entre le bubon sympathique et le bubon chancreux ou virulent. Dans le premier, il n'est pas rare de voir l'adénite céder aux topiques et se terminer par résolution, malgré l'existence du pus. Si on l'ouvre, le pus qui s'en écoule est de bonne nature, et les bords de la plaie ont une tendance marquée à la cicatrisation, qui peut alors se produire en une quinzaine de jours.

Dans l'adénite virulente, *bubon chancreux,* qui a une tendance moindre à s'ouvrir spontanément, les bords de l'ouverture, qu'elle soit spontanée ou artificielle, se renversent et prennent l'aspect chancreux, offrant le même aspect d'ulcération que le chancre et fournissant comme lui un pus inoculable.

Il arrive quelquefois un fait singulier : le bubon étant ouvert, le tissu cellulaire qui entoure la glande fournit un pus qui n'est pas virulent et qui ne devient inoculable que lorsque le pus renfermé dans la glande, comme dans une coque, vient inoculer, par l'ouverture de cette dernière, la plaie primitive, qui est le résultat de la propagation de l'inflammation par contiguïté et qui est demeurée bubon sympathique, jusqu'à l'ouverture de la glande, qui en fait un *bubon virulent.*

Le bubon virulent suit la marche du chancre simple; il est exposé à toutes les complications de ce chancre, et quand il se cicatrise, la cicatrice qui en résulte est généralement irrégulière et vicieuse; cette cicatrisation est lente à se produire, il n'est pas rare de voir l'ouverture se réduire à des trajets fistuleux qui aboutissent dans des clapiers anfractueux.

Le siége du bubon correspond toujours au siége du chancre; si celui-ci existe sur les lèvres, s'il est placé à gauche, ce sera l'aine gauche; s'il est à droite, ce sera l'aine droite qui seront le siége du bubon consécutif; si le chancre est situé au milieu, sur le vestibule ou la fourchette, par exemple, il se produit alors un engorgement des deux aines.

Cette affection, sans être dépourvue d'une certaine gravité, n'a aucun rapport avec la syphilis, et n'entraîne d'autres altérations de la santé générale, que celles que produisent toutes les suppurations.

On voit fréquemment survenir des adénites ou bubons sympathiques dans le cours des maladies inflammatoires des organes génitaux de la femme, surtout dans celles qui peuvent se terminer par suppuration, comme les ovarites, les inflammations des ligaments larges, etc.

Comme traitement on peut essayer, avant que le bubon soit ouvert, de s'opposer à sa suppuration par divers moyens, au premier rang desquels se placent les topiques résolutifs (voir les formules à l'article *Traitement de la syphilis*), les vésicatoires volants, la teinture d'iode, la compression ; on pourra obtenir de bons résultats de l'usage de ces divers procédés, quand on aura affaire à un bubon sympathique ; mais c'est en vain qu'on les aura dirigés contre un bubon virulent ; celui-ci est appelé à suppurer fatalement. On a proposé pour son ouverture diverses méthodes, comme les ponctions capillaires et multiples, ou l'ouverture en crible produite par l'application d'un vésicatoire saupoudré de sublimé corrosif. On les ouvre ordinairement soit avec le bistouri, soit en appliquant de la pâte de Vienne ; le traitement de la plaie qui résulte de l'ouverture est celui qu'on oppose aux chancres simples.

Le *chancre induré* produit aussi l'engorgement ganglionnaire ; mais cet engorgement pénètre tous les ganglions de la pléiade ; c'est une sorte d'infection ganglionnaire dans laquelle la structure des ganglions est altérée ; cet engorgement se présente ordinairement sous forme d'un petit chapelet de ganglions indurés, *bubon syphilitique*, gros comme des noisettes ; quelquefois le paquet ganglionnaire prend un volume plus considérable et peut chez quelques scrofuleux, arriver même à suppuration ; ce fait excessivement rare, s'il venait à se produire, réclamerait le traitement que je viens d'indiquer pour les bubons suppurants. Ordinairement ces bubons persistent indéfiniment sans augmenter de volume ; ils restent indolents,

et le traitement spécifique de la syphilis peut seul les
faire résoudre.

On appelle *bubon d'emblée,* un engorgement ganglionnaire se développant dans l'aine, sans qu'aucune
lésion génitale ait préexisté. Presque tous les syphiliographes anciens admettent ce bubon qui est resté
un des points les plus controversés de la syphilis ; les
observations qui sont consignées dans les annales
scientifiques, sont ambiguës et n'offrent pas la rigueur nécessaire pour admettre l'existence de cet
accident, qui, au rapport de ceux-là même qui croient
à cette existence, est un accident excessivement rare
et qui chez les femmes peut s'expliquer par ce que j'ai
déjà dit, page 105, de la possibilité qu'ont les chancres
de guérir sans que ces dernières se soient aperçues
de leur existence.

De même qu'après une marche forcée, un bubon
peut spontanément se produire après des excès de
coït, et affecter la marche d'un bubon sympathique
sans offrir le moindre caractère syphilitique.

SYPHILIS CONSTITUTIONNELLE.

Je suis arrivé aux premiers effets de l'infection
générale ; les accidents que je vais décrire témoignent
de la pénétration intime de toute l'économie par le
virus syphilitique. *La syphilis est devenue constitutionnelle.*

Toutes les parties du corps vont devenir le siége

d'unedes manifestations multiples de la vérole. Comme je l'ai déjà dit, on a remarqué que, parmi ces accidents, les uns se montrent avant les autres, de là la classification en *accidents secondaires* et en *accidents tertiaires*, division qui n'a de valeur réelle qu'au point de vue du diagnostic et de la thérapeutique. Je ne me renfermerai pas dans cette classification étroite pour la description qui va suivre; et je préfère suivre l'ordre d'apparition des accidents et leur manifestation dans les différents systèmes anatomiques constituant l'organisme.

Les *accidents secondaires* de la syphilis comprennent quelques *phénomènes généraux* prodromiques, qui ont reçu le nom de *fièvre syphilitique*, et des manifestations du côté de la peau, des muqueuses, des ganglions lymphatiques, de l'œil, etc.

D'après M. Bassereau, la syphilis, en se généralisant, attaque indifféremment les membranes tegumentaires ou le tissu osseux; mais elle affecte d'abord superficiellement ces tissus et n'envahit qu'ultérieurement leurs couches profondes. Par cette explication on voit que l'*accident tertiaire* ne dépend pas de la nature du tissu affecté, mais de la pénétration plus intime du poison dans ce tissu.

Les *accidents tertiaires* peuvent se manifester sur la peau, mais c'est surtout dans le tissu cellulaire sous-cutané, les muscles, les os et les viscères, qu'on les rencontre.

Leur principal caractère consiste dans le dépôt au sein de la trame de nos tissus d'une matière plastique ayant une tendance au ramollissement et à la fonte purulente.

Prodrômes de la syphilis.

Quelque temps après l'apparition du chancre, quelques semaines au moins, se montrent certains symptômes qui coïncident avec ces manifestations cutanées qui ont été appelées *syphilides* ou les précèdent. Ces symptômes consistent dans un malaise général, sorte de courbature assez prononcée; les yeux sont fatigués; les malades se sentent affaiblies; elles ont des éblouissements, des accès fébriles intermittents mal caractérisés; la nuit elles ne peuvent dormir et elles sont tourmentées de violents maux de tête qu'elles attribuent à toute autre cause; le siége principal de ces *douleurs nocturnes* est au-dessus des orbites; elles peuvent s'étendre à tout le crâne; ces céphalées se déplacent facilement, mais résistent au sulfate de quinine qu'on leur oppose souvent. Ces douleurs ne siégent pas qu'à la tête, elles se font ressentir aux articulations et dans les muscles, ce qui leur a valu le nom de *rhumatoïdes*. Ces douleurs sont fugaces, cessent le jour par le mouvement naturel aux membres; elles cèdent facilement au traitement général qu'on oppose à la syphilis.

En même temps, les digestions deviennent plus mauvaises; la santé générale s'altère; il se produit des troubles circulatoires qui causent une sorte d'anémie que confirment les recherches de M. Grassi; c'est après que se sont montrés ces symptômes, qu'apparaissent les manifestations de l'infection générale, appelées *syphilides*.

SYPHILIDES.

C'est Alibert qui le premier donna aux manifestations cutanées de la vérole le nom de *syphilides*; jusqu'à lui on les appelait *pustules*.

Elles furent soumises à de nombreuses classifications, auxquelles Biett appliqua la méthode de Willan. C'est cette classification que nous adopterons, et pour nous les syphilides se diviseront en forme :

1° *Erythémateuse,*
2° *Papuleuse,*
3° *Vésiculeuse,*
4° *Squammeuse,*
5° *Maculeuse,*
6° *Pustuleuse,*
7° *Bulleuse,*
8° *Tuberculeuse.*

J'étudierai sous un chef spécial les *plaques muqueuses*, qui sont considérées par des auteurs comme des *papules*, par d'autres comme des *pustules* ou des *tubercules*.

Avant de passer à l'étude détaillée des syphilides il me faut décrire quelques symptômes qui leur sont

communs, et qui le plus souvent servent à les distinguer d'autres affections cutanées avec lesquelles on les
confondrait.

Elles ont une coloration d'un rouge fauve métallique, qui a fait dire qu'elles avaient une teinte
cuivrée; cette teinte est surtout fréquente à la fin
des éruptions de syphilides papuleuses et tuberculeuses.

Elles sont encore remarquables par l'absence de
douleur de prurit, par la *dissémination* et *la diversité
des formes*, ou *polymorphie,* qui caractérise les éruptions précoces, tandis que la disposition en cercle ou
demi-cercle, dite *circinnée*, est particulière aux éruptions tardives.

Elles laissent des cicatrices déprimées, légèrement
plissées, à macules livides ou bien cuivrées ; ces cicatrices sont surtout fréquentes après les syphilides tardives. Enfin un dernier caractère est fourni par leur
chronicité et le *traitement mercuriel* qui leur sert de
pierre de touche.

A ces caractères, si l'on joint les prodrômes déjà
notés, les plaques muqueuses, les engorgements ganglionnaires passifs, il sera difficile de se tromper et
de ne pas reconnaître *la syphilis.*

Avant de passer à l'étude particulière des accidents
syphilitiques, je vais, dans un tableau, donner pour
chaque forme l'époque de l'apparition la plus précoce et la plus tardive.

Époques d'apparition des accidents syphilitiques généraux.

FORMES MORBIDES.	MOYENNE.	PRÉCOCE.	TARDIVE.
Roséole.	45e jour.	25e jour.	12e mois.
Syphilides papuleuses..	65e —	28e —	12e —
Papules muqueuses..	70e —	30e —	18e —
Lésion de la gorge, diphthérite. .	70e —	50e —	18e —
Syphilides vésiculeuses..	90e —	55e —	6e —
— pustuleuses.	80e —	45e —	4 ans.
Rupia..	2 ans.	7e mois.	4 —
Iritis syphilitique..	6e mois.	60e jour.	13e mois.
Périostose.	6e —	6e mois.	2 ans.
Syphilides tuberculeuses.	3 à 5 ans.	4e —	20 —
— ulcéreuses et serpigi-			
neuses.	3 à 5 —	3 ans.	20 —
Gommes..	4 à 6 —	3 —	15 —
Affection des ongles. . . , . . .	4 à 6 —	4 —	22 —
Exostoses vraies..	4 à 6 —	3 —	20 —
Ostéite.	3 à 4 —	2 —	40 —
Perforation du voile du palais. .	3 à 4 —	2 —	20 —

1° *Syphilides érythémateuses.*

Cette syphilide est constituée par des taches rouges sans saillie, disparaissant à la pression : c'est la *Roséole maculeuse;* par d'autres taches rouges à teinte cuivrée, moins larges que les précédentes, formant des saillies manifestes : c'est la *Roséole papuleuse.*

Ces deux accidents apparaissent en même temps ; on rencontre la forme maculeuse sur le tronc et l'abdomen ; la papuleuse affecte particulièrement les membres. Cette éruption se développe d'abord avec lenteur, et envahissant successivement diverses parties du corps au point de leur donner une apparence caractérisée par J. L. Petit du nom de *Peau truitée*. Quand cette affection s'éteint et disparaît, elle laisse de nombreuses macules cuivrées.

Il est rare qu'une femme atteinte de syphilis présente à l'examen pour tout symptôme une roséole ; la nuque, le cuir chevelu sont le siége de papules d'un rouge cuivre, dont la présence sur le front répond à une des variétés qui ont reçu le nom de *Corona Veneris* (couronne de Vénus) ; il existe aussi des papules dans le sillon naso-labial ; la malade éprouve les symptômes que nous avons décrits sous le nom de *fièvre syphilitique* ; en même temps le fond de la gorge devient d'un rouge cuivre, et se recouvre d'une petite éruption *papuleuse miliaire* ; la déglutition est gênée. C'est là l'*angine des syphilitiques* ; elle a pour conséquences l'engorgement des ganglions du cou, dits *occipito-cervicaux*, qui pourraient persister indéfiniment sous l'influence de causes qui succéderont à celles-ci, si un traitement méthodique ne venait promptement détruire le germe du mal.

Les papules du cuir chevelu s'accompagnent de la chute des cheveux (voir *Alopécie*).

La durée de cette syphilide varie de quelques semaines à cinq mois ; elle se termine par résolution, offre souvent à chaque poussée syphilitique de nombreuses récidives : elle peut être confondue avec la *roséole balsamique*, qui survient sous l'influence du copahu, et peut donner lieu à des erreurs. On l'en distinguera en ce que cette dernière siége par larges plaques aux extrémités et aux articulations. La roséole cède au traitement général.

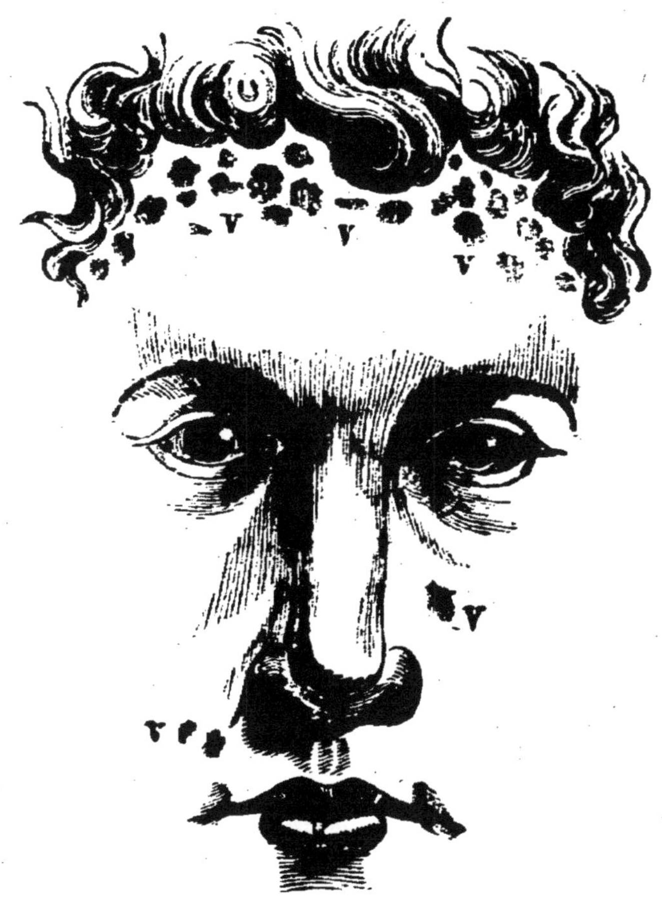

FIGURE 185

Représentant le visage d'un individu atteint de couronne de Vénus (corona Veneris), syphilide papuleuse.

On voit sur le front VVV, des taches irrégulièrement circulaires, d'inégale dimension, qui constituent l'accident syphilitique secondaire, dit *corona Veneris* (couronne de Vénus).

Sur la joue gauche et la lèvre du côté droit, VV, on peut aussi constater trois taches de cette éruption.

2° *Syphilides papuleuses.*

Cette syphilide consiste en une éruption de saillies de dimensions variables, sèches, pleines, de forme généralement circulaire, qui se terminent par résolution ou par desquammation.

Ces papules peuvent être confondues avec plusieurs affections cutanées ; ce qui les en distingue, c'est leur

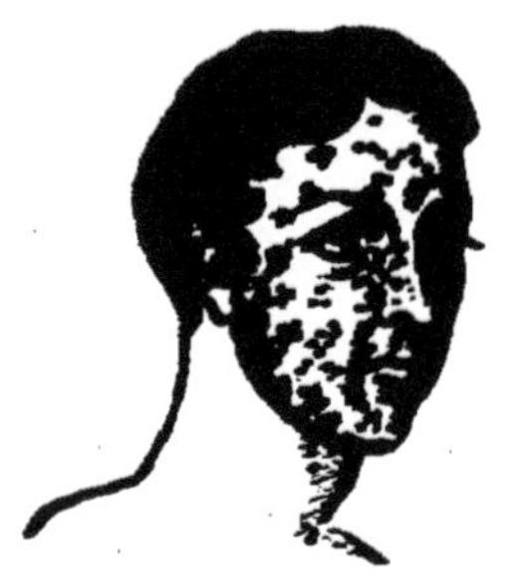

FIGURE 186

Représentant un visage affecté d'accidents secondaires de la syphilis.

Sur la figure, on voit une éruption de syphilide papuleuse.

indolence, leur teinte cuivrée et la concomitance d'autres syphilides. Ainsi, ce sont ces papules qui constituent au front la *Corona Veneris* et qui accompagnent presque constamment l'apparition de la *roséole*. Elles affectent particulièrement trois formes : elles sont *miliaires*, *lenticulaires* ou *coniques;* c'est cette dernière forme qui est la plus fréquente.

Elles guérissent sous l'influence du traitement général ; elles ont une marche lente, et récidivent facilement ; leurs siéges d'élection sont le tronc, les membres et le front.

3° *Syphilides vésiculeuses.*

C'est assez rarement que les syphilides affectent la forme vésiculeuse ; quand elles la revêtent, elles se montrent sous l'apparence de petites ampoules remplies d'un liquide transparent. Ces petites vésicules ont une existence éphémère ; le liquide se trouble, finit par se concréter sous forme de croûtes minces, écailleuses, reposant sur une base offrant la couleur caractéristique rouge-cuivré. Ces vésicules, qui peuvent être confondues avec la *varicelle*, sont généralement disséminées sur tout le corps, mais principalement sur le dos et la partie antérieure de la poitrine, et ont pour caractéristique la *polymorphie* de la poussée syphilitique déjà notée ; les récidives sont rares ; elle cède au traitement général ; elle est très-rarement réunie en groupes sur une base enflammée, ce qui la distingue de l'*eczéma*.

4° *Syphilides squammeuses.*

J'ai déjà signalé que la syphilide papuleuse et la syphilide vésiculeuse se terminent l'une par desquam-

mation et l'autre par croûtes squammeuses, ce qui
montre que des syphilides primitivement papuleuses

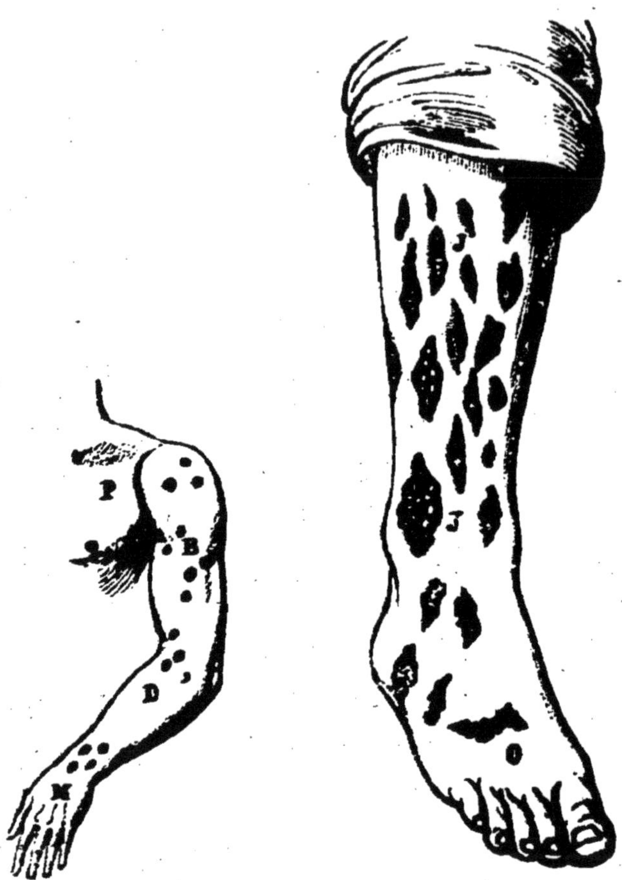

FIGURES

187   188

*Représentant des accidents secondaires de la vérole sur le bras
gauche et la jambe droite.*

Figure 187 :

P, le côté gauche de la poitrine.

B D M, le bras, sur lequel on voit des papules isolées (*roséole syphilitique*).

Figure 188 :

J J O, la jambe droite, sur laquelle on voit des groupes de vésicules et
des squammes syphilitiques.

ou vésiculeuses peuvent secondairement prendre l'ap
parence squammeuse. Il y a cependant deux formes
de syphilides essentiellement squammeuses, c'est-à-
dire donnant lieu à la chute de débris épidermiques
en formes d'écailles furfuracées, ce sont le *Psoriasis
syphilitique* et la *syphilide cornée de Biett.*

Le *Psoriasis syphilitique* débute par des plaques
rouge-cuivré, d'étendue variable, ayant peu ou
point de saillie; les squammes qui s'en détachent ne

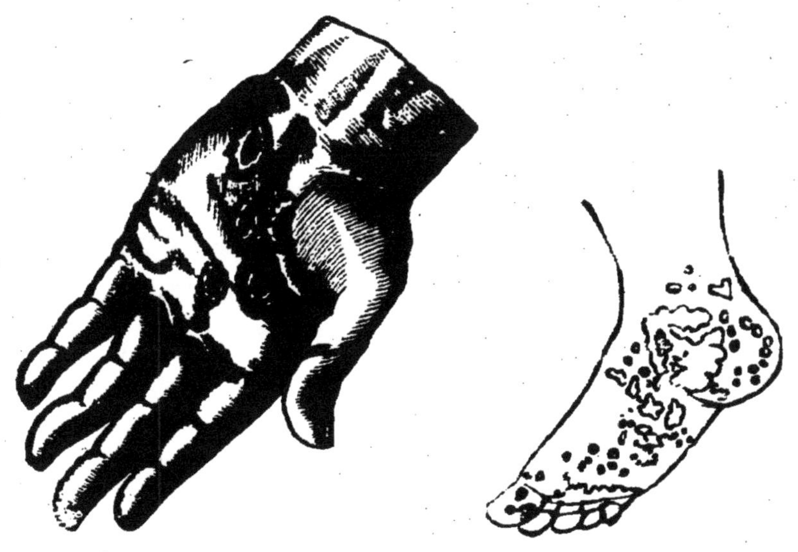

FIGURES

189   190

*Représentant des taches et des ulcères syphilitiques secondaires,
psoriasis guttata à la paume de la main gauche et syphilide
cornée à la plante du pied droit.*

sont jamais brillantes et argentées comme celles du
psoriasis vulgaire. Il affecte diverses formes sur le

corps et sur les membres. Ce sont des taches parfaitement circulaires, ressemblant un peu à des gouttes
de cire tombées sur la peau ; cette ressemblance a
valu à cette forme le nom de *Psoriasis guttata*. C'est
à la paume des mains et à la plante des pieds que
siége habituellement cette syphilide. Elle se montre
alors sous la forme de plaques irrégulières à bordure
cuivrée et montrant sur leur surface des crevasses ou
des gencives de profondeur variée.

Dans la *syphilide cornée de Biett*, on voit souvent,
en même temps qu'apparaissent sur le corps les
syphilides papuleuses et érythémateuses, se montrer
aux pieds et aux mains de petites taches sur
lesquelles l'épiderme se soulève et finit par leur donner
l'apparence de *cors*. Après être resté quelque temps
stationnaire, l'épiderme tombe par de petites écailles,
laissant au pourtour un liséré squammeux qui forme
une collerette blanchâtre ; le fond circonscrit par cette
collerette est déprimé ; il y a une sorte de perte de
substance, tandis que le pourtour a une consistance
qui mérite le nom de *corne*. Ce fond est recouvert
d'une seule couche, d'un épiderme rose, se crevas-
sant facilement. La cicatrisation de ces accidents est
lente ; ils récidivent fréquemment et cèdent à la médication générale.

5° *Syphilides maculeuses.*

Cette variété de syphilide qui est encore appelée
syphilide pigmentaire, est caractérisée par l'apparition

de nombreuses petites taches circulaires, sans saillies grises, ou rouge-cuivré; elles offrent dans leurs intervalles des taches blanches incolores et ne donnant lieu à aucune desquammation. Ces diverses taches *marbrent* le corps humain; elles siégent particulièrement sur les individus blonds à peau blanche et fine, et, pour cette cause, se rencontrent plus fréquemment chez les femmes que chez les hommes.

Cette syphilide semble plutôt résulter de la prédisposition particulière engendrée par l'infection, qu'être une affection de nature essentiellement syphilitique.

Cette distribution inégale de pigment a été observée en dehors de l'action du virus; quoique se montrant plus fréquemment sous cette influence, elle résiste au traitement général de la syphilis, disparaît spontanément et récidive assez souvent.

On peut rapprocher de cette affection celle que les dermatologistes ont appelée *Pityriasis versicolor*, et qui complique très-souvent la syphilis, bien qu'elle apparaisse sous d'autres influences. Ce pityriasis consiste en de larges taches irrégulières de forme, siégeant sur les membres et plus ordinairement sur la poitrine et l'abdomen; ces taches ont une coloration qui varie et offre les teintes grisâtres, fauves, jaunâtres ou safranées; elles se recouvrent de petites squammes furfuracées; elles laissent entre elles la peau saine, et disparaissent d'une région pour reparaître un peu plus loin.

6° *Syphilides pustuleuses.*

Elles forment diverses variétés qui ont toutes pour caractères essentiels de petites ampoules ou *cloques* remplies par un liquide opalescent, qui, en se desséchant, forme des croûtes au-dessous desquelles on trouve

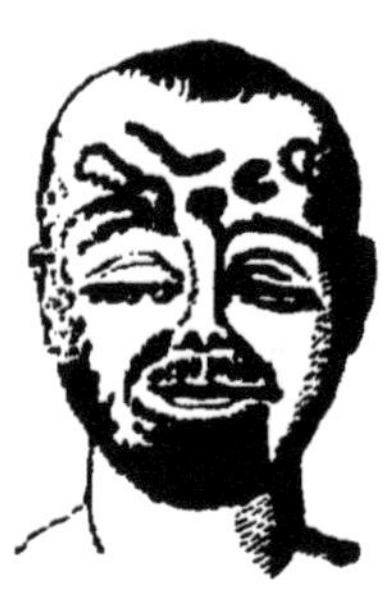

FIGURE 191

Représentant un visage affecté d'accidents secondaires de la syphilis.

Le front, les yeux et les parties velues sont envahis par des pustules muqueuses suppurantes.

des excoriations, des cicatrices ou des ulcérations plus ou moins profondes.

Presque toutes débutent par de petites saillies boutonneuses, d'un rouge sombre cuivré, au sommet desquelles ne tardent pas à se développer de petites vésicules remplies de liquide; elles peuvent siéger plusieurs sur un même point, on les dit alors *confluentes;* si, au contraire, elles sont disséminées sur tout le corps, elles seront *discrètes*. Toutes se terminent par la formation de croûtes cachant une cavité purulente.

Les syphilides pustuleuses présentent trois formes, dont deux sont précoces, et la troisième ne survenant que tardivement, accompagne la période syphilitique qui a reçu le nom de *tertiaire*. Les syphilides pustuleuses précoces apparaissent rarement seules, ordinairement elles accompagnent des syphilides concomitantes; c'est ainsi que, fréquemment, la poussée *papuleuse* se complique de saillies boutonneuses, surmontées d'une ampoule purulente, siégeant sur le dos, la poitrine, les épaules, et constituant l'*acné syphilitique*, variété de syphilide pustuleuse précoce, généralement discrète, cédant utilement au traitement, et laissant après elle de petites cicatrices blanchâtres et arrondies.

En même temps que cet acné, se montrent presque constamment de petites pustules du cuir chevelu qui ont été appelées *impetigo*, et qui par leur présence causent des démangeaisons insupportables, qui entraînent la destruction des croûtes par le grattage et leur reformation continuelle. Cette affection, une des plus tenaces de celles qui font cortége à l'infection syphilitique, est une des causes de l'*alopécie* qui accompagne cette redoutable affection (voir plus loin le paragraphe consacré à l'*alopécie*).

Cette syphilide est remarquable par la sensation de chatouillement qu'elle produit, et qui fait exception à l'indolence des autres syphilides.

Pour les membres inférieurs principalement, la

syphilide pustuleuse revêt la forme de petits *clous* qui se recouvrent d'une croûte qui, à sa chute, découvre de petites ulcérations peu profondes, et dont la cica-

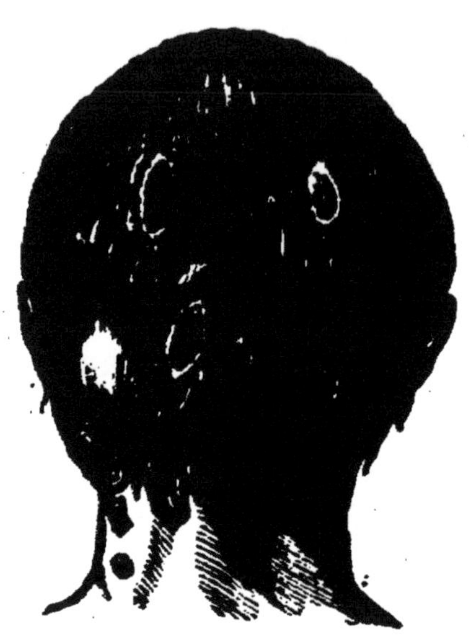

FIGURE 192

Représentant la partie postérieure de la tête d'un individu atteint de pustules croûteuses de nature syphilitique.

Près de l'oreille gauche, on voit une petite tumeur arrondie, qui bientôt s'ulcérera et affectera, comme les autres, les symptômes d'une syphilide.

trice revêt la teinte cuivrée caractéristique. Cette éruption, appelée *Ecthyma superficiel*, est discrète, sa cicatrisation est rapide, sa gravité pour ainsi dire nulle, et sa marche rapidement modifiée par le traitement spécifique. Les cicatrices seules s'effacent difficilement.

Plus tardivement, avec la période tertiaire, comme

je l'ai dit plus haut, se montre une nouvelle forme syphilitique, c'est l'*ecthyma profond*, que caractérise une ulcération et une croûte invariables, quel que soit le début de l'affection.

Il se forme constamment une pustule qui se rompt,

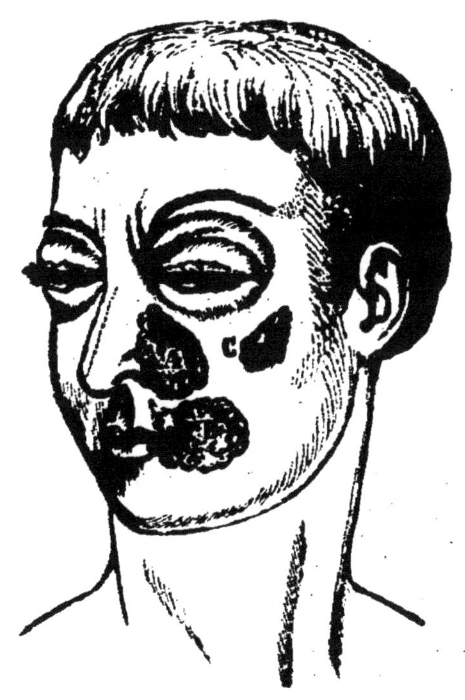

FIGURE 193

Représentant des pustules d'ecthyma syphilitique à la face.

A, pustules ulcérées rongeant l'aile du nez.
B, pustules envahissant la commissure des lèvres.
C, ulcères de la joue.

le liquide qu'elle contient se concrète en une croûte épaisse, verdâtre, noirâtre, mêlée de jaune; autour de cette croûte se fait une pustule périphérique qui, venant à se rompre, donne naissance à une nouvelle croûte ; pendant que l'ulcération qu'elles recouvrent croît en étendue et en profondeur, des croûtes naissent suivant le même processus ; elles sont imbriquées et forment un cône dont le sommet produit par la plus ancienne est au centre saillant, tandis que, par ses bords déprimés et rugueux, l'aspect général de cette croûte rappelle, pour la forme et la coloration, une valve de ces grosses huîtres vulgairement appelées *pied de cheval.* Quand on presse ces croûtes, on voit sourdre sur leurs bords un pus épais qui remplit les ulcérations qu'elles recouvrent ; celles-ci sont profondes, irrégulières, leurs bords taillés à pic, entourés d'une auréole rouge sombre, leur fond grisâtre, la suppuration crémeuse ; les croûtes enlevées se reforment rapidement, quelle que soit l'étendue de la perte de substance qu'elles provoquent. Ces ulcérations sont remarquables par le peu de douleur qu'elles produisent ; leur éruption se montre partout, elle est discrète, et son siége de prédilection est aux membres inférieurs.

Pour obtenir la guérison de cet ecthyma, il faut joindre à la médication générale un traitement local qui consiste à faire tomber les croûtes par des cataplasmes et à panser les ulcérations ainsi découvertes avec des topiques excitants et toniques ; vin aromatique, poudre de quinquina, solution de sulfate de cuivre, etc. La tendance à la guérison s'accuse par la sécheresse des croûtes et par la diminution de leur volume.

7° *Syphilides bulleuses.*

Cette syphilide peut se présenter sous deux formes : le *Pemphigus* et le *Rupia*. Toutes deux sont constituées par des bulles ou soulèvements épidermiques, analogues à ceux produits par l'application d'un vésicatoire ou par une brûlure; mais ils diffèrent par le liquide contenu dans la bulle : le *pemphigus* a des bulles contenant une sérosité légèrement rose; dans le *rupia,* elles contiennent un liquide purulo-sanguinolent.

Le *pemphigus* est un accident si rare chez l'adulte, que la plupart des syphiliographes actuels le nient; mais c'est un des accidents qui le plus fréquemment caractérise la syphilis infantile ou transmise par hérédité (voir plus loin).

Pour le *rupia,* sa description ne diffère de celle que j'ai faite de l'ecthyma profond que par la plus grande étendue des ulcérations recouvertes par les croûtes et par le serpiginisme qu'elles affectent quelquefois.

C'est une éruption le plus souvent discrète, se bornant à deux ou trois bulles siégeant à la face et aux membres inférieurs; comme signification, elle n'a d'autre gravité que de marquer une infection profonde, puisque c'est un accident tardif qui n'apparaît qu'avec les accidents qui ont été qualifiés de *tertiaires.*

Le rupia offre une marche dans laquelle les bulles

apparaissent successivement, les récidives sont rares, mais la guérison est lente ; l'ulcération cède difficilement aux traitements qu'on lui oppose, les toniques généraux sont indiqués et doivent servir d'auxiliaires au traitement antisyphilitique.

Les cicatrices que laissent ces ulcérations sont larges, elles s'effacent difficilement ; d'abord violettes, elles prennent une teinte d'un jaune cuivré caractéristique.

8° *Syphilides tuberculeuses*

Je terminerai l'étude des syphilides par la description de la forme dite *tuberculeuse*, qui est sans

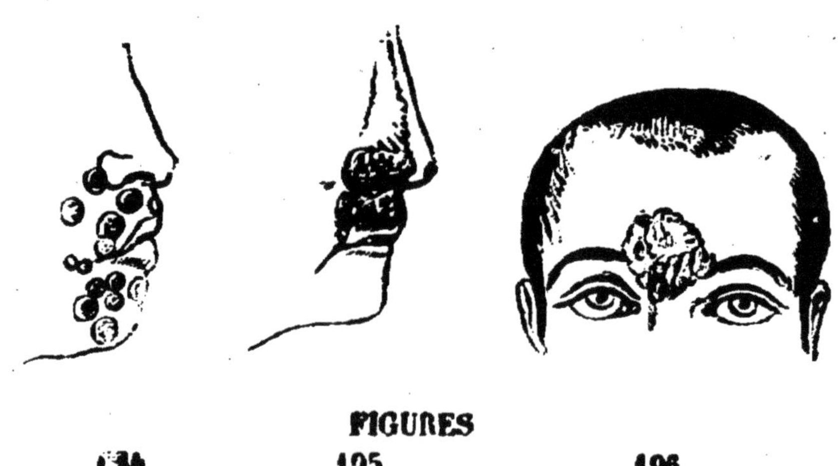

FIGURES

174   195   196

Représentant des tubercules syphilitiques ulcérés.

La figure 194 fait voir ces tubercules isolés ; les figures 195 et 196 les montrent groupés sur la lèvre supérieure, le nez et le front.

contredit la plus grave des affections de ce genre. L'aspect que revêt cette forme de syphilide la fait confondre avec divers ulcères, qui n'ont rien de syphilitique : tels sont certains ulcères scrofuleux, cancéreux, etc. Il faut donc, avant de porter un diagnostic hasardé, rechercher avec soin les antécédents de la malade, et s'assurer si quelque lésion concomitante ne vient pas confirmer la nature syphilitique de l'ulcère qu'on examine.

La syphilide tuberculeuse consiste en de petites tumeurs pleines, arrondies, superficielles, d'un rouge sombre ou cuivré. Ces tumeurs peuvent se terminer par la résolution, c'est-à-dire disparaître lentement, ou bien par la suppuration ; dans ce dernier cas, une croûte épaisse recouvre une ulcération profondément excavée dont les bords sont taillés à pic.

La syphilide tuberculeuse peut, comme la syphilide pustuleuse précédemment décrite, être précoce ou tardive.

La *forme précoce* est caractérisée par de petites saillies du volume d'un pois, lisses, rouge cuivré, à squammes fines, complétement indolentes ; c'est une sorte de syphilide papuleuse à papules d'un volume exagéré.

Cette syphilide apparaît sous forme d'une éruption disséminée, mélangée à d'autres lésions ; lorsqu'elle disparaît, elle laisse à la place du tubercule une tache violacée, brunâtre, puis une dépression persistante. Sa durée est limitée ; elle cède facilement au traitement et sa gravité est nulle.

Dans la *syphilide tuberculeuse tardive* la scène change ; l'éruption est rarement disséminée, les tubercules se disposent par groupes à leur apparition, et suivant qu'ils restent secs ou qu'ils s'ulcèrent, que l'ulcération reste stationnaire ou s'étend en surface ou en profondeur, des variétés ont été scientifiquement établies.

Le plus communément cette syphilide suit la marche suivante : la malade en proie à la syphilis voit survenir, sous l'influence de causes débilitantes, une saillie tuberculeuse comme celle décrite plus haut : puis, par poussées successives, il s'en forme au même point tout un groupe ; quelquefois, mais rarement, on voit naître d'une seule fois le groupe entier.

Ces tubercules, qui sont ordinairement du volume d'une noisette, se disposent circulairement, laissant, à leur centre, une portion saine du tégument ; le groupe peut affecter une disposition telle, que les saillies tuberculeuses forment un bourrelet continu. L'aire du cercle s'agrandit par l'apparition de nouveaux tubercules en dehors des premiers, en même temps que ceux-ci disparaissent, laissant des cicatrices indélébiles. Le cercle peut, de cette façon, par poussées successives, acquérir des dimensions considérables.

Cette éruption est indolente, sa marche très-lente ; on la voit assez fréquemment siéger aux ailes du nez et à la commissure des lèvres. C'est là l'ensemble des phénomènes ordinaires : mais quelquefois les tubercules deviennent plus volumineux, légèrement douloureux ; cette douleur semble résulter d'un travail inflammatoire lent, à la suite duquel on voit au sommet de la saillie l'épiderme soulevé par du pus qui se concrète en une croûte épaisse, verdâtre, qui s'accroît rapidement. Si on détruit la croûte, elle se reproduit comme dans le rupia; l'ulcération qu'elle recouvre est profonde; ses bords sont taillés à pic ; son fond, irrégulier, est grisâtre; sa cavité est remplie par un pus épais.

La marche de cette syphilide peut s'en tenir à ces symptômes; mais il peut aussi arriver que l'ulcération gagne en étendue (variété serpigineuse) ou en profondeur (variété perforante); dans ces deux cas, la syphilide est dite rongeante.

Cette syphilide est contemporaine des accidents tertiaires, que je décrirai en m'occupant de la syphilis viscérale; c'est un accident qui peut se montrer quinze ou vingt ans, et même quarante ans après l'accident primitif ; sa gravité se déduit de ce qu'elle indique un profond empoisonnement par le virus. La marche de cette affection est très-lente ; l'ulcération peut se produire à la fois sur plusieurs points du même tubercule; elle est sujette à récidiver ; lorsqu'elle est rongeante, les cicatrices qui lui sont consécutives sont vicieuses; elle siége à la face ou sur les épaules. Les variétés ulcéreuses à marche serpigineuse ou perforante, très-communes au quinzième siècle, où elles contribuaient, par leur hideux aspect, à l'horreur qu'inspirait cette redoutable infection , sont devenues très-rares à notre époque.

Cette affection présente, quelle que soit la variété, une certaine gravité et exige un traitement complexe et intelligemment dirigé.

ALOPÉCIE.

On appelle ainsi la chute des cheveux ou des poils qui accompagne et les formes précoces et les formes tardives de la syphilis. Cette chute des poils peut être partielle ou générale, c'est-à-dire qu'elle peut rester limitée aux cheveux ou s'étendre à tous les poils du corps. Ordinairement les cheveux seuls sont atteints ; ils se dessèchent, deviennent rudes au toucher, cassants ; leur chute est discrète ; ils commencent par être moins touffus et ils cèdent à la moindre traction. Cet accident accompagne presque constamment les poussées syphilitiques précoces, et semble être dû à la présence des pustules que j'ai appelées *impetigo* en traitant des syphilides. Cet accident offre une certaine persistance, et lorsqu'on s'en aperçoit, il faut peigner les cheveux doucement, les tresser avec soin et souvent, les porter assez courts et chaque jour en humecter la racine avec une solution tonique à laquelle on ajoutera une très-petite dose de bichlorure de mercure.

Dans la *calvitie primitive*, les bulbes des cheveux ne sont généralement pas atteints, et, avec quelques soins, les malades peuvent être assurées de voir repousser leurs cheveux, surtout si elles n'ont pas dépassé l'âge de trente-cinq ans.

M. Diday, le savant syphiliographe lyonnais, dans son histoire naturelle de la syphilis, a écrit, à propos de l'alopécie, de sa plume spirituelle et fine, les vérités qui vont suivre et que je lui emprunte ; il étaye son opinion d'une observation que je crois utile de reproduire ; cette opinion et cette observation compléteront ce que je viens de dire sur cet accident.

« L'hygiène, plus que la pharmacie, a à s'em-
« ployer dans la cure de l'alopécie syphilitique. J'ai
« toujours vu les cheveux tomber obstinément tant
« que la malade est sous l'influence de conditions
« physiques ou morales déprimantes, et pousser de
« nouveau lorsqu'on parvient à la soustraire à leur
« empire.

« En voici un exemple :

« Un négociant, âgé de vingt-six ans, voyait sa tête
« se dégarnir depuis plusieurs mois sous l'influence
« d'une syphilis moyenne, dont je le traitais, comme
« dans le cas précédent, sans mercure. En vain son
« coiffeur, qui portait au dépérissement du *cheveu* une
« sollicitude assez peu désintéressée, lui prodiguait
« toutes les eaux ottomanes, athéniennes, tous les
« philocomes imaginables ; sur ces entrefaites, je lui
« fais sentir la nécessité, pour triompher de cette
« alopécie, indéfiniment progressive, d'aller passer
« une saison aux bains de mer. Il s'y décide sur mon
« conseil ; mais, contre mon conseil, il choisit Cette,
« y contracte une diarrhée qui ne le quitte pas pen-
« dant les trente jours qu'il y demeure, et revient de
« son voyage plus dégarni que jamais. Je le mets à

« l'usage presque exclusif de la viande à peine cuite,
« puis, une fois le dévoiement guéri, j'obtiens qu'il
« aille pendant le reste de la belle saison passer la soi-
« rée, la nuit et la matinée à la campagne de son
« père, au lieu de s'enfermer jusqu'à minuit, comme
« il le faisait, dans la chaude et puante atmosphère
« d'un café, au milieu des excitations du baccarat et
« des soi-disant *rafraîchissements !* Cet avis, docile-
« ment exécuté, ramena, en peu de temps, le mou-
« vement de régénération capillaire si longtemps
« désiré. »

Si l'alopécie primitive présente peu de gravité, et
laisse à la malade le doux espoir de voir renaître ses
cheveux, celle qui accompagne les accidents tardifs
de la syphilis laisse une calvitie presque constamment
incurable et persistante. La chute des cheveux,
d'après quelques observateurs, se fait suivant une
ligne courbe.

ONYXIS.

Un des accidents les plus rares parmi ceux que
produit la vérole est l'affection de l'ongle et de sa
matrice, qui a été appelée *Onyxis*. Cette maladie se
présente sous deux formes : la forme humide et la
forme sèche.

a. La forme humide consiste dans un gonflement
douloureux de la matrice de l'ongle, qui se recouvre
de pustules et de vésico-pustules. Les tissus ne tardent

pas à s'ulcérer ; l'ulcération, qui a un fond grisâtre, fournit une suppuration sanieuse, fétide, qui ne tarde pas à entraîner la chute de l'ongle.

L'ongle une fois tombé, cette maladie a deux issues : la première, qui est la guérison, consiste dans

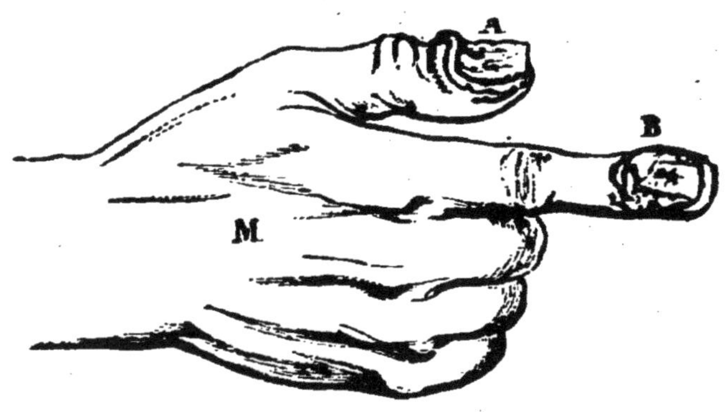

FIGURE 197

Représentant des onyxis du pouce et de l'indicateur de la main droite.

M, la main droite.
A, B, ulcères du pouce et de l'index qui ont rongé les ongles.

la cicatrisation de la plaie avec reproduction de l'ongle ; dans la seconde, la plaie se recouvre de saillies fongueuses qui pullulent avec une telle rapidité, que la cicatrice de cette ulcération ne s'obtient qu'après plusieurs semaines.

b. La forme sèche est plus commune que la précédente ; elle peut rester inconnue aux malades qui attribuent ses effets à d'autres causes, la formation de l'ongle et sa nutrition étant seules altérées.

Alors que cette maladie se produit, l'ongle se pi-
quète en divers points, il revêt une teinte grisâtre ;
devenu sec, il se casse facilement dans son bord libre ;
puis on le voit s'épaissir partiellement, devenir rugueux, opaque ; alors il s'exfolie par lamelles. Une
chose très-remarquable, c'est que cette altération est

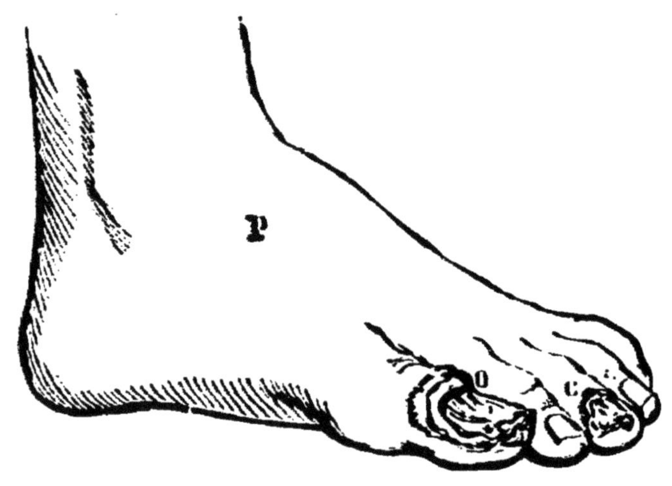

FIGURE 198

Représentant des onyxis du pied gauche.

P, le pied gauche.
O, C, ulcères ayant détruit les ongles du pouce et du médius.

généralement partielle, et qu'une ligne de démarcation très-nette sépare la portion altérée de celle qui
reste saine. Quelquefois cependant l'ongle se trouve
entièrement transformé en une production cornée,
épaisse et friable, rugueuse et d'aspect grisâtre ; c'est
un accident secondaire qui cède facilement au traitement général et récidive rarement.

PLAQUES MUQUEUSES.

Les *plaques muqueuses, tubercules plats, muqueux ou humides, papules muqueuses*, sont des lésions de la membrane muqueuse, qui ont la plus grande analogie avec les papules cutanées que j'ai décrites plus haut, et qui se montrent en même temps que ces dernières chez les individus en puissance du virus syphilitique.

Les plaques muqueuses peuvent affecter trois formes distinctes :

La *plaque muqueuse* proprement *dite*, qui apparaît sous forme d'une élevure papuleuse à surface unie ; son contour régulier se détache de la muqueuse environnante par une coloration plus foncée ; elle est sécrétante et le muco-pus qui en provient acquiert, alors qu'il stagne sur elles et qu'elles sont situées en dehors de la cavité buccale, une odeur nauséabonde qui suffirait seule à établir le diagnostic. Elles sont rarement isolées et siégent principalement, chez la femme, à l'anus, sur les grandes et petites lèvres ; on en remarque sur toutes les autres parties du corps et fréquemment chez les enfants sur la cicatrice ombilicale, ou *nombril*. Cette forme est la plus ordinaire.

Si un traitement médical ne vient pas enrayer la marche de la plaque muqueuse, on la voit, surtout chez les gens peu soigneux de leur personne, s'hypertrophier et se transformer en une saillie papuleuse sécrétant abondamment le muco-pus infect que j'ai signalé. Cette transformation est surtout fréquente au pourtour de l'anus. En outre du traitement général, il faut opposer à cette forme des cautérisations légères et des applications de poudres inertes, comme le sous-nitrate de bismuth. Si la plaque s'hypertrophie on fera des cautérisations plus profondes.

La deuxième forme, qui mériterait le nom d'*exan-thématique*, consiste en une ulcération superficielle de la muqueuse, sans élevure primitive dans cette ulcération ; il n'y a, en quelque sorte, qu'une dénu-dation très-superficielle de la muqueuse par une sorte de desquamation de l'*Epithelium*, couche infiniment mince, qui joue, par rapport aux muqueuses, le rôle que joue l'épiderme avec la peau. Cette forme, qui siége à la face interne des lèvres et à la bouche, est celle qui présente le plus fréquemment la complica-tion que j'étudierai sous le nom de *Diphthérite*. Elle se transforme en papule de la première forme décrite et s'ulcère quelquefois comme la précédente : elle coïncide avec l'apparition d'autres syphilides.

La troisième forme, dite *maculeuse*, a aussi été appelée *Opaline;* elle se présente avec l'aspect des deux premières formes seulement ; elle est recouverte d'une légère couche blanchâtre comme du *blanc d'œuf cuit*, analogue à l'eschare produite par une cautérisa-tion au nitrate d'argent sur la muqueuse : elle siége presque exclusivement à la bouche et sur la muqueuse des organes génitaux.

Ces diverses formes décrites, je ne les distinguerai plus dans les considérations générales qui vont suivre qu'autant que cette division sera nécessaire.

L'aspect des plaques muqueuses se trouve fréquem-

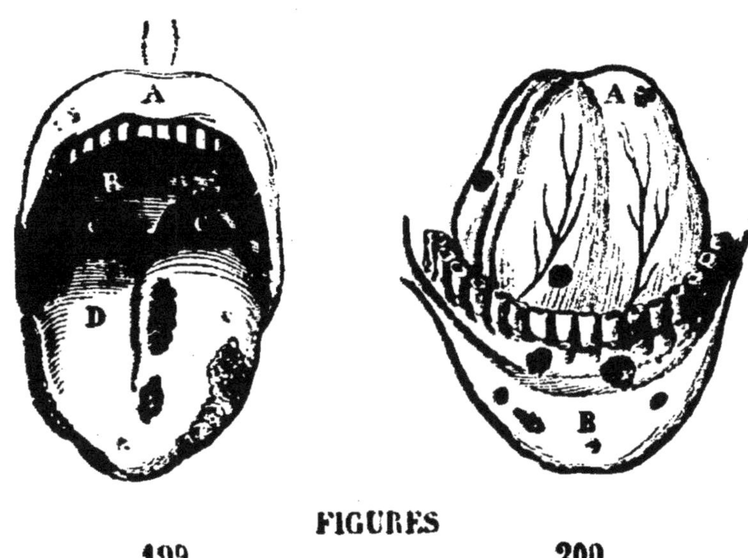

FIGURES

199   200

La figure 199 représente des plaques muqueuses sur la face dorsale de la langue et à la voûte palatine.

A, la lèvre supérieure.
B, la voûte palatine, siége d'ulcérations superficielles.
D, face supérieure ou dorsale de la langue, sur le pourtour de laquelle on voit des plaques syphilitiques secondaires.
CC, amygdales saines.

La figure 200 représente des plaques muqueuses à la face inférieure de la langue et à la face interne de la lèvre inférieure.

A, pointe de la langue relevée, pour faire voir sur sa face inférieure trois plaques.
B, lèvre inférieure, sur laquelle existent des plaques muqueuses ulcérées.

ment modifié par l'influence du terrain qu'elles ont envahi, ainsi aux ailes du nez, à la commissure des lèvres, aux orteils, et dans l'angle interdigital elles ressemblent à des *fissures.* C'est à tort qu'on les a crues capables de se reproduire sur une surface qui leur est contiguë, elles peuvent tout au plus, par l'âcreté de leur sécrétion, causer une ulcération non spécifique. Elles affectent dans leur poussée une sorte de symétrie qui a favorisé cette erreur, mais qui, par son inconstance même, prouve qu'elle ne saurait être érigée en loi. Par l'abondance et les qualités irritantes de leur sécrétion, les plaques muqueuses s'accompagnent d'un prurit désagréable, qui peut aller jusqu'à l'inflammation.

La plaque muqueuse débute généralement par une simple rougeur ; quelquefois elle succède sans transition au chancre infectant : c'est ce qu'on appelle la transformation *in situ,* sur place. Cette transformation peut causer des erreurs, car le chancre une fois guéri et remplacé par la plaque muqueuse, l'induration du premier n'a pas disparu ; aussi peut-on confondre cette dernière avec le chancre infectant. Je vais parallèlement rappeler leurs principaux caractères différentiels.

Plaque muqueuse.	*Chancre infectant.*
Syphilides papuleuses et autres concomitantes.	La poly-ganglionite est indurée et quelquefois légèrement enflammée.
Ulcération plutôt en saillie que creuse, fond grisâtre uniforme.	L'ulcère chancreux est borné par une auréole d'un rouge vif.
Sécrétion mucoso - purulente, plus abondante que celle du chancre.	Le fond en est creux et d'un aspect déjà décrit.

L'anus est entouré de plis nombreux qui ont reçu le nom de *plis radiés.* Fréquemment chez les femmes atteintes d'*hémorrhoïdes*, ces plis sont hypertrophiés, on les appelle *condylômes, marisques*, et c'est à tort qu'on les a fréquemment confondus avec des plaques muqueuses hypertrophiées et végétantes; ils s'en distinguent par l'absence d'ulcération.

La plaque muqueuse guérie laisse après elle une cicatrice légèrement gaufrée et moins foncée que le reste de la muqueuse; cette cicatrice peut persister cinq à six mois après la disparition de la plaque.

Par une vue de l'esprit aussi ingénieuse que juste, un savant dermatologiste de notre époque, M. Bazin, voit dans la plaque muqueuse une affection dépendant de la syphilis, mais toute spéciale, et qui siégerait sur tout le tégument, peau et muqueuse, revêtant la forme papuleuse sur la première, et les formes que nous venons de décrire sur la seconde.

DIPHTHÉRITE.

La diphthérite syphilitique, qui jusqu'à notre époque avait été confondue avec la plaque muqueuse, a été décrite récemment. Elle consiste en une simple rougeur sans saillie de la muqueuse, recouverte d'une plaque pseudo-membraneuse d'un blanc mat, à bords tranchés, très-peu épaisse, assez adhérente et se reproduisant, alors qu'on la détruit, avec une merveilleuse facilité. Cette plaque diphthéritique a une étendue variable et est entourée d'une auréole linéaire d'un rose un peu plus vif que le reste de la muqueuse.

Sous l'influence du traitement à l'aide duquel on la combat, elle se ramollit, laissant après elle une ulcération excessivement superficielle. Les fausses membranes se rencontrent, soit sous formes de plaques limitées et multiples ou de plaques largement étendues, comme la plaque muqueuse avec laquelle elles peuvent coexister : la diphthérite est sécrétante, mais sans offrir l'odeur fétide qu'exhale la sécrétion de ces dernières.

La diphthérite est contagieuse comme les plaques muqueuses ; elle cède facilement au traitement général, et son développement semble être favorisé par les cautérisations et une constitution épuisée par les maladies ou les excès ; elle s'observe à la gorge, à l'anus, à la vulve, sur les amygdales et sur les gencives.

SYPHILIS VISCÉRALE.

J'ai terminé l'étude des manifestations extérieures et tégumentaires de la syphilis ; je vais maintenant passer en revue les divers organes qui composent notre organisme, et signaler à chaque pas les formes qu'y revêt le *protée* syphilitique.

Lésions syphilitiques du tube digestif.

Bouche. — La bouche est un des siéges de prédilection de la syphilis : on y rencontre des accidents de toutes les périodes, les chancres, et plus tard des plaques muqueuses et de la diphthérite. En outre de ces

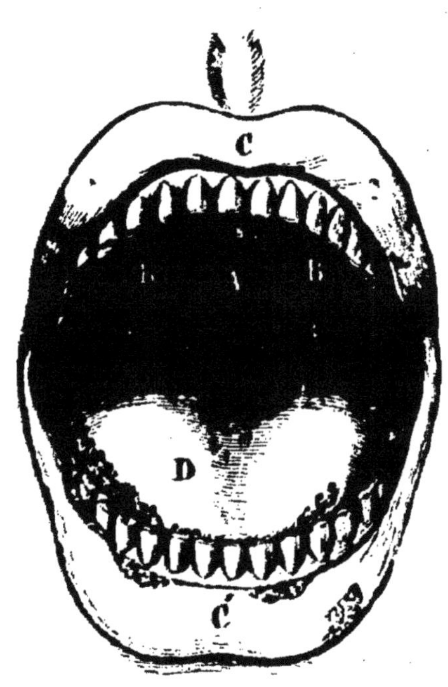

FIGURE 201

Représentant des plaques muqueuses et des ulcérations syphilitiques secondaires sur les amygdales, le voile du palais, le pourtour de la langue, et la face interne de la lèvre inférieure.

C, lèvre supérieure.
C, lèvre inférieure, à la face interne de laquelle on voit trois ulcérations.
D, la langue, sur le bord de laquelle existent des plaques muqueuses, surtout à droite.
A, la luette, affectée de plaques muqueuses.
BB, piliers antérieurs du voile du palais, également atteints.
GG, arrière-gorge.
FF, amygdales, rongées par les ulcérations.

derniers accidents, on remarque au début de la période secondaire, chez la plupart des syphilitiques, un *érythème persistant* qui siége au fond de la bouche, sur les amygdales, la luette et le voile du palais. Cet érythème consiste dans une rougeur cuivrée, diffuse, et offrant un semis de petits points plus rouges, de la grosseur d'un grain de mil ; cet état est connu sous le nom d'*angine des syphilitiques.*

On observe encore dans la bouche des taches *grises* et *jaunes*, sortes de macules qui siégent à l'arrière-bouche, sur les amygdales, qui sont alors habituellement hypertrophiées.

La période secondaire se traduit encore sur les amygdales par des ulcérations assez difficiles à guérir et qui succèdent aux plaques muqueuses ; ces ulcérations ont une grande tendance à s'étendre, mais lorsque le traitement employé triomphe de leur opiniâtreté, elles ne laissent après elles ni traces ni gêne.

Pendant la période tertiaire, les parties profondes peuvent devenir le siége de l'accident caractéristique de cette période, la *gomme* ou tumeur gommeuse (voir ce mot), ou d'*altérations osseuses,* dont l'existence est traduite par d'affreux ulcères indolents, à bords déchiquetés, à fond blafard grisâtre, qui peuvent se compliquer de *phagédénisme* et faire alors des ravages effrayants. Lorsque la guérison vient, ce qui est heureusement la règle, la nature ne parvient pas à combler les pertes de substances produites par ces ulcérations, ni à remplacer les os nécrosés ; aussi de là résulte-t-il des infirmités auxquelles remédient à peine les progrès réalisés par les diverses branches de la prothèse.

C'est par des accidents de cette nature que s'établissent des communications hideuses entre le nez et la bouche, par la perforation des os du palais, et cet aplatissement bizarre du nez dont la charpente osseuse a disparu par nécrose.

La marche de ces accidents, dont le diagnostic est facilité par les commémoratifs, est excessivement lente, et on les voit presque toujours céder à l'iodure de potassium sagement administré et à des cautérisations fréquemment répétées avec le nitrate acide liquide de mercure.

Pour le reste du tube digestif, il me reste à signaler des tubercules sous-muqueux et des gommes du *pharynx*. On a attribué à la syphilis des rétrécissements de l'*œsophage*, qui est cette partie du tube digestif qui fait communiquer la bouche à l'estomac. Pour ce dernier organe, l'observation scientifique n'a encore rien signalé qui puisse être sérieusement rapporté à la syphilis; il en est de même pour toute la portion intestinale qui précède le *rectum*, ou gros intestin.

Une affection qui a quelquefois pour origine les ulcérations primitives ou secondaires de la région qu'elle occupe, c'est le *rétrécissement du rectum*. Ces ulcérations, dont la présence et la marche peuvent être ignorées du malade, qui attribue les sensations qu'elles produisent aux hémorrhoïdes ou à toute autre cause, ces ulcérations, dis-je, ont une marche excessivement lente, et leur cicatrisation amène une diminution dans le calibre de l'intestin. Cette coarctation, pour laquelle les malades ne viennent consulter

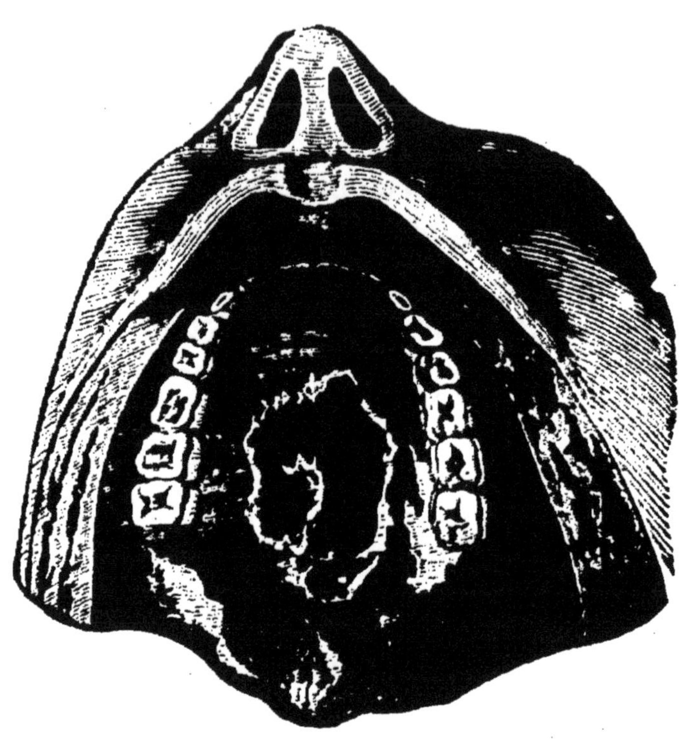

FIGURE 202

Représentant des ulcérations syphilitiques, ayant rongé les os de la voûte palatine, de manière à faire communiquer la cavité du nez et celle de la bouche par cette perforation.

le médecin que trop tard, siége au-dessus des muscles de l'orifice anal, sous forme d'un bourrelet mamelonné, dur et saillant; l'oblitération peut être telle, que le petit doigt ne puisse franchir le rétrécissement. Si le médecin n'est pas appelé à temps, cette affection produit des troubles généraux qui peuvent se terminer par la formation de *fistules* ou même par une *péritonite mortelle*.

Anus. — Cet orifice muqueux est, comme la bouche, fréquemment le siége d'accidents syphilitiques. Dans la société, où existent déjà tant de germes de dissolution, se rencontrent certains individus dont l'intelligence, dépravée par mille souillures, est livrée à une vésanie qui les porte à rechercher dans des rapports anormaux des plaisirs qui violent la nature et marquent d'un stigmate indélébile ceux qui s'y livrent. Chez les malheureuses victimes de ces honteuses amours, l'observation médicale rencontre fréquemment des *chancres de l'anus* situés soit au dehors et au pourtour de l'orifice, soit même à l'intérieur de l'intestin, sur la muqueuse rectale.

Chez des malades pures de cette honteuse passion, on rencontre fréquemment des plaques muqueuses et des ulcérations secondaires; lorsqu'elles ont une forme allongée et qu'elles se cachent dans les plis radiés, elles ont reçu le nom de *rhagades*. Leur suppuration est excessivement fétide.

Il est des *végétations* qui peuvent exister en diverses régions sans l'intervention du virus syphilitique et en dehors de toute cause vénérienne. Il me faut pourtant signaler des *végétations réellement syphilitiques*, fréquentes à l'anus chez les gens malpropres. Ces végétations, qui proviennent de l'hypertrophie et de l'ulcération fongueuse et végétante des plaques muqueuses ordinaires, ont reçu le nom impropre de *condylomes*, et sont encore plus connues sous celui de *choux-fleurs* que leur a mérité leur aspect.

Lésions du tissu cellulaire.

Tumeurs gommeuses. — On appelle *gommes* des tumeurs qui renferment, à une certaine époque de leur existence, un liquide qui ressemble à une solution de gomme épaissie ; elles appartiennent aux phénomènes tardifs de la vérole, et sont un des accidents qui ont été appelés *tertiaires*.

Les gommes sont de petites tumeurs arrondies ou aplaties, entourées d'une enveloppe résistante qui les isole des tissus voisins. Elles sont formées par un tissu d'un gris rosé, un peu induré, friable, se déchirant facilement. Les tumeurs plus volumineuses, molles, sans être complétement diffluentes, ont un aspect gélatiniforme qui a fourni la comparaison de la matière gommeuse ; leur toucher donne une sensation glutineuse ; le tissu qui les constitue est d'un aspect uniforme demi-transparent, incolore ; il revêt quelquefois une teinte jaunâtre, comme la produirait une infiltration de pus.

Les symptômes produits par ces tumeurs varient avec leurs siéges ; ce sont surtout celles du tissu cellulaire que j'ai en vue ; les symptômes qu'elles produisent dans les autres organes seront signalés quand j'étudierai ceux-ci.

Au début, les gommes sont de petites tumeurs roulant sous le doigt, arrondies, dures, indolentes. Peu à peu leur mobilité disparaît et elles finissent par faire corps avec la peau ; elles commencent à se ramollir au centre, la peau rougit, s'amincit, se perfore. Avant d'arriver à cette issue, la gomme peut rester longtemps fluctuante; le liquide qui s'en échappe est filant, analogue à la gomme, quand l'ouverture se fait rapidement ; il est sanieux, fétide, formé par un pus épais, crémeux, quand elle a lieu plus tard.

L'ouverture peut se faire par plusieurs orifices à la fois ; le reste de la tumeur ne prend pas part au ramollissement du centre, qui est dur.

L'ulcère produit par l'ouverture de la gomme es' arrondi, excavé, entouré d'une auréole rouge sombre. l'orifice est plus étroit que le fond. Lorsque des gommes sont agglomérées, les ulcérations peuvent se réunir et donner naissance à une vaste ulcération offrant l'aspect caractéristique de celui qui succède à une gomme unique. De même des gommes superposées en profondeur peuvent s'ouvrir les unes dans les autres et donner naissance à des ulcérations qui ont plusieurs étages ; le fond de ces ulcérations est recouvert d'une couche putrilagineuse blanchâtre et tout à fait spéciale.

Les gommes, en se cicatrisant, laissent des cicatrices déprimées, arrondies et blanchâtres au centre, et brunâtres à leur circonférence.

Si les gommes se développent sur le trajet d'un nerf ou d'un vaisseau, elles y développent, par influence de voisinage, les phénomènes douloureux de la compression ; lorsqu'elles sont profondes, elles restent longtemps méconnues du médecin ; elles coïncident avec le rupia, les syphilis des tuberculeuses tardives et les lésions des os et des viscères.

Bien que le siége de prédilection des gommes soit le tissu cellulaire, elles se rencontrent aussi dans l'épaisseur ou parenchyme de tous nos organes, même dans le cœur ; elles sont uniques ou multiples, elles n'apparaissent qu'après une année au moins d'infection ; elles ont une marche excessivement lente et se modifient très-facilement sous l'influence du traitement opposé aux accidents tertiaires ; leur gravité dépend entièrement du siége qu'elles occupent, c'est-à-dire du retentissement que peuvent avoir leur présence et leur évolution sur l'exercice de nos fonctions.

Lésions syphilitiques de l'œil.

La syphilis est si bien une affection *totius substantiæ,* que pas un organe n'échappe à son action, et que, parmi ceux-ci, les organes les plus complexes en supportent l'atteinte dans toutes leurs parties.

Jadis on comprenait sous le nom d'*amaurose* une foule d'affections des parties profondes de l'œil que les découvertes de la physique moderne ont rendues accessibles à notre investigation ; aussi le champ des désordres pathologiques produits par la syphilis s'est-il considérablement augmenté, et des *cécités* alors ré-

putées incurables, sont aujourd'hui favorablement in-
fluencées par un traitement rationnel, quand, à l'aide
d'un instrument appelé *ophthalmoscope* (1), l'examen
du fond de l'œil permet de les rattacher à la syphilis.

La syphilis affecte 1° les parties superficielles de
l'œil, 2° les parties profondes du même organe, et
3° les voies lacrymales qui en sont les organes annexes.
Je ne signalerai ici que le plus fréquent des effets de
la syphilis et le seul qui soit accessible aux moyens
d'investigation ordinaire; c'était le seul qui fût bien
connu il y a quelques années. Je veux parler de
l'*iritis*.

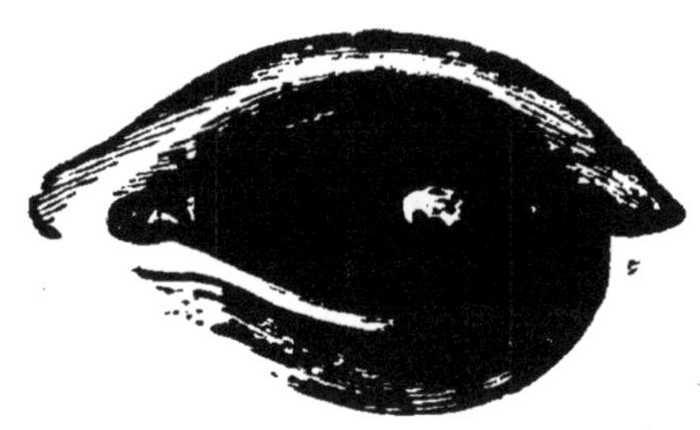

FIGURE 203

Représentant l'œil gauche, affecté d'iritis syphilitique.

L'iris est le diaphragme qui sépare l'œil en deux
parties. Son ouverture, qui se dilate ou se rétrécit sous
l'influence de la lumière, est appelée *prunelle*, ou *pu-*

(1) Cet instrument, dont la découverte est due à Helmholtz, physi-
cien allemand, consiste en une lentille grossissante et un miroir
concave qui concentre les rayons lumineux sur l'œil, le malade étant
préalablement placé dans l'obscurité.

pille; c'est une zone circulaire diversement colorée, formée par des rayons vasculaires étendus de la grande circonférence à l'ouverture pupillaire.

Dans l'iritis syphilitique, le blanc de l'œil devient rouge, les vaisseaux forment autour de l'iris une fine arborisation capillaire qui s'appelle *cercle radié* ou péricornéal; l'iris est légèrement déformé; son bord pupillaire n'est plus régulièrement circulaire, en même temps l'iris devient terne et sa coloration s'altère. La vision s'affaiblit peu à peu pour devenir presque nulle; le globe oculaire devient tendu, douloureux; la forme, la mobilité, la coloration de l'iris deviennent de plus en plus anormales; il y a de la douleur frontale et oculaire, la lumière est péniblement supportée, *photophobie;* la douleur frontale s'exaspère la nuit; les larmes coulent sans cesse.

Cette affection de l'œil a une marche généralement aiguë; quelquefois, cependant, elle passe à l'état chronique. C'est un accident intermédiaire entre ceux de la période secondaire et ceux de la période tertiaire qui apparaît fréquemment sous l'influence de causes occasionnelles comme le froid, les coups sur l'œil, la fatigue, etc.

Si cette maladie est régulièrement soignée, la vision se rétablit parfaitement; mais si elle est négligée, la vision est entièrement perdue ou ne revient qu'incomplétement. Elle peut récidiver et d'un œil passer à l'autre œil. Son traitement consiste dans le traitement général de la vérole; dans des antiphlogistiques locaux et des collyres belladonés. Dès qu'un malade atteint de syphilis ressent quelques symptômes du côté des yeux, il ne saurait trop tôt s'adresser à un médecin pour combattre le mal à son début et prévenir ainsi des désordres quelquefois irréparables.

Pour ce qui est des affections syphilitiques des autres parties de l'œil, il m'a suffi de les signaler. Leur étude est trop spécialement scientifique pour trouver ici sa place.

Plusieurs observateurs rapportent à la syphilis l'inflammation du bord des paupières (*blépharite*) fréquente chez les vérolés. Ils font dépendre de la même cause les *tumeurs lacrymales* que l'on rencontre chez ces derniers.

Lésions des organes génito-urinaires.

A part les lésions externes qui constituent les accidents primitifs de la syphilis, rien n'est plus obscur que l'action exercée par cette affection sur les portions profondes des organes génito-urinaires. On a rattaché à son influence une dégénérescence particulière des reins.

Lésions du foie.

Le foie, dont les altérations syphilitiques ont été bien étudiées par nos contemporains, livre à l'examen de la science moderne trois ordres de lésions qui peuvent être rattachées à l'action du virus, la *périhépatite*, l'*hépatite parenchymateuse* et l'*hépatite gommeuse.*

La première, ou périhépatite, se caractérise par l'inflammation de la membrane fibreuse qui sert d'enveloppe au foie ; elle a pour conséquence un épaississement de cette membrane et les nombreuses adhérences qu'elle contracte avec les organes voisins.

La deuxième forme atteint spécialement la substance propre du foie, qui s'altère par la pénétration d'une sorte de poussière plastique ; sous l'influence de cette infiltration spéciale, on voit l'organe d'abord augmenter de volume, et lorsque la substitution plastique s'est opérée, il diminue se ratatine et finit par s'atrophier.

Après avoir lu le chapitre consacré aux *gommes*, tous mes lecteurs comprendront que la troisième forme d'affection syphilitique du foie est caractérisée par le développement au sein de cet organe des gommes déjà décrites.

Une des conséquences qui se déduisent le plus clairement de l'existence de ces trois ordres de lésions, c'est l'altération de la sécrétion biliaire qui constitue la fonction dévolue au foie. Ce trouble fonctionnel a pour résultats des troubles dans la digestion, des vomissements, un léger ictère, la compression des vaisseaux ; de là l'hydropisie appelée *ascite*, et quelquefois de la fièvre d'accès et le marasme.

Ces diverses affections ont une marche excessivement lente ; elles sont généralement méconnues ; mais lorsque le praticien est éclairé sur la nature intime des désordres qu'elles produisent, le traitement rationnel qu'on leur oppose peut avoir du succès.

Lésions syphilitiques de l'appareil respiratoire.

Larynx. — Cet organe est le siége de nombreuses altérations syphilitiques qui sont connues depuis longtemps, sur lesquelles la découverte du *laryngoscope* a jeté un nouveau jour. Aidé de cet instrument, on y a observé des taches rouges sur les *cordes vocales*, puis des tubercules sous-muqueux, et enfin comme altération assez fréquente des *gommes ulcérées*. Ces affections appartiennent, comme on le voit, à la période secondaire et à la période tertiaire ; les accidents de cette dernière période peuvent amener des résultats très-fâcheux. Le plus fréquent, c'est la perte de la voix, affection connue sous le nom d'*aphonie des syphilitiques.*

Trachée et bronches. — Les altérations de ces parties profondes de l'appareil respiratoire sont très-peu connues ; des observateurs allemands ont cependant attribué à l'influence du virus des ulcérations d'une forme particulière trouvées à l'autopsie des cadavres de sujets ayant eu des antécédents syphilitiques.

Poumons. — Le parenchyme pulmonaire, c'est-à-dire la substance même du poumon peut, comme le foie, devenir le siége de tumeurs gommeuses, l'évolution et le développement de ces gommes produisent cette affectior connue des anciens syphiliographes sous le nom de *phthisie des syphilitiques*. Cette affection, fréquemment confondue avec l'affection *tuberculeuse* du même organe, n'offre de caractères différentiels que par les commémoratifs et l'heureuse influence que lui imprime le traitement par l'iodure de potassium, et les dépuratifs.

Lésions de l'appareil circulatoire.

Si les expériences de Wallace, de Waller, de Rinecker, Lindwurm, Pellizari, etc., ont surabondamment prouvé les qualités infectieuses du sang chez les syphilitiques, les affections du cœur qui peuvent être attribuées à l'action du virus sont restées dans l'obscurité malgré l'affirmation de leur existence par des observateurs sérieux.

On a rencontré des *gommes dans le tissu du cœur :* mais l'existence de cette lésion ne peut être révélée que par l'autopsie.

Lésions des muscles et des tendons.

Quoique depuis longtemps des syphiliographes eussent signalé les altérations probables des muscles par la syphilis, c'est à M. Ricord que revient l'honneur d'en avoir le premier donné une bonne description.

Les lésions de la syphilis se manifestent dans les muscles et les tendons sous trois formes : 1° *les douleurs*, 2° *les contractures*, 3° *les tumeurs.*

1° *Douleurs.* — Lorsque apparaissent les premiers

accidents de la syphilis, chaque éruption des syphilides est précédée d'une sorte de malaise général que j'ai déjà décrit. Un des phénomènes les plus remarquables de ce malaise, ce sont des douleurs vagues, pongitives, erratiques suivant le trajet des muscles, et s'exagérant aux environs des articulations. Ces douleurs ont été justement appelées *Douleurs rhumatoïdes.*

Plus tard, ces douleurs reviennent, mais alors elles sont fixes et s'observent dans toute l'étendue du système fibreux. Comme les précédentes, elles cèdent au traitement spécifique; elles sont plus rares que les douleurs rhumatoïdes et ne semblent être que les symptômes des formes qui vont m'occuper.

2° *Contractures.* — A la suite des douleurs que je viens de décrire, et alors que de sérieux commémoratifs ne laissent pas de doute sur l'infection syphilitique, on voit se produire, particulièrement aux muscles des membres supérieurs et de l'œil, des *contractures* ou raccourcissements musculaires. Ces contractures sont graduelles; elles causent de grandes infirmités, telles que le *strabisme* pour les contractures des muscles de l'œil; dans les membres, elles affectent spécialement les *fléchisseurs :* ainsi au bras le *biceps.*

3° *Tumeurs.* — Les muscles sont, après le tissu cellulaire, ceux de tous nos organes qui sont le plus fréquemment le siège des *gommes.* Ces gommes suivent dans la trame musculaire leur évolution habituelle, causant la destruction partielle des tissus par des suppurations diffuses ou de vastes abcès. Si le traitement ordinaire modifie avantageusement ces affections, il faut ajouter que leur guérison, surtout lorsqu'il y a eu suppuration, amène des cicatrices qui, par leur retraction, causent des effets analogues à ceux que produisent les contractures.

Dans les muscles et les tendons, les gommes subissent quelquefois une singulière transformation ; elles s'arrêtent en voie de ramollissement, s'indurent, deviennent cartilagineuses et même osseuses ; on a observé de ces transformations dans tous les muscles, et même dans la langue. Cette sorte d'infiltration calcaire coïncide avec les accidents osseux qui vont être décrits et peuvent même amener une adhérence d'un muscle à un os par une sorte de cicatrisation osseuse.

Lésions du périoste et des os.

Je vais étudier les affections les plus graves de la syphilis en passant en revue les altérations nombreuses et profondes que fait subir au périoste et aux os le poison vénérien.

Bien que des manifestations du côté du système osseux puissent se montrer précocement, c'est généralement à la période tertiaire qu'appartiennent ces sortes de manifestations.

J'étudierai ces lésions dans l'ordre suivant : 1° *Douleurs ostéocopes*; 2° *Périostoses*; 3° *Ostéite*; 4° *Carie, Nécrose*; 5° *Exostoses*.

Douleurs ostéocopes.— On appelle ainsi les douleurs profondes qui siégent dans les os ; elles ont été signa-

lées très-anciennement et semblent appartenir exclusivement à la syphilis; aussi leur présence peut-elle
être considérée comme un signe suffisant de syphilis
tertiaire.

Ces douleurs se montrent spontanément; elles
augmentent par la pression; elles siégent de préférence dans les os superficiels; leur fixité sert à les
distinguer des douleurs rhumatoïdes; elles augmentent la nuit, et un des signes qui les caractérisent le
mieux, c'est qu'elles acquièrent leur plus grande intensité vers minuit. C'est à tort qu'on attribue cette
exaspération à la chaleur du lit. Lorsqu'elles débutent
dans la journée, le malade peut facilement les supporter; mais leur intensité augmente peu à peu, et leur
violence est telle, qu'elles peuvent arracher des cris
aux malades. Elles constituent à elles seules la maladie, ou bien elles sont les symptômes des altérations
osseuses que je vais décrire. Quoiqu'elles soient généralement des accidents tardifs, on peut, dans des
véroles d'une malignité excessive, les voir apparaître
précocement.

Périostoses. — Souvent, après l'apparition des douleurs ostéocopes, on voit, le long d'un os superficiel,
survenir un gonflement; c'est ce qui constitue la *périostose.* Il est exceptionnel que cette affection du tissu
qui recouvre immédiatement l'os, ne coïncide pas
avec des altérations de ce dernier.

En effet, l'altération osseuse débute ordinairement
par un épanchement inter-périostique de matières
plastiques analogues à la substance des gommes. Cet

épanchement constitue un gonflement indolent, circonscrit, quelquefois douloureux à la pression. Ce gonflement affecte l'évolution des gommes, et les diverses phases de cette évolution ont servi à établir des variétés connues sous les noms de périostose *gommeuse, phlegmoneuse, plastique.* Ces divers noms montrent, sans qu'il soit nécessaire d'entrer dans plus de détails, que c'est bien la même marche que les gommes, que suivent ces gonflements, dont le dernier terme, qui a été appelé plastique, par sa dureté et sa résistance, se rapproche de l'*exostose,* dont il constitue parfois la première phase.

Ostéite. — C'est l'inflammation du parenchyme osseux. Cette inflammation s'annonce à l'extérieur par une périostose suivie d'ulcération si l'os suppure; cette affection a une marche très lente, qui, avec les douleurs ostéocopes, sert à les différencier des autres ostéites. Comme pour toutes les altérations que nous avons décrites, ce sont les os superficiels qui sont surtout atteints et spécialement les os des jambes (*Tibias*).

Carie, Nécrose. — Comme pour l'ostéite, à laquelle ces deux affections succèdent, la carie et la nécrose syphilitique n'offrent aucun caractère spécial; elles s'attaquent particulièrement aux os du crâne et de la face. C'est à la nécrose, consécutive aux ulcérations syphilitiques, qu'il faut attribuer la perforation de la voûte palatine et cet aplatissement du nez que j'ai déjà signalé.

Exostoses. — On appelle ainsi des tumeurs dures

formées par du tissu osseux ; c'est un des accidents les plus tardifs de la syphilis ; il se présente sous deux formes : l'*exostose,* dite *parenchymateuse,* et l'*exostose épiphysaire.*

Ces exostoses forment des tumeurs de volume variable, d'une grande dureté, et qui siégent sur le trajet des os avec lesquels elles font corps. Ces tumeurs sont précédées de douleurs *ostéocopes;* mais, outre ces symptômes, elles peuvent produire des phénomènes fâcheux qui dépendent absolument de leur voisinage ; tels sont, alors qu'elles siégent à la table interne du crâne, les symptômes de compression nerveuse qu'on observe.

Ces tumeurs, qui cèdent assez facilement au traitement par l'iodure de potassium, laissent, en se guérissant, des espèces de cicatrices osseuses ; les exostoses s'enflamment très-rarement. Le siége où il est le plus facile de les constater, c'est sur la clavicule et sur le bord externe du tibia, plus connu sous le nom de *couteau de la jambe.*

Lésions des articulations.

L'action de la syphilis sur les articulations a été signalée par divers auteurs ; cependant elle est restée peu connue ; on lui attribue une inflammation lente et chronique de la *synoviale,* ou *membrane d'enveloppe* de certaines articulations. Cette *synovite* aurait pour caractères une douleur sourde de l'articulation et un épanchement de liquide qui paraît et disparaît plusieurs fois. Cette sorte d'affection siégerait de préférence au coude et au genou.

On peut encore ranger parmi les affections syphilitiques des articulations l'*ostéite* spécifique, qui atteint les têtes des os en rapports articulaires ; quand cette lésion se montre dans un pareil siége, bien que la marche soit lente et chronique, on voit l'articulation devenir forcément immobile, c'est-à-dire s'*ankyloser;* et plus tard, lorsque, par continuité, l'inflammation s'empare de la membrane synoviale, la cavité articulaire qu'elle tapisse suppure ; de là, la formation d'abcès, de fistules, entraînant des circonstances graves qui peuvent aller jusqu'à la perte du membre.

Lésions du système nerveux.

Les anciens connaissaient les désordres produits par la syphilis dans l'économie du système nerveux, mais peu d'auteurs s'étaient occupés de faire l'étude scientifique de ces désordres ; il faut arriver à notre époque pour trouver des travaux sur la syphilis du tissu nerveux.

Cette syphilis se montre à l'observateur, soit par des affections qui dépendent de lésions qui échappent à nos moyens d'investigation, soit par des affections qui se rattachent facilement à diverses lésions du tissu nerveux lui-même ou des organes voisins.

J'ai, à diverses reprises, signalé les *céphalées,* ou

douleurs de tête, qui sont un des phénomènes les plus sensibles de la syphilis. Ces douleurs qui, par leur exaspération nocturne, causent des insomnies excessivement pénibles, ont fait penser à divers auteurs qu'une inflammation de cause syphilitique peut siéger dans le cerveau et les membranes appelées *méninges*, qui l'enveloppent.

On rencontre aussi dans le tissu même du cerveau, la *gomme* qui, se développant sous forme d'exsudation plastique, entraîne avec elle tous les désordres consécutifs aux tumeurs du cerveau, paralysie, démence, perte des sens, etc.

La moelle épinière et les nerfs ne présentent guère de phénomènes qui puissent leur être spécialement attribués. Les symptômes qu'ils montrent appartiennent, le plus souvent, à des lésions du voisinage, carie, exostoses de la colonne vertébrale, gomme des muscles, exostoses des autres os.

Ce que je viens de dire, outre les céphalées, les douleurs ostéocopes, l'insomnie, explique aussi les *névralgies* syphilitiques que rien autre que les commémoratifs ne peut distinguer des névralgies ordinaires.

On ne peut nier que la syphilis ne trouble l'intelligence et n'entraîne avec elle l'hypocondrie et la lypémanie, genres de folies tristes si fréquemment engendrées par les maladies chroniques. Quelques auteurs ont noté une influence dépressive de la syphilis sur la mémoire, ce qui n'a rien d'étonnant quand toute l'organisation est ébranlée par ce terrible poison.

La folie syphilitique peut encore se produire par l'altération des centres nerveux.

L'hypocondrie, engendrée par la syphilis, revêt souvent des formes qui lui ont mérité les noms de *syphilomanie*, forme dans laquelle un malade tourmenté par la syphilis, attribue à cette affection tous les désordres qui peuvent se produire dans son organisme, et de *syphilophobie*, forme dans laquelle les malades poursuivis par la crainte de cette maladie, se réduisent aux genres de vie les plus bizarres, ou se soumettent, pour prévenir les récidives de cette affection, aux traitements préventifs les plus originaux.

Divers observateurs, et particulièrement des Allemands, ont attribué certaines *épilepsies* tardives au virus syphilitique.

CACHEXIE SYPHILITIQUE. — SYPHILIS MALIGNE.

On appelle cachexie, l'altération profonde de l'économie amenée par l'empoisonnement syphilitique; cette cachexie, rare dans nos climats, est fréquente sous les latitudes plus chaudes.

La cachexie ne se produit que chez des malades dont la constitution était mauvaise, délabrée, avant l'infection, ou bien chez celles chez qui l'empoisonnement aura profondément atteint les viscères, et par là, comme il est facile de le déduire profondément lésé la nutrition générale.

La cachexie est plutôt une complication qu'un effet de la syphilis.

Une femme a l'aspect cachectique, lorsqu'elle est amaigrie, que ses digestions deviennent mauvaises, que ses pieds, ses mains, se gonflent à la moindre fatigue, alors que le plus petit choc ou la plus faible pression font apparaître sur sa peau des suffusions sanguines appelées *ecchymoses*. Elle présente alors tous les symptômes de la *chlorose syphilitique*. Pendant qu'apparaissent ces phénomènes, le moral s'altère, la malade, devenue triste, a un caractère inégal, enfin, si un prompt remède n'est pas apporté à cet etat, elle tombe dans le *marasme*.

On a signalé, depuis quelques années, des syphilis, qui ont reçu le nom de *malignes*, par la rapidité avec laquelle l'infection parcourt ses périodes, et à cause de l'intensité des symptômes. Dans ces syphilis, les accidents profonds, ordinairement tardifs, qui constituent la période tertiaire, apparaissent, eux habituellement si lents à se produire, dans un délai de deux à six mois, et s'accompagnent presque toujours de l'aspect cachectique que je viens de décrire

On opposera à ces états, qui sont rares chez les femmes, outre le traitement spécifique, des toniques généraux reconstituants, l'hydrothérapie et tous les agents recommandés par une bonne hygiène générale.

TRAITEMENT DE LA SYPHILIS.

Traitement des accidents secondaires.

La guérison des accidents secondaires de la vérole s'obtient surtout par un *traitement interne*, auquel on joint quelquefois un *traitement local*, dans le but de faire disparaître plus vite des signes trop compromettants de syphilis.

Traitement local.

Le *traitement local* varie selon la nature des accidents secondaires. Quand ce sont des rhagades, des excroissances charnues, des pustules humides, croûteuses, fournissant une suppuration fétide, et dont le siége ordinaire est au pourtour de l'anus, des parties génitales externes, aux commissures des lèvres, on les fait disparaître promptement, en les touchant très-superficiellement avec la pierre infernale, avec le nitrate acide liquide de mercure sur de la charpie, après les avoir débarrassées de l'humeur sanieuse qui les recouvre. Ces accidents, qui effrayent souvent les malades, se dissipent comme par enchantement en quelques jours, après une ou deux cautérisations très-légères.

Les plaies ou ulcères qui peuvent exister ne doivent

point être lavés avec de l'eau de racine de guimauve ou de tête de pavot, ni avec l'eau de son, émollients auxquels recourent tout naturellement les malades. Ces lotions devront être faites avec du chlorure d'oxyde de calcium liquide (*solution aqueuse saturée d'hypochlorite de chaux*), ou étendue d'eau ; du vin aromatique mêlé d'eau, ou de l'eau tenant en suspension quelques grains de calomel à la vapeur. Quand il y a des excoriations ou des ulcères bourgeonnants, je me trouve très-bien, outre les lotions que je viens d'indiquer, de faire graisser trois fois par jour la partie malade avec une petite proportion de la pommade suivante :

> Prenez : Pommade aux concombres,   30 grammes.
>   Précipité blanc,   5 grammes.
>   Laudanum de Sydenham,   5 grammes.
> Mêlez selon l'art, très-exactement.

Cette pommade, outre ses qualités fondantes et résolutives, calme les démangeaisons qui accompagnent si fréquemment ces éruptions.

S'il existe des ulcérations à l'arrière-gorge ou au nez, on les touchera avec un crayon de pierre infernale, ou mieux encore avec un pinceau de charpie imbibé de nitrate acide liquide de mercure. La malade devra, selon le siége de l'ulcère, se gargariser ou faire des aspirations nasales avec de l'eau d'orge mêlée par quart, tiers ou moitié avec du chlorure d'oxyde de calcium liquide.

Ce traitement local et quelques bains simples et sulfureux font le plus souvent disparaître de suite les accidents dont je parle ; mais la malade devra bien se garder de se croire guérie. Le sang reste empoisonné par le virus syphilitique, et pour détruire ce principe morbide, il faut que la malade soit soumise à un traitement dépuratif interne, spécial pendant six semaines ou deux mois au moins.

Traitement général, ou dépuratif interne.

Le traitement intérieur ou général employé seul suffit pour faire disparaître tous les symptômes externes, si compliqués qu'ils soient, par la raison que ces pustules, superficielles en apparence, étant entretenues par la viciation du sang, il est naturel que l'effet cesse avec la cause qui l'entretenait.

Les anciens avaient recours, pour guérir la vérole constitutionnelle, à une foule de médicaments dont l'énumération serait trop longue et tout à fait déplacée ici. Je me contenterai d'indiquer les principales substances qu'on a successivement employées : ce sont le mercure, le soufre, l'iode, l'antimoine, l'arsenic, l'or, l'argent, les bois sudorifiques.

Une question de haute importance se présente, qui a déjà été fort agitée parmi les médecins et qui préoccupe beaucoup les malades. Je vais l'aborder franchement, et la résoudre d'une manière catégorique.

Doit-on avoir recours au mercure pour guérir la vérole ?

Oui.

Toutes les fois qu'une personne a gagné un *chancre induré*, que cet ulcère a duré plus de quatre jours, que la malade, au bout de six semaines à deux mois, présente *un ou plusieurs* des symptômes énumérés plus haut, c'est un signe d'infection constitutionnelle du sang, *qui ne pourra guérir que par un traitement mercuriel.* Tous les médecins qui prétendent guérir a vérole sans mercure sont des *ignorants* ou *trompent* sciemment les malades et le public. Je sais bien qu'on a prétendu avoir guéri la vérole par des dépuratifs dans lesquels il n'entrait pas de mercure ; mais avait-on réellement affaire à des accidents syphilitiques ? Je le nie positivement. La malade n'avait eu primitivement que des chancres mous qui n'empoisonnent pas le sang, qui ne donnent pas la vérole.

Toutes les fois qu'on se trouvera en présence des accidents secondaires dont je viens de parler, je mets au défi qui que ce soit de désinfecter l'économie du virus syphilitique sans avoir recours au mercure. On pourra, comme je l'ai dit en parlant du traitement local, blanchir le mal ; mais le malade restera exposé aux accidents tertiaires dont je parlerai plus bas.

On a certainement fait abus du mercure, on l'a administré et on l'administre tous les jours pour des maladies qui ne sont nullement syphilitiques, mais, ainsi que je l'ai dit en commençant l'étude des maladies vénériennes, il faut d'abord bien poser son diagnostic, parce que, autant le mercure est *héroïque et indispensable* quand on l'administre contre la vérole, autant il est inutile et même nuisible quand on s'en sert pour d'autres affections non syphilitiques.

Est-ce à dire que, même dans le cas de syphilis bien avérée, on doive toujours recourir au mercure? Mais on doit se rappeler qu'en parlant du chancre simple, ou ulcère vénérien primitif, j'ai eu soin de dire qu'un traitement interne ne préservait pas toujours des accidents consécutifs secondaires. D'un autre côté, en parlant des accidents tertiaires de la syphilis, on verra que je proscris formellement l'emploi du mercure, comme impuissant à faire disparaître cet ordre de symptômes.

Sous quelle forme le mercure doit-il être administré?

Le *proto-iodure de mercure* est la forme qui convient généralement le mieux et qui est le plus facilement supportée. Quelques praticiens, habitués à manier la *liqueur de Van Swieten* (solution du sublimé corrosif, ou deuto-chlorure de mercure), lui accordent la préférence. Cependant, comme cette liqueur est corrosive, bien qu'administrée dans du lait, elle est moins bien tolérée par l'estomac que les autres préparations mercurielles, et bien plus facilement que les autres elle provoque la salivation. Cette observation s'adresse également au bi-iodure de mercure dissous dans une solution d'iodure de potassium (*iodhydrargyrate d'iodure de potassium*). Les

Anglais ont souvent recours aux pilules bleues (*blue pills*), préparation dans laquelle entre l'onguent napolitain (mercure extrêmement divisé par un corps gras).

Certaines malades ont les intestins tellement irritables, que la préparation mercurielle la plus inoffensive provoque un véritable empoisonnement, vomissements, diarrhée, coliques. Il est inutile d'insister dans des cas semblables : on doit alors avoir recours aux *frictions* avec de l'onguent mercuriel double, dans le pli de l'aine, sur le plat des cuisses, aux jarrets, aux aisselles. La dose est d'un à deux grammes par friction, qu'on répète chaque soir, jusqu'à ce qu'il y ait contre-indication, tant que les accidents n'ont pas disparu.

Maintenant *quelle est la proportion de mercure que doit prendre la malade, et doit-on exciter ou éviter la salivation?* Si je pose cette question, c'est que beaucoup de praticiens, encore imbus des vieilles doctrines, pensent que le mercure n'agit efficacement qu'autant qu'il a produit la salivation.

Tandis que les anciens médecins, et même beaucoup de praticiens modernes, emploient jusqu'à dix et quinze grammes de mercure pour un traitement, je n'ai jamais eu besoin d'en employer plus d'*un à trois grammes* pour guérir la syphilis constitutionnelle la plus compliquée. Je surveille avec le plus grand soin l'état des gencives pendant l'emploi d'un traitement mercuriel, parce que je tiens à *éviter la salivation*, qui n'est qu'un accident inutile à la guérison.

On a trouvé dans le *chlorate de potasse* un agent propre à guérir promptement la salivation mercurielle et même à prévenir les effets du mercure sur les gencives et la langue. Ce médicament s'administre à la dose de quatre grammes par jour dans un julep gommeux de deux cents grammes; cette potion se prend en deux fois. On l'emploie aussi en pastilles qu'on fait dissoudre lentement dans sa bouche en avalant la salive.

Le premier effet physiologique du chlorate de potasse est de provoquer une salivation abondante, mais qui n'est pas douloureuse comme la salivation mercurielle, et qui dure une à deux heures pour les premières doses, ensuite cet effet va en diminuant. Après deux à trois jours de cette médication, la tuméfaction des gencives disparaît, les ulcères fétides se détergent, se cicatrisent, et la mastication est possible sans douleur. Les travaux entrepris par divers médecins sur l'action de ce médicament ont abouti aux conclusions suivantes :

1° Une stomatite mercurielle étant produite, il n'est pas nécessaire, pour en conjurer les accidents, de supprimer la médication spécifique. Le chlorate de potasse, employé concurremment avec le mercure, suffit à la guérison.

2° Dans le cours d'une stomatite, la dose des préparations mercurielles peut même être augmentée, concurremment à l'administration du chlorate, dans le cas où la gravité des accidents syphilitiques nécessite l'intervention immédiate d'une médication énergiquement répressive.

3° Le chlorate de potasse ne constitue pas seulement un agent *curatif* des accidents buccaux produits par le mercure, il peut être également employé à titre d'agent *prophylactique*, c'est-à-dire d'agent destiné à prévenir les salivations, pendant le traitement mercuriel.

4° L'action médicatrice des mercuriaux n'est en rien suspendue par le traitement anti-ptyalique.

Voici, du reste, comment je formule le traitement dans les cas ordinaires. Il est bien entendu que, suivant les indications ou contre-indications, la susceptibilité des malades ou l'irritation intestinale, je modifie les doses et l'administration :

Pilules.

Prenez : Proto-iodure de mercure,   0,50 centigr.
       Extrait de gaïac,   2,50 centigr.
       Extrait gommeux d'opium,   0,10 centigr.

Mêlez et faites 50 pilules, qui contiendront chacune un centigramme de sel mercuriel.

A prendre une ou deux matin et soir.

Sirop dépuratif.

Prenez : Bi-iodure de mercure,   0,10 centigr.
       Iodure de potassium,   5   grammes.
       Sirop de salsepareille composé,   250   grammes.

Faites dissoudre le sel mercuriel avec quelques gouttes d'eau, dans l'iodure de potassium, et ajoutez au sirop.

Deux cuillerées à bouche de ce sirop par jour, dans

deux tasses de décoction de racine de salsepareille, de bois sudorifique, squine, galac, sassafras, ou de tiges de douce-amère.

Concurremment avec ce traitement, le malade prendra matin et soir une pastille contenant 0,20 centigrammes de chlorate de potasse : on la laisse fondre lentement dans la bouche.

Ce traitement doit être continué pendant six semaines à deux mois. Tous les huit jours, on a soin de faire prendre au malade une purgation avec une bouteille d'eau de Sedlitz ou de limonade purgative au citrate de magnésie ; et, enfin, tous les huit jours aussi, en alternant avec la purgation, le malade doit prendre un bain sulfureux.

Il est bien entendu que, pendant tout le temps du traitement, la malade doit suivre un régime très-sévère et s'abstenir de liqueurs, de café noir, vin pur, viandes salées ou trop épicées.

Au bout de huit jours de médication, on commence à voir un mieux très-sensible : la teinte rouge cuivré des taches disparaît ; les plaies, ulcères, se détergent ; les végétations s'affaissent ; les fissures se cicatrisent ; la teinte gris plombé du visage, caractéristique de la constitution syphilitique, disparaît, pour faire place à la coloration naturelle. Les cheveux ne tombent plus et commencent à repousser ; enfin le moral de la malade subit aussi une transformation en rapport avec l'amélioration générale et la purification du sang.

Après le traitement anti-vénérien le plus méthodiquement suivi, bien que les accidents secondaires aient tous complétement disparu, la malade ne peut pas être sûre qu'elle ne ressentira plus jamais aucune atteinte de cette affection.

Il faut oser dire la vérité tout entière à la malade, car en définitive il est de son intérêt bien entendu de la connaître. Le plus grand nombre des malades sont parfaitement guéries et n'ont plus aucune récidive à redouter pour l'avenir après un traitement de deux ou trois mois, bien méthodiquement suivi. Mais il n'en est pas de même pour certaines malades, et le médecin consciencieux devra les prévenir qu'une rechute possible pèse longtemps, presque toujours, sur la tête de certains individus ayant été atteints de symptômes constitutionnels, et cela quelque actif et prolongé qu'ait été le traitement. Or si, pendant ces intervalles qui sont en apparence la *santé*, mais qui ne peuvent plus être la *sécurité*, un individu de cette catégorie veut savoir à quel point il peut se croire guéri, la médication sulfureuse est le meilleur critérium auquel il puisse se soumettre. L'effet de cette médication est de provoquer une excitation générale et profonde, de mettre en mouvement toutes les humeurs de l'économie, de remuer toutes les fibres, et de déterminer un travail intersticiel et dépuratif qui aboutit au dehors par une sorte d'ébullition, *ou poussée syphilitique*.

Quand je préviens de cette éventualité les personnes auxquelles je donne des soins, la première réponse est qu'elles ne veulent pas alors cesser le traitement et qu'elles préfèrent le continuer pendant deux à trois mois, pour se garantir de tout accident consécutif. Mais je les dissuade de cette pratique, parce qu'elle ne préserve pas davantage et qu'elle ne peut que les fatiguer. C'est surtout pendant la première année après la guérison, au renouvellement des saisons, surtout au printemps, que se montrent les symptômes dont je parle; ils indiquent que le germe de la maladie n'est pas entièrement détruit. On les guérit promptement par un traitement de quinze jours à trois semaines au plus.

Traitement des accidents tertiaires.

De même que j'ai formellement recommandé le mercure pour détruire l'empoisonnement syphilitique secondaire, de même je le bannis quand il s'agit de combattre les symptômes tertiaires; l'iodure de potassium, au contraire, est alors aussi efficace contre ces accidents que l'est le mercure contre les syphilides.

Les *symptômes locaux* disparaîtraient sous l'influence du traitement général seul; mais ordinairement je leur oppose les mêmes moyens que j'ai indiqués dans le *traitement local des affections secondaires*.

S'il existe des ulcères à la gorge ou des plaies de mauvaise nature à la surface du corps, il faut les cautériser avec un pinceau de charpie imprégné de nitrate acide liquide de mercure. On pansera les plaies avec des plumasseaux de charpie imbibés de chlorure d'oxyde de calcium liquide, de vin aromatique, de collyre de Lanfanc, ou de solution de perchlorure de fer. Quelquefois on a recours à des pommades fondantes pour faire dissoudre plus vite les engorgements des os, des testicules, les tumeurs gommeuses des membres ou les bubons chroniques. Voici quelques formules de ces *pommades fondantes* :

Prenez : Pommade aux concombres,	30 grammes.
Iodure de potassium,	5 grammes.

Mêlez selon l'art.

Autre :

Prenez : Iodure de plomb,	5 grammes.
Extrait de belladone,	5 grammes.
Axonge purifiée,	30 grammes.

Mêlez selon l'art.

Autre :

Prenez : Cérat de Galien,	15 grammes.
Onguent napolitain double,	15 grammes.
Extrait d'opium,	1 gramme.

Mêlez selon l'art.

Autre :

Prenez : Pommade de concombre,	20 grammes.
Proto-iodure de mercure,	1 ou 2 grammes.
Laudanum de Sydenham,	2 grammes.

Mêlez selon l'art.

On emploie gros comme demi-noix de ces pommades, en frictions, matin et soir, sur la partie engorgée. Les frictions durent quatre à cinq minutes chaque fois.

Je me sers fréquemment, dans le même but, des préparations emplastiques de Vigo, simple ou *cum mercurio.*

J'ai l'habitude de formuler le *traitement général* le plus souvent de cette façon :

Sirop dépuratif.

Prenez : Iodure de potassium,   10 grammes.
        Sirop de salsepareille composé,   250 grammes.
Mêlez selon l'art.

A prendre trois à quatre cuillerées à bouche, chaque jour, dans autant de tasses de décoction de racine de salsepareille, des bois sudorifiques de gaïac, sassafras, squine ou de tiges de douce-amère ; bains sulfureux tous les huit jours; purgations tous les huit jours en alternant avec les bains.

Après quelques jours de l'emploi de ce traitement, on voit s'opérer une amélioration extraordinaire dans tous les symptômes : les douleurs ostéocopes nocturnes disparaissent en deux ou trois jours ; les plaies prennent un meilleur aspect, deviennent vermeilles, fournissent un pus de bonne nature et tendent à la cicatrisation ; les engorgements se ramollissent et fondent à vue d'œil ; tout, en un mot, concourt à rassurer le malade.

Cette médication doit durer jusqu'à l'entière disparition des symptômes, et même une quinzaine de jours au delà, pour être bien sûr d'avoir complétement purifié le sang.

Pendant toute la durée de ce traitement , on devra suivre un régime sévère et s'abstenir de tout excès.

Fréquemment les malades, désirant employer le *Rob Boyveau-Laffecteur*, me demandent mon avis sur l'efficacité de ce remède célèbre, beaucoup trop exalté par les uns comme une panacée universelle, et dédaigné par d'autres comme un agent inutile.

Il n'entre dans la préparation du Rob que des plantes dépuratives, et ce sirop ne contient ni mercure ni iodure de potassium. Il ne pourra donc qu'être un *adjuvant utile*, comme dépuratif général, au même titre que le *sirop de Cuisinier;* mais il ne sera qu'un *accessoire*, accessoire très-important quelquefois puisqu'il facilite la *tolérance* dans les cas de susceptibilité nerveuse excessive de l'estomac et des intestins.

Les circonstances qui réclament surtout son emploi sont les suivantes :

1° A la suite du traitement par les agents minéraux, quelques malades sont affaiblis, leurs facultés digestives altérées, le corps amaigri; dans ce cas, l'administration du Rob rétablit promptement les organes et, en favorisant l'assimilation des aliments, active le retour à la santé.

2° Dans les cas invétérés, qui malheureusement se présentent si souvent à l'observation du praticien, où les manifestations de syphilis constitutionnelle nonseulement sont rebelles à l'action du mercure, de l'iodure de potassium, de l'arsenic, mais encore semblent pulluler sous leur influence, loin de doubler, de tripler, de quadrupler les doses de ces médicaments, comme le font quelques praticiens des plus célèbres, je cesse complétement l'administration des agents minéraux, et je me contente à l'extérieur de douches de vapeur et de bains de Baréges, et à l'intérieur de Rob Boyveau-Laffecteur et d'eaux minérales ferrugineuses. En quinze jours, trois semaines, un mois au plus, la scène est complétement transformée, et, en même temps que les accidents disparaissent, le malade renaît à la santé.

3° Les enfants qui ont hérité de leurs parents d'accidents syphilitiques tertiaires présentent fréquemment les attributs extérieurs du tempérament lymphatique, et doivent être pendant plusieurs années soumis à l'action dépurative et inoffensive du **Rob**. Deux à trois mois suffisent à chaque printemps.

Le mode d'administration est fort important à connaître, parce qu'il rend compte de l'appréciation fausse de certaines personnes. Si le malade attend quelque changement dans les accidents qu'il peut présenter après l'emploi d'une bouteille de Rob, il sera déçu, parce que ce n'est qu'après la prise de 5 à 6 litres qu'on aperçoit de l'amélioration. La dose est de 4 à 6 cuillerées à soupe par jour, en deux ou trois fois dans un verre d'eau, ou de tisane de feuille de chicorée ou de saponaire.

On a encore préconisé contre la syphilis les *sels d'or et d'argent;* mais, malgré le prix élevé qu'atteignent ces préparations, l'incertitude de leurs résultats les a fait promptement abandonner; il en est de même du *chromate de potasse,* du *sulfate de cadmium,* etc.

A côté des agents thérapeutiques que je viens de citer, je puis signaler le traitement par les *vésicatoires volants* multipliés, par la *vaccination* ; ce dernier traitement présenté par M. Luromski, garde forestier russe, fut en vain expérimenté à Moscou et à Paris. M. Boëck, syphiliographe suédois distingué a guéri des syphilis par des purgatifs salins répétés. Ces diverses méthodes peuvent compter quelques heureux résultats, mais aucune d'elles n'a été entièrement sanctionnée par l'expérience.

Une des plus anciennes ressources de la médecine, la *diète sèche*, improprement appelée *cura famis*, est employée avec succès par les médecins arabes (*Toubib*), contre la syphilis. Ce traitement qui peut rarement être supporté par les malades est assez long ; il consiste pendant toute sa durée en une alimentation *exclusivement végétale*, composée de galettes, de noix, d'amandes torréfiées, de dattes, figues et raisins secs.

SYPHILISATION.

Avant d'en finir avec le traitement de la syphilis, je vais parler d'un traitement vanté tout à la fois par ses défenseurs comme un moyen prophylactique infaillible et un moyen curatif d'une action certaine. Je veux parler de la *vaccination syphilitique* ou *syphilisation*, moyen dangereux dont la science a fait raison dans d'éclatantes et lumineuses discussions. Les champions de cette méthode, qui donnait tout d'abord la vérole pour garantir ceux qui s'exposent à la contagion, sont en France MM. Auzias-Turenne, en Suède M. Boëck, en Italie M. Sperino.

Cette méthode a pris naissance dans l'analogie d'action que voyaient ces promoteurs entre le *virus vaccin* et *le virus syphilitique*.

Une fois qu'on a été infecté constitutionnelleme[nt] par la syphilis et qu'on a successivement passé par toutes les phases que j'ai indiquées, on est par cela même à l'abri d'une nouvelle contagion générale, pendant un temps plus ou moins long, mais dont la durée n'a rien de fixe et varie suivant les individus, et probablement aussi suivant diverses conditions qui nous sont inconnues, telles que l'âge, le sexe, la virulence de la première infection, le traitement suivi, etc. C'est une vérité reconnue par tous les syphiliographes. Ce fait est devenu, dans ces derniers temps, la base d'une doctrine nouvelle dite *syphilisation*.

Cette innovation consisterait à saturer un individu de vérole, en inoculant méthodiquement et à plusieurs reprises le virus syphilitique provenant de chancres ou de plaies vénériennes, d'une nature successivement plus énergique. Ainsi, tous les trois ou quatre jours, on pratique au moyen d'une lancette, sur différentes parties du corps, telles que les avant-bras, la face interne des cuisses, la poitrine, quatre inoculations d'un pus provenant d'ulcères vénériens d'une nature plus maligne à chaque opération nouvelle. L'inventeur de cette méthode prétend qu'après un certain nombre d'inoculations, l'individu est saturé, et que, quelle que soit la virulence du pus inoculé, il n'a plus aucune action sur lui. Ainsi, à mesure que la *saturation* se fait, les plaies résultant de nouvelles inoculations seraient plus petites, moins graves et se cicatriseraient plus promptement, malgré la gravité plus grande du pus. On arriverait enfin à l'*immunité radicale.*

Comme conséquence de ce que je viens d'exposer, la syphilisation a la prétention d'obtenir deux résultats :

1° Étant appliquée à des individus vierges de tout accident vénérien, cette méthode les préserverait de tout accident vénérien ultérieur, à quelque danger syphilitique qu'ils s'exposassent.

2° Étant mise en pratique sur des individus actuellement infectés d'accidents primitifs, secondaires ou tertiaires, elle les guérirait radicalement, quand même ces accidents se seraient montrés rebelles au traitement méthodique et rationnel actuellement employé.

La syphilisation serait, comme on le voit, tout à la fois préventive et thérapeutique, hygiénique et curative. Elle agirait pour le vir syphilitique au même titre que le vaccin pour le virus de la variole.

L'inventeur de la syphilisation est arrivé à l'appliquer sur des hommes, après avoir constaté que les singes, qui avaient été plusieurs fois infectés de chancres, étaient rebelles à de nouvelles inoculations, et que les filles publiques qui avaient passé par toutes les phases de la vérole étaient, pendant un temps plus ou moins long, inhabiles à contracter des chancres.

Cette doctrine repose sur des faits erronés ; il n'y a pas de pus syphilitique plus ou moins virulent. Il y a deux virus : le virus du chancre mou et celui du chancre induré, qui ne se transforment pas l'un dans l'autre. Quand on a un chancre induré, on n'en est pas atteint une deuxième fois : c'est là un fait constant ; mais on n'est jamais préservé contre le chancre mou, quel que soit le nombre des inoculations.

Du reste, si séduisante que soit cette théorie, elle n'est point appuyée sur un assez grand nombre de faits incontestables pour prendre place dans la pratique. Elle ne recrute aucun partisan et me paraît devoir fort heureusement rester à l'état d'idée spéculative. Je rejette, bien entendu, comme immorale, cette monstruosité qui, pour prémunir un individu bien portant contre un mal qu'il peut presque toujours éviter, lui inocule une syphilis des plus virulentes. Pour les malades actuellement infectés et rebelles, comme on en rencontre quelquefois, au traitement le plus rationnel, c'est une *ressource désespérée* qu'on pourrait tenter, puisque, dit-on, certains malades en ont éprouvé du soulagement.

La *syphilisation*, je le répète, n'existerait pas pour le *chancre mou ;* car j'ai eu bien souvent à traiter des personnes atteintes de chancre pour la cinquième, huitième et dixième fois, et il me fallait autant de temps pour faire cicatriser cette ulcération que pour guérir les individus atteints de cet accident pour la première fois. Seulement quand on a été atteint d'accidents consécutifs, on est par cela même préservé de toute récidive d'infection générale.

Je ne saurais donc trop engager les malades qui ont été infectées une première fois à se garantir par tous les moyens possibles, d'une nouvelle contagion. Les infections doubles, bien que rarement observées, existent, et la science actuelle en a enregistré quatre ou cinq observations bien constatées. Mais il me semble nécessaire de rappeler qu'une seconde infection ne vient jamais doubler la première, tant que celle-ci n'est pas guérie.

Toutes les véroles ne sont pas identiques ; s'il en est qui résistent fort longtemps à l'action de tous les médicaments, et qui traduisent leur présence par des poussées successives, il en est aussi qui ont une bénignité remarquable, et dont toutes les manifestations, qu'elles soient traitées ou qu'elles ne le soient pas, s'arrêtent aux accidents secondaires. M. Diday, dans un livre ingénieusement écrit, a résumé sa doctrine sur ce point, en quelques propositions concises que je vais lui emprunter.

« *A.* La syphilis commence toujours par une
« lésion primitive (lésion apparaissant au point
« où le virus a été appliqué) ; cette lésion offre
« une grande variété dans sa marche et ses carac-
« tères objectifs.

« *B.* L'intensité, l'évolution, la durée de la syphilis
« sont extrêmement variables.

« *C.* L'emploi du mercure n'est pas absolument
« nécessaire chez tous les syphilitiques.

« *D.* Le traitement spécifique le plus scrupuleux,
« le mieux toléré, ne peut garantir au malade une
« cure radicale dans un temps donné.

« *E.* Les récidives dans les accidents sont fatale-
« ment un effet à peu près constant de la marche
« régulière de la maladie et ne peuvent être attri-
« buées ni au malade ni au médecin.

« *F.* Non traitée par les spécifiques, dans la ma-
« jorité des cas, la syphilis guérit ; et elle ne passe à
« l'état tertiaire que dans certaines circonstances et
« sous l'empire de causes déterminées. »

De ces propositions, M. Diday en déduit deux autres, bases de toute sa doctrine :

« 1° On observe des véroles fortes et des véroles
« faibles.

« 2° Les véroles faibles, dont le nombre est su-
« périeur, peuvent guérir sans le secours des spé-
« cifiques. »

J'emprunterai encore à M. Diday un exemple qu'il
rapporte de vérole faible qui fera comprendre à mes
lecteurs ce qu'entend ce syphiliographe distingué par
les qualificatifs faible et forte appliqués à la vérole, la
vérole forte étant celle qui présente tout ou partie des
symptômes que je viens de décrire.

« *Vérole faible.* — Au mois de juin 1856, je
« donnais des soins pour une bronchite, à une
« jeune femme de vingt-deux ans. Un jour elle
« m'apprend, non sans beaucoup de larmes, que
« j'avais à explorer une région autre que la poi-
« trine. Entraînée par surprise, disait-elle, dans

« un souper, elle avait eu à subir les tentatives d'un
« monsieur qui depuis quelque temps l'obsédait de
« ses poursuites. Le coït cependant n'avait pas eu
« lieu; l'hymen, que je vis intact, en faisait foi. Mais
« le pénis avait heurté çà et là à l'entrée.

« D'ailleurs, plus de vingt jours s'étaient passés
« depuis cette scène, l'unique, affirmait-elle, où elle
« se fût exposée. Lorsque je fus prié d'examiner, je
« vis sur la cuisse droite, à deux centimètres en
« dehors du pli génito-crural, une faible élevure, un
« peu plus brune que la peau voisine, de trois ou
« quatre millimètres de diamètre, que la malade
« n'avait aperçue que depuis deux ou trois jours.
« Pas d'induration. La malade, très-effrayée, deman-
« dait un remède et un diagnostic positifs.

« Je la rassurai à peu près complétement et pan-
« sai sa plaque pendant trois jours avec une assez
« faible solution de nitrate d'argent, lui prescrivant
« d'attendre encore deux jours après la cessation de
« ce pansement, avant de se présenter à moi.

« Quand je la revis, à l'époque dite, la lésion était
« dans le même état, sauf une coloration un peu plus
« brune; mais point d'érosion, pas même de des-
« quamation. Je résolus de la tenir encore en ob-
« servation.

« Cependant, la malade inquiète alla consulter
« mon collègue M. le docteur Rodet, qui, la lésion
« bien examinée et les commémoratifs connus, jugea
« à propos de se renfermer dans la même réserve et
« la même expectation.

« Je pus donc, cette cliente m'étant revenue, sui-
« vre la progression du mal. La plaque ne s'étendit
« pas en largeur. L'épiderme, dans toute la surface
« malade, devint légèrement plus épais et d'un blanc
« plus mat qu'à l'état normal (comme il le serait par
« l'effet de l'application prolongée de cataplasmes
« chauds). S'il y eut induration, elle ne fut qu'à
« peine perceptible et très-contestable. Un seul gan-
« glion inguinal se tuméfia un peu.

« Cet état-là, une fois réalisé, fut stationnaire.

« Il n'y avait donc pas l'ombre d'érosion, ni d'ul-
« cération, ni de croûtes sur cette plaque qui, peu à
« peu, en était venue au point de rappeler à s'y mé-
« prendre les plaques opalines des amygdales, lors-
« que vers le cinquante-sixième jour, à partir de sa
« première apparition, je constatai quelques rares
« croûtes du cuir chevelu, un peu de malaise chloro-
« anémique et une roséole distincte seulement pour
« un spécialiste. Je dispensai, bien entendu, cette ma-
« lade du mercure et ne la traitai que par les iodures
« et les ferrugineux.

« Il y a aujourd'hui plus de six ans que ceci s'est
« passé. Elle a eu à plusieurs reprises des poussées
« légères de tubercules muqueux à la bouche et à la
« vulve. Je les ai cautérisés avec persistance, et de-
« puis cette époque je la crois, je l'ai déclarée gué-
« rie ; et d'autres explorateurs non médicaux ont, à
« diverses reprises, confirmé mon certificat de patente
« nette, par des actes d'une nature encore plus con-
« vaincante. »

M. Diday prouve scientifiquement comment peuvent exister des véroles faibles et fortes. Que l'on réfléchisse à tout ce que j'ai écrit dans les chapitres qui précèdent, sur la nature et l'action du virus syphilitique, on verra que les manifestations morbides du poison doivent être subordonnées aux qualités de ce virus et à la disposition particulière du malade. Son action sur l'économie sera atténuée par la constitution et l'âge du contagionné, par l'influence héréditaire, par son mode d'introduction et par l'âge de la lésion syphilitique qui produit la contagion.

Cette dernière influence m'amène à traiter de la puissance virulente des accidents syphilitiques autres que le chancre, et à examiner les différents autres modes de contagion.

La transmission de la syphilis par d'autres accidents que le chancre est aujourd'hui une vérité incontestée, qui, il y a quelques années, a fait l'objet de plusieurs discussions passionnées à l'Académie de médecine.

CONTAGIOSITÉ ET TRANSMISSION DES ACCIDENTS SECONDAIRES.

La négation de la transmission de la syphilis par les accidents secondaires est une erreur de l'école huntérienne, qui doit sa naissance à des inoculations pratiquées par Hunter et répétées plus tard par M. Ricord ; inoculations dont le résultat négatif est aujourd'hui expliqué par l'impossibilité d'inoculer le virus vérolique à un individu déjà infecté. L'ignorance de ce fait avait donné naissance à ce principe accepté alors par la presque universalité des praticiens :

Le chancre est le point de départ obligé de la syphilis ; or le chancre seul produit le chancre : donc les accidents secondaires ne sont pas contagieux.

Avant d'arriver à prouver, par les expériences contemporaines, combien le dernier terme de ce principe est erroné, je rapporterai une observation de Hunter, qui l'a promulgué. Dans son *Traité de la syphilis*, le chirurgien anglais rapporte au chapitre Ier, septième partie : *Des maladies qui ressemblent à la syphilis constitutionnelle et qui ont été confondues avec elle*, le fait suivant :

« Une dame accoucha le 30 septembre 1776 ; l'en-
« fant était faible, et la quantité de lait que renfer-
« maient les seins de la mère étant très-abondante,
« on jugea à propos de faire teter cette dame par un
« enfant du voisinage, afin d'entretenir les seins dans
« une condition convenable. Il est à remarquer que
« cette dame donna le sein droit à son enfant et le
« sein gauche à l'enfant étranger.

« Au bout de six semaines environ, le mamelon
« du sein gauche commença à s'enflammer, et les
« glandes de l'aisselle se tuméfièrent quelques jours
« après, il se forma autour du mamelon plusieurs
« petits ulcères, qui, s'étendant rapidement, commu-
« niquèrent bientôt ensemble, et n'en formèrent

« plus qu'un; à la fin, la totalité du mamelon fut
« détruite.

« La tumeur de l'aisselle se dissipa, et l'ulcère de
« la mamelle se cicatrisa dans l'espace d'environ trois
« mois à partir de son début.

« Vers cette époque, l'enfant étranger avait la res-
« piration courte; il avait des aphthes dans la bou-
« che, et il mourut de consomption, présentant plu-
« sieurs ulcères en diverses parties du corps. La
« malade se plaignit, dans le même temps, de douleurs
« lancinantes qui se faisaient sentir dans plusieurs
« régions, et auxquelles succéda sur les bras, sur les
« jambes et sur les cuisses, une éruption de plaques,
« dont plusieurs devinrent des ulcères.

« La malade fut soumise à un traitement mercu-
« riel et à l'usage de la salsepareille en décoction. On
« essaya du mercure sous des formes diverses : à l'in-
« térieur, en solution et en pilules; à l'extérieur,
« sous forme d'onguent. On ne put en continuer
« l'emploi qu'un petit nombre de jours chaque fois,
« car il produisait toujours de la fièvre, de la diarrhée
« et des douleurs intestinales très-vives. La malade
« accoucha d'un autre enfant qui était dans un état
« mordide. Cet enfant fut confié aux soins d'une
« nourrice et vécut environ neuf semaines. Son épi-
« derme se détachait dans plusieurs points, et une
« éruption squammeuse couvrait tout son corps.

« Peu de temps après la mort de l'enfant, la nour-
« rice accusa de la céphalalgie et de la douleur dans
« la gorge; des ulcérations se formèrent sur ses

« seins. Divers médicaments lui furent prescrits ;
« mais elle se détermina à entrer dans un hôpital où
« on la fit saliver, et dont elle fut renvoyée, au bout
« de quelques mois, sans être guérie. Les os du nez
« ou du palais s'exfolièrent, et, quelques mois après,
« elle mourut dans un état de consomption com-
« plète.

« De tous les agents thérapeutiques qui furent
« employés par la dame elle-même, aucun n'eut
« d'aussi bons effets que les bains de mer. Vers le
« mois de mai, elle commença l'usage de la tisane de
« Lisbonne qu'elle continua pendant environ un mois ;
« et les ulcères, pansés avec le laudanum, se cicatri-
« sèrent.

« En septembre 1780, elle fut délivrée d'un autre
« enfant qui n'offrait aucune trace extérieure de ma-
« ladie ; mais cet enfant paraissait mal portant, et il
« mourut avant la fin du mois.

« Environ un an après cette époque, les ulcères
« s'ouvrirent de nouveau, et, malgré les pansements
« mercuriels et l'usage de divers médicaments à
« l'intérieur, ils persistèrent pendant une année ;
« mais ensuite ils se cicatrisèrent une dernière
« fois. »

Est-ce là, pour le lecteur attentif qui aura lu avec
attention ce qui précède, une affection qui ressemble
seulement à la syphilis? C'est pour le lecteur non
prévenu une exacte observation de la transmission de
la syphilis d'un nourrisson à sa nourrice (voir plus
loin *Syphilis infantile*).

Avant d'examiner la question de la transmission secondaire, il convient d'énoncer un principe qui, lui, ne souffre pas d'exception. La syphilis constitutionnelle *a constamment pour point de départ un chancre*, généralement induré, lors même qu'elle a été communiquée par le produit d'un accident secondaire ou l'inoculation du sang d'un syphilitique.

Pour étayer ce principe, il suffit de dire que le chancre est à la syphilis ce qu'est la morsure du chien à l'hydrophobie, un symptôme initial, un point de départ invariable et nécessaire.

Le virus est un et ne peut être modifié par l'organisme; si, comme je l'admets, les accidents secondaires sont contagieux, ils jouissent de cette propriété par la présence du virus; et de l'unicité du virus, toujours semblable à lui-même, découle la constance de son symptôme initial, qui est le chancre.

Ce qui vient d'être dit semblerait être infirmé par quelques observations consignées dans les recueils scientifiques.

Le chancre qui résulte du contact d'un accident secondaire est-il en tout point semblable à celui qui résulte de la contagion par le chancre infectant! La solution de cette question est encore obscure, mais elle a été résolue par l'affirmative, par la plus grande partie des syphiliographes modernes qui s'accordent à reconnaître dans l'*érosion chancreuse à induration parcheminée* le chancre qui résulte de la contamination d'un individu sain par un accident secondaire.

Après l'observation empruntée à Hunter et les points de doctrine que je viens de rappeler, si on parcourt des auteurs anciens comme Babington, P. Fabre, Bell, on verra qu'ils renferment des faits analogues à celui de Hunter, de plus l'observation non prévenue des faits rapportés par les modernes, les discussions de l'académie de médecine, permettront de résoudre affirmativement la question ?

Les accidents secondaires sont-ils contagieux?

Oui, ils sont inoculables et la plaque muqueuse peut, médiatement ou immédiatement, infecter un individu. Tout ce qui a été dit à propos de la contagiosité du chancre peut s'appliquer à celle des accidents secondaires.

Les accidents secondaires, *accompagnés de sécrétion humide*, sont inoculables, et peuvent se gagner par le contact, à la suite de relations intimes, plus ou moins prolongées. Tel est le cas des *plaques* ou *pustules muqueuses*, des *vésicules, rhagades, pemphigus, ecthyma, choux-fleurs*, etc.

Si l'éruption, au contraire, ne consiste que dans de simples taches, *macules, papules, tubercules, roséoles*, le simple contact ne donne pas la maladie. Mais les uns et les autres sont transmissibles par hérédité, et les enfants qui naissent de parents infectés de cette sorte (voir fig. 204) portent avec eux, en venant au monde, ou dans un temps plus ou moins éloigné après leur naissance, des marques irrécusables de cette affection.

Weller, en Allemagne, prétend même que l'*inocu-*

lation du sang d'un homme atteint de vérole secondaire a parfaitement réussi, et voici dans quelles circonstances. Au moyen d'un scarificateur, il fit plusieurs incisions sur la cuisse d'un enfant de douze ans. Ensuite il frictionna les petites plaies avec le sang d'un homme infecté, puis il maintint un bandage sur la cuisse, autant pour favoriser l'absorption que pour éviter toute contamination étrangère. Au bout de quelque temps, l'enfant fut pris des symptômes les plus irrécusables de la vérole. Cette expérimentation, tout immorale et coupable qu'elle est, puisqu'elle empoisonne la santé d'un enfant bien portant, que son ignorance et sa faiblesse empêchent de se défendre contre des tentatives aussi barbares, n'en prouve pas moins la viciation générale du sang par le virus syphilitique et la possibilité de la transmission de ce principe virulent dans certaines conditions déterminées.

J'ai dit que les accidents secondaires *à sécrétion humide* étaient inoculables et contagieux, c'est-à-dire transmissibles par un contact intime. Voici des preuves de ce double mode d'infection :

Inoculation. Un médecin, atteint d'un chancre le 15 avril, est guéri le 17 mai. Il est pris plus tard d'accidents généraux, tels que *roséole, ulcération des amygdales, gonflements des ganglions cervicaux postérieurs et occipitaux.* Un de ses amis, M. L...., médecin aussi, s'inocule, au moyen d'une lancette, le pus de l'amygdale ulcérée sur le bras, et contracte un chancre des mieux caractérisés, qui fut suivi plus tard des accidents constitutionnels.

Contagion par le contact. J'emprunte à M. le professeur Roux les observations suivantes :

« Une dame d'une cinquantaine d'années me fut amenée par notre ancien collègue Marc. Cette dame portait une magnifique ulcération syphilitique à la gorge. Elle n'avait eu auparavant et n'avait en ce moment même aucun autre accident syphilitique. Son mari n'avait rien non plus, et j'étais parfaitement convaincu que cette dame n'avait point failli à la foi conjugale. Je l'interrogeai avec la plus grande insistance sur l'origine probable de cet accident, dont elle ne pouvait se rendre compte, lorsque, enfin, poussée de questions, elle finit par se souvenir qu'elle avait été embrassée naguère avec ardeur par son fils, qui revenait de voyage et qu'elle n'avait pas vu depuis longtemps. Or ce fils avait en ce moment des accidents syphilitiques constitutionnels, et notamment des ulcérations syphilitiques à la langue. »

Toutes ces observations prouvent surabondamment la contagion des accidents secondaires et du sang. Ils montrent aussi aux lecteurs les précautions sérieuses dont doit s'entourer un malade pour éviter d'empoisonner innocemment ceux qui l'entourent.

SYPHILIS INFANTILE.

On comprend sous ce nom la *syphilis héréditaire* et la *syphilis acquise* des enfants. On appelle encore la première *congéniale* ou *congénitale*. La deuxième ne diffère pas de celle de l'adulte, mais elle offre, au point de vue médico-légal, des considérations très-importantes : elle s'acquiert au moment de la naissance ou après.

Pour la syphilis héréditaire, le problème consiste à rechercher : 1° l'influence du père, 2° l'influence de la mère, 3° enfin celle des deux parents réunis sur leur rejeton.

1° *Le père seul est syphilitique.* L'influence du père syphilitique sur l'enfant à naître, est admise par la majorité des syphiliographes : il y a cependant quelques hérétiques. Quelle que soit la valeur des opinions qu'ils défendent, j'admettrai l'influence fâcheuse d'un père vérolé : cette influence admise, il me faut élucider quelques points secondaires du problème qui semblent en être les corollaires.

a. Le fœtus infecté par le père peut-il contagionner directement la mère ? Ici, encore, quelques praticiens refusent d'admettre la possibilité de ce mode de contagion : mais le plus grand nombre des observateurs l'admettent, et les observations qu'ils rapportent prouvent que les accidents qui se montrent chez la mère après l'accouchement ne diffèrent en rien de ceux de la syphilis ordinaire.

M. Melchior Robert dit que si quelquefois l'influence du fœtus est moins évidente, on voit néanmoins la femme pâlir, s'étioler, maigrir et succomber si d'autres grossesses surviennent : la pauvre mère payant de sa vie une faute qu'elle n'a pas commise.

b. *Un homme vérolé cohabitant avec une femme enceinte peut-il donner directement la vérole au fœtus, sans infecter la mère?* Ici, malgré l'opinion de MM. Diday, Lawrence et Disbelt, je me prononce pour la négative, remarquant que le sang maternel ne peut servir de véhicule à un virus, sans s'infecter lui-même.

Ceux qui soutiennent cette proposition affirmativement, en voulant trop prouver, n'ont converti personne, parce qu'ils ont invoqué l'analogie de la variole du fœtus, et qu'ils rapportent une observation d'Albert dans laquelle l'influence paternelle se serait prolongée au-delà de sa mort, et cela sans que la femme partageât l'infection. Une veuve ayant eu un mari syphilitique aurait eu d'un second mari des enfants vérolés, ce dernier époux ne l'étant pas.

2° *La mère seule est syphilitique.* Ici, l'infection est fatale, et personne ne peut mettre en doute ce mode de contagion.

Cette influence peut s'exercer de deux façons : la mère est infectée avant la conception, ou bien elle a contracté la syphilis durant la grossesse.

Quand l'infection a précédé la conception, l'infection du fœtus est fatale. Cette manière de voir réunit l'unanimité des observateurs.

Si la femme a contracté l'infection durant la grossesse, le fœtus peut être infecté, mais ici il y a des restrictions ; on a vu des femmes syphilitiques mettre au monde des enfants sains. Un chirurgien anglais, Abernethy, à l'opinion duquel M. Ricord semble se rallier, admettait qu'une femme qui contractait la vérole après sept mois ne contaminait pas son produit.

Il est plus sage de croire à la possibilité de l'infection, à toutes époques, tout en disant qu'il est rare que la contamination du fœtus ait lieu alors que la mère contracte la syphilis après le septième mois.

3° Le père et la mère sont syphilitiques. Après avoir admis la possibilité de l'infection du fœtus, si l'un ou l'autre des deux générateurs est vérolé, les chances d'échapper à l'infection seront encore diminuées, s'ils sont tous les deux en puissance du virus.

1° La syphilis peut-elle être transmise par l'hérédité à ses différentes périodes?

2° Est-il nécessaire que les malades aient des accidents pour engendrer des enfants infectés?

La première de ces deux questions est résolue affirmativement par tous les observateurs en ajoutant, toutefois, que l'infection du produit est d'autant plus à craindre que celle du géniteur est moins vieille. Un auteur distingué refuse à la période tertiaire l'influence infectieuse procréatrice : car, d'après lui, l'affection arrivée à cette période entraîne avec elle la stérilité. Malheureusement pour les enfants, bien que fréquente, l'infécondité n'est pas toujours absolue chez les individus atteints d'accidents tertiaires.

Ce que je viens de dire sur la syphilis héréditaire peut être résumé dans les règles suivantes :

1° L'hérédité n'est pas fatale, pas plus dans la syphilis que dans les autres maladies constitutionnelles, le père et la mère étant infectés.

2° Les géniteurs étant tous deux en puissance du virus, leur produit a peu de chances d'être indemne.

3° S'il y a seulement un des géniteurs d'infecté, les chances d'échapper à l'infection augmentent pour le produit ; elles sont plus grandes encore si le père seul a été malade.

4° La mère syphilitique donnera le jour à un rejeton infecté, presque fatalement ; pourtant ce dernier pourra échapper à l'infection, si la syphilis est contractée durant les deux derniers mois de la grossesse.

5° Il n'est pas nécessaire pour qu'un produit soit infecté que les géniteurs aient des accidents actuels au moment de la conception.

6° La syphilis se transmet à toutes les périodes.

7° La syphilis est souvent la cause d'un avortement.

SYPHILIS CHEZ LES ENFANTS.

Après avoir parlé de l'étiologie de la *syphilis héréditaire des enfants*, je vais m'occuper de la *syphilis infantile acquise* ; cette dernière peut prendre naissance :

1° Par les modes de contagion particuliers à l'adulte ;

2° Par infection au passage ;

3° Par le lait ;

4° Par la vaccination (*syphilis vaccinale*) ;

5° Par des causes accidentelles.

Syphilis contractée au passage. Bertin admettait que l'enfant pouvait être infecté pendant l'accouchement, au contact d'accidents actuels existant aux parties génitales de la mère. Ce fait, très-possible, et qu'il considérait comme fréquent, est aujourd'hui regardé comme très-rare.

Infection par le lait. Bien qu'il soit infiniment probable que le lait d'une femme syphilitique ne puisse pas être favorable à l'enfant qui s'en nourrit, l'ignorance dans laquelle on est sur les conditions nécessaires à ce mode d'infection, laisse dans une incertitude complète sur ce point.

Infection par vaccination. Ce mode d'infection qui, sous le nom de *syphilis vaccinale*, a soulevé naguère une longue discussion à l'Académie de médecine, était nié par tous les syphiliographes, jusqu'à ce qu'il ait été établi par M. Viennois.

Il suffira, pour en démontrer la possibilité, de rappeler la contagiosité du sang établie par Waller, Gibert, Pellizari; mais ce qui est discutable, c'est l'opinion émise par M. Viennois, qui dit que cette contagiosité ne peut s'établir qu'autant que le sang sera mélangé au virus vaccin.

Il y a environ trois ans que les chercheurs scientifiques s'agitent autour de ce problème de la syphilis vaccinale, qui aujourd'hui n'est plus niée que par quelques praticiens qui préfèrent sacrifier à des systèmes plutôt qu'à de rigoureuses observations.

Syphilis infantile contractée par causes accidentelles. J'ai prouvé surabondamment la contagiosité de accidents secondaires ; aussi pour aucun de mes lecteurs la contagion de la syphilis de la nourrice au nourrisson et réciproquement ne doit plus rien avoir de mystérieux.

Pour confirmer ce qui a été dit plus haut, je rapporte ci-dessous différents faits de contagions accidentelles de la nourrice au nourrisson et du nourrisson à la nourrice.

Faits de contagion des accidents secondaires de la nourrice au nourrisson et du nourrisson à la nourrice.

a. Un nouveau-né qui a l'anus et les lèvres comme échaudés, avec la physionomie syphilitique, est confié à une nourrice saine qui lui donne le sein gauche, réservant le sein droit pour son propre enfant. Au bout de cinq semaines, cette femme a le sein *gauche* malade ; il lui vient ensuite une éruption sur le visage, et puis les autres accidents d'une syphilis constitutionnelle. On lui retire alors l'enfant, qu'on donne à une autre femme fraîche et bien portante. Quelques jours après l'éruption se manifeste chez l'enfant, puis sur le sein de la nouvelle nourrice, dont le propre enfant ne tarde pas à être pris de la même manière. Ce nourrisson fatal est retiré à la seconde nourrice pour passer à une troisième nourrice qui est promptement infectée à son tour de la même façon.

b. Une dame qui a trop de lait donne le sein gauche à un enfant étranger et le sein droit à son propre enfant. Au bout de six semaines, elle a un ulcère au mamelon gauche, puis des ganglions à l'aisselle, puis une éruption, puis des ulcères sur différents points du corps. L'enfant étranger, qui avait des ulcères à la gorge, des aphthes dans la bouche, meurt avec de nombreux ulcères cutanés. La dame, redevenue enceinte, accouche d'un enfant mal portant, qui a une éruption squammeuse. Confié à une nourrice saine, il meurt au bout de neuf semaines. La nourrice est prise d'ulcères au nez, et d'autres accidents vénériens; puis elle meurt à son tour.

c. Une famille, composée du mari, de la femme et de quatre enfants, qui jouissent tous d'une bonne santé, reçoit au milieu d'elle un nourrisson couvert de pustules ou de boutons, et qui a des ulcères ou des plaques dans la gorge. Dans cette maison, où il y a moins de couverts et de verres que de personnes, la même cuiller, le même gobelet servent à tout le monde. Une des filles de la femme gagne le mal et en meurt; l'enfant étranger meurt aussi; le mal de gorge prend à leur tour la mère et deux autres filles, qu'un traitement mercuriel guérit; une des petites filles, cependant, revient bientôt à l'hôpital avec une éruption pustuleuse.

La syphilis infantile présente un ensemble de symptômes qui se divisent: 1° en symptômes communs avec la syphilis ordinaire; je ne dirai rien de ceux-là, notant seulement que, dans la syphilis héréditaire, on rencontre l'ensemble des symptômes déjà décrits, *hormis le chancre*, et 2° des symptômes spéciaux qui comprennent le *pemphigus* et le *coryza*.

L'*hérédité* de la syphilis n'est donc elle-même que la transmission d'une syphilis secondaire constitutionnelle.

Les enfants nés syphilitiques, ou qui le deviennent par le fait de leurs parents, présentent, les uns des plaques muqueuses, d'autres des squammes, d'autres un pemphigus, et non des chancres? C'est donc la vérole constitutionnelle ou secondaire qui leur a été transmise; que ce soit le fait du père ou de la mère, ce n'est pas par des chancres qu'ils transmettent la vérole à leurs enfants, car le plus souvent ils n'avaient plus de chancres au moment de la procréation. C'est donc parce qu'ils étaient eux-mêmes plus ou moins infectés, imbibés du principe syphilitique. Si l'on admet qu'un homme, qu'une femme ont, dans leur sang, dans leur organisme, un germe contagieux assez énergique pour se transmettre à l'enfant qui va naître d'eux, il faut bien admettre aussi qu'ils peuvent transmettre par contagion les manifestations extérieures d'une pareille maladie! Ainsi, dès que l'hérédité de la syphilis n'est pas contestée, et elle ne peut l'être, il faut adopter la contagion de la vérole dans ses manifestations secondaires.

La *syphilis acquise*, quoique infantile, présente absolument les mêmes symptômes que la syphilis ordinaire.

Aspect extérieur des enfants atteints de syphilis infantile.

L'enfant peut naître avec les apparences de la santé la plus florissante et ne revêtir que plus tard cet aspect qui a fait dire à un médecin qu'un enfant syphilitique *présentait la miniature d'un vieillard.* L'enfant a une coloration générale qui va du *bistre* au *pain d'épice,* et qui est toute caractéristique; les cheveux sont rares, les ongles petits, mal développés; au bout de quelque temps la face se ride, les yeux sont encavés, les saillies osseuses proéminent fortement; l'amaigrissement s'étend au corps, qui devient squelettique ou présente une bouffissure générale. Enfin, si une prompte médication ne vient pas enrayer la maladie, d'autres symptômes viennent s'ajouter à l'état cachectique qui vient d'être décrit, et l'enfant succombe.

De tous les accidents syphilitiques communs à l'adulte et à l'enfant, la plus fréquente des lésions est sans contredit la *plaque muqueuse;* leurs siéges de prédilection sont la *bouche,* la région *ombilicale,* ou du *nombril,* l'*anus* et les *parties génitales ;* chez les enfants elles s'ulcèrent facilement et sont d'une guérison assez difficile.

Les autres lésions peuvent être rencontrées, mais bien plus rarement que les tubercules muqueux.

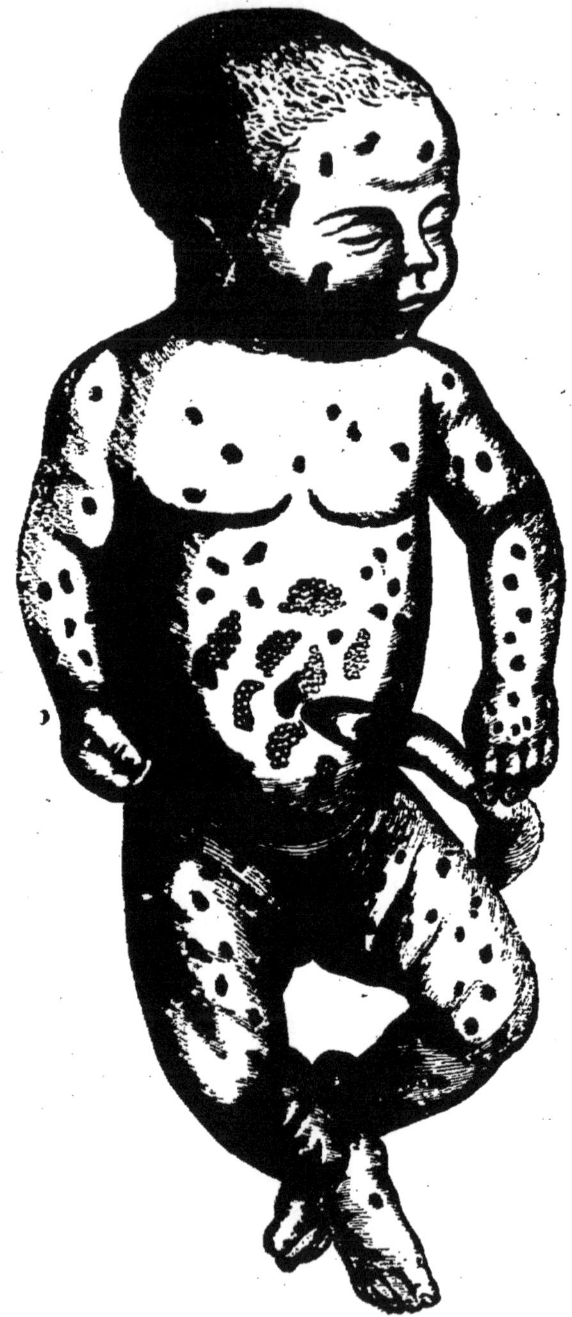

FIGURE 204

Représentant un enfant nouveau-né dont toutes les parties du corps sont recouvertes de taches, pustules, ulcérations de nature syphilitique à divers degrés de développement.

ACCIDENTS SPÉCIAUX DE LA SYPHILIS INFANTILE.

Pemphigus.

Ce mot signifie *bulle*; il caractérise une affection formée par des bulles remplies de sérosité qui se développent sur des taches rouges et dont le volume varie d'un pois à un œuf; elles ressemblent aux bulles ou *cloques* des vésicatoires; elles se rompent et laissent après elles des ulcérations plus ou moins superficielles. Cette éruption peut s'observer au moment même de la naissance ou bien quelques jours plus tard; elle affecte d'abord la plante des pieds et la paume des mains; elle peut rester limitée à ces régions ou se généraliser. Il y a concurremment des symptômes graves, l'enfant affaibli refuse la nourriture, il dépérit et succombe dans le marasme. Cette terminaison est en quelque sorte fatale, car, s'il est rare de triompher de l'affection, il est encore plus difficile de vaincre l'affaiblissement qu'elle cause.

Cette affection est-elle syphilitique? un grand nombre d'auteurs répondent négativement et s'appuient : 1° sur ce que cette affection se rencontre sur des enfants issus de parents sains; 2° sur ce que cette affection accompagne rarement la syphilis de l'adulte : 3° que le pemphigus existe chez ce dernier en dehors de l'influence spécifique, et qu'il y revêt deux formes : l'une simple et bénigne; l'autre ulcéreuse et fréquemment mortelle. Les auteurs qui se rallient à cette opinion ne donnent d'autre signification au *pemphigus infantile* que d'être l'expression d'une débilitation très-grande, d'une *cachexie profonde.*

Coryza.

Le coryza, ou *enchifrènement syphilitique* des nouveaux-nés, est une des lésions les plus graves et les plus communes de la syphilis infantile.

Affectant au début l'allure d'un léger rhume de cerveau, cette affection ne tarde pas à s'aggraver; à l'écoulement mucoso-purulent concret, se joint l'enchifrènement, puis les efforts faits par l'enfant pour faciliter la respiration nasale amènent la rupture de petits vaisseaux; du sang se mêle à l'écoulement muqueux, des croûtes se forment; détruites, elles se reforment; la muqueuse *pituitaire,* membrane muqueuse qui tapisse le nez, finit aussi par se détruire, laissant à nu les os et les cartilages bientôt cariés et nécrosés.

Cette affection, comme l'ont fait remarquer divers auteurs, a une tendance à s'étendre au pharynx, au larynx; alors la voix s'altère, la respiration s'embarrasse, puis survient la mort.

Le point de départ de cette affection est une plaque muqueuse du pharynx ou des fosses nasales.

Le coryza syphilitique se distingue du rhume de cerveau ordinaire par les accidents terribles et la rapidité de l'oblitération des fosses nasales; le défaut de respiration s'opposant à la nutrition, l'enfant meurt d'inanition.

Outre ces deux accidents spéciaux, la syphilis infantile présenterait encore, chose à considérer, des lésions viscérales nombreuses qui font depuis quelques années l'objet des recherches de la science et dont la description sort du cadre du présent ouvrage.

Le fœtus syphilitique meurt très-fréquemment dans le sein de sa mère d'où il est prématurément expulsé, ce qui explique la fréquence des avortements chez les femmes infectées.

Lorsque l'enfant vient à terme, il peut présenter des accidents à sa naissance ; mais quelquefois les accidents ne se déclarent que quelques jours après la naissance : cette époque varie du quinzième jour à la sixième semaine ; il y a eu des incubations exceptionnelles qui ont duré jusqu'à six mois, un an.

Il y a des auteurs qui admettent comme vrais et rapportent des faits dans lesquels la syphilis héréditaire se serait manifestée pour la première fois à onze ans, dix-neuf ans et même quarante ans. Je ne saurais admettre des délais d'incubation aussi prolongés ; et, passé un an, l'enfant n'a plus d'infection congénitale à redouter.

Avant d'avoir décrit les accidents de la syphilis infantile, j'ai démontré que le fœtus vérolé peut infecter sa mère, qu'il provoque l'avortement ; qu'une fois né il peut contaminer sa nourrice, ceux qui l'approchent ; que par le vaccin, enfin, il peut contagionner une contrée entière. Ce malheureux petit être, qui peut causer de si grands maux, n'obtient pourtant, du poison qu'il porte avec lui, que quelques jours d'une existence précaire.

Traitement de la syphilis des enfants nouveau-nés.

Les indications fournies par l'affection ne peuvent être qu'incomplétement remplies à cause de la rapidité de la maladie. Un jour perdu est irréparable ; il faut agir vite et bien, et n'être pas prudent à l'excès.

Le traitement à employer est le même que celui de l'adulte, en tenant compte de l'âge et de la tolérance qui en dépend ; on l'interrompra pour le reprendre suivant les indications fournies par l'état général du petit malade.

Il y a trois méthodes de traitement.

a. *Méthode directe.* — Qui consiste à administrer directement au petit malade les préparations mercurielles, *intus et extra*, en frictions à l'extérieur, sous diverses formes pharmaceutiques à l'intérieur. Ce traitement, qui est le plus efficace, ne diffère de celui de l'adulte que par les doses.

b. *Méthode indirecte.* —Elle consiste à administrer le traitement à la nourrice ou à un animal dont l'enfant boit le lait, comme une ânesse ou une chèvre. Ce mode de traitement, très-préconisé au siècle dernier, est presque entièrement délaissé à notre époque ; car les recherches les plus minutieuses ont constaté que le lait des femmes, ainsi traitées, ne contenait pas un atome de mercure.

c. *Traitement mixte.* — Celui-ci, comme son nom l'indique, consiste dans l'union des deux précédentes méthodes. On peut l'employer en faisant prendre de l'iodure de potassium à la nourrice, tandis qu'on applique à l'enfant le traitement direct.

Lorsque l'enfant peut supporter le traitement interne, on lui donnera une bonne nourriture, c'est-à-dire un lait sain et vigoureux.

Traitement préventif.

1° Un homme ou une femme syphilitique peuvent-ils se marier ?

Le vérolé ne devra contracter mariage qu'à une époque fort éloignée de ses derniers accidents.

Pendant tout le temps qu'on est en puissance de symptômes constitutionnels, quelle que soit la période un individu honnête ne peut contracter de mariage, et, s'il le contracte, l'infection de son produit sera d'autant plus probable que l'union aura été contractée à une époque plus rapprochée de l'apparition du chancre.

Alors même qu'il n'existe plus d'accidents depuis plusieurs années, il est bon de se soumettre à l'examen d'un médecin et, suivant divers auteurs, à un traitement dit de *précaution*.

2° Le vérolé marié a eu une syphilis antérieure ou postérieure au mariage.

Il lui faut à tout prix éviter la conception.

3° Les deux parents sont vérolés, ou un seul l'est; la

femme est enceinte, quelle est la conduite à tenir?

Si c'est l'homme, il se traitera dans son intérêt particulier, et la femme aussi, dans l'intérêt du fœtus.

Si c'est la femme, l'homme seulement, malgré l'opinion des anciens, reconnue fausse, qui voulaient que le père continuât d'influencer son produit après la conception, pourra se dispenser de tout traitement.

QUATRIÈME PARTIE.

MALADIES DES VOIES URINAIRES.

La partie anatomique de mon livre montre que l'appareil urinaire est composé des mêmes organes chez l'homme et chez la femme ; en effet, dans l'un et l'autre sexe, les reins, les uretères et la vessie existent, ayant une parfaite identité de fonctions. Une seule partie de l'appareil urinaire présente chez l'homme et chez la femme de notables différences, c'est le canal de l'urètre qui chez l'homme est excessivement long et a une structure anatomique très-complexe en rapport avec le double rôle qu'il joue dans l'excrétion urinaire et dans l'acte de la reproduction.

L'urètre de la femme, comme le fait voir sa description page 31, ne sert absolument qu'à l'excrétion urinaire ; c'est un petit canal excessivement court, et sa brièveté explique la rareté de la formation des calculs dans la vessie de la femme ; presque tous ceux qu'on y rencontre sont dus à l'incrustation d'un corps étranger introduit accidentellement ou par dépravation dans la vessie. Cette introduction de corps étrangers dans la vessie, qui se retrouve aussi chez l'homme par suite de manœuvres coupables, est chez la femme singulièrement facilitée par cette brièveté de l'urètre.

La femme est bien moins fréquemment atteinte de maladies des voies urinaires que l'homme, et lorsque ces maladies atteignent une femme, elles n'offrent aucun caractère particulier ; aussi je renverrai mes lecteurs, pour l'étude de ces maladies, à la douzième édition de mon traité des maladies des voies urinaires et des organes générateurs de l'homme ; ils trouveront dans ce volume les *maladies des reins, des uretères et de la vessie* traitées avec les plus grands détails. Refaire cette description dans le présent volume serait tomber dans une redite inutile, et cela m'imposerait en outre l'obligation de dépasser les limites d'un volume ordinaire, celui-ci atteignant déjà le chiffre de plus de 900 pages.

Je signalerai, à propos de l'albumine dans les urines, dont il a été question à la page 92 de ce volume, et dont la sécrétion par les reins est expliquée à la page 710 de mon ouvrage sur les maladies des voies urinaires de l'homme, un fait particulier à la présence de cette substance dans l'urine des femmes. Lorsqu'une femme enceinte a les pieds gonflés et les paupières bouffies, et que, si on analyse son urine, on y trouve de l'albumine, sa présence sera le symptôme presque certain d'une maladie convulsive, l'*éclampsie* qui est la terreur des accoucheurs.

Je ne traiterai pas d'autres maladies des voies urinaires que celles qui atteignent le canal de l'urètre, et qui sont :

1° L'*urétrite*, c'est-à-dire l'inflammation du canal ;

2° Les *rétrécissements de l'urètre* qui peuvent être consécutifs à l'inflammation ;

3° Les *tumeurs, polypes et végétations* qui peuvent siéger sur la muqueuse ou aux orifices de ce canal.

Je terminerai ce volume en consacrant quelques pages à la description de la *chlorose* et de l'*hystérie*, qui sont deux affections particulières à la femme, et qui, bien que ne siégeant ni dans les organes urinaires, ni dans les organes génitaux, compliquent si fréquemment les maladies de la matrice, que leur description peut et doit être rapprochée de celle de ces dernières affections.

Après ces maladies, on trouvera un chapitre consacré à l'*onanisme* chez la femme et à l'étude de la *stérilité*. Pour avoir plus de détails sur cette question, je renverrai mon lecteur à mes deux autres ouvrages : 1° à mon *Traité sur une cause peu connue d'épuisement prématuré;* 2° à la dernière édition de mon *Traité des maladies des voies urinaires et des organes générateurs chez l'homme* (page 910).

URÉTRITE.

L'urétrite est l'inflammation de la muqueuse de l'urètre.

Elle peut être *simple* ou *blennorrhagique*. Elle est simple lorsqu'elle résulte d'une irritation locale de la muqueuse du canal, comme celle qui se produit après des tentatives d'introduction d'une sonde ou d'un autre corps étranger dans la vessie ; l'urétrite simple peut encore s'observer après l'absorption, soit par la peau, ou par les voies digestives, des préparations médicamenteuses ou aphrodisiaques qui contiennent de la poudre de *cantharides*.

Elle est *blennorrhagique* ou virulente, lorsqu'elle résulte de la contagion qui se produit par le contact du *pus blennorrhagique* avec la muqueuse urétrale. Avant d'aller plus loin, je vais bien établir un fait qui a dû frapper le lecteur attentif.

La blennorrhagie, qui est une maladie simple chez l'homme, maladie qui est chez lui toute localisée dans le canal de l'urètre et dans ses annexes, est une maladie composée chez la femme, qui ne peut être soumise à une seule description. En effet, la blennorrhagie chez cette dernière peut débuter par la vulve, le vagin et se propager à l'urètre, à la matrice, voir même aux ovaires ; aussi ai-je décrit une vulvite, une vaginite, une métrite, une ovarite virulente ou blennorrhagique ; il faudra donc que le lecteur se reporte à ces différents articles pour avoir une histoire complète de la blennorrhagie chez la femme. Je n'ai ici en vue que la *blennorrhagie urétrale* ou *urétrite virulente*.

a. L'*urétrite simple* est rare chez la femme, parce que sa cause la plus fréquente, le *cathétérisme*, c'est-à-dire l'introduction d'une sonde dans l'urètre est bien plus rare que chez l'homme, puisque les femmes sont infiniment moins sujettes aux affections de ce canal que ces derniers. Une chose singulière à noter, c'est qu'un grand nombre de femmes ignorent l'existence de cet organe, et surtout son indépendance du vagin ; aussi celles que la dépravation entraîne à chercher des jouissances solitaires, n'introduisent les corps étrangers qui servent à satisfaire ces goûts honteux, qu'accidentellement dans ce canal, qui est complétement étranger aux sensations qu'elles recherchent.

Cette urétrite peut se produire lorsqu'il existe une *cystocèle* (voir page 359). Cette affection est alors causée par le passage d'une urine altérée par la stagnation qu'elle a subie dans la portion de la vessie herniée ; on l'a vue se produire sous l'influence de la grossesse, d'un cancer de la matrice.

Les symptômes de cette urétrite sont une sensation de cuisson éprouvée par la femme quand elle urine, sensation qui peut arriver à celle de la brûlure. Si on examine la vulve, on voit le méat urinaire légèrement béant, rouge ; en pressant le long du canal, à travers la paroi du vagin, on fait sourdre une ou plusieurs gouttes d'un liquide jaunâtre, muco-purulent qui tache le linge; la malade souffre plus lorsqu'elle est assise, et les rapports sexuels deviennent douloureux; sous l'empire de ces symptômes, la femme prend un aspect fatigué et découragé; le caractère essentiel de cette urétrite, c'est qu'elle ne se propage pas aux organes voisins.

b. L'*urétrite virulente* est une des formes que revêt la blennorrhagie chez la femme; elle est moins fréquente que la vaginite blennorrhagique, et cela se comprend facilement, l'inflammation ne peut atteindre le méat urinaire, et de là le canal, que par voie de propagation; car, comme le fait observer Swédiaur, la cavité du canal de l'urètre ne peut, dans le coït, être mise en contact avec le muco-pus de la verge de l'homme; cette inflammation, par contre, peut très bien du vagin se propager à la vulve et envahir ensuite le canal de l'urètre; il peut aussi arriver que dans le rapprochement une goutte de muco-pus se dépose sur le méat urinaire et devienne ainsi la cause de l'urétrite virulente. Il résulte donc de ce qui vient d'être dit, que la blennorrhagie urétrale chez la femme peut quelquefois être la conséquence immédiate du coït, mais provient plus fréquemment du contact du virus vaginal.

Les symptômes de l'urétrite virulente sont analogues à ceux de l'urétrite simple. Le signe le plus certain de la virulence de cet écoulement, celui qui sert à reconnaître l'urétrite blennorrhagique, c'est la coïncidence, en quelque sorte fatale, de l'écoulement urétral avec un écoulement vaginal de même nature.

Cette affection est essentiellement contagieuse, et lorsqu'elle est passée à l'état chronique, elle ne perd pas cette pernicieuse propriété, bien que l'écoulement présente dans son aspect de notables changements; il cesse en effet d'être verdâtre et ne tache plus le linge, ou bien se confond avec les taches grisâtres et empesées que produisent les divers écoulements vulvaires et vaginaux dont les femmes sont si fréquemment atteintes; il est alors blanc, visqueux, opalin, grumeleux; on ne l'apercevra qu'en ayant soin de bien sécher la vulve; si alors on presse légèrement le canal, on voit sourdre du méat une gouttelette de ce mucus moins limpide que le mucus normal.

La blennorrhagie chez la femme, quel que soit son siége, peut présenter les mêmes complications que chez l'homme, c'est-à-dire les *adénites* ou *bubons sympathiques* (voir page 734), une maladie spéciale de l'œil connue sous le nom d'*ophthalmie blennorrhagique*, et enfin des inflammations spéciales des articulations appelées *rhumatisme* ou *arthrite blennorrhagique*. Ces diverses complications ont été décrites avec soin dans mon *Traité des voies urinaires de l'homme*, dont la douzième édition vient de paraître, aux pages 270, 277 et 278; j'y renvoie le lecteur.

Le traitement que l'on doit opposer à l'urétrite simple consiste dans l'usage des boissons émollientes prises en quantité considérable, des bains de siége répétés, enfin dans l'administration de médicaments balsamiques, comme le copahu, le cubèbe, le goudron, la térébenthine, pris sous formes de bols, de potions ou de capsules gélatineuses. Ces médicaments modifient la sécrétion urinaire en rendant l'urine moins irritante et contribuent par là à la guérison de la maladie; si cette dernière persistait malgré l'emploi de ces moyens, on modifierait la muqueuse du canal de l'urètre par des injections peu concentrées de solution de nitrate d'argent.

On emploiera les mêmes moyens pour combattre l'urétrite virulente, mais on aura soin de combiner ce traitement avec ceux indiqués aux chapitres de la vaginite et de la vulvite virulentes. (Voir ces mots.)

RÉTRÉCISSEMENTS DE L'URÈTRE.

La *femme* ne présente que des cas excessivement rares de rétrécissement du canal de l'urètre. La brièveté du conduit, sa largeur naturelle, sa structure spéciale, et ses fonctions, qui ne sont pas si complexes que celles du canal de l'urètre de l'homme, sont, comme je l'ai dit, autant de causes qui la mettent à l'abri des strictures. Aussi les obstacles au cours de l'urine chez la femme reconnaissent-ils d'autres causes que le rétrécissement des parois du canal. Cependant des violences extérieures, comme des plaies, des brûlures, ou des causes internes, comme le cancer de la matrice, peuvent modifier la texture de l'urètre et amener la formation de rétrécissements, qui sont toujours de nature fibreuse. Souvent aussi la gêne à l'émission de l'urine vient de polypes qui se sont développés dans la cavité du canal et qui l'obstruent, comme je le montrerai dans le chapitre suivant. Le rétrécissement n'a pas non plus la même gravité, ni les mêmes conséquences, et le traitement, bien plus facile, n'est presque jamais suivi de récidives.

On a vu des petites excroissances fongueuses et douloureuses siégeant au méat urinaire causer des rétrécissements spasmodiques de l'urètre chez plusieurs femmes ; ces rétrécissements, qui vont jusqu'à causer la rétention d'urine, sont intermittents ; ils cèdent à l'excision de ces petites tumeurs fongueuses ou à la dilatation pratiquée avec des bougies volumineuses.

TUMEURS VARIÉES DE L'URÈTRE.

Le canal de l'urètre et le méat urinaire peuvent chez la femme devenir le siége de tumeurs variées qui sont :

1° Des petites *tumeurs vasculaires* ;
2° Des *polypes mous et fibreux* ;
3° Des *tumeurs malignes*, comme *le cancer* ;
4° Des *végétations*.

1° Les *tumeurs vasculaires* du méat urinaire chez la femme sont de petites excroissances très-douloureuses ; elles se présentent aux yeux comme une petite excroissance rouge fongueuse, rattachée à l'orifice de l'urètre, et ayant le volume d'un haricot; leur texture est molle et spongieuse, elles laissent couler une sérosité sanguinolente. Ces petites tumeurs paraissent plus communes chez les jeunes femmes que chez les vieilles; leur présence, outre la douleur, peut déterminer une sorte de rétrécissement spasmodique, qui peut causer, comme je l'ai noté à la fin de l'article précédent, la rétention d'urine.

Ces petites tumeurs saignent et sont douloureuses au moindre contact; elles s'opposent à la marche et aux rapports sexuels; la miction cause, lorsque l'urine arrive au méat, une sensation de brûlure insupportable.

Le seul traitement à opposer à ces petites tumeurs, c'est l'excision, et, pour s'opposer à la récidive, la cautérisation de la petite plaie que produit l'opération par le fer rouge ou un acide puissant.

2° Le canal de l'urètre chez la femme devient assez fréquemment le siége de petits polypes mous et fibreux entièrement analogues à ceux qui ont été décrits à la page 540 comme siégeant à la matrice : lorsque ces petites productions organiques deviennent gênantes, on peut les enlever en employant l'une des méthodes opératoires indiquées page 545 ; celles que j'emploie de préférence sont : *l'arrachement, la ligature* et surtout *l'excision.*

3° On rencontre quelquefois dans la région du canal de l'urètre des tumeurs de nature cancéreuse, mais ce sont là des affections si rares, que la description ne peut être intéressante que pour un curieux de science ; les symptômes et le traitement sont ceux qui ont été rapportés page 552 à propos du cancer de la matrice.

4° Les bords du méat et l'espace qui le circonscrit, appelé *vestibule*, peuvent, comme l'orifice vulvo-vaginal et le reste de la vulve, devenir le siége de *végétations* qui acquièrent quelquefois un volume considérable.

Il est généralement admis aujourd'hui que ces végétations ne sont pas des accidents consécutifs de la syphilis, comme on l'avait cru jusque dans ces derniers temps ; ces végétations, que leur aspect particulier a fait nommer *fics, poireaux, choux-fleurs*, et plus souvent encore *crêtes de coq*, se développent toutes les fois que les parties génitales ont été soumises à une cause irritante, telle, par exemple, que le contact prolongé d'une suppuration, qu'elle soit syphilitique ou non. Les végétations qui surviennent si fréquemment chez les femmes enceintes, atteintes de flueurs blanches, prouvent bien que la nature de l'écoulement n'a pas besoin d'être spécifique pour produire ces excroissances dont la structure anatomique se rapproche de celle des verrues.

Ces végétations sont des productions épigéniques ordinairement très-vasculaires, sessiles ou pédiculées : leur surface est sillonnée et semble divisée en petits lobules ; on les rencontre sur toute la surface du corps, mais leur siége de prédilection semble être les organes de la génération, et c'est à cette particularité qu'il faut attribuer l'erreur qui les a si longtemps fait prendre pour une manifestation de la syphilis. Elles se développent aussi par la malpropreté; elles sécrètent un liquide, qui, chez les gens atteints du défaut que nous venons de signaler comme une cause de leur production, acquiert une odeur véritablement repoussante. Cette sécrétion peut être contagieuse si les végétations résultent de la cicatrice d'un chancre induré, ou se sont produites sur des plaques muqueuses (Voir *la Syphilis*.)

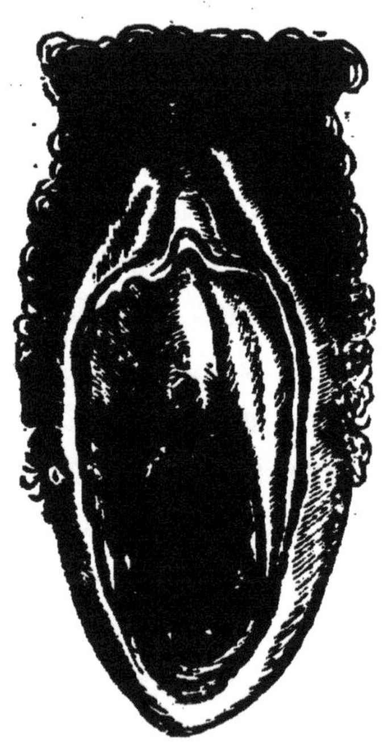

FIGURE 205

Représentant des végétations développées sur les parties extérieures de la génération chez la femme.

P, pénil ou mont de Vénus.

OO, les grandes lèvres.

C, le méat urinaire.

I, l'entrée du vagin, autour duquel se voient les végétations.

Ces végétations abandonnées à elles-mêmes ont des destinées qui varient ; les unes augmentent de volume ; les autres se flétrissent et disparaissent ; leur *pronostic* est donc en général peu sérieux.

Pour guérir les végétations, on les coupe et on cautérise ; on réussit quelquefois sans opération, en les pansant avec de la poudre d'*alun* ou de *sabine*. Quand elles sont en petit nombre, on les voit, sous l'influence de cette médication, se flétrir, se dessécher, et enfin tomber. Enfin l'emploi de l'acide chromique, comme caustique, a donné d'excellents résultats qui font recommander son emploi. Si les végétations sont nombreuses, il ne faut employer cet acide que sur une partie très-limitée, à cause des accidents graves qu'il pourrait produire si on n'observait pas ces précautions.

HYSTÉRIE.

On appelle *hystérie* (de ὑστέρα, *matrice*), *suffocation utérine*, *vapeurs*, *maux de nerfs*, une névrose convulsive revenant par accès caractérisés par la sensation d'une boule qui partirait d'un point du ventre et remonterait vers la gorge pour y produire un sentiment de strangulation ; cette sensation de la boule est accompagnée de convulsions violentes, irrégulières, générales ou partielles avec un degré plus ou moins complet de perte de connaissance. Cet état convulsif est, durant l'accès, connu par les gens du monde sous le nom d'*attaque de nerfs*.

L'hystérie est une névrose convulsive, c'est-à-dire une maladie dont le siége nous est inconnu ; nous n'en connaissons que les symptômes, et pourtant elle a été depuis les temps les plus reculés, depuis Hippocrate, qui la signale en divers endroits de ses livres, l'objet des recherches constantes des médecins et des philosophes.

L'attaque d'hystérie n'a généralement pas un début imprévu, à moins qu'elle ne soit déterminée par une violente émotion morale, comme la peur, la colère, etc. Presque toujours l'attaque est annoncée chez la femme nerveuse et hystérique par ce malaise indéfinissable que l'on désigne dans le monde par le mot *vapeurs*. La femme, dans cet état, a l'humeur bizarre, capricieuse, son affectivité et sa sensibilité peuvent être ou diminuées ou exagérées ; elle pleure et rit sans raison et sans pouvoir s'arrêter ; au moment où l'accès va se produire, il y a des bâillements, des soubresauts, le ventre se gonfle, la malade a de violentes éructations ; enfin l'accès se dessine, la femme le plus souvent pousse des cris aigus ; si elle est debout elle tombe, ses bras, ses jambes s'agitent en tous sens, des secousses convulsives les parcourent ; la femme peut dans ce cas oublier tous les instincts de pudeur ; de ses mains crispées, elle déchire ses vêtements et met son corps à nu ; elle porte convulsivement une de ses mains soit au cou, essayant d'arracher ce qui lui cause une sensation de gêne (*boule hystérique*), soit sur l'estomac, semblant par ses mouvements vouloir écarter un poids incommode; on la voit alors, les deux pouces repliés dans la paume de la main, les poings fermés, se relever échevelée sur son séant et battre l'air de son corps : le ventre et les seins sont gonflés, les yeux convulsés en haut ne laissent voir que le blanc des sclérotiques, la figure est grimaçante; *il n'y a pas d'écume à la bouche;* la malade pousse des cris, des interjections rapides, ou bien sa poitrine est soulevée par des sanglots pénibles; elle peut même prononcer des noms de personnes connues ou de parents; on voit quelquefois les filles les mieux élevées prononcer au milieu de l'accès des jurons aussi accentués que ceux d'un charretier, et beaucoup plus souvent des paroles obscènes qui frappent d'étonnement les personnes qui entourent la malade.

Pendant toute l'attaque, le visage est rouge, vultueux, les veines du front et du cou sont gonflées, la respiration est bruyante, anxieuse, le pouls a une fréquence considérable. Peu à peu l'accès se calme, les convulsions sont moins violentes et une crise variable vient terminer l'accès; chez certaines malades ce sont des éructations répétées, chez d'autres des pleurs abondantes, l'émission d'une grande quantité d'urine limpide, incolore, inodore; enfin, chez le plus petit nombre, l'accès se termine par un spasme vénérien, analogue à celui que détermine la copulation. Après cet accès, les femmes ressentent ou un brisement, une fatigue générale, ou elles tombent dans un état d'évanouissement qui peut persister pendant plusieurs heures; mais le plus souvent, un sommeil bienfaisant vient réparer les forces ébranlées par cette violente perturbation.

Ces accès peuvent être éloignés de plusieurs mois, ils peuvent même n'apparaître qu'à de plus longs intervalles ; mais, par contre, on voit des femmes avoir des accès quotidiens et même presque continuels et séparés seulement par des rémissions de quelques heures. Lorsque les accès sont aussi fréquents, les facultés intellectuelles et la santé générale ne tardent pas à être atteintes ; on voit l'intelligence amoindrie, la mémoire perdue ; la malade peut présenter une convulsion partielle et permanente, c'est-à-dire devenir choréique (*danse de Saint-Guy*).

Les hystériques ont fréquemment, après leur accès, une affection connue sous le nom de *tympanite hystérique*. Leur ventre est alors énormément gonflé par des gaz, et lorsqu'on le frappe légèrement du doigt il est sonore. C'est encore après ces accès qu'on voit certaines femmes présenter ces phénomènes nerveux, singuliers, de l'abolition passagère d'un sens ou de certaines sensibilités ; c'est ainsi qu'elles peuvent être sourdes, ne plus percevoir que certaines saveurs, que leur peau cesse d'être sensible à la douleur.

L'hystérie est une maladie qui atteint les femmes depuis l'âge de nubilité jusqu'à la vieillesse ; elle est héréditaire et peut conduire à la démence ; elle se montre de préférence chez les femmes fortes, à tempérament nerveux développé, à propensions génésiques marquées ; elle peut aussi s'observer chez les jeunes filles dont la constitution est débilitée par une maladie de la matrice ou par les excitations qu'entraîne la fréquentation du monde dans les grandes villes ; le théâtre, la lecture, les veilles, la danse, sont autant de causes occasionnelles chez les femmes qui possèdent la prédisposition hystérique.

Il est incontestable que la continence produit souvent l'hystérie chez les femmes dites à tempérament ; mais cette cause est moins fréquente qu'on ne le pense ; elle agit bien moins que l'excès contraire, c'est-à-dire l'abus du coït et surtout de l'onanisme.

Le traitement de l'hystérie consiste : 1° à prévenir le mal ; 2° à traiter l'accès ; 3° à le combattre par des remèdes appropriés ; 4° à traiter les symptômes et les complications qui peuvent être les suites ou les causes déterminantes des accès.

1° Le traitement qui se propose de prévenir le mal repose sur l'hygiène physique et morale à imposer aux femmes qui présentent des prédispositions hystériques, je l'indique dans l'article suivant, au traitement moral de l'*onanisme.*

2° Pour combattre l'accès, on recommandera à la malade de faire un violent effort de volonté tendant à le faire avorter ; si elle n'y réussit pas, on la placera sur un lit et on la laissera se débattre. On abrége la durée de l'accès en frappant dans les mains, en projetant sur le visage et sur la poitrine de l'eau froide ; les vapeurs de camphre, d'éther, d'ammoniaque peuvent rendre d'excellents services.

3° On a opposé à l'hystérie presque tous les médicaments connus et notamment les *antispasmodiques,* comme l'éther, le camphre, le musc, le castoréum, l'assa fœtida, la valériane, etc., etc., en un mot toutes les substances aromatiques et odorantes ; de plus les narcotiques, l'opium, la belladone ; enfin les toniques amers et les ferrugineux. Les médicaments réussissent peu, et le traitement que l'on doit préférer consiste dans une bonne hygiène physique, dans le repos moral, dans une vie sage et bien réglée : l'hydrothérapie, les bains de mer, de rivière, les eaux minérales, peuvent rendre de très-grands services.

4° C'est ici que doit se montrer la sagacité du médecin ; il faut que le praticien habile, tout en tenant compte de la prédisposition générale qu'il combattra par les moyens qui viennent d'être indiqués, lutte contre chaque symptôme, contre chaque complication en particulier ; c'est ainsi qu'il recherchera si la femme hystérique n'a pas une affection de la matrice, et s'il en découvre une, il faudra qu'il dirige contre elle tous les moyens dont la thérapeutique lui permet de disposer. On a vu des hystéries fort anciennes guéries après la cure d'une maladie qui siégeait à la matrice ; ce sont de tels succès qui ont contribué à propager l'opinion ancienne qui plaçait le siége de l'hystérie dans la matrice.

CHLOROSE.

La *chlorose*, plus connue sous le nom de *pâles couleurs*, est une maladie qui consiste dans une altération particulière du sang.

Le sang est composé d'éléments solides, qui sont : les *globules,* la *fibrine,* etc., et d'éléments liquides, le *sérum,* qui tient en dissolution *des sels, de l'albumine,* etc. La chlorose est caractérisée par la diminution des globules dans le sang ; le sang ainsi appauvri entraîne un trouble considérable dans la santé générale, et de nombreux désordres fonctionnels, surtout dans les sécrétions et principalement dans la *menstruation.*

La chlorose apparaît chez les jeunes filles à l'époque de la puberté, elle semble dépendre d'une modification organique fort obscure ; elle paraît plutôt tenir à l'altération du sang qu'à une diminution dans la quantité de ce liquide, comme on l'a cru longtemps.

On a essayé de rattacher cette maladie à l'inactivité des fonctions utérines, mais les progrès de la médecine ont démontré que cette maladie était plutôt la cause de ces troubles fonctionnels que leur effet. La chlorose sévit surtout parmi les filles des villes, soit chez celles qui sont débilitées par les fatigues de toute nature qu'impose une société exigeante et raffinée dans ses plaisirs ; c'est là une cause que j'ai déjà signalée bien des fois, parce que c'est elle en effet qui surexcitant le système nerveux déjà si développé chez les femmes, produit la plupart des maladies que j'ai décrites ; soit encore chez les pauvres filles, qu'une existence misérable cloître dans des ateliers où leur santé s'étiole et où leur constitution, ébranlée par une hygiène déplorable, subit encore le double choc de la fatigue produite par le travail et le manque d'exercice.

La chlorose se traduit par des troubles de toutes les fonctions : ainsi il y a perte de la mémoire, inaptitude aux travaux de l'esprit, apathie générale, prédisposition marquée à l'hystérie et aux autres affections nerveuses, diminution de la sensibilité, torpeur générale.

Les fonctions digestives sont atteintes, il y a inappétence, les digestions sont difficiles (*dyspepsie*), les indigestions fréquentes, la malade a des éructations fréquentes ; il y a de la constipation, quelquefois l'appétit se déprave, au point qu'on a des observations de jeunes filles qui dévoraient des substances qui ne sont pas alimentaires, comme la chaux, le charbon, les grains de café cru, etc.

La circulation troublée devient la cause de palpitations fréquentes, d'hémorrhagies variées, dans lesquelles coule un sang pâle et décoloré ; l'oreille appliquée sur les gros vaisseaux du cou et sur le cœur des chlorotiques entend un bruit de souffle spécial indiquant la faiblesse d'impulsion de l'ondée sanguine ; le sang plus fluide, moins riche et moins coloré engorge tous les tissus ; aussi la malade présente-t-elle une bouffissure générale, la peau est décolorée et présente une teinte qui varie entre le blanc jaunâtre et le blanc bleuâtre ; la malade ressent des bouffées de chaleur incommode ; souvent la moindre fatigue fait gonfler les pieds. On comprend facilement qu'un pareil état amène tous les troubles de la menstruation que j'ai décrits à la page 424 de ce livre.

Ces désordres fonctionnels troublent profondément

la santé des femmes qui en sont atteintes, et si un prompt remède n'est pas apporté à cet état, on voit apparaître tout un cortège de maladies organiques dont la description n'est pas du ressort de cet ouvrage.

Il y a une maladie que l'on peut confondre avec la chlorose et qui présente tous ses symptômes, c'est l'*anémie*. Cette maladie est en quelque sorte identique avec celle dont je viens de tracer le tableau ; seulement elle peut se rapporter à des causes bien nettement déterminées; on la voit survenir après des pertes de sang abondantes, après les maladies qui altèrent ce liquide dans sa masse ou dans sa qualité et sous l'influence dépressive de certains climats.

La *chlorose* et l'*anémie* guérissent sous l'influence du même traitement; ce traitement consiste tout entier dans l'observance exacte des lois de l'hygiène, dans l'usage d'un régime généreux, des toniques amers et de l'hydrothérapie ; il est en outre une classe de médicaments qui domine entièrement le traitement de ces deux maladies, je veux parler des médicaments ferrugineux ; le fer, sous n'importe quelle forme on l'administre, est un agent merveilleux contre la chlorose ; on peut dire qu'il est le spécifique de cette maladie, le reconstituant du sang par excellence.

ONANISME, OU MASTURBATION.

Je comprends sous ces dénominations toute action par laquelle, en dehors des rapports sexuels réguliers de l'homme et de la femme, on provoque la sensation voluptueuse des plaisirs de l'amour.

Par quelque mode, en effet, qu'on se procure le résultat dont je parle, les conséquences en sont absolument les mêmes, soit sur les organes génitaux, soit sur les divers appareils de l'organisation, spécialement sur le système nerveux : *affaiblissement de la mémoire et de l'intelligence, tendance à l'isolement, l'idiotisme, l'aliénation mentale;* sur le système respiratoire : *phthisie;* sur le système circulatoire : *oppression, palpitations nerveuses, anévrisme;* sur le système digestif : *gastrite, gastralgie, borborygmes, constipation, hémorrhoïdes;* sur les appareils des sens (en particulier sur ceux de la vue et de l'ouïe) : *éblouissements, affaiblissement de la vue, amaurose, bourdonnements, tintements d'oreilles, surdité;* sur l'appareil musculaire : *fatigue au plus léger exercice; essoufflement, besoin continuel de repos, mollesse des chairs, paralysie générale* ou *partielle* et surtout *amaigrissement considérable,* etc., etc.

Sans entrer dans des descriptions puériles, faites le plus souvent dans le but d'épouvanter les malades, sinon dans des intentions moins avouables, je me bornerai à signaler les *causes* qui, outre la dépravation originelle, peuvent provoquer et entretenir dans l'un et dans l'autre sexe la déplorable habitude de l'onanisme. Ensuite j'en indiquerai les *conséquences locales et générales;* et enfin je tracerai les *indications curatives* et les *conseils* à donner aux personnes qui, comprenant toute la profondeur de l'abîme dans lequel elles se précipitent volontairement, implorent la main secourable qui les tirera du danger.

Causes de l'onanisme.

C'est surtout chez les jeunes filles que la masturbation fait le plus de ravages, et c'est par là qu'elle frappe, pour ainsi dire, la société dans ses éléments, en énervant, dès leurs premiers pas, les sujets les plus propres à concourir à sa conservation.

La *prédominance du système nerveux* sur les autres appareils de l'organisation est, surtout dans le jeune âge, une des plus puissantes causes de l'onanisme. C'est, en effet, immédiatement après la première enfance, à cette époque où les facultés commencent à se développer avec énergie, que les jeunes filles courent les plus grands dangers. Si, dans ces circonstances, *un hasard malheureux, de perfides conseils, les confidences pernicieuses d'une camarade* ou *les attouchements criminels d'une domestique*, qui devrait au contraire préserver l'enfant, lui révèlent en quelque sorte un nouveau sens, il ne tarde pas à se former, vers les organes génitaux, une concentration plus ou moins vive des forces de la vie, et le sujet, entraîné par un plaisir trop hâtif, se livre avec fureur aux excès d'un vice qui doit altérer sa santé et amoindrir son intelligence.

Il arrive quelquefois que, par une disposition spéciale de l'organisme, les *parties sexuelles très-développées,* très-sensibles, sollicitent, machinalement d'abord, le sujet à des actes solitaires dont il ne pénètre nullement le but, et qui, en se répétant, l'entraînent à la pratique habituelle de l'onanisme. Ainsi, je vois souvent de jeunes enfants, de l'un et de l'autre sexe, chez lesquels cette funeste habitude est entretenue par de *petits vers blancs (ascarides), dont le siége est à l'anus ou dans les replis des parties génitales :* par suite de ces attouchements involontaires, ces organes, irrités, sécrètent une humeur jaunâtre qui éveille l'attention des parents. On voit alors les organes sexuels rouges, tuméfiés. Des soins de propreté fréquemment renouvelés et une surveillance active ont bientôt fait justice de cette fâcheuse tendance à l'onanisme.

Il est malheureusement bien moins facile de faire changer de mauvaises habitudes, ou d'en arrêter les progrès en temps opportun, quand les individus ont atteint l'*adolescence,* et qu'ils sont réunis en grand nombre dans les *établissements publics,* comme les pensionnats de jeunes filles. Aussi est-ce là, malgré d'incontestables avantages, un des principaux inconvénients de l'éducation en commun. En supposant, en effet, qu'une seule pensionnaire se livre à cette odieuse pratique, ou bien en reçoive la tradition d'une élève plus ancienne, l'onanisme ne tardera pas à se propager et saura, par mille artifices, déjouer la surveillance la plus inquiète et la plus expérimentée.

Comme cet ouvrage est un livre de science, et qu'il est surtout destiné à la guérison des malades, il est tout à fait inutile que je parle des instruments variés ou des procédés bizarres par lesquels l'imagination dépravée de certains individus des deux sexes a tenté de se procurer de honteux plaisirs. Je ferai seulement la remarque que les jeunes filles sont, sous ce rapport, beaucoup plus ingénieuses que les garçons.

Conséquences de l'onanisme.

Ainsi que je l'ai dit au commencement de ce chapitre, quel que soit l'artifice par lequel on provoque l'excitation fréquente de l'appareil sexuel, les conséquences sur l'économie tout entière et sur les organes génitaux n'en sont pas moins les mêmes. Mais c'est principalement :

1° Sur le *système nerveux central* et ses dépendances, les *organes des sens*, la vue et l'ouïe surtout;

Et 2° sur l'*appareil de la digestion*, que l habitude de l'onanisme laisse des traces indélébiles.

Le raisonnement est parfaitement d'accord avec l'expérience pour rendre compte des altérations que je signale. Après le spasme convulsif provoqué par la masturbation, il y a *affaiblissement marqué des facultés intellectuelles*, dont on se rétablit plus ou moins promptement; mais, insensiblement un temps plus long est indispensable pour obtenir le même résultat, et peu à peu *l'énergie des facultés intellectuelles s'affaisse, le sentiment s'émousse, l'imagination se ralentit, et les affections morales s'éteignent.*

Les organes des sens participent plus ou moins promptement, mais d'une manière inévitable, à ce délabrement général. C'est ainsi qu'on voit survenir, outre l'*altération caractéristique des traits du visage*, *l'amaigrissement des traits*, l'*excavation* et le *cercle bleuâtre plus ou moins large qui entoure les yeux*, la *dilatation des pupilles* ou *mydriase*, les *éblouissements*, *l'affaiblissement de la vue*, *l'amaurose*, *l'amblyopie* et tous les autres *troubles de la vision; les bourdonnements, tintements d'oreille* et la *surdité*.

Dans les premiers temps de l'onanisme, le *canal alimentaire semble redoubler d'efforts pour réparer les pertes excessives* que subit l'organisme : on remarque, en effet, que l'*appétit est plus vif*, la malade est *insatiable, les digestions sont très-promptes;* mais, *malgré une alimentation très-réparatrice, l'individu ne profite pas*, elle devient même plus maigre et *perd ses forces* de jour en jour. Quelque temps après, elle a toujours la même avidité pour les aliments; mais l'estomac, soumis à un travail d'élaboration forcé et continu, n'exécute plus ses fonctions avec la même régularité ni la même promptitude; *les digestions deviennent lentes, laborieuses; l'estomac se charge de gaz;* il y a de fréquents *rapports aigres*, et quelquefois sans odeur; surviennent bientôt, soit la *constipation*, soit la *diarrhée ;* souvent ces deux états alternent l'un avec l'autre, et l'on voit alors se déclarer de véritables *inflammations, du foie, des intestins*.

Indépendamment de l'action que les organes génitaux, continuellement irrités par la masturbation, exercent sur ces deux appareils, ils agissent encore de la manière la plus fatale sur les organes pulmonaires et de la circulation. C'est, en effet, la cause la plus fréquente de la *phthisie*, du *catarrhe pulmonaire* des *palpitations de cœur*, des *anévrismes* et des *douleurs* plus ou moins vives et constantes que les onaniques ressentent *dans la poitrine ou le dos.*

L'altération locale que la masturbation provoque dans les organes génitaux consiste surtout dans l'inflammation des organes génitaux externes et les flueurs blanches qu'elle produit.

Mais je ne veux pas quitter ce sujet sans établir un *parallèle* entre les effets du coït immodéré et ceux de la masturbation.

Si l'on compare les conséquences du coït et celles des plaisirs solitaires, il restera démontré que les causes qui se réunissent pour rendre dangereux les excès du premier agissent avec beaucoup plus d'énergie dans le second cas, et que plusieurs circonstances, spéciales à la masturbation, rendent plus graves les résultats de sa fréquente réitération.

Le spasme convulsif des systèmes nerveux et musculaire est beaucoup plus vif et plus prolongé pendant l'onanisme que pendant les rapports sexuels, puisque l'individu enclin à ce fatal penchant est quelquefois obligé de s'y reprendre à plusieurs fois avant d'avoir atteint le but qu'il désire. Une seconde observation qui concourt au même résultat, c'est qu'il est bien plus facile de se masturber que d'abuser du coït. La femme qui se livre à l'onanisme porte en effet sans cesse avec elle l'aiguillon qui la tourmente et les moyens de satisfaire sa honteuse passion. Tous les instants du jour et de la nuit lui sont bons, aucun frein ne l'arrête, il lui suffit d'un moment de solitude pour assouvir sa passion.

Traitement.

Je ne veux signaler ici que les *recommandations* générales à faire aux sujets adonnés à l'onanisme. Quand ce sont des enfants, il importe avant tout d'examiner les parties génitales et leur voisinage pour y découvrir, s'il est possible, le motif qui entraîne machinalement d'abord, ainsi que j'ai eu occasion de le dire, les jeunes sujets à porter les mains dans cette région. Dans ce cas, des soins de propreté fréquemment renouvelés, en enlevant la cause de l'irritation, font cesser immédiatement cette fâcheuse habitude. S'il n'existe ni petits vers blancs, ni rougeur inflammatoire, l'attention des parents devra surtout être tournée vers les relations d'école ou de pension, et les admonitions sévères, accompagnées de punitions, s'il est nécessaire, auront bientôt fait justice de cette mauvaise tendance. Dans la plupart de ces cas, je conseille de vêtir les enfants de chemises très-longues, non fendues, et, au besoin, de maintenir les bras dans une camisole qui se ferme dans le dos et dont les poignets, liés ensemble, sont attachés d'une manière assez lâche.

Il est bien plus difficile de faire perdre aux jeunes filles l'habitude de la masturbation. Il est le plus souvent inutile d'avoir recours aux reproches et aux considérations morales sur l'énormité de leur hideuse passion. On devra surtout, ainsi que j'ai eu plusieurs fois occasion de le dire, *matérialiser leur existence*, fatiguer le corps par des exercices gymnastiques et de longues marches à pied; ne jamais les laisser à elles-mêmes dans la solitude, les faire lever de très-bonne heure, interdire formellement toute autre lecture que celle d'ouvrages d'histoire et d'instruction.

Je terminerai ce chapitre sur l'onanisme en empruntant à un feuilleton l'*Abeille médicale* un compte rendu de la séance de la *Société de chirurgie* du 13 janvier 1864.

« M. BROCA, à la Société de chirurgie, a soulevé
« une question curieuse et intéressante, celle de l'*in-*
« *fibulation* et de son introduction dans la pratique
« chirurgicale.

« L'infibulation était et est encore pratiquée en
« Orient sur les femmes, tristes victimes de la féroce
« jalousie des hommes. Chez elles, l'anneau, la fibule,
« traversent les grandes lèvres, au niveau de l'orifice
« du vagin. Le musulman, qui part pour un voyage, a
« soin de se prémunir contre les dangers de l'absence.
« Pour sauver la *vertu* de ses femmes de toute fâcheuse
« atteinte, il ne se fie qu'à la fibule ou au cadenas. Si
« le voyage doit être long, il fait placer une fibule; si
« son absence doit durer peu de temps, il met un ca-
« denas dont il emporte la clé, sage précaution au
« moins aussi efficace contre l'astuce féminine que
« le fameux billet donné à La Châtre par Ninon de
« l'Enclos.

« M. Broca vient de tenter l'introduction, en France,

« de l'infibulation chez la femme. Dans cet essai,
« hâtons-nous de le dire, il n'y a rien d'attentatoire
« à l'honneur et à la liberté des dames françaises, et
« M. Broca n'a pas eu l'intention féroce de réclamer,
« pour leurs maris, les bénéfices, si bénéfices il y a,
« des mœurs orientales. Il ne prétend pas qu'on les
« traite à la turque, et il se borne à demander l'appli-
« cation de la fibule à des enfants, pour empêcher la
« masturbation.

« Ce mal, qui répand la terreur dans les familles,
« qui exerce tant de ravages sur la santé des enfants,
« et qui fait parmi eux tant de victimes, ce fléau qu'au-
« cun moyen, jusqu'à ce jour, n'a pu conjurer,
« M. Broca cherche à le combattre par cette opération
« renouvelée sinon des Grecs et des Romains, du
« moins des Turcs ; Dieu et Mahomet veuillent qu'il
« réussisse !

« M. Broca a pratiqué, ces jours derniers, et pour
« la première fois, l'infibulation sur une petite fille
« de cinq ans, aussi précoce dans le développement de
« son intelligence que de ses penchants génésiques.
« Une masturbation acharnée, incessante, s'exerçant
« la nuit, le jour, par tous les moyens imaginables.
« malgré la surveillance la plus sévère et la plus in-
« quiète du père et de la mère, en dépit de tous les
« engins mécaniques usités en pareil cas, et entre
« autres une *ceinture de chasteté* fabriquée spéciale-
« ment pour elle par l'ingénieux Charrière ; une mas-
« turbation féroce, dis-je, avait réduit cette petite fille
« à un état de maigreur extrême. Son intelligence

« était altérée, sa mémoire s'affaiblissait ; elle avait
« des absences, des hallucinations, du délire. Elle
« présentait surtout des phénomènes singuliers, cu-
« rieux, qui montrent sous quelle forme peut se pro-
« duire, chez les enfants, le délire *érotique*. Elle
« adressait à ses organes génitaux des paroles passion-
« nées, leur donnait les noms les plus doux, les plus
« tendres, les appelait familièrement : « Mon petit
« Jacques, mon petit chat. » Elle se plaignait vive-
« ment de ce qu'on l'empêchait de leur prodiguer ses
« attouchements et ses caresses. Ses parents et son
« médecin étaient, suivant elle, des gens méchants,
« des tyrans cruels qui la séparaient ainsi de son bien-
« aimé. Elle pleurait en voyant ses mains chargées
« d'entraves, en se sentant prise dans cette ceinture
« de chasteté qui l'empêchait de sacrifier à son idole.
« A force de ruses, elle était parvenue à tourner l'obs-
« tacle et à se masturber avec le gros orteil adroite-
« ment insinué sous la ceinture.

« M. Moreau (de Tours), qui a pu trouver en elle
« un intéressant sujet d'analyse psychologique et de
« pathologie mentale, n'avait pas cru pouvoir proposer
« contre un tel mal, tant il lui paraissait grave, d'autre
« moyen que l'amputation du clitoris et des petites
« lèvres. M. Broca, consulté à son tour, et pensant
« qu'une pareille opération équivaut presque à la des-
« truction des attributs de la femme, s'ingénia de
« trouver un moyen moins terrible, et qui pût mettre
« chez cette petite fille, les organes génitaux à l'abri
« de ses atteintes jusqu'à l'âge où, la raison venue, on

« pourrait lui en rendre la libre disposition. Il s'arrêta
« à l'idée de l'infibulation. Le 31 décembre dernier,
« cette opération a donc été pratiquée. Elle a parfai-
« tement réussi, quant aux résultats matériels, c'est-
« à-dire qu'elle a eu lieu sans accidents, que la cicatri-
« sation des grandes lèvres, avivées et réunies par
« une suture, s'est faite par première intention, et
« qu'aujourd'hui, clitoris et petites lèvres sont mis
« à l'abri derrière un pont ou une barrière d'environ
« un demi-centimètre d'épaisseur, constituée par la
« réunion des deux lèvres. Il n'existe à la partie in-
« férieure de la vulve, qu'une petite ouverture à peine
« capable d'admettre l'extrémité du petit doigt, et qui
« sert à l'écoulement des urines.

« Sans avoir, dans les résultats moraux, si l'on
« peut ainsi dire, de l'opération, une confiance ab-
« solue, M. Broca espère que, si elle n'empêche pas
« entièrement la masturbation chez la petite fille, du
« moins elle apportera des obstacles ; que, jointe aux
« autres moyens mécaniques, à la ceinture de chas-
« teté, etc., à une surveillance de plus en plus sé-
« vère de la part de la famille, elle pourra rendre la
« masturbation beaucoup moins fréquente, sans dan-
« ger sur la santé de l'enfant.

« M. Broca distingue deux espèces de masturba-
« tion : une masturbation cérébrale ou cérébro-
« spinale qui tient à des affections des centres ner-
« veux, lesquelles peuvent produire une perversion
« des instincts génésiques ; l'autre, *génitale*, qui a sa
« source dans les organes de la génération. L'une est

centrale, l'autre est périphérique. Or ces deux es-
« pèces de masturbation ne peuvent pas se distin-
« guer, se diagnostiquer facilement l'une de l'autre.
« Une disposition organique spéciale des organes
« génitaux peut donner naissance à la masturbation.
« Tel est le phimosis chez les jeunes garçons, par
« suite de l'irritation, du prurit qu'il détermine, qui
« amène le grattage, une sensation voluptueuse que
« l'enfant cherche instinctivement à reproduire lors-
« qu'il l'a une fois éprouvée, d'où résulte fatalement
« la masturbation. Chez les petites filles qui naissent
« avec un clitoris volumineux, cette disposition orga-
« nique peut devenir la cause de la masturbation
« comme elle en est très-souvent aussi l'effet. De là,
« par conséquent, deux catégories de causes de mas-
« turbation : l'une qui réside dans les centres nerveux,
« contre laquelle il n'y a pas de moyen d'action; l'au-
« tre qui a son foyer dans les organes génitaux et
« qu'il est possible de combattre au moyen d'une
« opération, employée soit comme traitement physi-
« que, soit comme traitement moral.

« M. Broca répète qu'en pratiquant l'infibulation, il
« n'a eu en vue que de multiplier les obstacles que
« sa petite malade doit rencontrer sur sa route lors-.
« qu'elle voudra pratiquer la masturbation. De plus,
« bien que le clitoris ne soit pas le seul organe du
« sens de la volupté, il en est le principal foyer et, en
« quelque sorte, l'*autel*. Il importe donc de le mettre
« surtout à l'abri.

« L'infibulation, d'ailleurs, telle qu'il l'a prati-

« quée, place devant la vulve une barrière de plus
« d'un demi-centimètre, qui défend non-seulement le
« clitoris, mais les petites lèvres, le bulbe et les parois
« du vagin et le col de l'utérus. Il n'a laissé qu'une
« toute petite ouverture pour l'écoulement des urines.
« L'essentiel, enfin, n'est pas d'empêcher absolument
« la masturbation, qui n'est que l'aberration d'une
« fonction normale, d'un besoin légitime de la nature.
« mais de la réduire à des proportions telles, qu'elle
« ne devienne pas un danger pour la santé des en-
« fants. C'est à ce point de vue qu'il espère que son
« opération, sans prévenir absolument la masturba-
« tion chez sa petite malade, pourra cependant avoir
d'heureux résultats. Quoi qu'il arrive, la Société
« sera tenue au courant. »

DE LA STÉRILITÉ.

La *stérilité* est l'état particulier dépendant de causes variées qui fait que des femmes en apparence bien
constituées ne peuvent être fécondées.

Il y aura *impuissance* chez la femme, lorsque des
obstacles mécaniques rendront impossible l'acte de la
fécondation. (Voir les vices de conformation de la
vulve, du vagin et de la matrice, pages 221, 275, 389.)

Dans l'un et l'autre cas, la conséquence est la
même, il y a *incapacité de reproduction*.

La stérilité est *temporaire* ou *définitive*. Dans le
premier cas, la science en triomphe, en appliquant

un traitement convenable, après en avoir recherché la cause : elle est *curable*. Dans le second cas, rien ne peut y remédier : elle est *incurable* ou *absolue*.

J'énumérerai d'abord les *causes* de cette maladie, en même temps que les *moyens de diagnostic* · puis, autant que possible, je donnerai les *indications* du traitement, avec des *observations* à l'appui.

Mais on comprendra parfaitement bien (surtout les personnes que cela concerne) qu'il y a des particularités qui ne peuvent pas trouver place dans ce livre, et que certains détails, impossibles dans un ouvrage imprimé, ne sont convenablement traités que dans une consultation orale ou écrite.

Ce chapitre est traité avec beaucoup plus d'étendue dans mon traité : « *D'une Cause fréquente et peu connue d'épuisement prématuré.* » J'engage donc le lecteur à y recourir pour avoir des renseignements plus complets.

Causes.

Les causes de la stérilité sont *générales, locales* ou *relatives.*

1° J'appelle *causes générales* celles qui affectent toute l'organisation.

2° En étudiant les *causes locales*, j'énumérerai celles qui concernent la femme seulement.

3° Sous le nom de *causes relatives*, je réunis une catégorie de faits dans lesquels il n'y a pas *stérilité* à proprement parler, mais seulement *infécondité ac-*

tuelle, puisque la femme qui ne peut reproduire, peut donner des signes non équivoques de fécondité dès qu'elle est placée dans d'autres conditions.

1° *Causes générales.*

Les *pâles couleurs*, ou la *chlorose*, sont une cause d'infécondité. Il en est de même des *hydropisies*, des *paralysies*, et du *virus dartreux* ou *syphilitique passé dans le sang*. Cette dernière cause n'est pas absolue, puisque je cite des faits de conception dans cette circonstance. Mais alors le produit de la fécondation n'est pas viable ; c'est ce qui explique les nombreux avortements de certaines unions conjugales.

Chez les femmes, une *taille élevée*, des *formes rudes et carrées*, la *voix forte et grave*, un *faible développement des seins*, la *peau brune et recouverte de poils aux parties qui en sont habituellement dépourvues*, telles que le *menton* et la *lèvre supérieure*, sont des *signes* qu'on voit très-souvent coïncider avec la stérilité.

Une *embonpoint considérable* est aussi regardé comme défavorable à la fécondité.

Le *tempérament voluptueux* de certaines femmes est un obstacle à la reproduction. Ce tempérament dans quelques cas, parfois l'infection syphilitique constitutionnelle, et dans tous la *fréquente répétition du coït*, servent à expliquer la stérilité si remarquable des *filles publiques*.

Les femmes qui sont mariées *prématurément* ou à un âge *trop avancé*, bien qu'encore éloigné de l'époque critique, n'obtiennent presque jamais le bonheur de la maternité.

Certaines maladies, comme les *affections du cerveau, de la moelle épinière*, les *inflammations des intestins* et les *maladies des voies génito-urinaires*, paralysent les forces génitales, qui sont, au contraire, *excitées* au plus haut degré dans la *phthisie pulmonaire.*

Un *sommeil profond*, le *narcotisme*, l'*ivresse*, la *léthargie*, l'*apoplexie*, sont des causes d'infécondité, bien qu'il existe dans la science des faits avérés de maternité survenue dans ces circonstances.

Bien qu'on doive tenir compte des influences que je viens d'énumérer, on aurait tort de s'y fier d'une manière trop absolue, car l'observation des faits permet de constater bon nombre d'exceptions.

2° *Causes locales physiologiques.*

a. *Absence de l'ovaire.* J'ai dit que l'ovaire, dans le système générateur de la femme, était l'analogue du testicule chez l'homme. L'ovaire sécrète l'ovule, dont la nécessité est aussi indispensable que celle des zoospermes dans le fluide fécondant de l'homme. Donc si les deux ovaires viennent à manquer, la femme est frappée d'une stérilité absolue et incurable.

b. *Maladies et altérations de l'ovaire*. L'infécondité peut résulter des altérations matérielles que l'on constate très-souvent sur le cadavre, et que des symptômes réels révèlent, pendant la vie, à l'observateur attentif. Ainsi, l'ovaire peut être atteint, soit d'un seul, soit des deux côtés, d'*inflammation aiguë ou chronique*, d'*hydropisie*, d'*induration squirrheuse* ou de *cancer*. Un traitement convenable triomphe des premières affections; les dernières ne sont que trop souvent au-dessus des ressources de l'art.

c. *Flueurs blanches abondantes*. Il faut d'abord distinguer d'où vient l'écoulement leucorrhéïque; car, bien que la stérilité en soit la conséquence inévitable, comme le traitement est tout à fait différent selon l'origine des flueurs blanches, il importe au plus haut point de bien établir le diagnostic.

Cet écoulement provient, soit du *vagin*, soit de la *matrice* (voir *Maladies de la matrice*).

Celui qui est sécrété par le *vagin* est *épais, jaune-verdâtre, tache fortement le linge*, et jouit d'une *activité* très-prononcée. Si l'on vient à le mettre en contact avec le sperme, *il tue instantanément les animalcules*.

Les flueurs blanches qui sont fournies par la matrice ou la cavité de son col sont *plus consistantes*, souvent *analogues au blanc d'œuf, empèsent fortement le linge*, et sont douées d'une *réaction alcaline*. Si on mélange cette sécrétion avec du sperme récent, *les animalcules y meurent de suite*. Il est facile de comprendre qu'il n'y a pas de fécondation possible quand du sperme se trouve en rapport avec de semblables sécrétions : c'est là une des causes les plus fréquentes de la stérilité des femmes ; fort heureusement c'est une des maladies dont les recherches modernes permettent d'obtenir le plus facilement la guérison.

d. *Maladies de la matrice.* Les *inflammations, engorgements, ulcérations* du corps et du col de l'utérus s'opposent à la fécondation, par la double raison qu'un organe enflammé ou ulcéré n'est pas apte à remplir ses fonctions régulières ; ensuite, que la sécrétion qui en est le résultat oppose un obstacle mécanique à la pénétration du sperme. Presque toutes les femmes que j'ai guéries d'ulcérations et d'engorgements sont devenues enceintes peu de temps après leur guérison, parce que j'avais, pour ainsi dire, enlevé l'obstacle qui s'opposait à l'efficacité du coït. Du reste, comme cette facilité de fécondation ne convient pas à toutes les dames, j'ai l'habitude de les prévenir de la faculté *nouvelle,* pour ainsi dire, qui résulte pour elles de leur guérison.

e. *Absence des règles.* Certaines femmes ne sont pas réglées, ce qui tient, je suppose, à l'absence de sécrétion de l'ovule dans l'ovaire. Cette aménorrhée entraîne la stérilité. A une certaine époque de la vie des femmes (l'*âge critique*), l'ovaire cesse de sécréter des ovules, et les règles disparaissent. Cette cessation des menstrues indique la perte de la fécondité. Cette loi souffre cependant quelques exceptions, et l'on a vu, quoique rarement, des femmes de cinquante, et même cinquante-cinq ans, devenir enceintes, bien que les règles eussent disparu depuis plusieurs années. La *suppression des règles* (voir page 437) peut amener la stérilité. J'ai été assez heureux, dans de nombreuses circonstances, pour rétablir le cours du flux menstruel, et, par suite, la fécondité dont les malades se croyaient privées pour toujours.

3° *Causes locales mécaniques.*

Les causes mécaniques qui rendent la femme stérile peuvent être divisées en deux catégories :

a. Causes qui empêchent l'ovule de descendre dans la cavité de la matrice.

b. Causes qui s'opposent à la pénétration du sperme dans cette même cavité.

a. Dans la première catégorie se rangent :

Les *adhérences des trompes de Fallope.* Cette adhérence, quelquefois naturelle, est le plus souvent la suite d'une péritonite partielle. Elle met obstacle à ce que la trompe puisse remplir ses fonctions, qui consistent à appliquer son orifice ou pavillon sur le point de l'ovaire d'où se doit détacher l'ovule, pour le déposer ensuite dans la cavité de la matrice. Or, si la trompe de l'un et de l'autre côté a subi une telle adhérence que son pavillon ne puisse se rapprocher de l'ovaire, il y a stérilité, parce que l'ovule tombe dans la cavité du péritoine, et *cette stérilité est incurable.*

Oblitération du conduit des trompes. Cette oblitération est aussi le résultat de l'inflammation. L'occlusion n'est pas toujours complète, et il peut n'exister qu'un fort rétrécissement, dont le résultat est le même, dès que l'ovule ne peut franchir l'obstacle.

J'ai signalé, en traitant des vices de conformation du vagin et de la matrice, ceux qui entraînent la stérilité et les remèdes qu'on peut apporter à un pareil état.

Tumeur dans la cavité du vagin ou dans son voisinage. Ces tumeurs sont des abcès, des polypes, ou des dégénérescences cancéreuses. Je n'insite pas sur le mécanisme par lequel ces maladies amènent la stérilité. Chacun en comprend la gravité. Les unes sont curables, les autres sont au-dessus des ressources de l'art; mais, dans tous les cas, l'art est obligé d'intervenir.

Quelquefois *le col de la matrice est oblitéré par une membrane* qui non-seulement empêche le sperme de pénétrer dans l'utérus, mais, en s'opposant à la sortie du sang des règles, peut déterminer des accidents très-graves de rétention des menstrues, et même simuler une grossesse, comme j'ai eu occasion d'en constater récemment un exemple sur une jeune fille.

D'autres fois *le col utérin est fermé* par une sorte de *bouchon de mucus* qui, outre ses qualités délétères pour la vie des zoospermes, leur oppose *mécaniquement* une barrière infranchissable à l'entrée de la matrice.

La *forme conique du col utérin* coïncide presque toujours avec la stérilité. Dans ce cas, le col est pointu (voir fig. 123), très-allongé, et ne présente qu'une ouverture imperceptible. Par son exiguïté, il se dérobe au contact de la verge. De là vient, je pense, l'infécondité qui accompagne si souvent cette disposition.

Adhérences vicieuses du col. Il n'est pas rare de rencontrer, à la suite de l'accouchement, des adhérences du col utérin avec le vagin. La stérilité en est habituellement la conséquence, parce que le sperme ne peut pas être lancé directement dans la matrice.

Les déplacements de matrice sont aussi des causes d'infécondité qu'il suffit d'indiquer pour en faire comprendre le mécanisme.

4° *Causes relatives de stérilité.*

J'ai désigné sous le nom de *causes relatives de stérilité* un ensemble de circonstances dans lesquelles peuvent se trouver des personnes qui, avec tous les signes apparents et rationnels de la fécondité, ne peuvent cependant se reproduire. On a vu souvent, en effet, des femmes, restées stériles pendant longtemps, devenir fécondes après dix, quinze, vingt et même vingt-deux ans de mariage. C'est après une stérilité aussi prolongée qu'Anne d'Autriche, reine de France, mit au monde Louis XIV. Combien de femmes n'ont pas eu d'enfants avec un premier époux, et en ont facilement avec un second ! Un des exemples les plus curieux de ce genre est celui que nous ont transmis les annales de la science. Il remonte au temps où le divorce existait et où la stérilité pouvait être invoquée comme motif de séparation. Cet exemple peut être rapporté à un *défaut de sympathie* entre les deux époux.

En 1653, le marquis de Langey épousa Marie de Saint-Simon de Courtomer, âgée treize à quatorze ans, et vécut en parfaite intelligence avec elle jusqu'en 1657. A cette époque, la marquise de Langey accuse son mari d'impuissance. Des experts, chargés par le juge de visiter le mari et la femme, déclarent qu'ils les ont trouvés tels que doivent être des époux. La marquise soutient que, si elle paraît être dans l'état où doit se trouver une femme mariée, c'est l'effet des entreprises brutales d'un impuissant et des efforts d'un amour d'autant plus furieux qu'il est stérile. Pour sauver son honneur, le marquis de Langey demande l'épreuve du congrès, *congressus juridicus:* elle est ordonnée selon les usages du temps ; il échoue, allègue des excuses, et sollicite une seconde épreuve, qui lui est refusée. Son mariage est déclaré nul ; mais il proteste que, malgré les défenses qui lui sont faites de se marier, il contractera une nouvelle union lorsqu'il le jugera à propos. En effet, il choisit pour épouse Diane de Montault de Navailles, et procrée avec elle sept enfants.

Une cause relative de stérilité peut se rencontrer dans la *différence de tempérament.*

Une autre cause existe dans une *disproportion trop grande* entre les *organes sexuels* de l'homme et ceux de la femme.

Un autre motif est la *trop grande diff'rence d'âge* entre les deux époux.

On a remarqué que le coït était souvent suivi de la fécondation, quand *le paroxysme voluptueux existait simultanément* chez l'homme et chez la femme. Or il est certain qu'il y aura d'autant moins de chances de fécondation, qu'il y aura un intervalle plus considérable entre le spasme érotique de l'homme et celui de la femme.

Une cause relative de stérilité est celle qui résulte de l'*époque du mois* à laquelle la femme se livre au coït. D'après la théorie que le lecteur se rappelle que j'ai donné de l'évolution de l'ovule et de la cause de la menstruation, il est facile de conclure que *le temps du mois le plus favorable à la conception est l'époque des règles et les trois ou quatre jours qui les précèdent ou les suivent.*

C'est, en effet, un fait d'observation générale que ce n'est guère qu'à l'approche des menstrues qu'a lieu la fécondation, puisque ce n'est qu'à cette époque que le passage des ovules dans le canal utérin peut coïncider avec la présence du fluide qui doit les vivifier.

On voit très-souvent aussi des femmes devenir enceintes après les premiers rapprochements qui suivent une séparation momentanée de quelques semaines ou de plusieurs mois, pendant lesquels les époux se sont gardé une mutuelle fidélité. Ce fait s'explique par *l'élaboration plus parfaite*, la *maturité plus complète du sperme* après une certaine continence.

Traitement de la stérilité.

La multiplicité des causes, soit générales, soit locales, qui peuvent amener la stérilité, fait toucher du doigt l'inefficacité et l'absurdité de tous ces prétendus remèdes contre l'impuissance, remède dont l'innombrable liste prouve toute l'inutilité.

La première chose à faire, quand on est appelé à donner des conseils à une personne affectée de stérilité, c'est de s'appliquer à trouver la cause du mal; et quand, après avoir pris connaissance des antécédents de la malade, on se sera livré, si cela est nécessaire, à un minutieux examen local, on arrivera presque infailliblement à découvrir la source de l'infécondité. D'après le résultat de l'enquête, on devra pouvoir dire à la malade si son infirmité est curable, ou si elle est au-dessus des ressources de l'art.

Lorsque la stérilité dépend d'une des lésions matériellement appréciables que j'ai successivement indiquées en en énumérant les causes, *le traitement sera celui de ces lésions*, et dans nombre de cas, ainsi que je l'ai fait voir, il sera permis d'espérer des résultats favorables.

DES CONSÉQUENCES LÉGALES DE L'IMPUISSANCE ET DE LA STÉRILITÉ AU POINT DE VUE DU MARIAGE.

L'article 180 du Code civil dit : « Le mariage qui a été contracté sans le *consentement libre* des deux époux ou de l'un deux, ne peut être attaqué que par l'époux ou par celui des deux dont le consentement n'a pas été libre. Lorsqu'il *y a erreur dans la personne*, le mariage ne peut être attaqué que par celui des époux qui a été induit en erreur. »

Je n'ai pas à m'occuper, dans cet ouvrage, de la question de consentement qui entraîne la nullité du mariage ; je dois seulement considérer :

1° Si le fait d'impuissance ou de stérilité constaté constitue l'erreur sur la personne ;

2° Si un pareil fait peut être légalement constaté ;

3° Si nos lois actuelles admettent, dans l'usage, une action intentée sur une pareille base.

Pour rester dans l'esprit de nos codes, il faut définir l'*erreur sur la personne* selon le droit romain, dans le sens du droit naturel, c'est-à-dire l'erreur dans l'union de deux individus qui doivent être de sexe différent. Ainsi une femme croit épouser un homme et elle se trouve avoir épousé une femme ; réciproquement un homme croit épouser, etc., ou bien, par l'effet d'une fraude, j'épouse *Agnès* croyant épouser *Judith*. Ce sont là des exemples d'erreur dans la personne.

Quelques jurisconsultes entre autres Toullier et

M. Devergie, nient que l'impuissance constitue l'erreur sur la personne, s'appuyant 1° sur l'opinion de Tronchet, exprimée dans le procès-verbal de la discussion du Code civil, 14 thermidor an X. « On n'a pas « fait de l'impuissance, à l'occasion de la paternité et « de la filiation, l'objet d'*une action en nullité*, et ce « silence absolu de la loi est fondé en raison ; car il « n'est pas de moyen de reconnaître avec certitude « l'impuissance. *En général*, il était dans l'esprit « du projet d'anéantir cette cause sous tous les « rapports. »

2° Toullier, en parlant d'un arrêt de la cour de Trèves, en date du 1er juillet 1808, qui casse un mariage, attendu que l'état physique et la conformation de la dame N... s'opposaient au but naturel et légal du mariage ; que cet empêchement existait avant le mariage et qu'il n'était pas possible d'y remédier, déclare cet arrêt mal rendu et contraire à l'esprit du code, qui a voulu bannir « sans retour ces procès scandaleux qui « avaient pour prétextes des infirmités plus ou moins « graves ; proscrire pour toujours des visites indé- « centes qui blessent la pudeur, que repousse la « morale, et dont cependant les gens de l'art ne peu- « vent tirer que des conséquences trompeuses, sou- « vent démenties par les faits. » A ces paroles, Toullier ajoute : « Si la femme s'était refusée à la visite, « qu'eût pu faire la cour de Trèves ; aurait-elle pu « conclure que ce refus contenait une reconnaissance, « suite de l'inhabileté de la femme ?

3° Enfin, sur les considérants de la cour de Gênes

du 7 mars 1811, qui vient appuyer leur doctrine et infirmer celle qui ressort de l'arrêt de la cour de Trèves. Cet arrêt est ainsi conçu :

« Attendu que si les auteurs du code avaient recon-
« nu cette cause de nullité, ils auraient déterminé,
« comme ils l'ont fait à l'égard de celles dont ils se
« sont expliqués, par qui et dans quel délai elle pou-
« vait être proposée, et surtout ils auraient spécifié le
« genre de preuve auquel on pouvait recourir pour
« constater l'impuissance, puisque ces législateurs ne
« pouvaient ignorer qu'un pareil moyen avait été,
« sous l'ancienne jurisprudence, sujet aux vicissitudes
« des temps et des lieux, et qu'il y avait, eu dans les
« différents temps, incertitude sur la manière de le
« vérifier : ce serait faire injure à leur sagesse que
« de supposer qu'ils ont voulu abandonner tout cela
« à l'arbitrage des tribunaux et perpétuer ainsi une
« pareille incertitude et tous les abus qu'elle a
« produits ;

« Attendu que du silence qu'ils ont gardé à cet
« égard, il est au contraire bien plus raisonnable de
« conclure qu'ils n'ont pas trouvé cette cause suffi-
« sante pour entraîner la dissolution du nœud conju-
« gal, parce qu'ils sont demeurés convaincus qu'il n'y
« avait rien de sûr *dans tout ce qui avait été imaginé*
« *pour vérifier l'impuissance naturelle;* que d'ailleurs
« elle est un phénomène qui ne peut avoir lieu que
« très-rarement ; qu'ainsi il était préférable de laisser
« subsister un petit nombre de mariages dont la con-
« sommation ne serait pas possible, plutôt que de

« fournir un remède qui avait été longtemps la source
« de procédures scandaleuses dont la raison et les
« mœurs s'indignaient également;
« Attendu qu'il résulte en effet du procès-verbal de
« la discussion du Code civil, que l'impuissance est
« au nombre des causes de nullité de mariage et de
« divorce qui ont été rejetées au conseil d'État; ce qui
« est encore plus clairement exprimé dans le rapport
« du tribun Duveyrier, fait au Corps législatif le
« 2 germinal an II au sujet de l'article 313 du code,
« où cet orateur dit formellement que cette cause,
« nommée *impuissance naturelle*, n'est point au
« nombre des causes qui conduisent à la dissolution
« du mariage;
« Attendu que inutilement alléguerait-on qu'il y a
« eu erreur de la part de l'individu qui a contracté
« mariage avec une personne incapable de le consom-
« mer, et que cette erreur vicie son consentement,
« sans lequel il ne peut exister de mariage, puisque
« l'erreur en cette matière ne s'entend pas, comme
« l'observait le conseiller d'État Portalis, d'une sim-
« ple erreur sur les qualités, la fortune ou la condi-
« tion de la personne à laquelle on s'unit, mais d'une
« erreur qui aurait pour objet la personne même;
« que la capacité de consommer le mariage n'est
« qu'une qualité de la personne, et que l'époux qui
« en est privé, n'en est pas moins identiquement le
« même individu avec lequel on s'était engagé par
« contrat;
« Attendu qu'il n'est pas exact de dire que l'objet

« du mariage étant la procréation des enfants, la
« substance de ce contrat s'évanouit, si l'une des par-
« ties se trouve dans une situation telle à ne pouvoir
« jamais remplir cet objet ; car la procréation des
« enfants est bien le principal, mais non pas le but
« unique du mariage ; et il est si vrai que ce but n'est
« pas exclusif de tout autre, que la loi n'a fixé aucun
« âge après lequel la femme ne puisse pas se marier,
« quoiqu'il soit bien constant que sa vieillesse soit
« frappée de stérilité. »

En résumé, dit M. Devergie, en envisageant les conséquences de cette doctrine, on voit qu'il y a deux cas possibles où les intérêts des époux peuvent être lésés ; mais la loi a préféré laisser subsister cette cause de dommage, plutôt que de consacrer l'impuissance comme motif de nullité de mariage. Elle l'a fait pour deux motifs, le premier : *parce qu'il est presque toujours impossible de constater d'une manière certaine l'impuissance, soit naturelle, soit accidentelle ;* le deuxième : parce qu'elle a senti que, dans les cas où la personne réputée impuissante voudrait s'opposer à l'examen des causes d'impuissance, elle mettrait les juges dans l'impossibilité de porter un jugement, et par cela même l'application de la loi ne pourrait avoir lieu.

On voit, d'après cette doctrine, la loi refuser à l'impuissance la qualité nécessaire pour constituer l'erreur sur la personne.

Les adversaires de cette doctrine sont assez nombreux. On compte parmi eux Merlin, Duranton,

Orfila, etc. ; ceux-ci, tout en reconnaissant l'excellence de la doctrine précitée, disent s'appuyer sur l'article 181 ainsi conçu : « Dans le cas de l'article 180, « la demande en nullité n'est plus recevable toutes « les fois qu'il y a eu cohabitation, pendant plus de « six mois, depuis que l'époux a acquis sa pleine « liberté ou que l'erreur a été par lui reconnue ; » que, dans les six premiers mois de la cohabitation, la nullité peut être demandée pour cause d'impuissance par celui des deux époux qui a été trompé, non-seulement lorsque celle-ci est *accidentelle, manifeste* et *antérieure* au *mariage*, mais aussi lorsqu'elle est *naturelle* et *tellement manifeste qu'on ne peut la révoquer en doute.*

Ils ajoutaient : « Qu'une impuissance, accidentelle, « manifeste, antérieure au mariage, serait une cause « de nullité, si elle était bien constatée ; mais que si « l'époux chez lequel on suppose qu'elle existe se « refuse à la visite des gens de l'art, il serait impos- « sible de passer outre. »

Ces divers avis répondent à la première question que j'ai posée au début de ce chapitre.

La deuxième, un pareil fait peut-il être constaté légalement ? est résolue par la négative, dans l'espèce. Notre législation actuelle n'autorise cette constatation que du consentement des parties. Pour répondre médicalement à cette question, il me suffit de renvoyer aux chapitres de mon ouvrage consacrés aux *vices de conformation* et à la *stérilité.*

A la troisième question : si nos lois admettent dans

l'usage une action intentée sous le chef d'impuissance?

Je répondrai, en fait, non : exceptionnellement, oui,
lorsque cette action est intentée dans un délai qui n'a
pas dépassé six mois après la consommation du mariage (art. 181), ou lorsque la partie défenderesse consent à la constatation, qui peut être officieuse, mais
non légale.

Pour me résumer, je dirai que la nullité de mariage
ne peut être réclamée en France que pour les cas
d'erreur de la personne, et non pour le cas *d'erreur des
qualités* de la personne, soit *physiques*, soit *morales*.

Ainsi, il y a nullité de mariage si on a épousé un
garçon croyant épouser une fille, ou si l'on a épousé
Pierre, croyant épouser *Paul*; *Jeanne*, croyant épouser *Marie*.

Mais la nullité n'est pas admise, si l'on a épousé un
individu inapte à la reproduction : soit un homme
absolument impuissant ou privé de testicules, naturellement ou par le fait de la maladie ou de castra-
tion; ou bien une femme à laquelle manquent
congénitalement, par suite de maladies ou d'opérations, la matrice, les ovaires.

La nullité n'existe pas non plus, comme cela a été
jugé récemment, parce qu'une femme aura épousé un
ancien forçat croyant épouser un honnête homme.

Il résultera de ces unions un malheur privé; mais
la société ne sera plus exposée aux scandaleux procès
du siècle dernier, dans lesquels on admettait les inutiles et impudiques épreuves du *congrès*.

OBSERVATIONS DE GUÉRISON

DE LA STÉRILITÉ CHEZ LA FEMME.

La plupart des maladies de la matrice sont un obstacle à la fécondation. Dans quelques-unes, la conception est tout à fait impossible; dans d'autres, quoique exceptionnelle, elle peut encore avoir lieu. Ainsi, dans le cancer, par exemple, on observe de temps en temps des exemples de fécondation; mais le plus souvent, et cela fort heureusement pour l'enfant, la grossesse est interrompue par une fausse couche. D'autres affections utérines, comme les antéversions, rétroversions, flexions de la matrice sur elle-même, en avant, en arrière ou sur les côtés, inclinaisons latérales, chutes ou prolapsus, sont des causes de stérilité fréquemment insurmontables. Quand on est parvenu à guérir ces maladies, l'aptitude à la fécondation existe de nouveau.

Aussi les observations qui sont détaillées au chapitre *Maladies de matrice* peuvent-elles être considérées comme des cas de guérison de stérilité; ce qui se conçoit facilement, du reste, puisque l'organe, débarrassé de toute espèce de souffrance, est plus apte à remplir les fonctions pour lesquelles il a été créé. Les observations que je consigne ici seront donc complétées par celles qui sont rapportées au chapitre dont je viens de parler.

PREMIÈRE OBSERVATION.

Vingt-quatre ans ; mariée depuis six ans, sans enfants. Menstrues régulières chaque mois. Bouchon de mucus fermant l'entrée de la matrice. Traitement de quinze jours. Grossesse après deux mois de guérison. Accouchement heureux.

Madame D....., âgée de vingt-quatre ans, n'avait pu avoir d'enfants après six ans de mariage. Cependant elle semblait être dans les conditions les plus favorables pour devenir enceinte ; les règles venaient exactement, chaque mois, sans douleur ; elle n'avait pas de flueurs blanches, et jouissait d'ailleurs d'une santé parfaite. On vint me consulter, et son mari m'assura qu'il était certain que l'obstacle à la fécondation ne venait pas de son fait. J'examinai cette dame à deux reprises différentes, avant et après les règles, et je pus constater que, dans ces deux circonstances, le col ou l'orifice de la matrice était fermé par un véritable bouchon de mucus transparent, très-consistant et difficile à pouvoir enlever. Ce peloton de glaires s'opposait à la pénétration du sperme dans la cavité de la matrice. Je modifiai la sécrétion des glandes du col utérin par deux ou trois cautérisations légères faites au moyen du porte-caustique. Cette petite opération était si inoffensive, que la malade n'en eut même pas conscience. Je fis prendre, à l'intérieur, l'eau de Vichy pour fluidifier les sécrétions. En quinze jours, les mucosités, changeant de nature, cessèrent d'oblitérer l'entrée de la matrice, et j'annonçai au mari que, du côté de sa femme, rien ne s'opposait plus à la fécondation. Trois mois plus tard, cette dame vint m'annoncer qu'elle se croyait enceinte; mais elle redoutait beaucoup le moment de la délivrance. Je la rassurai à cet égard, et, huit mois après, madame D..... accoucha d'un garçon, ce qui mit le comble à sa joie.

DEUXIÈME OBSERVATION.

Vingt-sept ans. Un enfant à dix-neuf ans. Depuis lors stérilité. Pas de flueurs blanches. Règles abondantes. Existence d'un polype à l'entrée de la matrice. Excision. Grossesse trois mois plus tard. Quatre enfants à un an de distance.

Madame V......, âgée de vingt-sept ans, ayant appris d'une dame de ses amies que je m'occupais spécialement des maladies de matrice, vint un jour réclamer mes conseils pour savoir la cause de sa stérilité. Mariée à dix-huit ans, elle était accouchée, dix mois après, d'un enfant qui n'avait vécu que quelques jours. Les suites de couches avaient été assez heureuses. La mort de cet enfant l'avait beaucoup affectée ; mais on lui avait fait aisément comprendre qu'elle aurait bientôt réparé cette perte. Cependant, malgré son vif désir d'être mère, les années s'écoulaient, et elle restait stérile. Madame V...... ne pensait pas que la médecine pût intervenir efficacement dans ces circonstances, et ne me consultait que pour n'avoir, selon son expression, *rien à se reprocher.* L'examen me fit reconnaître, à l'entrée du col utérin, un petit polype de la grosseur d'une noisette, dont je fis l'excision séante tenante. Six mois après, cette dame m'apprit qu'elle était enceinte de trois mois ; et depuis lors elle a eu quatre enfants, à un an de distance l'un de l'autre.

TROISIÈME OBSERVATION

Trente ans. Deux enfants, à dix-huit et à vingt ans. Depuis cette époque, stérilité. Flueurs blanches ayant la propriété de tuer instantanément les animalcules spermatiques. Guérison des flueurs blanches. Grossesse quatre mois après le retour à la santé.

Madame L......., âgée de trente ans, avait eu deux enfants, à dix-huit et à vingt ans. Depuis cette époque jusqu'à l'âge de trente ans, elle n'avait pas eu de grossesse. La mort de ses deux enfants, arrivée à très-peu d'intervalle, affecta profondément cette dame, qui tomba dans une maladie de langueur dont elle ne guérit que par la distraction de longs voyages. Elle désirait ardemment, mais sans espoir, une nouvelle grossesse. Son mari vint me demander mon avis; après lui avoir fait diverses questions sur la santé de sa femme, je lui recommandai un traitement tonique qui, à mon avis, devait suffire pour placer madame L.... dans des conditions normales de fécondation. Cette médication fut suivie exactement pendant trois mois, avec de légers changements, mais sans succès. Jusque-là cette dame s'était refusée à tout examen. Je déclarai qu'il m'était impossible de continuer à donner des conseils sans recourir à l'inspection locale, et que certainement il devait exister un obstacle mécanique à la fécondation. Cet examen me permit de constater que tous les organes étaient dans leur état normal. Je ne savais plus à quelle cause attribuer la stérilité, quand j'eus l'idée de recueillir quelques gouttes d'un liquide épais, blanc, qui baignait le col de la matrice. Je le mêlai avec du sperme de M. L...., et voici ce que j'observai au microscope. Le liquide séminal était normalement constitué, et renfermait, en très-grand nombre, des animalcules spermatiques bien vigoureux; aussitôt qu'entre les deux lames de verre je faisais glisser quelques parcelles du liquide laiteux recueilli sur le col utérin de madame L....., on voyait les animalcules, tout à l'heure si vivaces, devenir plus lents dans leurs mouvements, puis peu à peu cesser de faire onduler leur queue, et enfin mourir. Je ne doutai pas qu'on ne dût attribuer à la funeste action des flueurs blanches de madame L.... sur les spermatozoaires sa stérilité, et je la traitai dans le but de modifier cette sécrétion. Après quatre cautérisations très-légères faites dans la cavité du col utérin au moyen de mon porte-caustique, quelques bains, des injections émollientes et l'emploi d'un traitement intérieur approprié à la maladie, je dus croire que j'avais détruit le véritable obstacle; car madame L.... devint enceinte, et accoucha fort heureusement d'une fille.

QUATRIÈME OBSERVATION.

Vingt-six ans. Règles douloureuses. Violentes coliques chaque mois. Rétrécissement du col utérin. Stérilité pendant cinq ans. Dilatation du col. Cessation de la dysménorrhée. Grossesse.

Madame G..., âgée de vingt-six ans, était mariée depuis cinq ans. Dès sa puberté, elle avait ressenti à l'époque mensuelle des coliques très-violentes, et, pendant deux à trois jours, elle était obligée de garder le lit. Le médecin de sa famille avait dit que le mariage et une grossesse feraient cesser les douleurs. Mais, loin de se calmer, ses souffrances mensuelles avaient plutôt augmenté, et pendant cinq ans elle n'avait pu avoir d'enfants. Elle consulta divers médecins non pas tant pour faire cesser la stérilité que pour être débarrassée de ses coliques. Dans ce but, elle prit une foule de médicaments sans obtenir aucun résultat. Enfin, lasse de souffrir, elle vint réclamer mes conseils.

Je constatai une étroitesse notable du col utérin, et je pus promettre à madame G... que non-seulement elle n'aurait plus de douleurs pour être réglée, mais que la stérilité cesserait en même temps. Je dilatai, tous les deux jours, le col utérin pendant une demi-heure d'abord avec une bougie de gomme élastique. Madame G... prenait un bain de son, de deux heures après chaque opération de dilatation. Au bout de quatre séances, le col fut assez élargi pour permettre l'introduction d'un morceau d'éponge préparé à la cire, qui, se dilatant par la chaleur, produisit sans efforts violents l'agrandissement désirable. Quand j'avais introduit ce fragment d'éponge, cette dame retournait chez elle, et le gardait tant qu'elle pouvait le supporter. Ensuite il lui était facile de le retirer au moyen d'un cordonnet de soie qui sortait au dehors. Au bout d'un mois de ce traitement et de l'usage interne de l'eau de Vichy, cette dame eut, pour la première fois, ses règles avec si peu de coliques, qu'elle se considérait comme guérie. Les mois suivants, les douleurs avaient disparu, et la guérison fut complétée par une grossesse qui eut lieu cinq mois après le début du traitement.

Remarques. Cette étroitesse du col est une des causes les plus fréquentes de stérilité. Elle peut affecter l'entrée du col utérin ou l'orifice interne ; d'autres fois c'est vers le milieu de la cavité qu'existe un véritable rétrécissement, analogue aux coarctations urétrales chez l'homme. Cette étroitesse de la cavité du col se reconnaît au toucher, et les femmes présentent alors ce qu'on désigne sous le nom de *col conique* (fig. 123 et page 433).

Outre les deux moyens de dilatation dont j'ai parlé tout à l'heure, on peut employer les *dilatateurs* signalés page 207. Enfin, quand l'obstacle n'est constitué quepar une bride, une membrane, je n'hésite pas à faire une petite incision. Mais, quel que soit le procédé auquel j'aie recours, le résultat est toujours certain : avec l'élargissement du col cessent les douleurs de la menstruation et la stérilité.

CINQUIÈME OBSERVATION

Vingt-deux ans. Mariée à dix-sept ans. Pas d'enfants. Fleurs blanches abondantes. Pâles couleurs. Traitement tonique et ferrugineux. Guérison. Grossesse trois mois après.

Madame O....., vingt-deux ans, n'avait pas eu d'enfants après cinq ans de mariage. Elle présentait tous les symptômes de la chlorose : teinte jaune paille du visage ; palpitations de cœur ; essoufflement au moindre exercice ; maux d'estomac ; appétit capricieux ; dégoût de la viande ; appétence très-vive pour les acides ; langueur et faiblesse générales ; tendance au sommeil ; flueurs blanches abondantes ; sang des règles très-pâle. Je fis suivre à cette dame un traitement tonique et ferrugineux pendant six semaines. Sous l'influence de cette médication, elle reprit tous les signes de la plus brillante santé ; le sang des règles devint riche et d'un rouge vif, les flueurs blanches disparurent, et, trois mois après, une grossesse commençante vint confirmer l'heureux effet de ce traitement.

SIXIÈME OBSERVATION.

Vingt-six ans. Stérilité, suite d'infection vénérienne générale. Traitement dépuratif de trois mois. Guérison de la syphilis. Grossesse. Accouchement à terme d'un enfant bien portant.

Madame H..., âgée de vingt-six ans, était mariée depuis sept ans, et avait éprouvé de violents chagrins depuis son mariage. Peu de temps avant leur union, son mari avait été atteint d'une maladie vénérienne grave, et s'était adressé à un charlatan qui l'avait, comme on dit vulgairement, *blanchi*, en l'assurant qu'il était radicalement guéri et qu'il ne pouvait communiquer aucun mal. Il ne tarda pas à s'apercevoir que lui-même était loin d'être guéri, et que sa jeune femme éprouvait des symptômes non équivoques d'infection vénérienne. Au lieu de lui avouer franchement la vérité, il la dissuada de consulter un médecin et lui fit suivre une médication adoucissante qui calma pour le moment les accidents locaux. Mais le virus avait empoisonné le sang, et bientôt se manifestèrent des symptômes tels, qu'il fut impossible de déguiser plus longtemps la vérité. Elle fut soumise alors à un traitement mercuriel qui améliora sa position, mais qui ne put être suivi régulièrement, à cause de complications du côté des intestins. Au bout de six mois de traitement, le médecin la déclara complétement guérie.

Six ans plus tard, elle vint me consulter pour savoir si je pourrais trouver la cause de sa stérilité et y remédier. Après avoir pris connaissance de ces accidents, je ne doutai pas qu'il ne fût resté un principe syphilitique dans le sang. Je la soumis à un traitement dépuratif pendant trois mois, et j'eus la satisfaction de voir mon diagnostic confirmé. Cette dame, en effet, devint bientôt enceinte, et accoucha à terme d'un enfant bien portant..

Depuis le commencement de ma pratique spéciale, j'ai eu de fréquentes occasions de voir se confirmer tous les nouveaux principes que j'ai émis concernant les diverses causes de stérilité chez la femme ainsi que l'efficacité du traitement que j'emploie. Aussi ne saurais-je trop engager les dames qui sont dans le cas de recourir à mes conseils de lire avec attention les articles *Fécondation*, *Menstruation*, *Grossesse*, *Maladies de matrice*, *Stérilité*, afin de me renseigner complétement sur les causes qui entretiennent leur état d'infécondité, pour que je puisse y appliquer un traitement approprié. Je tiens, en effet, à le répéter en terminant : *Pas plus chez l'homme que chez la femme, il n'y a un remède, un traitement unique, soit contre l'impuissance, soit contre la stérilité; la chose essentielle consiste à savoir :*

1° *Trouver la cause du mal,*

2° *Appliquer le traitement spécial à cette cause.*

FIN.

VOCABULAIRE

CONCERNANT

LES EXPRESSIONS MÉDICALES

CONTENUES DANS CE VOLUME.

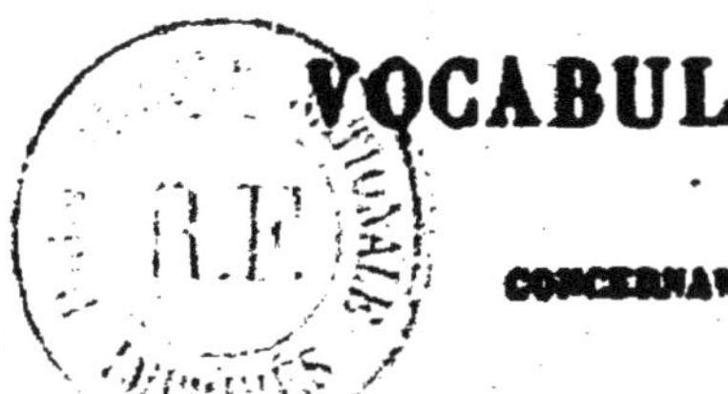

A.

Abcès, collection de pus au milieu de nos tissus.

Abdomen, ventre.

Affaires, règles.

Affection carcinomateuse, cancer.

Albuminurie, maladie dans laquelle les urines contiennent de l'albumine.

Amaurose, paralysie nerveuse de l'œil.

Amblyopie, affaiblissement de la vue.

Aménorrhée, absence des règles.

Anémie, diminution, appauvrissement du sang.

Angustie, étroitesse, rétrécissement.

Anus, terminaison de l'intestin rectum.

Arrière-faix, délivre ou placenta. (Voir *Accouchement.*)

Aphrodisiaque, substance médicamenteuse propre à exciter les désirs vénériens.

Atrophie, défaut de nutrition, amaigrissement, diminution de volume d'un organe.

Auscultation, mode d'exploration des organes, de la poitrine et du cœur surtout, qui consiste, au moyen de l'oreille appliquée sur divers organes du corps, à percevoir les bruits qui peuvent s'y faire entendre, pour en tirer des conséquences sur leur état de santé ou de maladie.

Avortement, c'est l'accouchement qui arrive avant terme, soit par suite d'accident ou de manœuvres criminelles. (Voir *Fausse-couche*.)

B.

Bassin, cavité osseuse, qui termine le tronc inférieurement, et qui est formée en arrière par l'os sacrum et le coccyx, sur les côtés et en avant par les os iliaques.

C.

Calvitie, chute, absence de cheveux.

Canalicule, conduit étroit et sinueux. (Voir *Rétrécissement*.)

Cathétérisme, introduction d'un cathéter, d'une sonde, d'une algalie ou d'une bougie dans la vessie, ou la matrice.

Chlorose, maladie qui affecte surtout les jeunes filles, et qui est plus vulgairement connue sous le nom de *pâles-couleurs*.

Choux-fleurs, végétations.

Coït, copulation, accouplement, acte de la génération.

Conception, fécondation de la femme.

Condylôme, excroissance charnue, douloureuse, siégeant autour et à l'intérieur de l'anus et des parties génitales.

Congestion, afflux, accumulation de sang dans un organe.

Copulation. (Voir *Coït*.)

Couronne de Vénus. (Voir *Syphilide papuleuse*.)

Cristallines, vésicules ou ampoules molles, transparentes, survenant à l'anus, au prépuce, ou aux grandes lèvres, par suite surtout de l'âcreté du virus blennorrhagique.

Cystite, inflammation de la vessie.

D.

Décubitus, on appelle ainsi la position d'un malade qui est couché dans son lit.

Délivre. (Voir *Accouchement*.)

Diabète sucré, maladie dans laquelle les urines contiennent du sucre, de la variété connue sous le nom de *sucre de raisin*.

Diagnostic, ensemble des symptômes au moyen desquels on reconnaît une maladie.

Diphthérite : on appelle de ce nom la production de fausses membranes blanchâtres sur les membranes muqueuses.

Diplopie, altération de la vision, par suite de laquelle on voit les objets doubles.

Diverticulum, recoin, appendice, creux, en forme de cul-de-sac.

Dysménorrhée, règles difficiles ou douloureuses.

Dysurie, sortie douloureuse de l'urine.

E.

Embryogénie, partie des sciences médicales qui traite du développement de l'embryon.

Embryon. (Voir *Enfant dans la matrice*.)

Engorgement, épaississement d'un organe ou d'une portion d'organe, à la suite d'une inflammation chronique.

Épiderme, surpeau, pellicule inerte qui recouvre la peau, à la manière d'un vernis. L'application d'un vésicatoire soulève et détache l'épiderme.

Epithélioma, tumeur de mauvaise nature produite par une exagération dans la sécrétion de l'épithélium.

Epithélium, épiderme des membranes muqueuses.

Époques, règes.

Erection, état spécial d'un organe spongieux, qui, sous l'influence d'une excitation, se gonfle de sang, ce qui augmente la rigidité et la forme de l'organe dans toutes ses dimensions.

Eschare, se dit de la portion de nos tissus mortifiée par les caustiques, lorsqu'elle est détachée ou prête à se détacher.

Exostose, accident tertiaire de la syphilis, gonflement des os.

Exutoire, vésicatoire ou cautère.

F.

Fausse-couche, même signification qu'*avortement*; s'applique plus spécialement aux avortements spontanés.

Fluctuation, sensation de flot que l'on aperçoit lorsqu'on applique les doigts sur une tumeur liquide.

Fleurs blanches, écoulement provenant de la cavité du vagin ou de la matrice.

Fluide prolifique, sperme, semence humaine.

Follicules, sortes de petites cavités closes de toutes parts et qui entrent dans la composition de nos muqueuses.

Fongus, fongosités, végétations irrégulières s'élevant de la surface des plaies.

Fourchette. (Voir *Description de la vulve*.)

G.

Gestation, grossesse.

Glandules, petites glandes qui sont les appareils sécréteurs du mucus qui entretient l'humidité nécessaire des muqueuses.

Glucosurie ou *Glycosurie*, diabète sucré.

Glu vésicale, sécrétion fournie par le catarrhe de vessie.

Granulations : elles consistent dans une hypertrophie, une saillie de petites follicules qui donnent à la région qu'elles recouvrent l'aspect grenu d'une *framboise*.

H.

Hématurie, pissement de sang.

Hémorrhagie, écoulement abondant de sang.

Hémostatique, propriété d'arrêter l'écoulement du sang.

Hermaphrodisme, qui participe de Mercure et de Vénus; du mâle et de la femelle; qui réunit les deux sexes.

Hydropisie, accumulation de sérosité dans une cavité ou poche.

Hydrothérapie, traitement par l'eau.

Hypertrophie, développement exagéré d'un organe.

Hystérie, affection nerveuse propre à la femme, et dans laquelle les désirs érotiques sont souvent exagérés.

I.

Ictère, jaunisse.
Incubation, période de temps qui s'écoule entre l'action d'une cause
morbifique et l'apparition de la maladie.
Induration, épaississement, engorgement.
Ischurie, impossibilité d'uriner, rétention d'urine.

L.

Lubrifier, humecter.
Lunes, règles.
Lipyrie, consomption, épuisement.

M.

Manuluves : on donne ce nom aux bains de mains pris pour exciter
une révulsion vers les extrémités supérieures.
Marasme, consomption, épuisement.
Masturbation, onanisme.
Méat urinaire, terminaison extérieure du canal de l'urètre.
Mégalanthropogénésie, l'art de procréer de beaux enfants.
Ménopause, cessation des règles.
Menstruation, écoulement des règles.
Métrite, inflammation de la matrice.
Miction, action d'uriner.
Molimen hémorrhagique : il est constitué par les symptômes de
congestion qui indiquent l'afflux du sang dans nos organes.
Mucus, mucosités, sécrétion fournie par les membranes muqueuses.
Museau de tanche, col de la matrice.

N.

Nausées, envies de vomir.

Nymphomanie (fureur utérine), penchant irrésistible et insatiable à l'acte vénérien chez les femmes.

O.

Oblitération, action de boucher, de fermer.
Obstétrique, art des accouchements.
Ombilic, nombril.
Onanisme. (Voir chapitre de la *Masturbation*.)

P.

Papilles, organes de sensibilité fournie par une petite saillie pourvue de vaisseaux et de nerfs, exemple les papilles de la langue.
Parenchyme : on appelle de ce nom la substance des organes comprise entre deux membranes qui leur servent d'enveloppe.
Pédérastie, sodomisme.
Pédiluves, bains de pieds donnés comme révulsifs des extrémités inférieures.
Périostose, accident tertiaire de la syphilis sur le périoste, membrane qui enveloppe les os.
Péritoine, enveloppe qui tapisse le ventre et les organes qu'il contient ; son inflammation, qui est fort grave, s'appelle *péritonite*.
Phlegmon, inflammation siégeant dans les mailles du tissu cellulaire.
Placenta. (Voir *Arrière-faix*, *Délivre*.)
Polydipsie, exagération de la soif.
Poulain, bubon.
Primipare, qui accouche pour la première fois.
Pronostic, jugement sur le cours, la durée et la terminaison d'une maladie.
Prurit, démangeaison.
Puerpérale, adjectif qui désigne le temps de la grossesse et de l'accouchement ; *fièvre puerpérale* maladie spéciale aux femmes en couche.
Pus, sécrétion fournie par une plaie, ou une membrane muqueuse enflammée.

R.

Rectum, terminaison du gros intestin.

Rhagades, gerçures ou petits ulcères longs et étroits qu'on trouve dans les interstices des plis de l'anus.

Rut, époque d'excitation naturelle des organes génitaux chez les animaux.

S.

Sanie, écoulement de pus altéré.

Semence, sperme.

Smegma, matière caséiforme, qui s'accumule entre les petites lèvres et dans les replis qui forment le capuchon du clitoris.

Spasme, contractions internes et involontaires, de nature nerveuse.

Spéculum, miroir; instrument destiné à pénétrer dans l'intérieur du vagin, pour voir l'état maladif du vagin, de la matrice, et faire certaines opérations, surtout la cautérisation.

Spermatiques (animalcules). (Voir l'article *Sperme.*)

Spermatozoïdes, spermatozoaires, animalcules spermatiques.

Squamme, c'est ainsi que s'appelle la petite écaille ou pellicule épidermique qui se détache de la surface des cicatrices de certaines syphilides.

Strangurie, action d'uriner goutte à goutte, avec douleur.

Stricture, rétrécissement.

Superfétation, nouvelle fécondation pendant le cours d'une grossesse.

Suppositoire, médicament en forme de petit cône, destiné à être introduit dans l'anus.

Syncope, défaillance, évanouissement.

Syphilide, accident de la syphilis qui siége à la peau.

Syphilis, vérole

T.

Ténesme, faux besoin, soit d'uriner : ténesme vésical; soit d'aller à la garde-robe : ténesme anal.

Tuméfaction, augmentation considérable dans le volume d'un organe
  ou d'une région ; les gens du monde disent *enflure*.
Turgescence, gonflement.

U.

Ulcération   on dit d'une plaie, que c'est un ulcère, une ulcération,
  lorsque cette petite plaie tend plutôt à s'accroître qu'à se guérir.
Urétrite, inflammation de l'urètre.
Urologie, traité des maladies urinaires.
Utérus, matrice.

V.

Valvule, repli membraneux.
Végétations, excroissance de chair.
Valve, extérieur des parties génitales de la femme.

Z.

Zoospermes, animalcules spermatiques. (Voir l'article *Sperme*.)

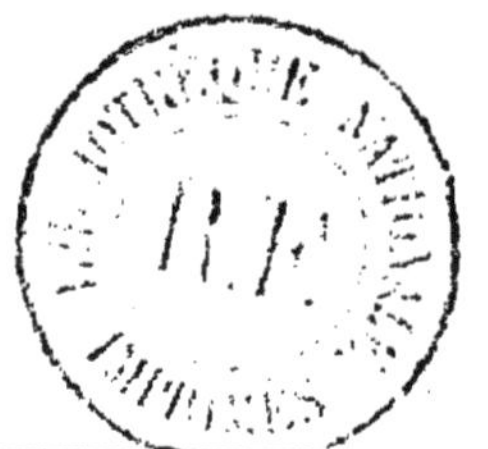

TABLE DES MATIÈRES

TRAITÉES DANS CET OUVRAGE.

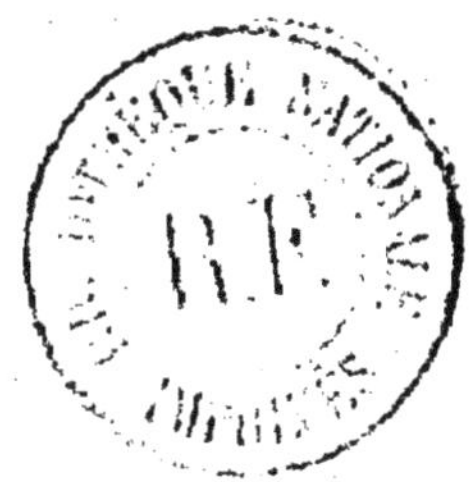

PREMIÈRE PARTIE

PREMIÈRE SECTION.

ANATOMIE.

Appareil de la sécrétion urinaire.

Appareil de la génération.

DEUXIÈME SECTION.

PHYSIOLOGIE.

DEUXIÈME PARTIE.

PREMIÈRE SECTION.

CONSIDÉRATIONS GÉNÉRALES SUR LES MALADIES DES ORGANES GÉNÉRATEURS DE LA FEMME.

DEUXIÈME SECTION.

MALADIES DES ORGANES GÉNÉRATEURS EXTERNES.

TROISIÈME SECTION.

MALADIES DES ORGANES GÉNÉRATEURS INTERNES.

TROISIÈME PARTIE.

SYPHILIS.

<hr>

QUATRIÈME PARTIE.

MALADIES DES VOIES URINAIRES.

FIN DE LA TABLE.

Paris. — Typographie Paul Schmidt, 20, rue du Dragon.

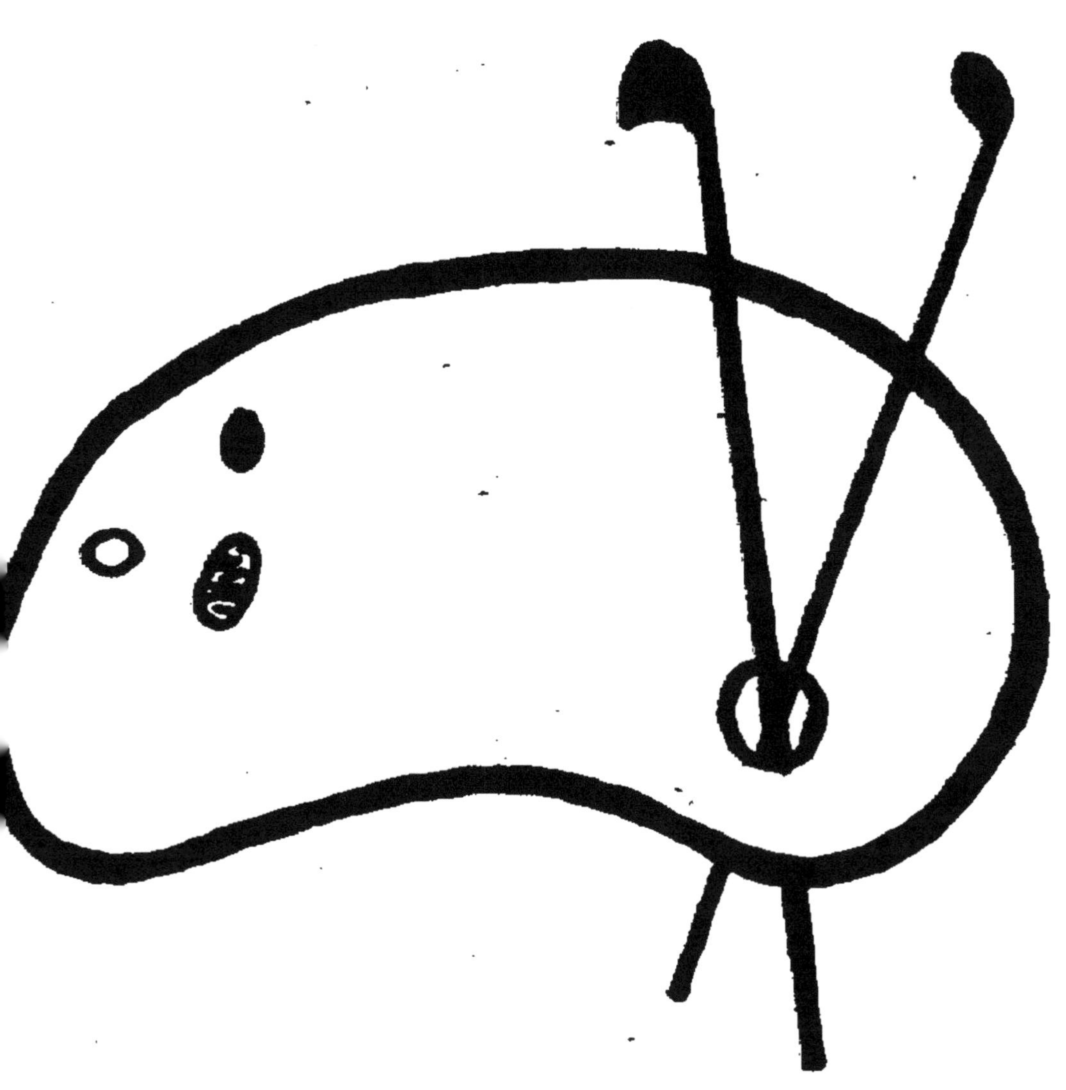

www.ingramcontent.com/pod-product-compliance
Ingram Content Group UK Ltd.
Pitfield, Milton Keynes, MK11 3LW, UK
UKHW020716120726
13693UKWH00001B/11